国家出版基金项目
NATIONAL PUBLICATION FOUNDATION

主　　编　石学敏　戴汝为　韩济生　杨炳忻
副 主 编　戴建平　梁繁荣　刘一军
执行主编　田　捷

现代针刺组学

浙江出版联合集团　浙江科学技术出版社

图书在版编目(CIP)数据

现代针刺组学 / 石学敏等主编. —杭州: 浙江科学技术出版社, 2013. 3

ISBN 978-7-5341-5419-5

Ⅰ. ①现… Ⅱ. ①石… Ⅲ. ①针刺疗法 Ⅳ. ①R245.3

中国版本图书馆 CIP 数据核字(2013)第 057459 号

书　　名 现代针刺组学

主　　编 石学敏　戴汝为　韩济生　杨炳忻

副 主 编 戴建平　梁繁荣　刘一军

执行主编 田　捷

出版发行 浙江科学技术出版社

杭州市体育场路 347 号　邮政编码:310006

联系电话:0571-85164982

排　　版 杭州兴邦电子印务有限公司

印　　刷 浙江新华数码印务有限公司

经　　销 全国各地新华书店

开　　本 787×1092　1/16　　**印　张** 29.75

字　　数 520 000

版　　次 2013 年 3 月第 1 版　　2013 年 3 月第 1 次印刷

书　　号 ISBN 978-7-5341-5419-5　　**定　价** 168.00 元

责任编辑 莫沈茗　余春亚　吕路明

责任校对 张　宁　**装帧设计** 孙　菁　**责任印务** 田　文

《现代针刺组学》编辑委员会名单

主　　编　石学敏　戴汝为　韩济生　杨炳忻

副 主 编　戴建平　梁繁荣　刘一军

执行主编　田　捷

编　　委　（依姓氏笔画为序）

丁光宏　于天源　万　有　王　伟　王昌恩

朱　兵　李　梢　李坤成　李恩中　邹忆怀

邹建强　沈雪勇　周逸平　单保慈　赵百孝

龚启勇　崔彩莲　符文彬　梁正荣　谢晓明

赖新生　裴海涛　熊利泽

前言

中医针刺是中华民族优秀传统文化的瑰宝，有着浓厚的文化底蕴与广泛的社会基础，至今仍在整体论治、防病健身等方面发挥着重要的作用。千百年来，中医针刺不仅为中华民族强体祛病做出了巨大贡献，而且对世界医学的发展产生了积极和深远的影响。人民的需求、民族的感情，必然会推动它的现代化进程。这个过程，不仅中医界本身责无旁贷地参与其中，而且我国的学术界也从不同领域进行了交叉研究，这为中医针刺创新发展提供了有利条件。

从现代科学技术发展趋势来看，一方面是现有的学科不断分化，越加细分，新学科、新领域不断产生，呈现出高度分化的特点；另一方面是不同的学科、不同的领域间互相交叉、结合与融合，向综合性、整体化的方向发展，呈现出高度综合的趋势。钱学森先生曾于 1981 年在《自然》杂志发表了一篇题为《系统科学、思维科学和人体科学》的著名论文，阐述了他在 20 世纪 50 年代就主张的多学科交叉的观点。1986 年他发表讲话，明确指出了中医学现代化就是在继承和发扬中医原有的特色与优势的基础上，充分利用现代科学技术的最新成就，“从多学科攻关，将传统的中医学真正变成现代科学”。“针刺组学”概念正是在这一大背景下应运而生的。该研究体系的提出解决了人类面对日益错综复杂的疾病用单个甚至几个学科作战也力有不逮的难题，即以系统的思维来组合各学科，从不同层面、多个角度来论证复杂问题的思想。21 世纪是组学研究的时代，这种体现时代特点的研究自然成为生命科学的前沿。“针刺组学”概念的提出满足了当前国家对于传统中医药研究的迫切需求，不仅对科学阐释针刺的作用机理有促进作用，而且对于寻找腧穴自身和腧穴间的相互作用规律，揭示其科学内涵，指导临床实践，全面提高针刺临床疗效也有着积极的意义。

日前，国外针刺机理研究专家凭借先进的现代影像学技术以及雄厚的资金，已逐渐引领了国际针刺机理研究的主流方向。国内针刺研究正面临着极大的危机与挑战，研究者稍有懈怠，必然产生“根生中华，果熟别家”的严重后果。如何应用现代医学理论及多学科交叉理念，创造一个既适合中医针刺自身特点，又能获得国际研究领域普遍认可的创新性研究框架、评价方法和规范化体系，有效推动国内针刺研究与国际领先水平接轨，已成为当前我国科研工作者亟待解决的重大问题。“针刺组学”概念的提出，既顺应世界倡导与发展“绿色医疗”的潮流与趋势，也符合国家发展简便验廉低成本医疗的迫切需要。该研究坚持基于临床、回归临床和源于传统、高于传统的原则，以产生标志性的成果为导向，以针刺常用穴位、穴对、穴位处方为研究对象，以针刺临床优势病种为研究载体，综合运用功能神经影像学、神经生物学、蛋白组学、代谢组学信息技术等多学科研究手段，全面梳理针刺临床常用穴位配伍的规律，系统挖掘针刺穴位配伍的生物信息学基础，通过技术和方法的创新与突破，科学阐释针灸调节双向性和整体性的作用特点，从本质上回答针刺作用的科学性问题，切实推动针刺学术的发展和针刺临床水平的提高。

中华五千年的针刺传承博大精深、源远流长，本书虽集合了数十位专家在针刺组学研究方面多年的苦探心得，所得也仅仅是祖国针刺宝库中的沧海一粟；虽还欠成熟，但仍愿以此呈送给各位同仁，以达抛砖引玉之效。望各位同仁群策群力，继往开来，推动针刺组学进一步向纵深发展。

编者

2012 年 11 月

目 录

第二篇

第三篇

第一篇

基于针刺组学的临床典型适应证评估

第一章

基于临床典型适应证的针刺组学研究

§ 1.1 针刺治疗高血压临床疗效评估及作用机制研究

高血压是一种严重危害人类健康的常见病，目前全世界成人中约有 25%～35%为高血压患者，高血压患者总数达 9.72 亿；大于 70 岁人群中，高血压患病率则上升到 60%～70%。高血压的危害并不仅限于高血压本身，它还可引起心、脑、肾等靶器官的严重损害，且是引发脑卒中、冠心病的主要危险因素。高血压的主要并发症脑卒中、心血管疾病及肾脏疾病致死致残率高，给人们带来了沉重的经济和社会负担。

1.1.1 高血压患病机制的国内外研究概述

高血压是以体循环动脉压增高为主要表现的临床综合征，是最常见的心血管疾病，分为原发性高血压和继发性高血压两种。原发性高血压(Essential Hypertension, EH)是以血压升高为主要临床表现,病因不明,伴或不伴多种心血管危险因素的综合征,占总高血压患者的95%以上。这是一种严重危害我国民众健康的常见病和多发病,具有“三高三低”的特点,即具有患病率高、致残率高、死亡率高和知晓率低、服药率低、控制率低的特点。

高血压既是一种疾病,又是引发多种其他疾病的危险因素,其确切的发病机制至今尚未完全阐明。目前国内外较公认的高血压发病环节中,与针刺降压机理相关的有以下几个部分:

1. 肾素—血管紧张素—醛固酮系统

肾小球入球动脉的球旁细胞可分泌肾素,肾素可用于肝合成的血管紧张素原,转化生成血管紧张素Ⅰ,然后经血管紧张素转化酶(ACE)的作用转变为血管紧张素Ⅱ(AngⅡ)。AngⅡ可通过其效应受体使小动脉平滑肌收缩,外周血管阻力增加,并可刺激肾上腺皮质球状带分泌醛固酮(ALD),使水钠潴留,继而引起血容量增加。此外,AngⅡ还可通过交感神经末梢突触前膜的正反馈使去甲肾上腺素分泌增加。以上因素均可引起血压升高,是导致高血压发病并使之持续的重要机制。

2. 血管内皮功能异常

血管内皮细胞不仅是血管内血液和血管平滑肌之间的重要屏障,而且具有分泌功能,能释放多种生物活性物质,以调节血管的运动和代谢。其中,一类是血管收缩因子,主要是内皮素(ET);另一类是血管舒张因子,主要有内皮源性舒张因子,其本质被证实为一氧化氮(NO)。ET是一种由血管内皮细胞合成释放的生物活性多肽,有广泛的生物学效应和较强的血管收缩作用。国内外研究表明,ET与高血压患者的血压升高有着密切联系,且可能是造成靶器官损害的因素之一。它通过增加细胞内游离钙水平使平滑肌收缩,增加周围血管阻力,引起血压升高;它还可通过激活磷脂酶C起到有丝分裂原的作用,刺激血管平滑肌细胞内原癌基因表达,增加血管平滑肌细胞的DNA合成,促进血管平滑肌细胞的增殖。NO是内源性气体,也是自由基,具有至关重要的生物学作用。NO是影响血压的重要因素。NO由血管内皮细胞弥散至血管平滑肌细胞,并与可溶性鸟苷酸环化酶的亚铁血红素结合，使亚硝酰基血红素激活可溶性鸟苷酸环化酶,从而环鸟苷酸增多,引起血管平滑肌细胞舒张。NO还可以抑制平滑肌细胞增殖。在正常情况下,许多血管舒缩因子协调释放,维持着血管舒缩平衡,其中以NO与ET的平衡最为重要。

3. 细胞膜离子转运异常

通过对细胞膜两侧钠离子与钾离子浓度及梯度的研究,已经证实原发性高血压患者存在着内向的钠钾协同转运功能低下和钠泵抑制，使细胞内钠离子浓度增加。后者不仅促进动脉管壁对血中某些收缩血管物质的敏感性增加，也同时增加了血管平滑肌细胞膜对钙离子的通透性，使细胞内钙离子增多，加强了血管平滑肌兴奋—收缩耦联，使血管收缩和痉挛，导致外周血管阻力增加和血压升高。

4. 交感神经活性增加

交感神经广泛分布于心血管系统中。交感神经兴奋性增加释放的儿茶酚胺主要作用于心脏，可导致心率加快、心肌收缩力增强和心排血量增加。作为交感神经主要递质之一的去甲肾上腺素具有强烈的缩血管和升压作用，可证明交感神经功能紊乱在高血压发病机制中具有一定作用。目前认为交感神经活性增加主要参与原发性高血压早期的始动机制，对人体长期保持在高血压状态的影响不大。

近年来，在高血压发病机制方面有一些最新的研究进展。

（1）高血压与炎症因子。近年来发现炎症因子在高血压的发生、发展及转归中扮演着极其重要的角色。已有证据表明，炎症与许多心血管疾病的发生、发展密切相关[1]。炎症因子可分为促炎性因子（如 TNF-α，IL-6，IL1）和抗炎性因子（如 IL4，IL10）。C 反应蛋白（CRP）、肿瘤坏死因子（TNF-A）、白细胞介素（IL-1）等的表达增高，NO、前列环素类物质表达降低，促炎与抗炎因子之间平衡被打乱，导致了高血压病理过程的进一步加重[2]。随着 CRP 水平的增高，患者的血管内皮参数、TNF-A 水平也显著升高。此外，CRP 水平与收缩压有着非常显著的相关关系[3]。另一项研究也得出了高血压患者的 CRP 水平较健康人高且与收缩压密切相关的相似结果。同时也发现，CRP 水平与脉压水平也密切相关，但和舒张压相关性不显著[4]。

史卫国 等[5]的研究认为，炎症在高血压的发生、发展中起关键作用，而高血压通过其血流生物力学刺激又可促进炎症反应。在此过程中，CRP 水平的提高发挥了更直接的作用：①直接参与局部和全身炎症反应而损伤内皮细胞，抑制 NO 和前列环素生成，并使血管对内皮依赖性舒血管物质的反应性减弱，血管阻力增加。②以浓度依赖方式直接降低内源性 NO 合成酶（eNOS）的表达及其生物活性。③上调血管紧张素Ⅱ1 型受体口。④刺激内皮细胞 ET-1 的释放，促进血管收缩。

（2）高血压与神经递质。早期研究表明神经与高血压的关系主要集中在交感缩血管神经，而近年来的研究表明交感舒血管神经在心血管活动中也起重要的调节作用。感觉神经能释放多种血管活性神经肽，其中降钙素基因相关肽（Calcitonin Gene Related Peptide, CGRP）是一种由 37 个氨基酸组成的具有多种生物活性的多肽，是辣椒素敏感感觉神经的重要递质。近年来的研究表明，CGRP 对血管张力起着重要的调节作用，具有强大的舒张血管、降低血压的效果。CGRP 具有强大的扩张周围血管作用，与 ET 存在拮抗效应。这一对作用相反的因子在体内存在相互影响、相互制约的动态平衡关系，这种平衡的破坏可能是导致血压升高的原因之一。某些高血压动物及高血压患者表现CGRP的合成与释放变化，与高血压的产生、发展密切相关。

另外，还有人研究了下丘脑[6]、性激素[7]、NADPH氧化酶[8]等与高血压的关系，以期更全面地了解高血压的发病机制。总之，原发性高血压的发病机制尚未完全阐明，目前认为主要是由多个基因及多种因素共同作用的结果，还有待进一步地深入研究，以期为诊治高血压提供新的思路。

1.1.2 高血压的病因病机及针刺治疗

1.1.2.1 从中医“气海”理论谈针刺降压

现代医学理论认为，血压是血管内血液对单位面积血管壁的侧压力。而中医基础理论认为，血液的运行主要依赖于气的推动作用，因此血压的高低与气的亢盛与衰弱密切相关。中医认为，一方面，气血是人体生命活动的重要物质基础，即“气主煦之，血主濡之”；另一方面，气血以动态运动方式而存在，即“气行则血运，气虚则血滞”。气血在脏腑功能的主导下，周流不息，使全身器官组织得到气血的濡养，发挥正常的生理功能和生命征象(包括正常的血压水平)。因此，气血运行的异常或障碍，是某些疾病的基本病理变化。“血”是在“气”的推动下循脉管而“环周不息”，所以“气为血帅”；“气”则是依附于有形之“血”，血旺则气足，血虚则气弱，所以“血为气母”。当气血两者保持在一定的动态平衡时，气血的运行则循常道而能保证人体脏腑组织的温煦之需，称为“气血冲和”；若因各种内、外因素影响，气血的动态平衡遭到破坏，则可出现相应的病理变化，称“气血失和”，严重的可发展为“气血逆乱”。中医的这种“气血”动态平衡的运动形式，可以通过现代医学的“血压”概念来体现，“气血冲和”的外候表现为正常的血压值范围；而“气血失和”的病理状况，则表现为异常的血压变化，如血虚气弱可出现低血压、气盛血逆可出现高血压。

“四海”理论是针灸学体系的核心内容之一，“气海”是四海理论的主要核心，也是中医针灸学重要的经典思想之一。气海理论认为，血液在脉管中运行不息，流布于全身，环周不休，自成体系，而气、血、脉则构成了其最基本的物质结构和基础。气包括元气、宗气、营气、卫气。其中，元气指先天之气，是人体生命活动的原动力；宗气是由水谷之气与自然界清气相结合而积聚于胸中的气，属后天之气，其所聚之处称为“气海”。《灵枢·邪客》“宗气积于胸中，出于喉咙，以贯心脉，而行呼吸”，说明宗气可以贯注于心脉之中，促进心脏推动血液运行，形成血压。另外，宗气作为后天生成之气，可以助先天之元气。营气者，泌其津液，注之于脉，化以为血，乃阴精之气，为宗气之所统。卫气者，阳精之气也，亦宗气之所统。营气行于脉中，卫气行于脉外，如《灵枢·动输》云："营卫之行也，上下相贯，如环之无端。"二者皆为宗气所统，宗气聚于胸中而为气海。《灵枢·海论》言："膻中，为气之海。"又曰："膻中，胸中也，肺之所居，诸气者，皆属于肺，是为真气，亦曰宗气。""此宗气者，当与卫气并称，以见三焦上中下皆此气而为之统宗也。"由此可以看出，气海理论囊括了人体卫气、血脉等重要体系，与现代医学中血压的形成、维持及调节高度吻合，所以说气海理论是中医学认识、分析及治疗高血压的根本理论基础。

由此可以看出，在高血压形成的病理过程中，"气"无疑处于主导地位，其在内、外等诸种因素的影响下，表现为过度亢奋，导致气血平衡的失调；"血"虽处于较为被动的地位，但其质与量的变化却影响到其能否随时适应于"气"的变动，使气血间的动态平衡处于"冲和"状态。单纯调气虽能缓和一时的冲逆，也能使血压下降，改善症状，但极易复发。因此，在调气的治疗基础上，需兼顾理血，如活血、行气、化淤等方法。临床实验研究证实，活血化淤治疗确能改善血液的流变性、黏稠度、凝滞度等质的问题，而随着血液质的改变，高血压患者脏腑组织血流供求不平衡的量的问题也可随之得到改善。从某种意义上说，在高血压的论治中，调气重在治标，而理血则是意图治本，即《素问·至真要大论》所谓"谨守病机，各司其属……疏其气血，令其调达，而致和平"。针灸这种方法气血兼顾，标本同治，使机体自身调节功能正常化，通过多层次、多环节、多靶点的综合调理，平秘阴阳，使高血压患者的降压疗效得到维持。

1.1.2.2　高血压的针刺治疗方案

1. 选穴处方

（1）治疗原则。活血散风，调和肝脾。

（2）取穴及定位。人迎、合谷、太冲、曲池、足三里穴。人迎穴：在颈部，结喉旁，当胸锁乳突肌的前缘，颈总动脉搏动处；合谷穴：在手背，第一、二掌骨间，平第二掌骨桡侧的中点处；太冲穴：在足背，当第一跖骨间隙后方的凹陷处；曲池穴：在肘横纹外侧端，屈肘，当尺泽与肱骨外上髁连线中点；足三里穴：在小腿前外侧，当犊鼻穴下 10cm，距胫骨前缘一横指（中指）。

（3）操作规范。

①人迎穴：患者取平卧位，充分暴露颈部，以手扪及动脉搏动处，穴位常规消毒后，垂直进针，缓缓刺入 3.3～5cm，见针体随动脉搏动而摆动，施以小幅度（＜90°）、高频率（＞120r/min）捻转补法 1min，留针 20min。

②合谷、太冲穴：垂直进针 2.5～3.3cm，施以捻转泻法，即医者采用面向病人的体位，以任脉为中心，拇指捻转作用力为离心方向，捻转 1min，留针 20min。

③曲池、足三里穴：垂直进针 3.3cm，施以小幅度（＜90°）、高频率（＞120r/min）捻转补法 1min，留针 30min。

（4）治疗疗程：每日 2 次，每次 30min，3 个月为 1 个疗程。

2. 针刺取穴依据

（1）人迎穴的取穴依据。人迎穴最早载于《灵枢·本输》，是足阳明胃经经穴，为"足阳明少阳之会"，是气海所出之门户，与肾、脾、肝、心、三焦、胆、小肠、冲脉、任脉、阴跷脉等经脉相通，是调节气海的"营运之输"。正如《灵枢·海论》篇所载："膻中者，为气之海，其输上在于柱骨之上下，前在于人迎。""气海，运营之输一在颃颡之后……一在颃颡之前，谓足阳明之人迎也。"因此，人迎穴是气海之门户，通过针刺人迎穴可以调畅气海，从而调节血压。本病的发病机理主要是气海失司，病在血脉，多由饮食失节、情志失调、内伤劳倦等导致肝肾功能失调，实则肝阳上亢，痰湿内阻，虚则阴虚阳亢，气血两亏。并且，人迎穴所在的足阳明胃经之脉"其直着从缺盆下乳内廉，下挟脐，入气街中；其支者，起于胃口，下循腹里，下至气街中而合……"。人迎不但位于拥有气街的足阳明胃经之中，为气海之门户，而且作为头气街与胸气街的连接处，同样具有使气血在脉内脉外自如运行，使营卫之气相会相通，共同发挥调气海、和气血的功能。此外，阳明经为多气多血之经，人迎为足阳明胃经之穴位，为经脉所发之处。《针灸聚英》云："足阳明多气多血……五脏六腑之海，其脉大，血多气盛。"故人迎穴有调整机体阴阳、疏通气血的功能，针刺人迎穴可使血压下降。同时，针刺具有双向良性调节作用，以达到阴平阳秘、气血调和、血压稳定之目的。

人迎穴的解剖部位恰在颈动脉窦附近。颈动脉窦血管壁外膜下有丰富的感觉神经纤维，分支末端膨大，是压力感受器之一。当其受刺激时，经颈动脉管神经传送到舌咽神经中而进入延髓，首先终止于孤束核，投射到脑干的血管中枢，反射性地引起迷走神经兴奋性升高、交感神经紧张度降低，致使颈部周围大多数血管平滑肌松弛，外周阻力减小，从而达到改善动脉血流的目的。动脉压力感受器反射是中枢神经系统调节外周心血管功能的主要机制之一，对维持机体动脉压的稳定起重要的作用。因此，针刺人迎穴降压是有科学依据的。

（2）合谷、太冲穴的取穴依据。合谷、太冲为固定配伍，称为"四关"。根据经络的标本、气街理论，合谷、太冲正是经脉本部（肘膝关节以下）、胫气街所在，通过经气运行与脏腑及标部（头面、躯干）发生密切的联系。合谷、太冲分别为手阳明、足厥阴之原穴。原穴是本经脏腑原气经过和留止的部位，与三焦有密切关系。原气起源于肾间动气，是人体生命活动的原动力，通过三焦运行于脏腑，是十二经脉的根本，故原穴是调整人体气化功能的要穴。《素问·调经论》曰："人之所有者，血与气耳。"人体活动离不开气血，在发生病变时，也不外乎气血。气为血之帅，血为气之母，针灸治病的主要机制就是通过经脉调节人体气血。合谷属多气多血之阳明经穴，偏于补气、泻气、活血；太冲属少气多血之厥阴经穴，偏于补血、调血。合谷、太冲二穴相配堪称经典配穴，两穴一阴（太冲）一阳（合谷），一气（合谷）一血（太冲），一脏一腑，一升一降，是一组具有阴阳经相配、上下配穴，气血同调、阴阳同调、脏腑同调的针灸配方。人迎为主穴，配以合谷、太冲穴，施以不同的补泻手法，有宽胸理气、平肝熄风、活血化淤、调和气血阴阳平衡之功效。

（3）曲池、足三里穴的取穴依据。曲池、足三里穴归属于阳明经，为多气多血之经，有调和气血之功。曲池为手阳明大肠经合穴。“合主逆气而泄”，能治气逆诸证。针刺曲池，能摄纳阳明气血，使气血下降。与太冲相配，一阴一阳，共奏调气降逆、平肝潜阳、柔肝熄风之功。足三里为足阳明胃经之合穴，具有补中气、健脾胃、调和气血的作用。中焦清升浊降，则气、血、水各归其正，水充木涵而无生风化火、成痰成疾之患，如此才能截断脏损气伤之变。另外，足三里穴的调控机制与穴位的组织结构密切相关。足三里穴区微血管分支及淋巴管分支丰富，而针灸刺激可使穴区微血管灌注量增加，神经及淋巴管的血液运行状况改善，器官功能增强，神经末梢兴奋性提高。其或通过神经，或通过血液、淋巴液最终都启动神经—内分泌—免疫网络的整体调节。

1.1.3 针刺治疗高血压的临床疗效及潜在生物学机制

1.1.3.1 针刺治疗高血压的临床疗效观察

针灸作为中医药的重要组成部分，在降压治疗方面具有起效快、降压平稳、安全、保护靶器官等特点，已成为非药物疗法中最受关注的治疗手段。针刺治疗中风、功能性头痛等神经、血管性疾病已被广泛认可，无副作用也成为其最大优势。近年来，应用针刺方法治疗原发性高血压取得了较好的疗效。

1. 针刺治疗亚急性原发性高血压症的临床观察

（1）临床资料。

①病例选择。根据 JNC7 对高血压亚急症的定义，选择标准为原发性高血压患者，血压≥180/120mmHg，开始治疗时没有靶器官损害，年龄在 40～70 岁之间；排除继发性高血压患者及合并严重靶器官损害者，排除合并其他严重心、脑、肾等疾病者。

②一般资料。患者 60 例均为 2009 年 4～6 月天津中医药大学第一附属医院针灸科病房及急症科患者，血压≥180/120mmHg。患者均经该院或者外院诊断为原发性高血压。采用随机数字法将他们分为针刺组和对照组，两组患者在男女比例、平均年龄、病程等方面比较（详见表 1.1.1），差异无显著性，具有可比性（$P>0.05$）。

表1.1.1 两组患者一般情况比较

组别	例数	男性	女性	平均年龄(岁)	病程(年)
针刺组	30	17	13	50.60±8.85	4.73±1.28
对照组	30	16	14	51.13±6.31	4.67±1.24

注:两组患者在男女比例、平均年龄、病程等方面比较,无显著差别,说明基线一致,具有可比性。

(2)治疗方法。

①治疗组针刺治疗。

(a)取穴。人迎、合谷、太冲、曲池、足三里穴。

(b)操作规范。人迎穴:直刺3.3～5cm,见针体随动脉搏动而摆动,施用捻转补法第二定义1min,留针30min;合谷、太冲穴:均直刺2.5～3.3cm,施用捻转泻法第一定义1min,留针30min;曲池、足三里穴:直刺3.3cm,施用捻转补法第一定义1min,留针30min。

②对照组药物治疗。1次舌下含服硝苯地平10mg,即刻。

③观察方法。分别于治疗前以及治疗后3min、15min、30min、60min、2h、4h、6h测量患者血压。

(3)结果。两组治疗前及治疗后各时段血压数值变化比较见表1.1.2、表1.1.3。

表1.1.2 两组患者治疗前及治疗后各时段收缩压比较($\bar{x}\pm s$ mmHg)

组别	针刺前	3min	15min	30min	60min	2h	4h	6h
针刺组	209.37±13.18	190.13±15.03*▲	145.35±10.33**▲	147.51±11.47**▲	144.32±10.38**▲	145.17±12.80**▲	143.42±13.19**▲	168.24±15.52*▲
对照组	204.87±19.12	199.30±15.38	191.49±13.47*	188.32±14.30*	174.92±14.34*	163.86±14.23*	185.33±14.39*	198.73±15.64

注:*为与治疗前比较($P<0.05$),**为与治疗前比较($P<0.01$),▲为与对照组比较($P<0.05$)。

结果显示,针刺组于针刺后3min血压开始下降,在针刺后15min患者血压下降到较为理想水平,并一直持续到针刺后4h,此后血压呈略上升趋势,直至针刺后6h;第二次针刺前,患者血压仍显著低于针刺前水平。对照组服药后15min,患者血压开始下降,呈缓慢下降趋势,于服药后2h血压开始回升,在服药后6h达到服药前水平。

表1.1.3 两组患者治疗前及治疗后各时段舒张压比较($\bar{x} \pm s$ mmHg)

组别	针刺前	3min	15min	30min	60min	2h	4h	6h
针刺组	121.37±10.21	103.80±9.11*▲	94.25±7.03**▲	92.81±8.14**▲	90.75±8.08**▲	91.29±7.12**▲	88.30±6.09**▲	93.24±5.52*▲
对照组	124.77±10.10	119.13±10.06	104.07±9.93*	108.71±10.303*	98.56±9.14*	93.36±8.50 *	105.36±10.84*	128.83±11.04

注:* 为与治疗前比较($P<0.05$),** 为与治疗前比较($P<0.01$),▲为与对照组比较($P<0.05$)。

(4)结论。针刺组方治疗亚急症高血压具有效果迅捷、稳定、持续时间长等特点。

2. 针刺治疗高血压的近期和远期疗效观察

(1)研究对象。

①资料来源。本课题病例均为2009年1月至2010年6月天津中医药大学第一附属医院针灸科门诊及住院患者,符合纳入标准的入组患者共112例,其中门诊42例,住院70例。

②诊断标准。参照2005年《中国高血压防治指南》修订委员会修订的《中国高血压防治指南》进行。

(a)症状。初期症状少,进展缓慢,多为非特异性的神经精神症状。常见症状为头晕、头胀、失眠、健忘、耳鸣、乏力、多梦易醒、易激动等。

(b)体征。血压升高是诊断高血压的主要依据。《中国高血压防治指南》标准为:成人在静息状态下,被测量者至少安静休息5min,应间隔1~2min重复测量,取2次读数的平均值记录。如果收缩压或舒张压2次读数相差5mmHg以上,应再次测量,以3次读数的平均值作为测量结果。收缩压大于或等于140mmHg和(或者)舒张压大于或等于90mmHg可诊断为高血压,若收缩压在120~139mmHg之间及舒张压在80~89mmHg者为正常高值。诊断高血压要特别注意排除继发性高血压。

③病情分级标准。采用《1999年WHO/ISH高血压治疗指南》的分级标准,见表1.1.4。

④纳入病例标准。

(a)符合原发性高血压的诊断标准。

(b)年龄18~75岁,男女性别不限。

(c)自愿参加试验者。

表1.1.4 血压水平的定义和分类(WHO/ISH)

类别	收缩压(mmHg)	舒张压(mmHg)
理想血压	<120	<80
正常血压	<130	<85
正常高值	130～139	85～89
1级高血压(轻度)	140～159	90～99
亚组:临界高血压	140～149	90～94
2级高血压(中度)	160～179	100～109
3级高血压(重度)	≥180	≥110
单纯收缩期高血压	≥140	<90
亚组:临界收缩期高血压	140～149	<90

注:当收缩压和舒张压分属于不同分级时,以较高的级别作为标准。

⑤排除病例标准。

(a) 各种继发性高血压。

(b) 年龄在 18 岁以下 75 岁以上者。

(c) 不符合中医辨证标准者。

(d) 妊娠或哺乳期妇女。

(e) 伴有严重的心、肝、肾功能障碍者。

(f) 伴中、重度糖尿病者。

(g) 伴恶性肿瘤、精神病患者。

⑥剔除标准。

(a) 入组后发现不符合纳入标准者。

(b) 入组后未接受治疗者。

⑦脱落标准。

(a) 研究过程中,受试者依从性差,影响有效性和安全性评价者。

(b) 发生严重不良事件、并发症和特殊生理变化,不宜继续参加试验者。

(c) 研究过程中自行退出者。

(d) 非规定范围内联合用药,特别是合用对本科研究课题治疗手段所产生的效应影响较大的药物,从而影响有效性和安全性判断者。

（e）因其他原因疗程未结束退出试验者。

（f）资料不全，影响有效性者。

（2）治疗方案。

①药物治疗。为符合伦理学原则，未曾用药者仅使用针刺治疗；曾用药者，继续予以入组前药物，根据治疗后血压情况，予以减免药物。

②针刺治疗。

（a）取穴。人迎、合谷、太冲、曲池、足三里穴。

（b）刺法。人迎穴：患者取平卧位，充分暴露颈部，以手扪及动脉搏动处，常规消毒穴位后，垂直进针，缓缓刺入 3.3～5cm，见针体随动脉搏动而摆动，施以小幅度（＜90°）、高频率（＞120r/min）捻转补法 1min，留针 20min；合谷、太冲穴，垂直进针 2.5～3.3cm，施以捻转泻法，即医者采用面向病人的体位，以任脉为中心，拇指捻转作用力为离心方向，捻转 1min，留针 20min；曲池、足三里穴：垂直进针 3.3cm，施以小幅度（＜90°）、高频率（＞120r/min）捻转补法 1min，留针 20min。

（c）治疗疗程。每日 2 次，每次 30min，90 天为 1 个疗程，1 个疗程后评价疗效。

（3）观察指标及方法。

①安全性观察项目及方法。

（a）一般体检项目。血、尿、粪常规，血肌酐，BUN，心电图，治疗前、后各检查一次。

（b）可能发生的不良反应。用药期间出现任何异常症状、体征，都应将其程度、出现时间、持续时间、处理措施、经过等如实一一记录，并判断不良反应与药物的因果关系。发生不良反应时，应根据病情决定是否中止观察。对因不良反应而停药的病例，应记录处理经过及结果。

②疗效性观察项目及方法。

（a）偶测血压测定。收缩压（SBP）、舒张压（DBP）、脉压（PP＝SBP－DBP）。使用国内认证的水银柱血压计测量血压。测量前需静止 5min，观察期间每日同一时段测血压 1 次。统计结果时取治疗前 3 天，治疗 2 周、3 周、3 个月底当日和前后 3 天的同一时段血压平均值进行比较。

（b）24 小时动态血压监测。试验前、后分别查一次，具体观察项目及方法如下：

- 血压参数。24 小时收缩压（24hSBP）、24 小时舒张压（24hDBP）、白昼收缩压（dSBP）、白昼舒张压（dDBP）、夜间收缩压（nSBP）、夜间舒张压（nDBP）的平均值，白昼收缩压负荷（dSBPL，%），白昼舒张压负荷（dDBPL，%），夜间收缩压负荷（nSBPL，%），夜间舒张压负荷（nDBPL，%）。

- 昼夜节律变化的判定。按血压昼夜节律分为 4 种血压曲线，差值百分比＝（白天平均动脉压均值－夜间平均动脉压均值）/ 夜间平均动脉压均值。根据差值百分比情况定义如下 4 种曲线：杓型血压，差值百分比在 10%～20%；非杓型血压，差值百分比在 0～10%；反杓型血压，夜间平均血压比白天平均血压高 20%以上；超杓型血压，差值百分比在 20%以上。

- 血压负荷的判定。＞140/90mmHg 的血压占所测血压的百分比。
- 脉压及脉压下降率。脉压是收缩压与舒张压的差值。脉压下降率等于脉压除以收缩压。

高血压三项 PRA、AⅡ、ALD 含量的测定在试验前、后各查一次。

进行心脏彩色多普勒超声检查，测量舒张早期峰值流速（Ev）、舒张晚期峰值流速（Av）、舒张早期与舒张晚期峰值流速的比值（Ev/Av）、E 峰减速时间（EDT）、等容舒张时间（$IVRT$）、左室射血分数（$LVEF\%$）。根据美国超声学会推荐的方法，连续测量 3 个心动周期舒张期室间隔厚度（$IVST$）、左室后壁厚度（$LVPWT$）和左室舒张末期内径（$LVDd$）均值，并采用美国超声协会推荐的方法用 devereux 公式计算左室重量（LVM）和左室重量指数（$LVMI$），计算公式如下：

左室重量 $LVM(\text{g})=0.8\times1.04[(LVDd+LVST+PWT)^3-LVDd^3]+0.6$

左室重量指数 $LVMI(\text{g/m}^2)=LVM/BSA$（体表面积）

体表面积 $BSA(\text{m}^2)=0.006\,1\times$身高(cm)$+0.012\,8\times$体重(kg)$-0.152\,9$

左室肥厚诊断值为男性：$LVMI>125\text{g/m}$；女性：$LVMI>120\text{g/m}$。

（4）疗效评定标准。血压的疗效评定标准参照 2002 年《中药新药临床研究指导原则》制定的疗效评定标准。

①显效。须具备下列其中 1 项：

（a）舒张压下降 10mmHg 以上，并达到正常范围。

（b）舒张压虽未降至正常但已下降 20mmHg 或以上。

②有效。须具备下列其中 1 项：

（a）舒张压下降不及 10mmHg，但已达到正常范围。

（b）舒张压较治疗前下降 10～9mmHg，但未达到正常范围。

（c）收缩压较治疗前下降 30mmHg 以上。

③无效。未达到以上标准者。

（5）统计方法。采用 SPSS13.0 软件进行统计学处理，计量资料前后比较采用配对 t 检验，计数资料采用 x^2 检验，疗效等级比较采用 Ridit 分析。所有计量资料均以$\bar{x}\pm s$（平均数±标准差）表示。

（6）结果。

①对偶测血压的影响。

（a）治疗期间血压的变化比较。患者的收缩压和舒张压水平在治疗后2周、4周、3个月逐步降低，各时段与治疗前比较均有显著差异（$P<0.05$），详见表1.1.5。

表1.1.5　治疗前及治疗后各时段血压的变化比较（$\bar{x} \pm s$ mmHg）

血压	治疗前	治疗后2周	治疗后4周	治疗后3个月
SBP	152.23±10.23	145.30±5.34	136.40±4.11*	132.24±9.35*
DBP	99.76±9.23	94.13±4.12	89.17±8.08*	87.83±8.44*

注：*为与本组治疗前比较（$P<0.05$）。

（b）降压疗效比较。治疗组显效66人（占58.93%）、有效37人（占33.04%）、无效9人（占8.04%），总有效率91.96%，详见表1.1.6。

表1.1.6　治疗后降压疗效比较

显效（%）	有效（%）	无效（%）	总有效率（%）
58.93	33.04	8.04	91.96

②动态血压监测评价针刺治疗高血压的疗效。

（a）针刺对血压昼夜节律的影响。收缩压及舒张压节律治疗前后比较差异均有统计学意义（$P<0.05$），说明通过针刺能够有效改善高血压患者的昼夜节律，详见表1.1.7。

表1.1.7　血压昼夜节律治疗前后对照表

	倒转及深勺	非构型	构型	*R*值	*Z*值	*P*值
收缩压治疗前	52	41	19	0.588	2.451	0.014
收缩压治疗后	34	50	28			
舒张压治疗前	35	54	23	0.57	1.974	0.048
舒张压治疗后	23	57	32			

（b）针刺对 24h、日间、夜间血压平均值的影响。针刺 3 个月后，患者 24h 平均收缩压、舒张压，日间平均收缩压、舒张压，夜间平均收缩压、舒张压，与治疗前比较均有显著性降低（$P<0.01$），表明针刺可以降低高血压患者的 24h 日间、夜间平均血压水平，使患者日间、夜间的血压均得到有效控制，有利于靶器官的保护，详见表 1.1.8。

表1.1.8　治疗前后24h动态血压变化的比较（$\bar{x}\pm s$ mmHg）

	治疗前		治疗后	
	收缩压	舒张压	收缩压	舒张压
24h	139.98±7.53	93.54±4.13	132.68±13.84*	84.33±11.63*
日间	140.60±8.09	98.42±11.51	135.75±10.8*	87.85±9.02*
夜间	138.45±11.23	88.18±7.78	129.64±16.88*	79.49±10.38*

注：* 为与治疗前比较（$P<0.05$）。

• 针刺对血压变异性和血压负荷的影响。高血压患者在针刺治疗后，日间及夜间血压变异性都呈下降趋势，详见表 1.1.9。除了日间舒张压负荷治疗前后比较差异没有统计学意义外（$P=0.052$），其余各项前后比较均有统计学意义（$P<0.05$），这表明针刺治疗可以降低高血压患者的血压负荷值。

• 动态脉压及脉压下降率。治疗后患者脉压值明显下降，脉压下降率值明显升高（$P<0.05$），表明针刺治疗对原发性高血压患者脉压及脉压下降率具有较好的控制作用，详见表 1.1.10。

表1.1.9　治疗前后24h动态血压变化的比较（$\bar{x}\pm s$ mmHg）

	治疗前		治疗后	
	收缩压	舒张压	收缩压	舒张压
血压变异性（日间）	10.69±2.71	13.29±4.69	6.62±2.66*	5.44±4.01*
血压变异性（夜间）	10.00±3.24	13.04±4.32	5.64±4.01*	4.78±4.74*
血压负荷（%，日间）	37.73±26.79	31.91±28.70	11.30±9.54*	14.63±10.13*
血压负荷（%，夜间）	55.94±34.68	46.29±31.05	19.30±4.17*	16.63±6.11*

注：* 为与治疗前比较（$P<0.05$）。

表1.1.10　治疗前后脉压及脉压下降率比较（$\bar{x}\pm s$ mmHg）

	脉压（mmHg）	脉压下降率
治疗前	77.58±13.94	8.75±2.34
治疗后	47.26±8.77*	11.97±3.66*

注：*为与治疗前比较（$P<0.05$）。

通过以上结果发现：针刺降压疗效显著，可促进血压达标；能减轻24h血压负荷值，有效降低夜间血压负荷；能降低血压的变异性，减少靶器官损害，减少并发症的发生；能改善患者血压昼夜节律，改善病人的预后；能使血压平稳下降，减少血压波动性。

③对血浆PRA、AⅡ、PRA含量的影响。治疗组治疗前血管紧张素（AⅡ）水平为（193.3±56.7）pg/mL，治疗后降低为85.4±57.4，与治疗前比较亦有显著性差异（$P<0.01$）；血浆肾素活性（PRA）、醛固酮（ALD）含量与治疗前比较无显著性差异（$P>0.05$），见表1.1.11。

表1.1.11　治疗前后血浆PRA、AⅡ、ALD含量的变化（$\bar{x}\pm s$）

项目	治疗前	治疗后
PRA（ng/mL·h）	1.78±1.12	1.59±1.34
AⅡ（pg/mL）	193.3±56.7	85.4±57.4*
ALD（pg/mL）	145.6±76.8	138.2±62.5

注：*为与本组治疗前比较（$P<0.01$）。

④对心脏功能的影响。

（a）两组治疗前后左室肥厚各参数的变化。两组经治疗后，超声心动图显示左室肥厚等参数均有所改善，左室重量指数（*LVMI*）、左室舒张末期内径（*LVDd*）、左室后壁厚度（*LVPWT*），均较治疗前有显著性差异（$P<0.05$），见表1.1.12。

表1.1.12　治疗前后超声心动图检查左室肥厚各参数的变化（$\bar{x}\pm s$）

	LVDd（mm）	*LVMI*（g/m²）	*IVST*（mm）	*LVEDV*（mm）	*LVPWT*（mm）
治疗前	50.77±9.77	156.81±13.11	15.94±2.36	57.52±6.33	15.21±1.83
治疗后	47.04±6.13	142.06±12.48*	10.32±1.15*	55.21±4.84	11.46±1.05*

注：*为与治疗前比较（$P<0.05$）。

（b）两组治疗前后左室功能的变化。患者治疗前后均用 HP500 型心脏彩色多普勒超声心动仪测量。

• 舒张性指标。舒张早期最大充盈速度（*Ev*），舒张晚期最大充盈速度（*Av*）及其比值（*Ev*/*Av*）。

• 收缩性指标。射血分数（*LNEF*）。结果：治疗后上述各项指标较治疗前差异均有统计学意义（$P<0.05$），*Ev*、*Av*、*Ev*/*Av* 差异有统计学意义（$P<0.05$）；左室收缩功能*LVEF* 较治疗前有所改善，但无统计学意义（$P>0.05$），见表 1.1.13。

表1.1.13 治疗前后左室舒张功能情况比较（$\bar{x}\pm s$）

	Ev（cm/s）	*Av*（cm/s）	*Ev*/*Av*	*LVEF*（%）
治疗前	61.3±9.3	70.4±11.2	0.82±0.11	55.12±5.56
治疗后	70.1±5.4*	59.3±7.3*	1.03±0.14*	59.43±6.44

注：* 为与治疗前比较（$P<0.05$）。

⑤减免药物情况。112 例患者中未用药者 31 例，用药者 81 例；81 例病人针刺治疗过程中停、减药情况如表 1.1.14 所示。

⑥不良反应及安全性。治疗前对两组病人进行了肝肾功能、血电解质、血常规检查，结果显示均无异常；疗程结束后对所有病人进行复查，与治疗前比较无明显差异。

（7）结论。以针刺人迎穴为主的针刺组方治疗高血压有良好的临床疗效，即刻效应迅捷，远期疗效显著，且安全、无副作用，能减轻 24 小时血压负荷值，有效降低夜间血压负荷；能降低血压的变异性，减少靶器官损害，减少并发症的发生；能改善患者血压昼夜节律，改善病人的预后；能使血压平稳下降，减少血压波动性。

表1.1.14 患者停、减药物情况

	治疗2周	治疗4周	治疗3个月
减药率	34人（41.97%）	62人（76.54%）	81人（100%）
停药率	4人（4.93%）	11人（13.58%）	37人（45.68%）

1.1.3.2　针刺降压的主要调节机制

针灸是祖国传统疗法，疗效已获肯定，治疗安全，是非药物疗法治疗高血压的有效途径。针刺降压的生物学机制可能主要是通过神经—体液—内分泌方面而发挥作用的。

1. 针刺在神经调节中的作用

（1）中枢神经系统及神经递质的调节。

①中枢神经系统（Central Nervous System, CNS）。主要通过自主神经控制末梢血管的舒缩，血压变化调节中枢主要在延髓、脑桥、下丘脑等部位的一些神经核团中[9]。

邹伟研究发现，针刺治疗能够增强血浆 CGRP 对组织的保护作用，并显著促进热休克蛋白酶表达，增强神经细胞的保护作用，从而通过加强中枢神经功能达到降压的目的[10]。对针刺效应的有关研究发现，用低至中等强度的低频电脉冲刺激骨骼肌传入神经，常引起降血压效应[11]。针刺可能通过刺激传入神经，引发效应，而达到降压目的。

针刺组方中人迎穴是降压的主穴之一。从解剖位置来看，人迎穴恰在颈动脉窦附近，颈动脉窦血管壁内有对牵张刺激敏感的动脉压力感受器，而动脉压力感受器反射是中枢神经系统调节外周心血管功能的主要机制之一，对维持机体动脉血压的稳定性起着重要作用。目前的研究已证实压力感受器的功能异常在高血压发病过程中有重要影响[12]，高血压早期交感神经紧张性升高，可能是导致压力反射衰减的因素。压力感受器受损后，对生理刺激的反应性下降，而异常血压传入的信息导致中枢信息处理机能变化，不能有效抑制交感神经活性而使血压调定点上调，即压力反射在血压较高的水平上进行，从而使动脉血压维持在较高的水平，而血压持续升高又加快了高血压的发展[13]。

国外最新研究也发现，只要刺激频率正确，压力反射不仅对血压的短期调节起作用，而且在血压的长期调节中也有重要影响。这与特定频率激活压力反射能够长时间地抑制交感神经系统活性有关[8,14,15]。交感神经系统（Sympathetic Nervous System, SNS）是唯一有短暂（几秒至几分钟）和持久（几天至几年）血压调节能力的系统，但具体机制尚不明确。针刺人迎穴组方取得的降压疗效和颈动脉窦压力反射调节中枢神经系统密切相关，但具体作用和途径有待于进一步的研究证实。

②针刺对中枢 5-羟色胺（5-HT）的影响。5-HT 作为中枢神经系统传递递质与调节因子具有参与调控心血管系统的功能，通过影响交感神经传出冲动而调节血压。据报道，EH 鼠的中脑摄取 5-HT 的相关部位密度减低，认为高血压的产生与 5-HT 含量有关[16]。实验表明，5-HT 对交感中枢有一定的紧张性抑制作用[17]。朱寿彭等[18]研究发现，针刺可激活中脑中缝核团细胞摄取 5-HT。王友京等也证实，针刺后大鼠延髓、脑桥和中脑内 5-HT 含量明显提高[19]。提示通过针刺治疗可提高中脑、脑桥、延髓等部位细胞内的 5-HT 含量，这可能是降压的机制之一。

③针刺对β-内啡肽的影响。内源性阿片肽在体内主要包括脑啡肽、强啡肽、β-内啡肽三类，除具有强烈的镇痛效应外，还对心血管具有重要的影响，因此阿片肽可能也参与高血压的发病过程。内源性阿片肽系统可以激活升压（中脑）和降压（延髓）两条途径。β-内啡肽具有神经递质的作用，并对心血管有重要影响，可能参与高血压的发病过程。β-内啡肽储存于参与血压调节的中枢——桥延脑及孤束核等部位[20]。β-内啡肽在这些核团内作用，可抑制交感神经，兴奋心迷走神经，从而降低血压[9]。有报道分析针刺后大鼠脑内各脑区脑啡肽含量，与对照组相比，下丘脑及纹状体分别增加 1.6～1.8 倍和 1.6～1.7 倍。可见，针刺后内啡肽的增加是降压的另一生理基础[21]。

④针刺对γ-氨基丁酸(GABA)的影响。GABA 存在于下丘脑、孤束核等处。研究显示[22]，脑侧室旁核注入 GABA 拮抗剂后，可见血压升高，心率加快，肾上腺素释放增加 5 倍。GABA 有抑制交感—肾上腺轴心的作用，针刺后其在中枢的含量增加。有研究发现[23]，针刺组经治疗后，脑干内 GABA 含量较非针刺组增高，非针刺组脑干内 GABA 含量则明显低于健康组。刘伍立 等[24]报道针刺阳陵泉穴后可以提高 GABA 在脑脊液中的含量。这可能是针刺降压机制的另一途径。

（2）周围神经的调节。多数血管平滑肌受自主神经支配，其活动受神经调节，针灸可能通过调节其支配的神经，最终实现对血压的调节。王月兰 等[25]通过温针灸双侧心俞穴后观察到，EH 大鼠的颈交感神经每 10s 放电脉冲数明显减少，脑电幅值频率增加，节律性规律，表明温针灸对 EH 大鼠的颈交感神经有抑制作用，从而调节血压，同时对脑血流和脑代谢也有所改善。也有研究发现[26]，电针足三里穴可引起肾神经放电的抑制效应，低频低强度电刺激坐骨神经对 EH 大鼠均可引起持久性的降压效应。

2. 针刺对体液调节的影响

（1）针刺对血管紧张素Ⅱ(AⅡ)的影响。在肾素—血管紧张素—醛固酮系统(Renin-Angiotensin-Aldosterone System, RAAS)中，AⅡ是其主要效应物质。它不仅可以使全身微动脉收缩，血压升高，而且还可以作用于 CNS 的 AⅡ受体，使交感缩血管紧张活动增强。近年的研究表明，血液中血管紧张素增加是肾血管高血压发病机制的始动因素。纪中 等[27]的研究结果显示，针刺双侧水泉穴可以降低高血压大鼠的血压及血管紧张素的含量($P<0.01$)。刘丹 等[28]以传统针刺治疗后发现，针刺能有效地调节 RAAS，从而降低肾血管性高血压大鼠的血管紧张性，抑制醛固酮分泌，达到持续而稳定地降压及抑制血压再升的效果($P<0.01$)，在一定程度上缓解了对肾脏的损伤。

（2）针刺对血管内皮活性物质的影响。近年的研究表明，内皮依赖性血管舒张功能障碍是高血压发病的机制之一。血管内皮细胞释放多种生物活性物质，包括：血管收缩因子，主要为 ET；血管舒张因子，主要为内源性因子 NO。两者间的平衡维系着血管的正常舒缩功能，从而调节血压变化。大量针对针刺降压机理的研究发现[29,30]，针刺可以减少患者血浆 ET 的含量，增加 NO 的含量，其机制可能与其对血管内皮细胞功能的双向调节密切相关。朱广旗 等[31]研究显示，针刺曲池、太冲两穴能够显著降低血压，血浆中 ET 的含量也有不同程度下降（$P<0.01$），NO 含量增多，ET / NO 比值下降；血管紧张素转化酶（ACE）则有不同程度升高，提示针刺可以调节 ACE 和 ET 的含量，保护和修复血管内皮细胞，但针刺曲池和太冲穴的降压机制的主要作用环节可能不同。

（3）针刺对外周血中 5-HT 的影响。近年来的研究显示，当外周血中 5-HT 浓度持续升高时，血管内皮受损，5-HT 引起的舒血管物质释放减少，或当血管受体的特性改变时，会导致内皮细胞降解作用，血浆的 5-HT含量增加，引起血管过度收缩[32]。由此证实，外周血中 5-HT 浓度升高与高血压产生密切相关。有研究表明，针刺可以显著降低外周血中 5-HT 的浓度，对于恢复血管的舒张功能具有一定作用[33]。据此可以认为针刺治疗也通过降低外周血中 5-HT 的含量以达到降压的目的。

从目前的研究来看，人们认为针刺效应的启动因素是神经调节。国内一些研究学者采用脑功能成像技术，已初步证明针刺穴位可引起中枢神经特异性变化，为针刺调节途径提供了宝贵的生物学信息理论基础[34,35]。大量的生理实验也证实，神经递质是降压机制的重要中间环节，随后的体液调节才涉及内分泌系统的改变。但是，神经递质的作用与血管内皮因子的作用是何种关系、是否互相影响、其中机制如何，至今尚不清楚。随着针灸量的积累，是否会通过神经—内分泌—免疫网络对免疫系统产生影响，形成长效降压效应，还缺乏系统的研究，尤其是免疫机制方面还未开展广泛的研究，一些对高血压的发生、发展有重要作用的免疫因子尚未涉及，这些均需今后进一步深入研究。

参考文献

［1］ Badr K, Wainwright C L. Inflammation in the cardiovascular system: here, there and everywhere［J］. Cart Opin Pharma-col, 2004, 4(2):107–109.

［2］ Charnontin B. The best of hypertension 2005［J］. Arch Mal Coeur Vais, 2006, 99(1):35–41.

［3］ Cottone S, Mule G, Nardi E, et al. Relation of C-reactive protein to oxidative stress and to endothelial activation in essential hypertension［J］. Am J Hyperterks, 2006, 19(3): 313–318.

［4］ Pfab T, Chen Y P, Slowlskj T, et al. Impact of gene related to immune to lerance and inflammation on blood pressure, protein excretion and oedema in pregnancy［J］. Hypertens, 2005, 23(12):2187–2191.

［5］ 史卫国,孙学玉. 炎症与高血压［J］. 临床荟萃,2004,19(21):1255–1256.

［6］ Wardener H E. The hypothalamus and hypertension［J］. Physiological Reviews, 2001, 81(4):1599–1658.

［7］ Raghvendra K, Raghvendra K· Dubey, Suzanne Oparil, et al. Sex hormones and hypertension［J］. Cardiovascular Research, 2002, 53(3):688–708.

［8］ Lohmeier T E, Hildebrandt DA, Dwyer TM, et al. Renal denervation does not abolish sustained baroreflex-mediated reductions in arterial pressure［J］. Hypertension, 2007, 49(2):373–379.

［9］ 张镜如. 生理学［M］. 4 版.北京: 人民卫生出版社,1996, 130–141.

［10］ 邹伟. 针灸治疗急性高血压出血的理论依据［J］. 中医药学报, 2002 (7):6.

［11］ 邹伟,史榕荇,于学平. 针刺对急性高血压脑出血大鼠 HSP70 mRNA 表达的调整作用［J］. 中医药学报, 2003, 31(1):46–47.

［12］ Mussalo H. Cardiovascular autonomic regulation in patients with sustained hypertension of different etiology and severity［J］. Medical Science, 2003(307):307–387.

［13］ Honzikova N, Novakova Z, Zavodna E, et al. Baroreflex sensitivity in children, adolescents, and young adults with essential and white-coat hypertension［J］. Klin Padiatr, 2006, 218(4):237–242.

［14］ Lohmeier T E, Hildebrandt D A, Dwyer T M, et al. Prolonged activation of the baroreflex decreases arterial pressure even during chronic adrenergic blockade［J］. Hyperten sion, 2009, 53(5):833–838.

[15] Lohmeier T E, Dwyer T M , Irwin E D, et al. Prolonged activation of the baroreflex abolishes obesity-induced hypertension[J]. Hypertension, 2007, 49(6):1307–1314.

[16] 袁志敏. 5–羟色胺与原发性高血压[J]. 医学综述，1995，23(2):51–53.

[17] 徐小威. 5–HT 在电针抑制下丘脑诱发升压反应中的作用[J]. 上海针灸杂志，1992, 11(1):31.

[18] 朱寿彭,江骥,文涛. 放射自显影探讨针刺镇痛时中脑中缝核胞体水平[3H]–5–羟色胺含量定位变化[J]. 中医药学报,1982, 16(1):15.

[19] 王友京. 电针镇痛中 M 型乙酰胆碱受体的作用及其对脑内 5–HT 代谢的调节[J]. 中国针灸,1988, 8(6):31–33.

[20] Feuerstein G, Siren A L. The opioid peptides. A rol in hypertension[J]. Hypertension, 1987, 9: 561–565.

[21] 邹冈. 针刺镇痛过程中各脑区脑啡肽含量的变化[J]. 科学通报,1980, 25(2):92.

[22] Martin G S, Segura T, Haywood J R. Cardiovascular responses to bicuculline in the paraventricular nucleus of the rat[J]. Hypertension, 1991, 18: 48–55.

[23] 闫丽萍,李建军. 针刺对实验性急性癫痫大鼠脑干 γ–氨基丁酸和谷氨酸含量的影响[J]. 中国针灸,1999,19(4):235–237.

[24] 刘伍立,欧阳建军. 针刺阳陵泉缓解痉挛状态及对脑脊液 γ–氨基丁酸的影响[J]. 中国针灸,1998,18(9):517–518.

[25] 王月兰,汪克明,周逸平. 温针灸“心俞”穴对自发性高血压大鼠的交感神经系统功能的影响[J]. 针刺研究,1997,22(3):243.

[26] 张为,俞芳. 针刺和电针家兔足三里对实验性高血压的影响[J]. 河北中医学院学报,1995,10(4):27–32.

[27] 纪中,马萍. 针刺水泉穴对高血压大鼠血管紧张素Ⅱ的影响[J]. 浙江中医学院学报,2004,28(6):55.

[28] 刘丹,樊爽,沈雁. 针刺治疗高血压病的实验研究[J]. 中医药学刊,2003,21(12):2062–2066.

[29] 吴清明,冯国湘,汤雪飞. 针刺开“四关”加百会穴温针灸对原发性高血压患者血浆中 ET 和 NO 的影响[J]. 中国针灸,2004,24(1):53–55.

[30] 张朝珲,王强. 针刺对原发性高血压病的疗效及其对血浆内皮素的影响[J]. 中国针灸,2002,22(3):147–148.

[31] 朱广旗,吴远华,吴邦启,等. 针刺曲池和太冲对高血压病不同证型的疗效

[J]. 浙江中西医结合杂志,2006,12(1):4-6.

[32] 袁志敏. 5-羟色胺与原发性高血压[J]. 医学综述,1995,1(2):51-53.

[33] 周逸平,李雪苓. 针灸对冠心病患者5-羟色胺的影响[J]. 中国针灸,1993,13(1):38-39.

[34] 白丽君. 针刺持续性神经响应特性研究[D]. 西安:西安电子科技大学,2009.

[35] Bai LJ, Qin W, Tian J, et al. Time-varied characteristics of acupuncture effects in fMRI studies[J]. Human Brain Mapping, 2009, 30(11):3445-3460.

§ 1.2 针刺治疗偏头痛的研究进展

偏头痛是一种以发作性的、多为偏侧的、中重度、搏动样头痛为特征的慢性神经血管疾患。目前，偏头痛以其高发病率、高危害性、高社会经济负担以及药物治疗副作用明显而成为研究的热点。世界卫生组织（WHO）将严重偏头痛定为最致残的慢性疾病之一，与痴呆、四肢瘫痪和严重精神病同列。偏头痛在中医针灸理论方面属于典型的少阳经脉病症，称为少阳头痛。国内外针灸研究者在针灸治疗偏头痛的有效性和安全性方面进行了大量研究，结果显示循少阳经脉针刺治疗偏头痛疗效确切，值得推广和应用。世界卫生组织也已将“偏头痛”列入针灸治疗疾病的推荐病谱。

1.2.1　针刺治疗偏头痛的国内外研究概述

1.2.1.1　偏头痛的发病机制

中医理论认为偏头痛部位在头之一侧，痛延同侧眼齿，累及部位多为足少阳胆经、手少阳三焦经循行区域，故属手足少阳经范畴。其病因为风、痰、瘀、虚，其病机为脉络阻闭、神机受累、清窍不利。经络理论认为“经络所过，主治所及”，而针刺治疗作用之一即为疏通经络，因此针刺少阳经腧穴可以治疗偏头痛。

偏头痛的发病机制尚未明了，可能与遗传、内分泌、血管因素、神经递质、免疫因素等有关。目前常见的发病机制主要有：

1. 三叉神经血管学说

现代医学多认为偏头痛与三叉神经血管系统的激活有关。该理论认为偏头痛的发作起始是三叉神经节的中枢激活，引起三叉神经纤维相应脑膜支配区血管活性肽表达，使脑膜血管过度扩张，血浆蛋白渗出，引起硬膜和其他三叉神经分布组织发生神经源性炎症而释放化学性物质，产生不良刺激，最终导致头痛的发生[1]。

2. 血管学说

血管学说在20世纪为偏头痛发病机制的主流学说。该理论认为偏头痛这一血管原发性病变是以颅内血管收缩为先兆期，继以颅外血管扩张（头痛期）而引起的血管舒缩功能异常为因，头痛及神经功能异常为果。

3. 神经学说

神经学说认为偏头痛的发生是由原发性中枢性神经系统功能紊乱引起的。该理论认为神经系统的某种缺陷,加之内外因子的刺激引起了皮层或脑干中缝核异常放电,使血管活性肠肽(VIP)能神经元递质释放,三叉神经纤维支配区血管舒张,痛觉纤维传入三叉神经尾核,向上达皮层引起痛觉,向下传出末梢释放降钙素基因相关肽(CGRP)、致痛P物质(SP)、神经活性肽(ANKA),引起支配区域血管进一步扩张,血浆蛋白渗出,形成神经性炎症。

4. 皮质扩散抑制学说

皮质扩散抑制学说(CSD)认为偏头痛先兆发生的最可能原因是皮层扩散抑制和与之相关联的血流灌注不足。两种变化均起于枕叶,以波形方式沿着脑回和通过局部脑血管慢慢延伸,其时程与先兆同步,并在5min内出现300%脑血流增加,表明了血管扩张和组织氧合过度(Hyper Oxygenation)。

1.2.1.2 针刺治疗偏头痛的临床研究进展

1. 国内研究

近年来,国内关于针刺治疗偏头痛的报道较多,但是绝大多数还是限于对于治疗方法的探寻以及疗效评价,其主要研究也限于以下几个方面:

(1) 针刺方法。毫针刺法是针刺治疗偏头痛的主要方法,不论是预防还是缓解偏头痛都能取得良好疗效[2-5]。但是根据辨证以及医家经验上的不同,在腧穴选择上也不相同,如李冬梅[6]用的是针刺阿是穴、头维、率谷、风池、侠溪、太冲;余正辉[7]采用的是针刺八脉交会穴足临泣、外关,配合针刺局部太阳、角孙穴;马小平[8]、齐丽珍[9]用的是颈部穴位;李向新[10]用的是腕踝针。

电针治疗是临床常用的治疗方式。相对于手针方式,电针具有简便、长效的特征。在电针治疗偏头痛的研究中,一般都会采取先"得气"后再接电的方式。

其他诸如头针治疗、耳针治疗、放血疗法在临床研究中也出现较多,其疗效也得到了实验数据的肯定。

在单种方式疗效获得肯定的基础上,许多医家也选用了针刺配合其他疗法,如针药结合、针推结合、针刺配合放血疗法以及电针结合心理干预等,均取得了良好疗效,并且其效果要好于单种治疗方式。

(2) 针刺手法。大量的临床观察及实验研究均表明,透穴疗法对治疗偏头痛具有独特良好的功效[11]。除此之外,其他手法也可被应用于临床研究。邹建华治疗组取率谷穴以苍龟探穴法治疗偏头痛,对照组口服尼莫地平,结果显示苍龟探穴法针刺率谷穴疗效明显优于对照组($P<0.01$)[12]。余靖[13]将77例偏头痛患者分为缪刺法组和常规针刺组,

两组取穴均取风池、阳陵泉、太冲，主要配穴为太阳、率谷、外关、合谷，治疗组采用缪刺法，取患病的对侧穴位，对照组取患侧穴位，结果显示治疗组总有效率为 95.6%，对照组为 78.1%，治疗组疗效高于对照组，但尚无统计学意义（$P>0.05$）。郑盛惠 等[14]采用“颞三针”捣法针刺治疗偏头痛，临床疗效较好，可较好地调节患者的血浆内皮素、NO 水平，从而维持脑血管正常的舒缩功能。

（3）腧穴选取。针刺治疗偏头痛的腧穴选取一般遵循辨经辨证取穴、经验效穴和专方专穴等原则。经络理论认为“经络所过，主治所及”，而针刺治疗作用之一即为疏通经络，因此不同的疾病需辨证施治刺激特定的穴位才能取得更好的效果。对于偏头痛，中医传统理论一般认为其当属于颞部的少阳经头痛，故在临床治疗中一般选用少阳经穴治疗为多数。

2. 国外临床研究及其争议

近年来，国外对针刺进行了大量的临床研究，尤其是德国和日本，投入了大量的人力和财力用于探讨针刺在偏头痛治疗中的作用，但是他们的研究结果与我国的一些研究结论出现分歧。

对于头痛，中国传统医学将其细分为颞部的少阳经头痛、后枕部的太阳经头痛、前额的阳明经头痛、头顶的厥阴经头痛，而西医的偏头痛多为少阳经头痛。Endres 等[15]指出，多数研究采用的中国传统医学诊断理论并不能把偏头痛、紧张性头痛、颈源性头痛等其他原发性头痛分开，相应增加了循证的难度。Coeytaux 等[16]进行了一项高年资针灸师对频发头痛诊断及治疗的研究，37 例患者分别被 3 位针灸师给予诊断和治疗，其中 2/3 的患者被诊断为肝阳上亢和气血不足，而肝经的太冲穴、大肠经的合谷穴及督脉的百会穴是使用最多的治疗穴位。

传统中医理论认为，针刺一定深度后“得气”才能达到针刺治疗的效果，而国内外对于针刺穴位选择研究的结果并不统一。国外多数研究表明，针刺治疗改善症状，可能并不依赖于特定的穴位、针刺的深度以及刺激的方法。较有代表性的是德国 Diener 等[17]进行的关于针刺治疗偏头痛的研究，其中 794 例患者被随机分为针刺组、假针刺组和药物治疗组，假针刺组是仅刺入 3mm，患者没有“得气”的感觉；针刺组患者 6 周内进行 10 次治疗；药物组持续给予预防性药物。6 个月后，3 组患者的头痛频率均明显下降，可见针刺 6 周可达到药物治疗 6 个月的效果，但假针刺组所起到的作用未能给出解释。德国 Linde 等[18]的研究发现，8 周内进行 12 次的治疗，针刺组和假针刺组均明显降低了头痛天数，假针刺组比预期的疗效要好。Sun 和 Gan[19]对 1966～2007 年的关于针刺治疗慢性头痛的随机对照试验进行了系统的回顾和总结，共有 31 项研究纳入了标准，其结果表明针刺对于改善头痛的频率和程度较假针刺和药物治疗都有更好的优势。

国内的研究者们对Linde的研究结果进行了广泛的讨论。如Wang JJ 等[20]认为"用最小刺激量针刺皮肤表浅层经穴或非经穴"这种所谓的"伪针刺"(安慰针刺)对照方法,很可能是通过"浅刺皮部"这一途径激发了人体全身性的调整,从而发挥了治疗作用,故该法并非适宜的安慰针刺对照方法,不能作为针刺临床研究中的伪针刺(安慰针刺)对照方法,因此自然可以推翻用该法作为安慰针刺对照组得出的"针刺与伪针刺的疗效无差异"这一结论。李艳[21]从选穴、取穴、行针、饮食等方面对Linde博士的文章内容进行了探讨,最后认为其结论有待商榷。

在临床试验中,也有国内研究者提出了证据。在钟广伟 等[22]进行的一项随机对照多中心研究中,253例患者被随机分为针刺组和药物组,针刺组接受肝经和胆经上的太冲、阳陵泉、风池和曲泉穴针刺,药物组接受氟桂利嗪(西比灵)的治疗,结果治疗结束后3个月和6个月针刺组的效果均明显好于西比灵组($P<0.01$),且在1年后的随访中针刺组也表现出了较好的效果($P<0.05$)。李学智 等[23]针刺少阳经上的特定穴位风池、外关、阳陵泉治疗6例慢性偏头痛患者,PET-CT结果显示针刺治疗后患者双侧颞叶代谢降低,显示了针刺有协调和重新分配脑能量代谢的作用。

Melchart 等[24]把针刺作为急性止痛疗法来进行研究,其结果表明在头痛的前驱期进行针刺治疗可以起到和舒马普坦类似的效果,但针刺治疗疗效欠佳时舒马普坦可能起效。周建伟 等[25]对肝阳上亢型偏头痛患者进行电针治疗,评价其即时止痛效应,头痛缓解持续时间要长于药物治疗。

3. 针刺治疗偏头痛的循证医学研究

循证医学是现今临床研究的热门,对于针刺治疗偏头痛的研究也不例外,国内外均开展了较多关于偏头痛的随机对照(RCT)实验。搜索中国知网,输入"针刺、偏头痛、随机对照",可以得出:在2000~2010年间,国内共有85篇关于针刺治疗偏头痛的RCT试验文章发表在各类期刊上。

从目前搜集到的临床研究文献看,国内的研究还存在以下问题:第一,研究设计。随机对照试验文献数量较多,但大部分文献无随机方法的具体描述,仅有少数文章描述了随机方案,是否真正随机令人质疑;对照组设计几乎全部是阳性药物对照,最常采用的是尼莫地平和西比灵等药物,以假针刺或安慰针作对照的较少;有一半的文献无治疗后的随访情况描述,文献质量较低。第二,诊断标准。大多数文献采用的是1988年偏头痛的诊断标准,只有少部分文献采用了2004年新的诊断标准。第三,纳入、排除标准。纳入、排除标准不统一,大多数文章未详细写出纳入、排除标准,对其关注不够。第四,疗效评价标准。常采用的标准有《中医病证诊断疗效标准》《临床疾病诊断依据治愈好转标准》《中药新药临床指导原则》和计分法,还有不少是自拟标准,极少部分采用了国际通用的视觉模拟评分法、头痛强度积分标准，缺乏统一性，缺乏量化指标，评价指标较单一，较少或没有考虑疾病对患者生活质量的影响[26]。

与此同时，德国、美国、日本等国家为了确定针刺在偏头痛治疗中的作用，也进行了多年临床试验，并且对这些临床研究去粗取精，以求获得更明确的循证证据。Endres 等[15]分析了 2001～2007 年的 10 项随机对照研究，结果表明，针刺 6 周的治疗效果可以和常规药物治疗 6 个月的疗效相媲美，但多项研究表明针刺组和假针刺组可以获得相同或相似的治疗效果，因此针刺止痛是否存在特殊的生理效应有待进一步的研究。Itoh 和 Kitakoji[27]对 1978～2006 年日本的针刺治疗慢性疼痛的研究进行了总结，指出针刺痛点最常用于慢性后背痛，疗效优越，但也提出针刺优于安慰剂和假针刺的证据仍然不足。在 Linde 等[28]于 2009 年关于针刺预防偏头痛的循证研究中，纳入至少观察 8 周的 22 项随机对照研究，治疗结束后 3～4 个月，针刺和药物预防相比有更好的治疗效果和更少的不良反应。虽然 Linde 的研究被认为依然缺乏充分的证据来阐明假针刺起效的机制，但是其结果仍然提示针灸治疗可为广大偏头痛患者提供一条简便、有效、安全的治疗途径，应在临床上推广。

针刺治疗不仅用于偏头痛急性发作期，而且还用于偏头痛的预防治疗，以减少头痛发作的次数和缓解头痛程度，提高偏头痛患者的生活质量，避免药物的不良反应。

近年来国外就针刺用于偏头痛的预防治疗，开展了多个大样本的 RCT 研究，但对于针刺疗效的评价不尽一致。德国 Linde 等[18]发表在《JAMA》上的针刺治疗偏头痛纳入 302 例患者的临床随机对照试验，其结果显示针刺比不针刺有效，但是真针刺与假针刺未见差异 。德国 Diener 等[17]完成的另一项纳入 960 例偏头痛患者的针刺对偏头痛预防的多中心 RCT 研究，试验结果为经穴组、非经穴组以及阳性药物 3 组之间疗效没有差异。西班牙 Alecrim-Andrade 等[29]和瑞典 Linde M 等[30]也得出了相似的结论。而 Sun 和 Gan [19]对 1966～2007 年的关于针刺治疗慢性头痛的随机对照试验进行了系统的回顾和总结，共有 31 项研究纳入了标准，其结果表明针刺在改善头痛的频率和程度方面较假针刺和药物都有更好的优势。

针灸治疗偏头痛的疗效总体是明确的，但不论是偏头痛急性期的针刺镇痛治疗还是缓解期的针刺预防治疗，经穴是否具有效应特异性，国内外尚存争议。就中医针灸理论而言，经穴和非经非穴在效应特异性上是存在差异的，Li Y 等[31]的一项多中心随机对照试验研究结果显示，针刺经穴与非经非穴相比，针刺后 2、4 小时对偏头痛急性发作期的疗效存在差异，针刺经穴比针刺非经非穴疗效好，经穴与非经非穴在效应特异性上是有差异的。这个结果与意大利的两项针刺经穴与假针刺及药物对照治疗偏头痛的 RCT 研究结果是一致的[32,33]。

4. 针刺治疗的卫生经济学研究

国内的研究一向声明，针刺治疗具有"价廉效佳"的特征，值得在临床大力推广，但是没有任何一项相关研究能给予这个观点以有力的证据。国外对此做出了一些相关研究。如2004年英国的Wonderling 等[34]对一项针刺治疗慢性头痛随机试验的成本效益进行了分析，结果表明在1年的研究中，针刺组的总平均费用(403英镑)高于药物对照组(217英镑)，而1年后，从针刺中平均获得的健康为0.021质量调整寿命年(Quality Adjusted Life Year，QALY)，每一QALY估计为9 180英镑，远低于英国国家医疗服务体系(National Health Service)愿意支付的30 000英镑的限度。Witt 等[35]对3 182例接受针刺治疗的原发性头痛患者进行了成本分析后也认为，3个月针刺治疗比接受常规治疗要付出更高的费用，但通过增量成本效率比(Incremental Cost-Effectiveness Ratio，ICER)分析认为获得每一QALY为11 657欧元，低于国际成本效益的最低值。鉴于医疗水平以及社会物质水平的差异，国内应该展开符合本国国情的针刺医药经济性研究，这不仅有益于针刺治疗偏头痛的研究，也更利于针灸的广泛推广和应用。

1.2.2 针刺治疗偏头痛的证候分型及常用穴对

1.2.2.1 偏头痛的证候分型

1. 偏头痛的病名记载

偏头痛归属于中医的"头痛"的范畴，根据发病原因、部位、病因病机的不同，对本证有不同命名，如"脑风""偏头风""头风""头角痛""额角上痛"等。头痛首载于《内经》，在《素问·奇病论》中就有记载"帝曰：'人有病头痛，以数岁不已，此安得之？名曰何病？'岐伯曰：'当有所犯大寒，内至骨髓，髓者以脑为主，脑逆故令头痛，齿亦痛，病名厥逆。'"头风病是指以头痛反复发作，屡触屡发，经久不愈为主症的一种疾病，病在前额及脑后者为正头风，病在左右两侧者为偏头风。汉代张仲景开创了对外感头痛进行六经辨证论治，把头痛按六经命名，在《伤寒论》条文中指出头痛有太阳、阳明、少阳、厥阴之不同。《儒门事亲》记载"病额角上，耳上痛，俗呼为偏头痛"，提出了偏头痛的名称。李东垣在《东垣·内外伤辨》中把头痛分为外感头痛及内伤头痛，提到"内证头痛有时而作、有时而止"，并明确地提出了偏头痛的病症名称，谓"如头半边痛者……此偏头痛也"。

2. 偏头痛的病因病机

历代医家对偏头痛的病因病机论述颇多，但不外乎外感和内伤两个方面，又以内伤头痛为主。

外感而致头痛指风寒暑湿燥火上扰清阳而致的头痛，又以风邪为主。头为诸阳之会，五脏六腑清阳之气皆上注于头，由于风寒湿热之邪外袭，上犯巅顶阻抑清阳，清阳不升，浊阴不降而致头痛。《素问·太阴阳明论》曰，“伤于风者，上先受之”“高巅之上，惟风可到”“故犯贼风虚邪者，阳受之”。唐《外台秘要》记载：“头痛是因，体虚阳经脉为风所乘。”《圣济总录》记载有“偏头痛之状，由风邪客于阳经，其经偏虚者，邪气凑于一边，痛连额角”的论述。

内伤而致头痛，则源于中医认为脑为髓之海，人体主要依赖肝肾精血及脾胃运化水谷精微，输布气血以濡养，故偏头痛与肝、脾、肾三脏有密切关系。《素问·至真要大论》曰：“诸风掉眩，皆属于肝。”秦景明在《症因脉治·内伤头痛》中云：“头痛之因，或元气虚寒，遇劳即发；或血分不足，阴火攻冲；或积热不得外泄；或积痰留饮；或食滞中焦；或七情恼怒、肝胆火郁，皆能上冲头角而内伤头痛之证也。”唐容川《医学见能·证治》记载：“头痛在侧，或兼寒热往来者，少阳经伤风也。”《素问·五脏六腑生成篇》中有“是以头痛癫疾，下虚上实，过在足少阴巨阳，甚则入肾。心烦头痛，病在隔中，过在手巨阳少阴”之说。清代陈士铎在《石室秘录·偏治法》中说：“如人病头痛者，人以为风在头，不知非风也，亦肾水不足，而邪火冲于脑。终朝头晕，似头痛而非头痛也。若只治风，则痛更甚。法当大补肾水，而头痛头晕自除。”晋代王叔和在《脉经·头痛》中指出：“足厥阴与少阳气逆，则头目痛，耳聋不聪，颊肿。”宋朝陈自明《妇人良方·产后头痛方论》：“产后胃气亏弱，饮食不充，谷气肖乏，则令虚热。阳气不争上凑于头，阳实阴虚则令人头痛。”

3. 偏头痛的证候分型

从上述偏头痛的病因病机可以归纳出，偏头痛属于内伤头痛范畴，病因有风、火、痰、虚、瘀，病机为上述病因上扰清窍，清阳不升，浊阴不降而致头痛。偏头痛的发作与肝、脾、肾三脏有密切关系，同时偏头痛发病部位属少阳经经脉循行分布之处，因此偏头痛的证候分型可从辨证和辨经两部分叙述。

（1）辨证。

① 肝阳上亢型。有学者认为，此型主要病机为肝阳化风，脑络淤滞，即肝阳升而无制，肝阳化风，风阳上扰，致脑络淤滞。也有学者认为该型病机为肝胆风热，导致清窍失宁，络脉不同，每因情志不遂，气逆上扰而诱发。本型的主要症状为头痛突然发作，痛引巅顶，头目眩晕，颧赤潮热，或左侧剧痛，易怒难眠，口苦，小便黄，舌赤苔薄黄，脉细数。

② 风痰阻络型。该型患者多因饮食不节，损伤脾胃，或肾阳衰微，不能温运脾阳，故痰湿内生，上蒙清窍；痰湿之邪流窜经络，风痰湿淤互阻，脑窍不利，发为偏头痛。该型的主要症状为头眩晕重痛，甚则头痛如裂，胸脘满闷，呕吐痰涎，四肢厥冷，舌苔白腻，脉弦滑。

③ 气滞血淤型。该型病机为因各种因素导致血液运行不畅，血淤日久必会阻滞气机，影响脏腑气机的升降，继而进一步阻碍气血的运行。气血运行不畅，导致脉络阻塞，

因脉络不通而致头痛。该型头痛的主要症状为头痛久不愈，痛如锥刺，痛有定处，日轻夜重，舌紫暗，脉弦涩。

（2）辨经。《灵枢·经脉》记载："胆足少阳之脉，起于目锐眦，上抵头角，下耳后，循颈，行手少阳之前，至肩上却交出手少阳之后，入缺盆……其支者从耳后入耳中，出走耳前，至目锐眦后。"手少阳三焦经循行"其支者从膻中，上出缺盆，上项系耳后，直上出耳上角，以屈下颊至出页……其支者从耳后入耳中，出走耳前，过客主人，前交颊，至目锐眦"。偏头痛发病部位属少阳经经脉循行分布之处，因此偏头痛多认为是少阳经的病变。在针灸临床应用当中，辨证和辨经应结合运用，在明确辨证的基础上，结合经络的循行部位及所联系的脏腑而进行辨证归经，再进行相应的配穴处方及施术治疗。

1.2.2.2 针刺治疗偏头痛的常用穴对

1. 外关配率谷

外关属手少阳经腧穴，率谷属足少阳胆经腧穴，同为少阳经经穴。外关者，外，外部也；关，关卡也。外关穴定位于阳池穴与肘尖穴的连线上，腕背横纹上 6.6cm，尺骨与桡骨之间。外关具有通经活络、通心调神和散热解表的功效，主治头痛、颊痛、目赤肿痛等头面五官疾患以及热病、胁肋痛、上肢臂痛等疾患。率谷位于头部颞侧，当耳尖之上入发际 5cm，角孙直上方。率谷主治偏头痛、耳鸣耳聋和小儿惊风。《针灸聚英》记载"伤寒在表头痛，外关泻动自然安"，说明古人早已认识到运用外关穴治疗偏头痛的重要性。《类经图翼》记载率谷"主治脑病，两头角痛，胃膈寒痰，烦闷呕吐，酒后皮风肤肿"，说明率谷治疗偏头痛具有特异性效应。外关配率谷属于循经配穴方法，在针灸选穴处方当中运用广泛。研究表明，在肝胆经辨证基础上选用外关、率谷作为穴对配合风池等为主穴，结合临床辨证加以配穴，肝阳上亢者加足临泣、丝竹空、行间，痰浊内阻者加头维、足三里、丰隆，主穴处方配合辨证取穴用于治疗偏头痛 119 例，结果提示近期疗效优于药物对照，远期疗效也令人满意[36]。

2. 外关配太阳

太阳属经外奇穴，定位在耳郭前面，前额两侧，外眼角延长线的上方，两眉梢后凹陷处。《太平圣惠方》记载，"理风，赤眼头痛，目眩涩"，说明针刺太阳穴可以治疗头痛。结合太阳穴的定位，则可说明针刺太阳穴治疗偏头痛具有特异性效应。有研究表明，电针太阳穴治疗偏头痛肝阳上亢证有较好的疗效。操作时取双侧太阳穴，毫针常规刺，得气后接上韩氏穴位神经刺激仪，病侧接"－"极，健侧接"＋"极，频率 2/100Hz，疏密波，每 10min 适当增加强度，留针 30min。经研究发现，电针太阳穴治疗偏头痛具有明显的即时镇痛效应，对头痛的持续缓解及缓解程度较常规西药治疗有明显优势[25]。外关穴配伍太阳穴属于针刺取穴中的远近配穴法，在针灸临床实践中运用广泛。以外关、太阳为穴对，配伍其他腧穴治疗偏头痛的近期和远期疗效均优于药物治疗。

3. 外关配风池

风池之名最早见于《灵枢·热病》篇，在人体正坐俯伏或俯卧位时，位于项部枕骨之下，与风府相平，胸锁乳突肌与斜方肌上端之间的凹陷处。针刺风池主治头痛眩晕、目赤肿痛、鼻渊、耳鸣、中风、不寐等疾病。外关与风池相伍，属于循经取穴的范畴，在偏头痛的治疗中运用广泛。有研究以外关和风池作为穴对，配合阿是穴的点刺放血治疗急性发作期偏头痛，发现即时镇痛效果良好，且能减少治疗时间[37]。

4. 外关配丘墟

丘墟穴为足少阳胆经的原穴。人体处于仰卧位时，丘墟位于足外踝前下方，当趾长伸肌腱的外侧凹陷处。针刺丘墟可主治胸胁胀痛、下肢痿痹、外踝肿痛、疟疾、疝气等疾患。外关配合丘墟穴属于循经取穴，可治疗少阳经疾患，如偏头痛、胁肋痛等。该法也属于原络配穴法，可治疗脏腑的疾患。当前研究发现，使用外关配合丘墟治疗急性期偏头痛，镇痛效果较好。不仅如此，针刺外关配合丘墟的镇痛效应具有一定的持续性，效果显著优于非经非穴组合[31]。

5. 风池配阳陵泉

阳陵泉是足少阳胆经的下合穴和特定穴八会穴中的筋会。人体在仰卧或侧卧位时，阳陵泉位于小腿外侧，当腓骨小头的前下方凹陷处。阳陵泉配合风池取穴属于循经取穴和上下配穴，两者配合可治疗少阳经尤其是足少阳经的病变。国内外研究均表明，阳陵泉配合风池是治疗偏头痛使用较多的穴对之一。选取少阳经穴风池、阳陵泉配合外关作为治疗穴位，对6名慢性偏头痛患者进行针刺治疗，应用正电子发射计算机断层显像进行扫描，观察分析针刺前后偏头痛患者与健康人相比脑内葡萄糖代谢变化，结果发现慢性偏头痛患者脑内出现脑桥、岛叶、顶叶、颞叶的脑功能激活区，并出现颞叶、额叶、前扣带回等的脑功能减低区，而针刺后患者的脑干、脑岛等疼痛矩阵脑区的兴奋区消失，脑功能减低区以右侧颞叶为主转变为双侧颞叶对称区域。结果说明针刺少阳经对慢性偏头痛镇痛作用可能的靶点是脑桥、脑岛、额叶前部等脑区，针刺后引起双侧颞区脑代谢减低的转变可能是针刺足少阳经穴治疗偏头痛的机制之一。

6. 风池配太冲

太冲穴是足厥阴肝经的原穴和特定穴五腧穴中肝经的腧穴。人体在正坐和仰卧位时，太冲穴位于足背侧，当第一跖骨间隙的后方凹陷处。足少阳胆经和足厥阴肝经互为表里，共同循行于人体身侧。因此，肝经的原穴常作为配穴治疗偏头痛。国内外研究常用太冲和风池作为穴对治疗偏头痛，结果表明：第一，效果优于等待治疗人群[17,18]；第二，治疗效果优于阳性预防性药物[38]。

[[[1.2.3 针刺治疗偏头痛的临床疗效及机制]]]

1.2.3.1 针刺治疗偏头痛的疗效肯定

针灸在偏头痛治疗中占有优势。大量古代的文献记载表明，针灸治疗偏头痛历史悠久，疗效肯定。如《灵枢·厥病》记载："头半寒痛，先取手少阳、阳明，后取足少阳、阳明。"《扁鹊心书·头痛》言："若风入太阳，则偏头风，或左或右，痛连两目及齿，灸脑空穴二十一壮，……再灸目窗穴二穴……二十一壮，……左痛灸左，右痛灸右。"《针经摘英集·治病直刺诀》提到："治偏正头痛，刺手少阳经，丝竹空二穴，……以患人正坐，举手下针，针入三分。次针足少阳经，风池二穴……针入七分，吸气五口，顶上痛为效。次针手阳明经，合谷二穴……下针刺五分，内捻针令病人吸气三口，次外捻针呼气三口，次又内捻针吸气五口，令人觉针下一道痛如线，上至头为度，长呼一口气出针。"《针灸穴法》认为："偏正头风，丝竹二穴、率谷二穴、风池二穴、太渊二穴、大杼二穴、申脉二穴、百会一穴、囟会一穴。"《病机沙篆·头痛》提出："偏正头痛，刺丝竹空二穴、风池二穴、合谷二穴。内捻针，吸气三口，又内捻针，吸气五口，患人觉针下有痛一道如线，上至头为度，长呼气一口，出针立愈，五穴。"《针灸大成·治证总要》指出，"偏正头风，风池、合谷、丝竹空"等等。通过对古代文献数据的挖掘还发现，古代针灸临床选经用穴规律主要基于循经取穴和特定穴的选取，其中经络理论是指导临床的基础，特定穴是组成针灸处方的主要部分以及配伍选用的核心。

现代临床研究也证实，针刺治疗偏头痛有疗效[19,39]。世界卫生组织已经将偏头痛列入针灸治疗疾病的推荐疾病谱。针刺可明显减少偏头痛发作次数、频率及镇痛药物的使用量，提高偏头痛患者的生活质量。对急性发作的偏头痛，针刺在阻止偏头痛 48h 内完全发作的疗效与舒马普坦皮下注射的效果相当[24]。针刺和口服麦角胺咖啡因等西药均从治疗后 20min 开始出现镇痛效应；针刺治疗后 3～4h 头痛缓解程度达峰值，优于口服西药对照组；针刺后的即时镇痛效应持续的时间也长于西药[40]。对于偏头痛的防治，针刺防治中重度偏头痛的疗效优于等待治疗，患者头痛的平均天数减少 1.4 天[18]；患者减轻症状疗效优于氟桂利嗪、硝苯比平、双氢麦角碱等常规药物，且无副作用[41]。针刺加利扎曲普坦在降低偏头痛发作频率、发作次数方面的疗效与持续针刺 2 个月、4 个月和 6 个月时相当，但针刺在降低疼痛程度和痊愈率上优于利扎曲普坦。针刺 2 个月时即可有效降低止痛药服用量，而利扎曲普坦要在持续用药 4 个月时才具有统计学意义。此外，针刺的副作用少于利扎曲普坦[42]。国内学者无论是采用少阳经远近配穴毫针针刺[43,44]、"少阳三针针刺法"[45]、遵循少阳"标本根结"[46]理论针刺还是少阳经穴透刺（丝竹空透刺率谷）等方法治疗偏头痛，治疗有效率均在 90%以上，且效果明显优于西药对照组。同时，德国的一项临床研究显示，针灸治疗偏头痛其有效率可达80%，而且无任何副作用[47]。意大利的一项RCT研究显示，每周针刺阳白、风池等腧穴1次，患者偏头痛的发作频率、止痛药的用量和副作用显著低于经典用药氟桂利嗪[33]。另一项RCT研究也显示，针刺头维、悬颅、风池、大椎等腧穴，对无先兆性偏头痛的临床疗效显著优于传统的药物治疗，其疗效具有显著的后效应，并具有良好的社会经济学效益[41]。目前一项国家"973"计划针灸治疗偏头痛的多中心、大样本的随机对照临床研究结果也证实了针刺治疗偏头痛有疗效，且循经选取少阳经穴位针刺治疗偏头痛，与取阳明经穴位针刺、取非经非穴点针刺相比，循经针刺的疗效明显优于其他针刺法[48]。

1.2.3.2　针刺治疗偏头痛机理研究概况

针刺治疗偏头痛的作用机理研究已经蓬勃开展，不断深入。对于针灸治病原理的探索，传统针灸学的观点认为是"通其经脉，调其血气，营其逆顺出入之会"（《灵枢·九针十二原》）及"疏通经络、扶正祛邪、调和阴阳"等。近代对针刺治疗该病原理的阐释更多地融合了现代科学的知识，主要围绕以下几个方面展开。

1. 改善脑血管微循环

20世纪30年代，Wolff提出偏头痛血管源学说，认为血液微循环的异常改变可能是偏头痛的病因之一。针刺治疗能够调节自主神经微血管舒缩功能，从而改善病变局部微循环及神经营养状态，减轻或消除炎症，清除代谢产物，提高痛阈，缓解痉挛。蔡玉颖　等[49]的研究提示，针刺能够降低发作期偏头痛患者颅内动脉的血流速度，有效缓解脑血管痉挛。于文　等[50]对偏头痛患者在针刺前后对rCBF的检查发现，普通型发作期脑血流量下降，针刺治疗后显著增加至正常范围；典型偏头痛先兆期刚过脑血流量部分增加，针刺后显著增加，高于正常范围。戴明　等[51]、陈慧敏　等[52]也在TCD的显示下，分别记录针刺前后的脑动脉血流速度，研究证明针刺对偏头痛患者的脑动脉血流速度有较好的双向调节作用。谢菊英　等[53]认为针刺具有调节交感神经的功能，使血管舒缩功能恢复正常，及时解除分支动脉痉挛，使局部组织的血流恢复正常，微循环改善。刘美娟　等[54]发现针刺足三里和上巨虚穴具有即刻改善脑血流的效应，认为这可能是神经调节的作用，最终能改善脑血管异常的舒缩状态，缓解脑血管痉挛，改善脑供血。另外，邹文　等[55]对偏头痛患者发作期以及相关穴位针刺治疗时进行SPECT脑灌注显像，结果显示针刺时患者局部脑血流量有不同程度的改善。

2. 改善脑组织血氧饱和度

周耀群　等[56]在针刺太阳、百会、风府、风池、合谷、大椎、血海等穴位时，应用监测脑组织血氧饱和度的RunMan仪器发现，头痛患者脑组织含氧及血量明显降低，而治疗可改善脑组织氧和血红蛋白饱和度及血流量。王晓燕[57]的研究也有类似发现。

3. 改善血液流变学

有报道称偏头痛患者的全血黏度、血浆黏度、血小板聚集指数显著增高[58]。袁军 等[59]采用针刺方法治疗血液流变学异常偏头痛患者100例,结果显示,治疗前后患者血液流变学指标、临床症状学和检验学总评分经统计学处理差异后,均有较大的意义。

4. 调节神经系统功能

李学智 等[23]应用正电子发射计算机断层显像(PET-CT)进行扫描,用统计参数图软件(SPM 2)对重建图像进行数据分析,并与健康人的脑功能成像进行比较,观察针刺前后偏头痛患者脑内葡萄糖代谢变化。结果发现,针刺后患者的脑干、脑岛等疼痛矩阵脑区的兴奋区明显减少,脑功能减低区以右侧颞叶为主转变为双侧颞叶对称区域,针刺可能通过对脑内能量代谢的协调再分配起到整体、良性的治疗效应。石宏 等[60]研究发现,电针阳陵泉和太冲穴可以显著抑制偏头痛大鼠皮层扩展性抑制的波幅,其作用可持续50min。

自主神经的功能状态与偏头痛的发生有密切关系[61]。在接受预防性针刺治疗,并使偏头痛发作至少减少50%的患者中,观测到了低频心率变异性较针刺前明显改善,说明针刺对自主神经功能有良好的调节作用[62]。

5. 对神经递质等体液物质的影响

神经血管源学说认为,中脑中缝核可能是偏头痛的发生器,该区被激活及三叉神经末梢受刺激后会释放促炎症因子(如神经肽、P物质等),它们进入血管周围间隙,引起血管内血浆蛋白渗漏入血管壁,内皮细胞及血小板被激活,导致血管扩张和肥大细胞脱落,进一步促发血管炎症及神经肽的释放,使头痛症状加重。

(1)神经肽Y(NPY)和内皮素(ET)。ET是血管内皮细胞产生的血管活性多肽,是一种强烈的缩血管物质。有推测可能是偏头痛急性发作期交感神经功能亢进导致NPY与ET含量增加。动物实验发现,偏头痛模型大鼠NPY和ET水平均显著高于正常大鼠,经治疗后,针刺组与模型组比较,则显著降低[63]。研究显示[64],偏头痛患者急性发作期血浆ET含量显著高于健康者,针刺患者风池、太阳穴后显著降低。

(2)降钙素基因相关肽(CGRP)。CGRP在三叉神经中含量丰富,是脑循环中有力的血管舒张肽。有研究表明,针刺能显著降低偏头痛大鼠脑内CGRP基因的表达[65]。陈军 等[66]的研究也表明头针疗法可以调节偏头痛患者的血浆CGRP水平,并起到止痛作用。杨佃会 等[68]对32例缓解期偏头痛患者采用耳穴综合疗法,1个疗程结束后进行临床疗效评价,结果发现CGRP含量虽与正常有差异,但与治疗前相比有非常显著性差异,可以认为耳穴综合疗法可调节血浆CGRP水平,使其相对平衡,从而改善血管舒缩功能的紊乱状态和内皮功能,激发神经—内分泌系统的调节功能,对普通型偏头痛起到一定的防治作用。石宏 等[60]的研究亦得到相似结论。

（3）β-内啡肽。β-内啡肽是对疼痛通路进行调整的物质，可抑制 P 物质的释放，产生吗啡样止痛作用。Liguori[68]发现，针刺 1h 后患者血浆 β-内啡肽明显提高。

（4）血浆神经降压素（NT）和心钠素（ANP）。NT 具有强烈的舒血管及降压作用，ANP 具有利尿扩血管作用。陈昌华等人复制偏头痛大鼠模型，予针刺太冲、阳陵泉后检测偏头痛大鼠的 NT 和 ANP 含量，结果发现针刺可调节血浆 NT 与 ANP 的合成与释放，从而改善脑血管平滑肌的舒张与收缩功能，使偏头痛减轻或消失[69]。

（5）一氧化氮（NO）。NO 水平降低与偏头痛发作时脑血管异常舒缩密切相关。邹敏[70]通过针刺四关穴发现针刺后患者血浆 NO 水平显著升高。唐胜修 等[64]的研究亦有同样发现。

（6）5-羟色胺。颅脑血管主要由去甲肾上腺素和 5-HT 进行神经支配，5-HT 等的递质释放活动增强会导致头颅血管舒缩改变，脑缺血及血管无菌性炎症。5-HT 在偏头痛的发病过程中起着非常重要的作用，在发作的各个阶段，5-HT 在血浆中的含量有差别。一些临床与动物实验研究[57,71]表明，针刺对 5-HT 有良性调节作用。董礼 等[72]认为，针刺信号使脑内吗啡样物质增多，它又作用于中脑导水管周围灰质，再转而兴奋中枢核，通过下行纤维释放 5-HT，抑制脊髓背角而镇痛。

（7）血小板和血小板凝集因子。许多实验证实，偏头痛患者血小板比正常人的更易聚集。其聚集后释放 5-HT 等物质，这些物质又进一步促进血小板聚集，交互作用产生大量儿茶酚胺等，使血管显著收缩，脑血流减少。花生四烯酸代谢衍生物血栓素 A_2（TXA_2）是血小板合成的强血管收缩剂和血小板聚集诱导剂，前列环素 PGI_2 是血小板聚集最强的抑制剂、有效的血管扩张剂及急性炎症的媒介物。孙忠人 等[73]发现，偏头痛患者血浆血小板活化因子 PAF 及 TXB_2 和 6- keto-PGFIα（分别为 TXA_2 和 PGI_2 的稳定代谢产物）含量均较正常对照明显增高，而针刺治疗后均明显降低。吴敬 等[74]研究证明用缪刺法治疗偏头痛可以有效降低血小板聚集率，缓解头痛症状，疗效显著。

（8）血清镁。杨丽等人研究发现偏头痛患者血清镁含量降低[75]。陈邦国针刺风池、太阳透率谷、外关、阳陵泉、太冲、足临泣、足三里穴，治疗 3 个疗程后患者血清镁的含量显著增加，症状显著减轻或消失[76]。

（9）鸟苷酸结合调节蛋白（G 蛋白）。G 蛋白是一类重要的膜蛋白家族。在神经血管内皮细胞受体—腺苷酸环化酶（Ac）信号转导系统中，刺激性 G 蛋白（Gsa）可激活 Ac，将腺苷酸转化为第二信使 cAMP，调节脑内血管活性物质或神经递质、神经肽的释放；抑制性 C 蛋白（Gia）可通过抑制 Ac 活性影响第二信使 cAMP 的生成，进而影响血管舒缩功能。动物实验表明，偏头痛模型大鼠经针刺可降低脑干组织中 Gsa 蛋白表达，增强 Gia 蛋白表达[77,78]。

参考文献

[1] Limmroth V, Katsarava Z, Liedert B, et al. An in vivo rat model to study calcitonin gene related peptide release following activation of the trigeminal vascular system[J]. Pain, 2001, 92(112):101–106.

[2] 王麟鹏,刘慧林,季杰,等. 针刺治疗缓解期无先兆偏头痛疗效观察[J]. 中国针灸,2005, 25(10):679–681.

[3] 张琰,张路,李彬,等. 针刺预防性治疗对无先兆偏头痛患者生存质量的影响[J]. 中国针灸,2009,29(6):431–435.

[4] 韩励兵,王苏娜,方永江. 平衡针刺治疗偏头痛 31 例疗效观察[J]. 云南中医中药杂志,2010,31(4):37–38.

[5] 李桂敏,严伟,殷建权. 针刺治疗偏头痛急性发作疗效观察[J]. 上海针灸杂志,2010,29(7):439–441.

[6] 李冬梅,贾宝辉. 针刺治疗肝阳上亢型偏头痛的临床研究[J]. 辽宁中医杂志,2009,36(9):1578–1580.

[7] 余正辉. 针刺八脉交会穴为主治疗偏头痛 40 例[J]. 四川中医,2009,27(10):117–118.

[8] 马小平. 针刺颈夹脊穴为主治疗偏头痛 39 例临床观察[J]. 江苏中医药,2009,41(4):52.

[9] 齐丽珍,马晓芃. 项丛刺治疗偏头痛临床观察[J]. 辽宁中医杂志,2010,37(5):911–913.

[10] 李向新. 腕踝针合体针治疗偏头痛 30 例[J]. 包头医学,2008, 32(2):100.

[11] 邹亿城. 透穴疗法治疗偏头痛的临床与实验研究综述[J]. 亚太传统医药,2010, 6(9):147–149.

[12] 邹建华. 苍龟探穴法针刺率谷穴治疗偏头痛 35 例[J]. 中医药学刊,2005, 23(4):723–724.

[13] 余靖. 缪刺法治疗偏头痛的临床疗效观察[J]. 上海针灸杂志,2000, 19(2):17–18.

[14] 郑盛惠,焦建凯,蔡智刚,等. "颞三针"捣法针刺治疗偏头痛临床观察[J]. 中国中医急症,2010, 19(1):13–14.

[15] Endres H G, Diener H C, Molsberger A. Role of acupuncture in the treatment of migraine[J]. Expert Rev Neurother, 2007, 7(9):1121–1134.

［16］Coeytaux R R, Chen W, Lindemuth C E, et al. Variability in the diagnosis and point selection for persons with frequent headache by traditional Chinese medicine acupuncturists［J］. J Altern Complement Med, 2006, 12(9)：863–872.

［17］Diener H C, Kronfeld K, Boewing G, et al. Efficacy of acupuncture for the prophylaxis of migraine: a multicentre randomised controlled clinical trial［J］. Lancet Neurol, 2006, 5(4)：310–316.

［18］Linde K, Streng A, Jürgens S, et al. Acupuncture for patients with migraine: a randomized controlled trial［J］. JAMA, 2005, 293(17)：2118–2125.

［19］Sun Y, Gan TJ. Acupuncture for the management of chronic headache: a systematic review［J］. Anesth Analg, 2008, 107(6)：2038–2047.

［20］Wang JJ, Wu Zh. Thoughts on the conclusion of no differences between acupuncture and sham acupuncture in clinical researches of migraine in foreign countries［J］. World Journal of Acupuncture-Moxibustion, 2009, 19(3)：1–8.

［21］李艳，卞金玲. 浅析德国林德博士《针刺治疗偏头痛》［J］. 光明中医，2009，24(1)：36.

［22］钟广伟，李炜，罗艳红，等. 针刺肝胆经穴治疗偏头痛：多中心随机对照研究［J］. 中国针灸，2009, 29(4)：259–263.

［23］李学智，刘旭光，宋文忠，等. 针刺少阳经穴对慢性偏头痛患者脑内葡萄糖代谢的影响［J］. 中国针灸，2008, 28(11)：854–859.

［24］Melchart D, Thormaehlen J, Hager S, et al. Acupuncture versus placebo versus sumatriptan for early treatment of migraine attacks: a randomized controlled trial［J］. J Intern Med, 2003, 253(2)：181–188.

［25］周建伟，李季，李宁，等. 电针太阳穴治疗偏头痛肝阳上亢证即时镇痛效应研究［J］. 中国针灸，2007, 27(3)：159–163.

［26］杨旭光，李瑛，梁繁荣. 针刺治疗偏头痛随机对照研究现状与评述［J］. 辽宁中医杂志，2009，36(7)：1237–1239.

［27］Itoh K, Kitakoji H. Acupuncture for chronic pain in Japan: a review［J］. Evid Based Complement Alternat Med, 2007, 4(4)：431–438.

［28］Linde K, Allais G, Brinkhaus B, et al. Acupuncture for migraine prophylaxis［J］. Cochrane Database Syst Rev, 2009, 21(1)：CD001218.

［29］Alecrim-Andrade J, Maciel-Júnior J A, Cladellas X C, et al. Acupuncture in migraine prophylaxis: a randomized sham-controlled trial［J］. Cephalalgia, 2006, 26(5)：520–529.

[30] Linde M, Fjell A, Carlsson J, et al. Role of the needling per se in acupuncture as prophylaxis for menstrually related migraine: a randomized placebo-controlled study[J]. Cephalalgia, 2005, 25(1):41–47.

[31] Li Y, Liang F, Yang X, et al. Acupuncture for treating acute attacks of migraine: a randomized controlled trial[J]. Headache, 2009, 49(6):805–816.

[32] Facco E, Liguori A, Petti F, et al. Traditional acupuncture in migraine: a controlled, randomized study[J]. Headache, 2008, 48(3):398–407.

[33] Allais G, De Lorenzo C, Quirico PE, et al. Acupuncture in the prophylactic treatment of migraine without aura: a comparison with flunarizine[J]. Headache, 2002, 42(9):855–861.

[34] Wonderling D, Vickers A J, Grieve R, et al. Cost effectiveness analysis of a randomised trial of acupuncture for chronic headache in primary care [J]. BMJ, 2004, 328(7442):747–749.

[35] Witt C M, Reinhold T, Jena S, et al. Cost-effectiveness of acupuncture treatment in patients with headache[J]. Cephalalgia, 2008, 28(4):334–345.

[36] 雷虹，孟令占. 针刺治疗偏头痛 119 例[J]. 中国中医急症，2007, 16(5):613.

[37] 刘兴. 针刺结合少量放血治疗偏头痛 30 例观察[J]. 新疆中医药，2007, 25(3):46–47.

[38] Streng A, Linde K, Hoppe A, et al. Effectiveness and tolerability of acupuncture compared with metoprolol in migraine prophylaxis[J]. Headache, 2006, 46(10):1492–1502.

[39] 张璐，刘保延，晋志高. 针灸治疗头痛的国内文献评价[J]. 中国针灸，2003, 23(11):633–636.

[40] Zhou JW, Zhao JJ, Zhang Y, et al. Transient analgesic effect of electroacupuncture at Taiyang (EX-HN5) for treatment of migraine with hyperactivity of the liver-yang[J]. Zhongguo Zhen Jiu, 2007, 27(3):159–163.

[41] Liguori A, Petti F, Bangrazi A, et al. Comparison of pharmacological treatment versus acupuncture treatment for migraine without aura-analysis of socio-medical parameters [J]. J Tradit Chin Med, 2000, 20(3):231–240.

[42] Gianni A, Cristina D L, Piero E Q, et al. Acupuncture in the prophylactic treatment of migraine without aura: a comparison with flunarizine[J]. Headache, 2002, 42(9):855–861.

[43] 宋旦旨. 远近配穴针刺治疗偏头痛临床观察[J]. 针灸临床杂志，2006, 22(6):25–26.

[44] 吕金阳. 针刺治疗偏头痛 92 例临床观察[J]. 河北中医，2007, 20(7):599.

[45] 董翠华，王涛，董翠霞. 少阳三针刺法治疗偏头痛 42 例疗效观察[J]. 中华临

床医学研究杂志,2007,13(11):1573-1574.

[46] 周丽莎.遵循标本根结理论针刺治疗偏头痛[J].湖北中医杂志,2003,25(3):44-45.

[47] Hu J. Acupuncture treatment of migraine in Germany. J Tradit Chin Med, 1998, 18(2):99-101.

[48] Li Y, Liang FR, Yang XG, et al. Acupuncture for treating acute attacks of migraine: a randomized controlled trial[J]. Headache, 2009, 6(805):1-6.

[49] 蔡玉颖,王顺. 透穴刺法治疗偏头痛的临床疗效及对脑血流速度的影响[J]. 中国针灸,2006,26(3):177-179.

[50] 于文,沈帆霞,翁中芳,等. 针刺治疗血管性头痛急性发作的临床研究[J]. 上海针灸杂志,2000,19(2):15-16.

[51] 戴明,靳森,沈维娜. 针刺治疗偏头痛患者疗效观察及对脑血流的影响[J]. 上海针灸杂志,2007,26(9):3-5.

[52] 陈慧敏,常小荣,兰蕾. 针刺少阳经特定穴对偏头痛患者脑动脉血流速度的影响[J]. 中西医结合心脑血管病杂志,2009, 7(9):1034-1035.

[53] 谢菊英,刘伍立. 针刺治疗偏头痛及其对自主神经系统功能的影响[J]. 中国针灸,2003, 23(2):77-79.

[54] 刘美娟,潘中允,陈涤明,等. 用 SPECT 研究针刺对脑缺血性病变局部血流的影响[J]. 中国针灸,1997, 17(3):133-134.

[55] 邹文,张季声,童晓欣,等. 偏头痛的 SPECT 脑灌注表现[J]. 黑龙江医学,2001, 25(8):566-567.

[56] 周耀群,顾镇京,郑杰. 针刺对头痛患者脑组织血氧饱和度的影响[J]. 中国针灸,1998, 18(7):399-400.

[57] 王晓燕. 温针灸治疗血管神经性头痛的临床研究[J]. 贵阳中医学院学报,2004, 26(4):33-34.

[58] 孙丽,施乃久,李红霞. 偏头痛患者血液流变学和血液动力学的对照研究[J]. 中国厂矿医学,2000, 13(2):89-90.

[59] 袁军,房家毅,李梅,等. 辨证分型针刺治疗血液流变学异常偏头痛 162 例临床研究[J]. 河北中医,2004, 26(5):361-363.

[60] 石宏,李江慧,吉长福,等. 电针对偏头痛大鼠的皮层扩展性抑制以及对血浆降钙素基因相关肽、P 物质含量的影响[J]. 针刺研究,2010, 35(1):17-21.

[61] Shechter A, Stewart W F, Silberstein S D, et al. Migraine and autonomic nervous system function: a population-based, case-control study[J]. Neurology, 2002, 58(3):422-427.

［62］Backer M, Grossman P, Schneider J, et al. Acupuncture in migraine: investigation of autonomic effects［J］. Clin J Pain, 2008, 24(2):106–115.

［63］王素娥，李炜，邓干初，等. 针刺对偏头痛大鼠血浆内皮素与神经肽 Y 变化的影响［J］. 中国临床康复，2002, 6(14):2074–2075.

［64］唐胜修，徐祖豪，唐萍，等. 针刺对偏头痛患者血管收缩与舒张因子的影响［J］. 中国针灸，2004, 24(2):103–104.

［65］钟广伟，李炜，邓干初，等. 针刺对偏头痛大鼠脑内降钙素基因相关肽基因表达的影响［J］. 中国临床康复，2002, 6(24):3680–3681.

［66］陈军，李静. 头针治疗偏头痛的疗效及对 CGRP、NO 的调节［J］. 上海针灸杂志，2008, 27(12):6–7.

［67］杨佃会，单秋华. 耳穴综合疗法治疗偏头痛心得［J］. 山东中医杂志，2003，22(10):610–611.

［68］Liguori. 针刺与药物治疗无先兆性偏头痛（MWA）的随机临床研究［J］. 国外医学：中医中药分册，2001，23(1):55–56.

［69］陈昌华，李炜，钟广伟，等. 针刺肝胆经腧穴对偏头痛模型鼠血浆神经降压素和心钠素的影响［J］. 中国针灸，2004, 24(1):63–64.

［70］邹敏，刘洁，唐勇. 针刺四关穴治疗偏头痛及其对一氧化氮水平的影响［J］. 中国中医急症，2003, 12(2):129.

［71］钟广伟，李炜，邓干初，等. 针刺对偏头痛大鼠脑内一氧化氮、5–羟色胺的影响［J］. 中国现代医学杂志，2002, 12(14):25–26.

［72］董礼，严隽陶，李善敬. 疼痛与针刺镇痛［J］. 辽宁中医杂志，2005, 32(8):768–770.

［73］孙忠人，吴燕. 针刺治疗偏头痛的疗效及生化学机制研究［J］. 上海针灸杂志，2002, 21(1):16–17.

［74］吴敬，聂鹏坤. 缪刺法治疗 100 例偏头痛患者临床疗效及血小板聚集率变化研究［J］. 辽宁中医杂志，2009, 36(10):1774–1775.

［75］杨丽，成敏，郭志良，等. 偏头痛患者血浆 P 物质与 Mg^{2+}相关性研究［J］. 中风与神经疾病杂志，2004, 21(3):257–258.

［76］陈邦国. 针刺治疗偏头痛对血清镁的影响［J］. 中国针灸，1998, 18(2):73–74.

［77］钟广伟，李炜，王素娥，等. 针刺肝经腧穴对偏头痛大鼠脑干组织 G 蛋白含量的影响［J］. 中国现代医学杂志，2004，14(17):29–36.

［78］李臻琰，李炜，钟广伟，等. 针刺不同经穴对偏头痛大鼠脑干组织 G 蛋白亚基含量的影响［J］. 中国现代医学杂志，2005, 15(16):2437–2442.

§1.3 针刺治疗抑郁症的临床研究进展

抑郁症是多种原因所致的以持久的心境低落状态为主要临床表现的情感性精神障碍性疾病。其临床表现为心境低落、思维缓慢、意志活动减少，并伴有焦虑、食欲减退、性功能减退、睡眠障碍等症状，严重者有自杀倾向，损害患者身心健康，也给家庭及社会造成很大的危害。世界卫生组织在 2001 年 10 月 4 日发表的《2001 年世界卫生报告》中指出，全球抑郁症的发病率约为 11%，目前已成为世界第四大疾病，预计到 2020 年将成为全球第二位威胁人类健康、增加经济负担的疾病，仅次于缺血性心脏病。1998 年 WHO 对我国疾病负担的研究报告指出，抑郁症在 15～44 岁人群的疾病负担中排行第二，占 8.6%，已成为我国疾病负担的主要原因之一，位列心血管疾病及恶性肿瘤之前。抑郁症终生患病率为 6.1%～9.5%，约 13%～20%的人一生曾患有一次或一次以上抑郁症，15%的重度抑郁症可因自杀而导致死亡[1]。最新调查表明，中国内地抑郁症经济负担为每年 622 亿元人民币，仅次于美国[2]。随着我国社会经济的高速发展，工作和生活节奏的加快，人们的精神压力逐渐加大，其发病率逐年上升。因此，加强抑郁症的防治，寻找积极、有效的治疗方法，具有非常重要的社会和经济意义。

1.3.1　针刺治疗抑郁症的国内外研究进展

首先，使用循证医学中系统评价的研究方法对国内期刊、学位论文、重要会议、报纸进行全面的检索。采用以计算机检索为主的方式，检索范围为中国生物医学文献数据库（CBMdisc, 1978～2010）、维普期刊全文数据库（VIP, 1989～2010）、万方数据资源系统（1983～2010）、中国期刊全文数据库（CNKI, 1979～2010）、中国博士学位论文全文数据库（1984～2010）、中国优秀硕士论文全文数据库（1984～2010）、中国重要会议论文全文数据库（1953～2010）、中国重要报纸全文数据库（2000～2010），检索目标为针刺治疗抑郁症的所有临床研究文献，语种仅限于中文。

1. 检索策略

＃1 分别以“针刺、电针、耳针、眼针、腹针、埋线、穴位注射、刺络、刺血”等针刺治疗方法为主题词和自由词检索，以 OR 相连；＃2 根据疾病名称分别进行主题词和自由词检索，中文医学主题词参考《医学主题词表（MeSH）》中译本、《中国中医药主题词表》，限定为“抑郁症、抑郁、郁证、产后抑郁、更年期抑郁、经前期抑郁、中风后抑郁、老年抑郁症”等，以 OR 相连；#3 临床研究；#4（#1 AND #2 AND #3）即为检索结果。

2. 文献纳入标准

纳入针刺治疗抑郁症的所有临床研究，患者年龄、种族、性别、病程不限。

3. 检索结果

检索到针刺治疗抑郁发作的文献共 690 篇。

（1）特殊人群：儿童青少年抑郁障碍（3 篇）；女性抑郁障碍（围绝经期抑郁 32 篇、产后抑郁 10 篇）；老年期抑郁障碍（16 篇）；躯体疾病与抑郁障碍（中风后抑郁 251 篇，脱毒后抑郁 5 篇，肿瘤伴抑郁 1 篇，糖尿病伴抑郁 3 篇，冠心病伴抑郁 3 篇，肾透析伴抑郁 1篇，疼痛外伤后伴抑郁 6 篇，癫痫伴抑郁 2 篇），共 333 篇。

（2）单纯抑郁症针灸治疗中文文献 357 篇：电针治疗文献 118 篇，针刺加中药联合治疗 23 篇，腹针治疗 23 篇，从“肝”论治 16 篇，耳针或耳穴压贴治疗 12 篇，温针治疗 7 篇，眼针治疗 4 篇，埋针或埋针治疗 7 篇，针灸加心理疗法 15 篇，梅花针治疗 3 篇，穴位注射治疗 2 篇，刺血治疗 4 篇，头针治疗 8 篇，针罐并用治疗 10 篇，芒针治疗 1 篇，奇经奇穴治疗 9 篇，针刺配合调气法治疗 3 篇，“醒脑开窍”疗法 4 篇，其他针刺文献 88 篇。

1.3.1.1 抑郁发作的针刺治疗

1. 从“肝”论治

从“肝”论治并在文献标题中提及的有 16 篇，3 篇为学位论文，分别用疏肝调神法、针刺调肝法、调神疏肝针法治疗抑郁症进行临床观察[3-5]。其中，疏肝调神法（四关穴、百会、印堂以及耳穴心、肝）针刺组的总有效率优于非穴位针刺组及西药百忧解组，针刺组的 HAMD 计分与百忧解组相当，而且两组均优于非穴位针刺组。针刺组及非穴位针刺组的 SERS 计分均明显低于百忧解组，未见晕针等严重针刺不良反应记录[3]。针刺调肝法（四关穴、百会、印堂）与百忧解比较，治疗后患者 HAMD 总分较治疗前显著减少，针刺和西药对照组治疗前后有明显差异。治疗后针刺组总分为 14.23±4.23，西药对照组总分为 13.54±4.56，两组无明显差异。以 HAMD 评分减分率评估疗效，针刺组总疗效为 92%，对照组总疗效为 89%，统计分析得出 2 组疗效相当[4]。采用调神疏肝针法治疗 49 例郁证患者，痊愈 34 例，显效 10 例，有效 4 例，总有效率为 98.0%。传统针刺法（29 例）与百忧解（25 例）的总有效率分别为 89.7%和 95.1%。调神疏肝针法组（以百会、风府等督脉穴为主）治疗后患者 HRSD、SDS、SCL-90 评分较治疗前明显下降，同时与传统针刺组比较差异具有显著性，与西药对照组比较无显著性差异，说明调神疏肝针法治疗抑郁症优于传统针刺法，可取得与西药百忧解相当的疗效，明显改善抑郁症患者的临床症状，而且简便高效、无副作用[5]。

另外，期刊文献突出从“肝”论治抑郁症的文章13篇，方法包括疏肝解郁纳干法、疏肝解郁法、“疏肝”法等。其中，疏肝解郁纳干法（主穴选百会、内关、期门、三阴交、太冲配合子午流注纳干法）对抑郁症患者病情有明显的改善作用，治疗后HAMD、SDS评分均显著下降，治疗6周后总有效率达94.44%，疗效优于对照组（常规取穴）。此外，通过对治疗不同时点HAMD减分率的观察表明，治疗时间越长，疗效越明显[6]。

2. 从“脑”论治

从“脑”论治主要为醒脑开窍法，此类在文献中重点提及的有4篇。其中，殷氏运用天津中医学院石学敏院士创立的醒脑开窍针刺法（主穴为百会、上星、印堂、水沟、内关穴）治疗66例抑郁症，经2个疗程治疗后，痊愈38例，有效24例，无效4例，总有效率为93.94%[7]。同样采用醒脑开窍针刺手法（取百会、四神聪、印堂等穴）的杨氏观察抑郁症86例，每周一至周六针刺治疗，周日休息，2周为1个疗程，共治疗2个疗程后，用汉密顿抑郁量表疗效评分，总有效率为95.3%，表明该方法具有醒脑开窍、疏肝解郁、宁心安神的功效[8]。

1.3.1.2　不同针刺方法治疗单纯抑郁症

1. 电针治疗

报道电针治疗单纯抑郁症的文献较多，共116篇，既有单独使用电针的，也有配合中药、西药联合运用的。

有研究采用电针百会、印堂来减轻肝郁型抑郁性神经症的影响[9]。选取符合标准的肝郁型抑郁性神经症患者45例，随机分为电针组和药物组2组，电针组23例，药物组22例。电针组采用电针百会、印堂，配以合谷、太冲，隔日治疗1次；药物组，每天口服百忧解20mg；共治疗3个月。以HAMD评分减分率及中医证候积分的变化为评价指标。结果两组临床疗效没有明显差异，但电针组治疗后中医证候均有明显改善，在改善急躁易怒、嗳气频作、口苦、头痛方面较药物组有明显差异。故认为电针百会、印堂为主治疗抑郁症具有显著的临床疗效，同时又避免了药物的毒副作用。张氏比较电针治疗和药物治疗对抑郁症的疗效，采用随机分组、对照研究的方法，将80例抑郁症患者分为两组，帕罗西汀组42例，口服帕罗西汀20mg，每日1次，连续6周；电针组38例，取百会、印堂穴位，接韩氏电针仪（50Hz，2mA，连续波）针刺30min，每日1次，连续6周。结果显示，电针治疗抑郁症起效较快，在短时间内疗效与帕罗西汀相当，而治疗4周以上时帕罗西汀的疗效更好[10]。这表明电针治疗抑郁症有一定疗效，电针和药物治疗抑郁症各有优势，但其机理有待研究。其他临床试验表明，电针与百忧解具有相同的临床总体疗效，但电针治疗起效较快。另外，不同年龄、性别、病程、病情程度的患者对于两种疗法表现出了不同的敏感度[11]。

有研究表明电针配合逍遥丸、银杏叶提取物(舒血宁)、疏肝解郁饮等治疗抑郁症能提高疗效[12,13]。电针联合西药帕罗西汀能很快改善抑郁症各症候群,特别是睡眠障碍和精神性焦虑因子[14]。电针联合氟西汀治疗抑郁症疗效显著,且起效迅速,依从性好,是一种安全、有效的抗忧郁治疗方法[15,16]。有学者采用电针结合 SSRI 类药物与单纯给予 SSRI 类药物进行对照治疗,结果表明:治疗组 HAMD 总评分和各因子分改善显著优于对照组,且随治疗时间延长而保持此结果;电针从第 1 周开始就可显著改善各种躯体性焦虑症状和认知障碍;对睡眠的改善在治疗的 1 周内与西药无显著差异,而 2 周后在睡眠、躯体性焦虑症状及认知障碍 3 个方面疗效显著,且随着时间的延长,依然保持此疗效。西药在治疗 1 周后对躯体性焦虑症状和认知障碍改善明显,而在治疗 2 周后对情绪、睡眠和精神性焦虑症状有所改善,且随着时间的延长疗效保持稳定。与治疗前相比,电针在治疗 1 周后即对情绪、睡眠和躯体焦虑症状改善明显,这有助于情绪的尽快恢复;在治疗 2 周后显著改善精神性焦虑症状,此点类似于西药治疗;从治疗的第 2 周开始,电针的介入对患者抑郁状态的总体改善明显优于单纯药物治疗,这种优势可以保持到治疗 6 周后。有人用电针督脉经穴为主结合 SSRI 类药物,结果表明可明显改善抑郁症患者各症候群,并且此疗效可以保持到治疗 6 周后。电针及早介入对该病治疗无疑起到了积极的作用。汪崇琦 等[18]也认为电针联合帕罗西汀治疗抑郁症比单纯用抗抑郁药临床疗效更佳,起效迅速,副作用小,在改善患者生存质量上更有优势。

2. 其他疗法治疗

(1)温针灸夹脊穴能有效降低 HAMD 总分均数,明显改善抑郁伴随焦虑、睡眠障碍等躯体症状,与对照组(阿米替林口服)比较所产生的差异有统计学意义,而无类似西药的不良反应[19]。治疗组患者在治疗结束后经 6 个月随访观察,无复发病例。HAMD 评分与治疗后分值比较所产生的差异无统计学意义,表明本疗法有一定远期疗效。通过两组近期和远期疗效比较研究发现,治疗组的近期、远期疗效均较对照组好;温针灸夹脊穴治疗抑郁症可对人体起良性调整作用,能有效改善患者的抑郁状态,避免了长期应用药物的不良反应,具有较好的近期和远期疗效。

(2)李德平等人应用腹针疗法治疗抑郁症,以“引气归元”为主,主穴取中脘、下脘、气海、关元,对照组阿米替林口服[20]。两组临床疗效比较,两组治疗前后比较有显著性差异。两组总有效率比较如下:治疗组总有效率为 93.53%,对照组总有效率为 81.28%。两组总有效率比较有显著性差异,治疗组优于对照组,并且避免了药物的毒副作用。高连印以腹针调神理气健脾化痰法治疗,对照组予口服抗抑郁药物治疗[21]。两组经过 1、2、3 个疗程治疗后,两者综合医院情绪测评表(HAD)焦虑和抑郁评分以及评分减分率均有明显下降,而腹针组显著低于对照组;在 3 个疗程治疗中,腹针组的临床显效率明显高于对照组，表明腹针调神理气健脾化痰法治疗抑郁症起效较快，疗效较好。

（3）谢博多采用眼针疗法结合自拟解郁汤治疗19例抑郁症患者，治愈10例，显效4例，有效3例，无效2例[22]。赵飞[23]研究眼针合并氟西汀治疗抑郁症的临床疗效和安全性，将56例抑郁症患者分为眼针合并氟西汀组30例（观察组）和单纯氟西汀组26例（对照组）。采用汉密顿抑郁量表（HAMD）评定临床疗效，副反应量表（TESS）评定不良反应。经6周治疗后，观察组有效率为86.7%，对照组为69.2%。观察组的不良反应相对于对照组少且轻，认为眼针合并氟西汀疗法优于单纯氟西汀治疗，且不良反应小。

（4）任建宁[24]用耳针治疗抑郁症50例，取穴肝、胆、心、脾、肾、神门、内分泌、皮质下、交感、小肠、胃、三焦、肝阳、枕。每次取5～6穴，左右耳穴交替使用，治疗3个月。50例抑郁症患者痊愈者19例，好转者25例，无效者6例，有效率为88.00%。刘延明等[25]观察针刺配合耳穴按压治疗抑郁症的临床疗效。他将128例病例随机分成3组，治疗1个疗程后，针刺配合耳穴按压治疗组的疗效优于耳穴按压组和针刺组。

（5）有研究采用穴位埋针治疗抑郁性神经症47例，主穴为百会、三阴交、肝俞，10天埋线1次，共治疗12周（3个月）。HAMD总分和7类因子分值均较治疗前有明显降低，在总分和焦虑/躯体化及睡眠改善方面，埋线组与百忧解组相比有显著性差异[26]。两组疾病严重程度（SI）、疾病改善情况（GI）均无显著性差异，埋线组的疗效指数（EI）明显高于百忧解组，表明埋线治疗抑郁性神经症具有显著的临床疗效。

（6）王天俊[27]用穴位埋针法治疗抑郁症，分别观察埋针治疗组、针刺治疗组和药物对照组3组治疗前及治疗1、2、4、6周后HAMD量表总评分和各因子分变化情况。两治疗组HAMD总评分和各因子分改善显著优于对照组，且随治疗时间的延长仍保持此疗效。埋针和针刺结合SSRI类药物可快速而明显地改善抑郁症患者的各症候群，且在治疗6周后仍能保持此疗效。针灸的及早介入对该病治疗无疑起到了积极的作用。埋针治疗与针刺治疗疗效无显著性差异，但由于减少了治疗的频次，因而有着积极的临床意义。

（7）张志伟[28]采用梅花针叩刺法治疗抑郁症。梅花针的操作步骤如下：循督脉、膀胱经走行，先叩刺脊柱两旁，由背至骶；由前发际叩刺至项部；重点环行叩刺百会、四神聪、风府、风池、心俞、肝俞。叩至皮肤发红为度。隔日1次，10次为1个疗程，共治疗40天。药物对照组采用口服西太普兰，观察两组用药后的疗效。结果治疗组有效率为87.5%，药物对照组有效率为72.5%，因此认为梅花针叩刺法治疗抑郁症疗效优于口服抗抑郁药，且无副作用。

（8）马香华用三棱针配合火罐治疗抑郁症。刺背俞出血可起到解郁清热、调和脏腑的功效[29]。具体操作如下：将患者背部暴露后，先在双侧背俞穴进行按压，一般于肝俞、胆俞、脾俞、胃俞处有压痛，继之常规消毒后，用三棱针点刺、拔罐，使血液在火罐负压下流出1～2mL，斜罐起下。每次双侧取1～2穴，于心俞、肝俞、胆俞、脾俞、胃俞、肾俞、三焦俞、大肠俞交替进行，每日1次，10次为1个疗程，中间休息3天，然后按病情进行下一疗程。结果表明三棱针配合火罐的疗效优于毫针的疗效。

（9）黄泳 等[30,31]取头针中的顶中线、额中线、额旁1线（双侧），得气后连接G6805型电针仪（连续波、50Hz、4V），留针30min，共治6周，能疏通经络，开解抑郁，改善抑郁症状，其疗效与口服氟西汀对照无明显差异。

（10）江小荣[32]用芒针治疗抑郁症47例，取穴巨阙、中脘、水分、阴交，用20cm芒针轻捻缓进，深度10～16.5cm，针感为局部酸胀感并向胸及两胁或小腹放散，气至病所即可出针，急按针孔约1min。针巨阙、中脘时患者空腹双臂上举，针时避开腹白线，刺入后勿反复上下提插。根据治疗前后汉密顿抑郁量表评分标准评定疗效，治愈24例，显效12例，有效9例，无效2例，总有效率为95.7%。抑郁病程越短，疗效越好。

（11）刘荣先 等[33]观察针刺辨证用药结合心理疏导治疗抑郁症的临床疗效。针刺百会、印堂、前顶、四神聪、神门、足三里等，辨证用药，同时结合心理疏导治疗抑郁症28例。结果：28例中痊愈7例，显效13例，有效5例，无效3例，痊愈及显效率为71%，总有效率为89%。史榕荇[34]以针刺为主配合心理疗法治疗抑郁症36例，痊愈10例，好转19例，无效7例，总有效率为80.9%。针刺配合在留针期间嘱患者用腹式呼吸，能改善患者焦躁情绪，使其积极配合治疗，将注意力集中在治疗上[35]。通过研究证实，针刺加腹式呼吸治疗抑郁症与盐酸氟西汀治疗相比疗效相当，而在痊愈率上则略优于盐酸氟西汀治疗，且无毒副反应，更安全。针灸加心理或腹式呼吸体现了《灵枢·本神》“凡刺之法，必先本于神”的“治神”思想。

1.3.1.3 特定抑郁症患者人群的针刺治疗方法

研究发现，抑郁障碍的发病具有一定的年龄特点，青春期、围绝经期及老年期是3个相对集中的发病年龄段。此外，在许多躯体疾病人群中患抑郁障碍的比例明显增加：内科住院的患者中有22%～33%被诊断患有抑郁症及相关心理障碍；20%～45%的癌症患者在不同病程和疗程中发生或存在广泛性焦虑障碍；40%的帕金森及33%的中风患者出现抑郁症；约1/3的心肌梗死患者产生短暂的抑郁反应；22%的晚期肾病患者、37%的脊柱损伤患者、14%～18%的糖尿病患者伴有抑郁症。

1. 躯体疾病伴抑郁障碍针刺治疗

中风后抑郁是脑血管病常见并发症之一，临床取穴以体穴和头穴为主，多取人中、百会、印堂、内关、三阴交等穴，并且耳穴、眼穴等也得到一定应用。主要疗法以针刺为主，或以电针、针灸与中药、西药等综合疗法应用较多。临床研究表明，各种针灸疗法不但可以抗抑郁，而且对患者的神经功能缺损、肢体运动功能、认知功能改善也有明显的促进作用[36]。

脱毒后抑郁属于稽延性戒断症状，是海洛因等依赖者早期脱毒后遗留的一系列的症候群。电针能较快改善海洛因依赖者的抑郁症状和情绪[37]。电针夹脊穴在改善焦虑症状方面明显优于四肢穴位，在改善抑郁症状方面与四肢穴比较产生的差异无统计学意义[38]。用 2/100Hz 跨皮肤电刺激可使脱毒期美沙酮的临床用量降低约 75%，明显缓解脱毒者在脱毒后近期的抑郁和焦虑情绪[39]。

冠心病患者由于受各种因素的影响，在疾病发展过程中，极易产生焦虑、抑郁等负性情绪，严重影响疾病的治疗和康复。针刺疗法在冠心病患者抑郁状态的临床治疗中疗效确切，8 周治疗的总有效率达 80.0%，显愈率达 26.7%[40]。针刺疗法可以明显改善冠心病伴焦虑抑郁状态患者的焦虑 / 躯体化、阻滞、睡眠障碍、认知和体重情况[41]。

糖尿病患者并发抑郁等心理障碍可导致神经内分泌紊乱、神经免疫调节系统失调、下丘脑—垂体—肾上腺系统（HPA）稳定性发生变化，最终使患者胰岛素受体敏感性下降，诱发胰岛素抵抗，导致病情加重。针灸可以改善 2 型糖尿病患者的负性心理，同时有助于血糖控制[41—43]。中药针灸治疗也可以明显改善糖尿病患者的抑郁症[44]。

肾透析并发抑郁症患者服用抗抑郁药物效果不理想。目前的抗抑郁药物一般需 15～30 天才能达到有效血药浓度，而肾透析后血药浓度下降，以致抗抑郁药对肾透析患者很难发挥作用。使用针刺治疗，4 周后对抑郁症状的改善优于常规治疗，还可避免药物对肝肾的损伤[45]。

疼痛患者较容易引发抑郁，且一旦抑郁形成，对疼痛患者的生活质量会产生明显的不良影响。有研究证实针刺治疗慢性疼痛所致抑郁症的有效性及优势。有人分别采用针刺、抗抑郁药进行抗抑郁治疗，两组患者均采用汉密顿抑郁量表和疼痛模拟评分（VAS），分别在治疗前及治疗后第 1、2、4 周末进行评定[46]。治疗前后针刺组无不良反应，西药组有不良反应发生，认为针刺治疗慢性疼痛所致抑郁症有确切疗效，疗效和西药组相当，并且起效较西药组快，还无明显副反应。另外，采用头穴为主、配合四肢穴位的针刺疗法可减轻由于外伤所致的抑郁症状[47]。

癫痫患者中患有精神抑郁障碍和各种心理障碍的约占全部患者的 3/4，而到精神科就诊的患者中约有 10%～20%是癫痫患者[48]。王萍 等[49]运用电针治疗癫痫伴发抑郁症 50例，认为电针能改善癫痫伴随的抑郁症状和减少癫痫的发作次数。在气街理论指导下进行针刺，可以提高癫痫患者的生活质量，明显降低 SDS 评分，缓解抑郁症状，改善癫痫患者的内分泌功能[50]。

2. 青少年抑郁障碍针刺治疗

青少年是一个特别需要关注的人群，其心理精神健康问题已成为全社会关注的焦点。应试对学生来说是一个重大的应激源，高考对学生情绪的影响尤其明显。有学者对用综合治疗方法（针灸、气功与现代心理治疗结合）治疗后的31例高考前情绪抑郁者的资料进行回顾性分析总结，其总有效率达90.32%，在情绪调节、消除躯体化症状等方面效果明显，表明针灸、气功与现代心理治疗结合治疗高考前情绪障碍具有较好的临床疗效，及时治疗是减轻高考前焦虑、抑郁情绪的关键[51]。针罐并用治疗大学生抑郁状态疗效明显好于常规针刺，且治疗次数较少，能较快地改善抑郁失眠症状[52]。

3. 女性抑郁障碍针刺治疗

围绝经期指女性最后一次月经周期以前和之后阶段生殖功能由旺盛状态向老年衰萎过渡的时期。围绝经期抑郁症是发生在女性围绝经期间的一种精神疾病，多发生在绝经前后的45～55岁年龄段，以情绪低落、兴趣缺乏和乐趣丧失为主要症状，常伴有焦虑、疑病、自罪、妄想、失眠、躯体不适和自主神经紊乱等症状。目前有关针刺治疗围绝经期抑郁症的研究越来越多。丁丽 等[53]采用补肾调肝健脾宁心针法治疗围绝经期抑郁症的临床观察结果显示，针刺和抗抑郁药物对治疗抑郁症状和改善绝经期症状均有效，其中针刺对绝经期症状的改善效果尤佳。钱洁 等[54]采用王氏五脏俞加膈俞治疗更年期抑郁症的临床观察结果显示针刺治疗与氟西汀疗效相当，表明针刺治疗抑郁症疗效肯定，不良反应小，可作为临床治疗抑郁症的有效方法之一。周胜红[55]用针刺治疗女性更年期抑郁症60例的临床观察结果显示，针刺与抗抑郁药治疗本病均有较高的疗效，但抗抑郁药的疗效显现较快。

使用药物治疗产后抑郁症时，由于抗抑郁药不仅会影响患者本人的精神和行为，而且也会通过乳汁进入婴儿体内，从而对婴儿造成不利的影响。因此，治疗产后抑郁也成了妇科、精神科临床的难题。采用电针、毫针针刺、头皮针比基础西药治疗更能缓解患者的抑郁症症状[56-58]。临床上也将针刺、中药或西药联合使用。冯氏[59]采取辨证使用针刺联合中药治疗产后抑郁症58例，显效25例，有效31例，无效2例，有效率为96.55%。通过电针百会、印堂穴配合米氮平治疗产后抑郁症，可以提高疗效，缩短疗程[60]。

4. 老年期抑郁障碍针刺治疗

老年抑郁症是老年期常见的一种精神障碍性疾病。该病严重影响患者的日常生活，久治不愈还可引起其他多种躯体疾病，甚至引起自杀行为，危害自身、家庭及社会的安定，因此日益受到社会和医学界的关注和重视。研究表明电针或联合抗抑郁药治疗疗效显著，副作用小，能减少抗抑郁药物使用剂量[61-63]。刘氏使用通经活络法针刺可明显改善老年抑郁患者抑郁症状，临床总体疗效优于百忧解[64]。李氏采用针刺配合芪枣神衰胶囊治疗老年抑郁障碍，取穴百会、四神聪、神庭、印堂、率谷、三阴交，结果显示对改善老年抑郁症患者的精神抑郁、失眠多梦、腰膝酸软等症状效果显著，且优于西药对照组[65]。

1.3.1.4　抑郁症并发症的针刺治疗

1. 抑郁合并睡眠障碍

郭克锋 等[66]对 89 例抑郁症患者的研究发现，所有患者均存在不同程度的睡眠障碍，多数患者认为睡眠障碍是困扰他们的最大难题。针灸治疗抑郁合并睡眠障碍多以毫针针刺为主，如眠三针［四神针（位于百会穴前、后、左、右各旁开 5cm）、内关、三阴交］疗法能够改善患者的睡眠质量及其他抑郁症状，提高患者的生活质量。曹氏认为针灸治疗和药物治疗失眠症患者的焦虑、抑郁均有较好的疗效，但针灸治疗疗效优于药物治疗[67]。或用督脉导气针法合并抗抑郁药物治疗抑郁症睡眠障碍，取神庭、百会、大椎、神道、至阳为主穴，同时内服抗抑郁药物，可显著改善抑郁症患者的睡眠障碍，且疗效优于单纯药物治疗[68]。

2. 抑郁合并焦虑症

抑郁合并焦虑症，一般发病人群占普通人群的 0.8%～2.5%，这些患者在表现出抑郁症状的同时还表现出一些焦虑症状。相对于单纯性焦虑或抑郁的患者，这些患者有慢性化倾向和较大的社会功能下降症状。李世君[69]通过辨证结合症状表现等采用相应穴位针刺治疗，观察治疗前后 HAMD、HAMA 评分变化，结果总有效率为 83.3%，且治疗前后 HAMD、HAMA 评分均有显著性下降变化。陈绍强[70]研究得出针刺神门穴对抑郁神经症合并焦虑有良好疗效。使用电针联合小剂量抗抑郁剂和抗焦虑剂对抑郁焦虑障碍共病的疗效显著，不良反应轻微。电针对缓解焦虑症状有明显的即刻效应[71]。

3. 抑郁合并慢性疲劳综合征

慢性疲劳综合征患者临床表现多种多样，除典型的疲劳特征之外，许多还表现出明显的抑郁心理特征。消极的心理状态如果不能得到及时的纠正，不仅使病情恶化，而且将发展为抑郁症。陈兴华 等[72]以针灸“气街”理论为指导，对慢性疲劳综合征患者进行针刺治疗。治疗组采用针刺干预，对照组采用参麦注射液静脉滴注。治疗后两组的 DSI 评分较治疗前均明显降低，且治疗组疗效优于对照组。这表明针刺治疗及参麦注射液静脉滴注均能改善慢性疲劳综合征患者的抑郁症状，但针刺治疗的效果明显优于参麦注射液。

4. 抑郁合并躁狂症

抑郁合并躁狂症以情感高涨为主征，伴有相应思维及行为改变等。史召利 等[73]用电针针刺双侧涌泉穴，配合适量的抗精神病药物治疗躁郁症，比单项用药疗效好。张再康 等[74]用过梁针刺经外奇穴为主治疗躁狂抑郁症，同样获得了较好的效果。

1.3.1.5　针刺治疗抑郁症的国外研究进展

使用循证医学中系统评价的研究方法对国外期刊进行全面的检索，并采用计算机检索为主。检索范围为 Cochrane Library（2010, Issue1）、Pubmed（1980～2010）、Ovid 循证医学数据库(Cochrane DSR, ACP Journal Club, DARE, and CCTR, 1991～2010)。检索目标为针刺治疗抑郁症的临床文献,语种限制为 English。

1. 检索策略

＃1 分别以"acupuncture、electroacupuncture、auricular-acupuncture、abdominal-acupuncture、acupressure、need-rolling、pricking blood"等针灸治疗方法为主题词和自由词检索,以 OR 相连;＃2 根据疾病名称分别进行主题词和自由词检索,医学主题词参考美国国立医学图书馆所编制的《医学主题词表》(MeSH),限定为"depression、depressive disorder、postpartum depression、depression during pregnancy、post-stroke depression、depression in elderly"等,以 OR 相连;＃3"clinical trial or clinical study";＃4(＃1 AND ＃2 AND ＃3)即为检索结果。

2. 文献纳入标准

纳入针刺治疗抑郁症的所有临床研究,患者年龄、种族、性别、病程不限。

3. 检索结果

检索出文献 186 篇,系统评价 4 篇。其中排除国内的英文期刊后,共有 50 篇国外文献,现简要概括如下。

(1)治疗方法。国外文献报道的大部分为毫针针刺和电针,有涉及耳针、腹针治疗,激光针灸、针压法,未发现眼针、埋针、穴位注射等其他治疗。治疗选穴较简单,对穴位选择的依据也阐述不多。其中,Roschke J W 等[75]在抗抑郁药阿米替林加针刺治疗重度抑郁症研究中,用针刺组、安慰针和药物对照组研究疗效,认为针刺对抑郁症与单独使用阿米替林相比有轻微的改善,但是针刺和安慰针的比较没有明显的差别。Cheng Y 等[76]观察腹针和电针治疗肝郁脾虚型老年中风后抑郁的疗效,采用随机对照试验得出结论:腹针和电针对老年中风后抑郁都有效,能促进情绪的恢复,而腹针在抑郁症状改善的总体临床疗效上要比电针更好一些。Courbasson C M 等[77]对 185 名有物质使用障碍伴抑郁/焦虑的女性患者进行耳针治疗,与对照组相比减少了对药物的渴求感,患者抑郁和焦虑感明显缓解,认为耳针可以作为药物成瘾妇女全面心理教育治疗的一种辅助手段,可替代抗焦虑药物的治疗。Quah-Smith J I 等[78]使用激光针灸治疗轻度甚至中度的抑郁症患者,采取双盲随机分组,分有效激光针灸和无效激光针灸 2 组,治疗结束后 Beck 抑郁评分治疗相对基线下降 16.1 分,而对照组为 6.8 分,在 12 周后 2 组的差异比较有统计学意义。激光针灸会产生如其他常见不良反应的短暂疲劳感,但患者可以接受。据此可以认为激光针灸是治疗轻度至中度抑郁症的值得研究的治疗方法。针压法在缓解晚期肾病患者的疲劳和抑郁中有运用,Cho Y C 等[79]用针压法干预 61 名接受血液透析治疗的晚期肾病者,结果针压组对抑郁和疲劳的改善明显优于对照组,故认为这种治疗模式可以在晚期肾病患者的护理中使用。

（2）人群。以成年人抑郁患者为研究对象，特殊人群包括老年抑郁症、女性抑郁障碍等。Williams J 等[80]在针灸治疗老年抑郁的预实验中，纳入患者 13 名，未设置对照组，结果 HAMD 指数、自我满意度和活动度在治疗结束时和治疗前相比改善明显，这些结果在一个月后的随访时仍然得到保持。患者认为这项治疗是可以接受的，治疗令人放松，能帮助改善情绪，没有无法忍受的痛苦。但由于研究样本量太小，所以需要进行下一步的随机对照试验来证明其有效性。Gallagher S M 等[81]采用针灸治疗女性抑郁障碍，并进行 6 个月随访，研究其复发率。在 33 名完成所有 8 周针灸治疗的女性中，26 名（79%）跟踪 6 个月随访，其复发率与常规的治疗具有可比性，在已经达到完全治愈的 17 名患者中有 4 名在 6 个月随访时出现复发。该试验认为与那些已实际验证的治疗方法相比，针刺治疗在降低复发率上是有效的。这些结果表明在急性和维护阶段抑郁症的针灸治疗上有必要开展更大型的试验。Manber R 等[82]对产后重度抑郁症患者实施针刺治疗，将 61 名患者随机分为 3 组，分别为针刺组、对照针刺组、推拿组，虽然受小样本量和相关同质性的限制，但是仍可以认为针刺能够有效治疗孕期抑郁症。Manber R 等[83]又对 150 名有重度抑郁障碍的孕妇展开针刺治疗的随机对照试验，仍用针刺对照组和推拿组对照，结果认为短期的针刺较其他标准抗抑郁治疗，在缓解症状和降低反应率上具有疗效，针刺治疗是孕期抑郁症的一项有效方法。另外一项体针治疗尼古丁戒断综合征的研究表明，针刺在改善尼古丁戒断症状及戒烟后的抑郁焦虑上不比假针刺更有效[84]。

（3）研究设计。研究类型以随机对照试验为主，但用单盲法较多。另有不少小样本的预实验文献报道[85,86]，估计不久将有大型的针灸治疗抑郁症临床试验展开。

1.3.2　针刺治疗抑郁症的证候分型及常用治疗穴对

1.3.2.1　中医郁证与抑郁症的关系

现代医学认为抑郁症是一种情感性精神障碍，临床上以情绪低落、思维迟缓和精神运动性抑制为特征。中医郁证其主要症状如《景岳全书·郁证》所言，“忧郁伤脾而吞酸呕恶”，“若忧郁伤脾肺而困倦、怔忡、倦怠食少”，“若忧思伤心脾，以致气血日消，饮食日减”。再如《赤水玄珠·郁证门》云：“心郁者，神气昏昧，心胸微闷，主事健忘。肝郁者，两胁微膨，嗳气连连有声。脾郁者，中脘微满，生涎少食，四肢无力。肺郁者，皮毛燥而不润，欲嗽而无痰。肾郁者，小腹微硬，精髓乏少，或浊或淋，不能久立。”由此可见，郁证所表现出的饮食减少、倦怠乏力、健忘等等，与抑郁症是相符的。因此，毋庸置疑，抑郁症应隶属于郁证的范畴。

1.3.2.2 西医诊断标准

根据1994年中华精神科学委员会通过的《中国精神疾病分类与诊断标准》(第3版)(CCMD–3),抑郁发作以心境低落为主,与其处境不相称,可以从闷闷不乐到悲痛欲绝,甚至发生木僵,严重者可出现幻觉、妄想等精神性症状。某些病例的焦虑与运动性激越很显著。

症状标准:以心境低落为主,并至少有下列4项:

(1)兴趣丧失、无愉快感。

(2)精力减退或疲乏感。

(3)精神运动性迟滞或激越。

(4)自我评价过低、自责,或有内疚感。

(5)联想困难或自觉思考能力下降。

(6)反复出现想死的念头或有自杀、自伤行为。

(7)睡眠障碍,如失眠、早醒,或睡眠过多。

(8)食欲降低或体重明显减轻。

(9)性欲减退。

疾病程度分级[根据汉密顿抑郁量表24项版本总分评定[87]]:

(1)严重抑郁:HAMD 24项版本总分>35分。

(2)中度抑郁:20分<HAMD 24项版本总分<35分。

(3)轻度抑郁:8分<HAMD 24项版本总分<20分。

(4)无抑郁:HAMD 24项版本总分<8分。

1.3.2.3 中医诊断、辨证分型标准及治疗

1. 中医诊断

郁证是由于情志不舒、气机淤滞而致,以心情抑郁、情绪不宁、胸部满闷、胁肋胀痛,或易怒喜哭,或咽中如有异物梗塞等症为主要临床表现的一类病症[参照周仲瑛主编《中医内科学》(中国中医药出版社,2007年2月第二版)]。

2. 中医辨证分型及常用治疗穴对

(1)肝气郁结证:精神抑郁,情绪不宁,胸部满闷,胁肋胀痛,痛无定处,脘闷嗳气,不思饮食,大便不调,苔薄腻,脉弦。

治则:疏肝解郁理气。

常用治疗穴对:四关穴、四花穴、心俞双、肝俞双。

操作方法:四关穴选用毫针针刺,行调气针法,一般留针30min。出针后可选取四花穴,采用直接灸,每穴灸5壮。针灸完毕后可在心俞、肝俞埋皮内针。

（2）气郁化火证：性情急躁易怒，胸胁胀满，头痛，目赤，口苦而干，耳鸣，或嘈杂吞酸，大便秘结，苔黄，脉弦数。

治则：疏肝解郁泻火。

常用治疗穴对：四关穴、心俞双、肝俞双。

操作方法：四关穴选用毫针针刺，行调气针法，一般留针30min。出针后选取心俞双、肝俞双，采用三棱针刺络；或可在心俞、肝俞埋皮内针。

（3）痰气郁结证：精神抑郁，胸部闷塞，胁肋胀满，咽中如有物梗塞，吞之不下，咯之不出，苔白腻，脉弦滑。

治则：行气开郁，化痰散结。

常用治疗穴对：四关穴、四花穴、肺俞双、肝俞双。

操作方法：四关穴选用毫针针刺，行调气针法，一般留针30min。出针后可选取四花穴，采用直接灸，每穴灸5壮。针灸完毕后可在肺俞、肝俞埋皮内针。

（4）心神失养证：神志恍惚，心神不安，多疑易惊，悲忧善哭，喜怒无常，或手舞足蹈、骂詈叫等，舌质淡，脉弦。

治则：养心安神。

常用治疗穴对：四关穴、心俞双、胆俞双。

操作方法：四关穴选用毫针针刺，行调气针法，一般留针30min。出针后可选取心俞、胆俞埋皮内针。

（5）心脾两虚证：多思善疑，头晕神疲，心悸胆怯，失眠健忘，食欲缺乏，面色不华，舌淡，苔薄白，脉细。

治则：健脾养心，补益气血。

常用治疗穴对：四关穴、心俞双、脾俞双。

操作方法：四关穴选用毫针针刺，行调气针法，一般留针30min。出针后可选取心俞双、脾俞双，采用直接灸，每穴灸5壮。针灸完毕后可在心俞、脾俞埋皮内针。

（6）心肾阴虚证：情绪不宁，心悸，健忘，失眠，五心烦热，盗汗，口咽干燥，舌红少津，脉细数。

治则：滋养心肾。

常用治疗穴对：四关穴、心俞双、肾俞双。

操作方法：四关穴选用毫针针刺，行调气针法，一般留针30min。出针后可选取心俞、肾俞埋皮内针。

1.3.2.4　郁证病因病机

《内经》认为，人的精神意识、思维活动，以喜、怒、忧、思、悲、恐、惊7种情志的变化为其表现形式。外有所触，则情有所变，内有所动。正常情况下，人与外界保持着动态的平衡。而七情五志的过犹不及又直接影响脏腑功能的运转和气血津液的输化，甚至导致气机淤滞，产生郁证。李慧杰等人所提出的关于郁证的病因病机值得借鉴[88]：

（1）郁证属形神失调疾病。形为神之宅，神乃形之主；形衰则神无所主，神乱则形有所伤。

（2）情志不遂是郁证的主要发病因素。《内经》首先把情志不畅作为郁证发病的原因之一。后世陈无择提出过郁证的形成总不离乎七情所伤，创立了七情致郁学说，强调情志致病因素在郁证发病上的重要性。

（3）五脏气机失调是郁证的基本病机。郁证病变以损伤肝、心、脾、脑为主，还涉及肺、肾、胆、胃、女子胞等脏腑。

（4）气郁是诸郁之源。肝气郁结是郁证最基本的发病机理，所求不遂、志意不达、郁怒焦虑、情志怫郁、肝气被郁、肝失疏泄、气机郁结、损伤神明等均为郁证发生的主要因素。

（5）郁证多虚实夹杂。郁证之实证多属初郁不久、体质壮实、病变部位浅、病种单纯者；郁证之虚证多属久郁不解，或禀赋体弱，或原有宿疾，病变部位较深、病种复杂者，后者多虚中夹实。初在气机失调，再由气及血，气血不畅，进而导致湿、痰、热、食相因或相兼为病。病久正气受损，伤及心、脾、肾等脏，甚至可导致虚损重症。

（6）郁证当分辨"因病而郁"和"因郁而病"两大类。即张介宾《景岳全书》所谓："凡五气之郁则诸病皆有，此因病而郁也；至若情志之郁则总由乎心，此因郁而病也。"临床上，因病致郁和因郁致病都相当常见，还常见有形成恶性循环的。因此，张介宾所述这两类病症当统属郁证。

中医对抑郁症病位的认识有脑、心、肝、胆、中焦等不同[89]。若病位在"脑"，则治疗上应注意调神补脑。若为痰蒙清窍者，应以化痰开窍醒神为主。肾精不足、髓海失养者，应以补肾填精益智为主。若病位在"心"，则治疗上应以宁心安神、调神为主。若病位在"肝"，则治疗上应重视疏肝解郁。若病位在"胆"，则治疗上应重视调胆利胆。若病位在"中焦"，则治疗上应以理气解郁、舒畅中焦气机为主。

1.3.3 针刺治疗抑郁症的临床疗效及潜在生物学机制

1.3.3.1 针刺治疗抑郁症的临床疗效

1. 基于系统评价结果的疗效评定

循证医学强调任何医疗决策应建立在最佳科学研究证据的基础上。依据证据强

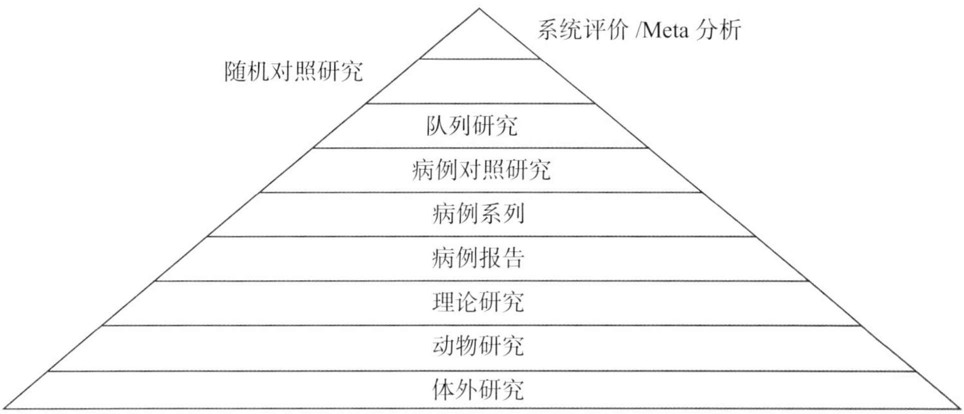

图1.3.1 证据金字塔

度，即结果的真实性和可应用性对证据进行分类排序。UK Cochrane 中心证据分级(2001)如下：

1a——同质 RCT 的系统评价。

1b——单个 RCT(可信区间窄)。

1c——全或无病案系列。

2a——同质队列研究的系统评价。

2b——单个队列研究(包括低质量 RCT,如随访率<80%)。

2c——结果研究,生态学研究。

3a——同质病例对照研究的系统评价。

3b——单个病例对照。

4——病例系列研究(包括低质量队列和病例对照研究)。

5——基于经验未经严格论证的专家意见。

2001 年,纽约州立大学医学中心推出证据金字塔,排在首位的是系统评价,见图 1.3.1。

(1) 目的。从抑郁症状角度入手,通过对已经发表的针灸治疗抑郁的 20 个临床随机对照试验文献纳入标准进行系统评价及 Meta 分析,共纳入病例 2 787 例,评估针灸治疗抑郁的研究现状。

(2) 资料来源。检索 PubMed 数据库、中国生物医药数据库(维普数据库)、中国知网数据库和万方数据库,检索时间:1999-01/2009-09。

(3) 资料选择。纳入试验符合以下标准:①在正式学术期刊中发表的临床研究文献。②具有明确的诊断标准且注明出处。③研究对象为抑郁症、抑郁性神经症等凡提及“抑郁”字样的研究。④患者年龄、性别、病例来源不限。⑤使用针灸相关疗法(包括毫针、电针、艾灸、腹针等)作为主要干预手段。⑥随机对照试验(RCT)或只提及“随机对照”、“随机分组”和“随机”等字样的文章。用 Jadad 评分法对纳入的文献进行质量评价,采用 Review Manage 4.2.7 软件分析针灸治疗抑郁有效率,HAMD 评分、SDS 评分采用 Meta 分析以评估临床疗效,在异质性检验中当 $P>0.05$ 或 $P>0.01$ 时进行固定效应模型的 Meta 分析;当 $P\leqslant0.05$ 时,进行固定效应模型的 Meta 分析。

(4)结局评价指标。以治疗有效率为主要结局指标,以 HAMD 评分及 SDS 评分为次要结局指标。

(5)结果。纳入的 20 个临床随机对照试验的质量评价结果显示,研究的基线均衡性及随机性较好,但有相当数量的随机研究只是简单地提及“随机”,未进行具体方法的描述,随机的可靠性较低;信封隐匿还没有受到重视;针灸自身的特点使得盲法的实施有一定难度;研究的随访率也较低,未对脱失原因进行跟踪,无法对其结果做出客观的评价;研究未对样本含量进行估算,样本是否真正代表总体特征不能肯定;Meta 分析结果显示针灸单一疗法与西药疗效对比,合并效应量 $OR=1.66$,95%CI(0.59, 4.65),合并效应值检验:$Z=0.97$($P=0.33$),针灸单一疗法治疗抑郁的有效率与西药相当。针灸综合疗法与西药疗效对比,合并效应量 $OR=2.46$,95%CI(1.64, 3.71),合并效应值 $Z=4.32$($P<0.01$),表明目前尚无足够证据证明针灸综合疗法组疗效优于西药组。HAMD 及 SDS 评分中,合并 WMD 分别为(−2.01,−8.68);95%CI 分别为(−3.48,0.53)、(−11.21,−6.16),且结果差异均有显著性意义($P<0.01$),表明针灸组疗效明显优于对照组。

(6)结论。针灸治疗抑郁的单一疗法与西药疗效相当,而综合疗法的疗效目前尚未得到论证,可能与研究设计上存在不足(如研究设计、随机方法及盲法的实施、样本含量估计、数据处理方法等)有关。

另外,最新发表的 Cocharane 协作网针灸治疗抑郁症的系统评价中,纳入 30 个临床研究共 2 812 例患者进行 Meta 分析,认为针灸能帮助治疗抑郁症的证据不足。Wang H 等[90]通过分析 8 个小样本的随机对照试验后表示,虽然由于存在个别的低质量研究使结果受到影响,但仍能证实针灸能有效地降低抑郁严重程度。Pilkington K 等[91]的系统评价也认为缺乏有力的研究证据来得出针灸治疗抑郁症有效的结论,需要更多全面的研究进一步证实。

国内熊俊等人在针灸与西药治疗抑郁性神经症疗效比较的系统评价中得出针灸治疗抑郁性神经症的疗效与西药比较尚无差异,但针灸的不良反应较少。单纯西药抗抑郁药与电针单用效果相当[92],电针和抗抑郁药合用疗效明显优于单纯抗抑郁药[93,94]。王泷提出电针治疗抑郁症与药物治疗比较可能同样有效,且安全性较好,但由于试验方法学质量尚不高,不能充分肯定,需要高质量的试验进一步证实[95]。另外,针灸治疗脑卒中后抑郁症的疗效与西药相比，优势尚不能确定，但不良反应少[96]。

2. 针刺治疗抑郁症的规律

任何一种疗法治疗疾病都是有一定的规律可循的，针灸治疗抑郁症也不例外。整理分析检索文献总结出一些有关治疗频率、最佳治疗时机、显效时间、症状改善情况、疗效持续时间及其毒副作用等具有如下规律：

（1）治疗频率。有报道，每周针刺 5 次，6 周为 1 个疗程[97]。王祥 等[98]隔日治疗 1 次，10 次为 1 个疗程，治疗 2 个疗程。张丹莉[99]每日治疗 1 次，10 次为 1 个疗程，治疗 3～4 个疗程。符文彬 等[100]每周治疗 2 次，共治疗 3 个月。

电针治疗抑郁症多为每日 1 次，每周 5～6 次，6～8 周为 1 个疗程[101,102]。还有每天治疗 1 次，10 天为 1 个疗程的，多治疗 3 个疗程[103]。

（2）介入时机。针刺治疗抑郁症的最佳介入时间是在患者处于轻、中度抑郁状态时。根据米希塔梁·淑沙尼克 等[11]研究得知针灸对轻度抑郁症疗效甚好。多数研究入选患者的 HAMD 评分≥18 分(20 分)，且≤30 分(35 分)，即针灸治疗轻、中度抑郁症效果显著[104]。李建国 等[105]的研究中，用针灸治疗重度抑郁症患者入组前 HAMD 总分评分＞35 分。

（3）起效时间及 HAMD 评分情况。针刺治疗抑郁症多在第 2 周起效，第 4 周疗效显著，治疗 6 周后患者症状较之前有所改善，HAMD 评分在第 2～4 周明显下降[106,107]。乔颖欣 等[108]研究发现，针刺百会、神门治疗抑郁症疗效显著，对 HAMD 减分率影响明显，且在治疗抑郁症的总有效率、评分方面优于百忧解。

（4）疗效持续时间。治疗后采用随访的很少。张平根 等[107]随访 1 年后得知，电针组复发 4 例(15.38%)，阿米替林组复发 7 例(26.49%)。因此，针灸治疗抑郁症的疗效持续时间无法明确。

（5）毒副作用。抗抑郁药物都有明显的毒副作用，主要表现为失眠、口干、头昏、便秘、视物模糊、排尿困难、恶心、一过性体位性低血压、心率增快等不良反应。张氏等人的研究中，副反应情况有：电针组有 7 例感到疼痛或惧怕，但经解释和调整电量后都能接受治疗，无其他副反应；阿米替林组则引起口干、便秘、头晕、排尿困难、心电图改变等，实验室检查两组病例均未发现血、尿常规及肝功能的明显异常[107]。甘雪辰 等[109]的研究中，电针合并药物组主要表现为抗胆碱能副反应，单纯电针组未发现明显副反应。

1.3.3.2 针刺抗抑郁症的机理研究及潜在生物学机制

针刺抗抑郁症的机理研究目前主要集中在神经内分泌、神经递质及其受体、免疫功能、信号转导通路、减轻神经元损伤及调整脑功能代谢等方面。

1. 单胺类神经递质及其受体

研究表明，单胺类神经递质与抑郁症的发病机制有着密切的关系，其中主要是 5-HT 和 NE。目前，有关针灸治疗抑郁症的机理研究也大多集中于此。韩毳 等[110]研究发现，抑郁模型大鼠血浆中 NE 和 5-HT 含量显著升高，而大脑前额皮层 NE、5-HT、3，4-二羟基苯乙酸（DOPAC），海马 5-HT 与 5-羟吲哚乙酸（5-HIAA，5-HT 的代谢产物）及下丘脑 DA 含量较正常组显著下降，而电针在降低血浆中升高的 NE、5-HT 水平的同时能提高脑内不同部位的单胺类神经递质水平。邱艳明 等[111]的研究发现，获得性无助抑郁症模型下丘脑 5-HT、5-HIAA 含量下降，电针百会、印堂后下丘脑 5-HT 含量上升，5-HIAA 含量下降，说明电针印堂、百会穴对抑郁症的调节机制可能与影响下丘脑内 5-HT 和 5-HIAA 的代谢有关。金光亮等人的研究发现，慢性应激抑郁模型大鼠脑内单胺类神经递质及其代谢产物的含量未见明显改变，但皮层 5-HT/5-HIAA 的比值下降，电针百会、印堂可以使其上升，这表明电针可以通过降低 5-HT 的代谢，相对增加 5-HT 的含量，提高 5-HT 能神经的活性，从而产生抗抑郁作用[112]。孙华 等[113]的研究发现，慢性应激抑郁模型大鼠大脑皮层 5-HT1 受体下降，而 5-HT2 受体明显升高，电针百会、足三里穴可分别使其恢复正常水平，这表明电针可通过调节 5-HT 受体功能而产生抗抑郁的作用。周胜红 等[114]通过临床研究发现，针刺能提高更年期抑郁症患者体内多巴胺（DA）、NE 和血清 5-HIAA 的含量。张建斌 等[115]研究发现针刺能提高大鼠前额皮质内 5-HT 和 NE 的含量。

2. 神经内分泌

抑郁症患者存在下丘脑—垂体—肾上腺（HPA 轴）的功能亢进，针灸对下丘脑—垂体—肾上腺轴功能的调节是其治疗的机制之一。韩毳 等[116]研究发现，抑郁症模型大鼠存在 HPA 轴的功能亢进，其血浆皮质醇、促肾上腺皮质激素及下丘脑室旁核精氨酸加压素的水平均明显升高，而电针百会、三阴交穴对其有显著的抑制作用[81]。郭爱松 等[117]采用临床研究，共纳入 40 例抑郁症患者并随机分为两组，采用氟西汀作为基础治疗，治疗组加用针刺，对照组不另做治疗。结果发现，针刺能够显著降低抑郁症患者后血浆促肾上腺皮质激素（ACTH）及皮质醇（CORT）水平，以此可以判断针刺能够对 HPA 轴产生抑制作用。孙冬玮 等[118]采用动物实验研究，发现针刺百会、太冲使抑郁症模型大鼠肾上腺皮质激素及皮质醇水平有明显的降低。秦丽娜 等[119]的研究表明，脑肠肽类激素如下丘脑生长抑素（SS）与抑郁严重度具有明显的联系，慢性应激抑郁症模型大鼠下丘脑 SS 显著下降和血清 GAS（血清胃泌素）显著升高，电针可以升高下丘脑 SS 水平和降低血清 GAS 含量。同时，还发现慢性应激抑郁症模型大鼠结肠组织 iNOS 和 NO 含量及 COX-2 的表达均显著升高和上调，电针后却可降低结肠组织 iNOS 和 NO 含量及

COX-2 的表达,可以认为电针对肠道神经系统的调整作用可能是其改善抑郁状态下大鼠消化功能的一条重要途径[120]。

3. 免疫功能

抑郁症患者存在免疫功能异常,同时伴随有细胞因子的过度分泌。韩毳 等[121]研究发现,抑郁症患者治疗前血清(IL-1β、IL-6、TNF-α)水平显著高于正常人,且与 HAMD 总分呈正相关,电针在缓解患者抑郁症状的同时,相关水平也逐渐下降,至第 6 周末基本恢复正常。钱瑞琴 等[122]研究发现,抑郁症患者外周血淋巴细胞增殖反应受抑制,T 辅助细胞减少,T 抑制细胞增多,白细胞介素 2(IL-2)活性降低,单纯电针、电针与银杏叶提取物(舒血宁)联合治疗均可改善抑郁症患者的免疫功能。张莉君 等[123]的研究亦发现针刺能明显降低抑郁症患者 IL-1β、IL-2、IL-6、TNF-α 的高表达水平。

4. 信号转导通路

近年来抑郁症的受体后信号转导通路成为抗抑郁研究的重点,目前有关针灸对抑郁症信号转导机制的作用亦有所涉及。卢峻 等[124]的研究表明,电针百会穴、印堂穴可使慢性应激抑郁症大鼠的阴茎组织中 cGMP 浓度明显提高,而 NO 浓度无明显变化。沈鲁平 等[125]研究了电针与抗抑郁药治疗抑郁症对中枢神经系统信号转导通路 G 蛋白的作用,发现慢性应激抑郁模型大鼠海马的 Gai、Gaq 蛋白表达无明显变化,而 Gao 蛋白含量升高;阿米替林可使其降低至正常水平,而电针却无作用,这表明电针的抗抑郁机制可能与阿米替林不同,与 3 种鸟苷酸结合蛋白(G 蛋白)亚型的表达无关。宋煜青 等[126]亦得出类似结论。李海燕 等[127]通过对不同治疗前后抑郁症患者血小板蛋白激酶 C(PKC)含量的测定,研究了细胞信号转导系统在抑郁症患者中的变化和不同治疗对信号转导的影响。结果表明,抑郁症患者存在有磷脂酰肌醇信号转导通路的异常,电针和氟西汀对血小板膜和血小板质不同亚型的 PKC 含量变化的影响不同,电针治疗抑郁症的受体后机制与氟西汀不同。李卫东 等[128]研究发现,慢性应激抑郁模型大鼠海马 cAMP 含量下降,而电针可通过提高海马组织 cAMP 含量作用于 cAMP 信号转导通路,改善慢性应激抑郁大鼠的行为表现。陶文剑 等[129]的研究发现,电针能显著增加慢性应激抑郁症大鼠海马 CA1、CA3 区脑源性神经营养因子(BDNF)的表达。卢峻 等[130]的研究表明,抑郁症模型大鼠皮质、下丘脑、海马磷酸化 cAMP 反应元件结合蛋白(p-CREB)含量减少,电针则显著增强其在上述各脑区的表达。

5. 减轻神经元损伤、调整脑功能代谢

皮敏 等[131]采用长期不可预见性中等强度应激结合孤养造成大鼠抑郁症模型,发现电针督脉加足太阳经穴可使抑郁症大鼠的体重增加迟缓,并能使抑郁大鼠海马 CA1、CA3 区及齿状回(DG)神经元数目显著增加,认为电针督脉加足太阳经穴可能通过减轻对大鼠海马神经元的损伤，从而改善动物的抑郁病情。黄泳 等[132]运用正电子发射型计算机断层显像（PET）技术观察头针对抑郁症患者不同脑区葡萄糖代谢的影响，发现头针能升高双侧额叶、双侧顶叶、右侧扣带回、右侧尾核和左侧小脑葡萄糖代谢，降低右侧颞叶、双侧丘脑葡萄糖代谢，可以认为头针治疗抑郁症的机理与其调整皮质—边缘通路功能障碍、提高脑区葡萄糖代谢有关。

抑郁症的生物学机制复杂，目前尚未完全阐明。大量研究证实，脑内多个结构（皮层、海马、杏仁核、下丘脑）及其神经递质（5-羟色胺、去甲肾上腺素）的功能失调参与其过程，海马由于在人类情感性疾病发生中举足轻重的地位而备受关注。影像学的研究表明，抑郁症患者海马体积较正常人明显缩小，且缩小的程度与抑郁持续时间呈正相关[133]。同时，抑郁症大鼠海马 CA3 锥体神经元可出现萎缩和死亡[134]。

近年来，受体后信号转导机制成为抑郁症的研究热点和重点。环磷酸腺苷（Cyclic Adenosine Monophosphate, cAMP）信号系统是目前研究最完善的受体后信号转导系统。配体（如激素、神经递质、调质和生长因子等）与细胞膜上的特异受体结合后，通过与受体偶联的 G 蛋白激活腺苷酸环化酶（Adenylate Cyclase, AC），催化 ATP 水解生成起第二信使作用的 cAMP，cAMP 进一步激活蛋白激酶 A（Protein Kinase A, PKA），PKA 将多种靶蛋白（如离子通道、细胞骨架蛋白、转录因子以及酶等）磷酸化并调节其活性，其中，一个磷酸化的重要转录因子就是 cAMP 反应元件结合蛋白（cAMP Response Element Binding Protein, CREB）。CREB 第 133 位的丝氨酸磷酸化后其活性被激活，调节多种基因的转录，参与神经元的兴奋、发育、凋亡以及突触可塑性等多个神经过程。同时，CREB 也是其他信号转导系统（如 Ca^{2+}–钙调蛋白依赖性激酶通路、Ras-MAPK 信号通路等）作用的靶点。

大量的临床和实验研究表明，抑郁症患者及动物海马 cAMP-CREB 通路下调，即 cAMP 含量降低[135]、PKA 活性下降[136]、CREB 蛋白及 mRNA 表达下降[137]。长期抗抑郁治疗（抗抑郁药物和电休克）能特异性地上调海马 cAMP-CREB 通路，促进 G 蛋白和 AC 的偶联[138]，增加 PKA 的活性及水平[139]。长期给予 Rolipram（cAMP 降解酶磷酸二酯酶Ⅳ的抑制剂），可使 cAMP 的水平升高而产生明显的抗抑郁作用[140]。此外，抗抑郁治疗还显著增加海马 CREB 的水平[141]；应用单纯疱疹病毒介导的基因转移技术诱导大鼠海马 CREB 的过表达，在强迫游泳和获得性无助的抑郁症模型上可观察到明显的抗抑郁作用[142]；长期服用不同种类抗抑郁药物可上调海马 CREB mRNA 的表达[143]，表明 CREB 可能是具有不同初始作用部位的抗抑郁药物的共同靶点。

促进 CREB mRNA 和蛋白表达的体内作用机制目前还不是很清楚。尽管如此，来自体外研究的结果仍表明在该调节过程中 cAMP 系统被激活[144]，很可能是 cAMP 系统对抗抑郁药物介导的CREB mRNA和蛋白的产生发挥了作用。在CREB基因的上游启动区有不同的CRE元件,它们能上调CREB的转录[145]。抗抑郁治疗增强cAMP信号转导级联和PKA的功能。然而,细胞培养的研究发现,cAMP信号转导级联的激活可导致CREB表达的下调[146]。这就表明,受cAMP级联调节的CREB可能具有区域的特异性,且受cAMP反应调节蛋白(CREM),以及与CRE元件结合并抑制转录的诱发型cAMP早期抑制因子(ICER)蛋白的组织特异性表达。

cAMP系统激活致CREB的活化介导抗抑郁治疗诱导的神经元可塑性变化，其主要通过调节维持突触功能和细胞存活关键的靶基因来实现。脑源性神经营养因子(Brain-Derived Neurotrophic Factor, BDNF)是其中最重要的靶基因之一,在抑郁症的病理机制及抗抑郁治疗中有着重要的作用:第一,抑郁症大鼠海马BDNF mRNA水平明显下降[147],慢性抗抑郁治疗则显著增加海马BDNF水平[148],此效应可被海马注射CREB反义寡核苷酸所阻断[149],预先给予抗抑郁药物能防止应激所致海马BDNF mRNA的下降;第二,在强迫游泳和学习无助两种抑郁症的模型中将BDNF直接注入中脑能产生抗抑郁效应[150];第三,BDNF对5-羟色胺能和去甲肾上腺素能神经元具有强大的营养作用[151];第四,已知慢性应激导致神经元损伤和死亡,作为应激结果的BDNF表达下降可能在应激所致神经元损伤中有重要作用。因此，由慢性抗抑郁治疗所致的BDNF表达的增强可能在翻转或预防神经元损伤中有重要作用。

综上所述,抗抑郁治疗上调BDNF的表达,且BDNF自身具有抗抑郁的作用,抗抑郁治疗能翻转应激所致BDNF表达的上调,抗抑郁产生的BDNF的表达可以减轻应激所致的神经元损伤。因此,cAMP-CREB信号转导通路及其介导的BDNF表达的下调可能是抑郁症生物学机制的关键环节之一。CREB和BDNF因其在神经元功能和结构可塑性调节中的重要作用,被认为是抑郁症发生的多层次、多通路调节的交汇点,同时也是抗抑郁治疗的重要靶点之一。

研究者也观察到应激所致的抑郁症大鼠在行为学(垂直运动和水平运动)上出现抑郁表现,海马神经元产生病理损伤,海马BDNF和CREB下调。针刺能明显改善抑郁症大鼠的行为学变化，减轻海马神经元的病变损伤程度，同时伴随着海马BDNF和CREB的上调。这表明CREB-BDNF受体后信号转导通路不仅在抑郁症发病机制中具有重要作用,而且是针刺抗抑郁的重要途径和靶点,是针刺抗抑郁重要的生物学机制之一[152]。

参考文献

［1］Nemeroff C B. The neurobiology of depression［J］. Scientific American, 1998, 278（6）:42-49.

［2］周学东，陈兴宝. 抑郁症经济负担研究进展［J］. 上海医药，2006, 27（12）:539-541.

［3］符文彬. 疏肝调神法治疗抑郁症的临床及受体后信号转导机制的研究［D］. 长沙：湖南中医药大学，2008.

［4］陈传伟.针刺调肝法和西药百忧解治疗抑郁性神经症的临床研究［D］.广州：广州中医药大学，2007.

［5］李桂平.调神疏肝针法治疗郁证的研究［D］. 天津：天津中医学院，2003.

［6］李振，宁飞，张子丽，等. 舒肝解郁纳干法针刺治疗抑郁症临床研究［J］. 中国中医药信息杂志，2009，16（11）:64-65.

［7］殷明伟，刘敏. 针刺治疗郁证 66 例［J］. 山东中医杂志，2006, 25（3）:179-180.

［8］杨改琴，岳宝安，吴晨燕. 醒脑开窍针刺法治疗抑郁症 86 例［J］. 陕西中医，2005, 26（12）:1365-1366.

［9］徐世芬，庄礼兴. 电针百会印堂对肝郁型抑郁性神经症的影响［J］. 现代中西医结合杂志，2010，19（15）:1835-1836.

［10］张春平，黄远光，陈志兴. 电针与帕罗西汀治疗抑郁症的临床对照研究［J］. 实用医学杂志，2007, 23（18）:2949-2950.

［11］米希塔梁·淑沙尼克，图娅. 电针与百忧解对照治疗抑郁症的临床观察［J］. 针刺研究，2006, 31（4）:242-243.

［12］吴俊生，杨春宝，李有田. 舒肝解郁饮配合电针治疗抑郁症疗效观察［J］. 辽宁中医药大学学报，2007, 9（5）:115.

［13］钱瑞琴，罗和春，杨宇，等. 电针与舒血宁联合治疗对抑郁症患者免疫功能的影响［J］. 中国实验方剂学杂志，2001, 7（3）:56-58.

［14］汪崇琦，黄泳，李赣龙，等.电针结合帕罗西汀对抑郁症患者 HAMD 量表各因子分值的影响［J］. 上海针灸杂志，2010, 29（3）:154-157.

［15］孙兆庆，祝英禄，杜宏群，等. 氟西汀合并电针治疗抑郁症的效果分析［J］. 中国临床康复，2005, 9（4）:212.

［16］宋春联，奈效祯，吴韬. 氟西汀联合电针治疗抑郁症对照研究［J］. 临床心身疾

病杂志,2008,14(2):103-104.

[17] 刘兰英,王玲玲,吕梅,等.电针结合 SSRI 类药物对抑郁症患者 HAMD 量表的影响[J]. 四川中医, 2005, 23(7):96-98.

[18] 汪崇琦,彭玲梅,黄泳. 电针合并帕罗西汀对抑郁症患者生存质量的影响[J]. 中国全科医学,2010, 13(13):1440-1443.

[19] 刘运珠,刘布谷,罗有年,等. 温针灸夹脊穴治疗抑郁症患者 30 例疗效观察及对其脑电 α 波的影响[J]. 中医杂志,2008, 49(11):995-997.

[20] 李德平,王宝玲. 腹针治疗抑郁症 44 例[J]. 上海针灸杂志,2005, 24(3):22.

[21] 高连印,刘晓艳. 腹针调神理气健脾化痰法治疗抑郁症 30 例的临床观察[J]. 北京中医,2006, 25(3):174-176.

[22] 谢博多,李淑红,王健. 眼针解郁汤并用治疗抑郁症 23 例[J]. 实用中医内科杂志,2006, 20(4):449.

[23] 赵飞. 眼针结合药物治疗抑郁症临床疗效观察[D]. 沈阳:辽宁中医药大学,2007.

[24] 任建宁. 耳针治疗抑郁症 50 例[J]. 河南中医,2005, 25(2):75.

[25] 刘延明,苏和平. 针刺配合耳穴按压治疗抑郁症临床疗效观察[J]. 辽宁中医杂志,2008, 35(1):122.

[26] 庄礼兴,徐世芬. 穴位埋线治疗抑郁性神经症 47 例临床观察[J]. 广州中医药大学学报,2009, 26 (1):38-41.

[27] 王天俊,王玲玲,陈理,等. 埋针对抑郁症患者 HAMD 量表因子分值影响的动态观察[J]. 江苏中医药,2008, 40(6):55-57.

[28] 张志伟,邓宁. 梅花针叩刺法治疗抑郁症临床观察[J]. 国际中医中药杂志,2008, 30(3):213-215.

[29] 马香华,蔡岩松,常霞. 三棱针配合火罐治疗郁证的疗效分析[J]. 哈尔滨医药,1997, 17(1):59-60.

[30] 黄泳,夏东斌. 头电针治疗抑郁症 30 例临床观察[J]. 中西医结合学报,2004, 2(2):151-152.

[31] 黄泳,龚伟,邹军,等. 头针治疗抑郁发作 SCL-90 评定结果分析[J]. 上海针灸杂志,2004, 23(3):5-7.

[32] 江小荣. 芒针治疗抑郁症 47 例临床观察[J]. 中医药学刊,2003, 21(9):1567-1568.

[33] 刘荣先,陈祥华. 针刺辨证用药合心理疏导治疗抑郁症[J]. 四川中医,2006, 24

(4):105–106.

[34] 史榕荇.针刺为主配合心理疗法治疗抑郁症 36 例临床观察[J]. 针灸临床杂志,2004, 20(1):7.

[35] 张丽蓉,唐燕. 针刺加腹式呼吸治疗抑郁症疗效观察[J]. 上海针灸杂志,2010, 29(6):360–361.

[36] 张加英,倪光夏. 近年来针灸治疗卒中后抑郁症概况[J]. 针灸临床杂志,2010(3):63–65.

[37] 侯文光,梁艳,王院星,等. 电针干预海洛因依赖者戒断后抑郁症的临床观察[J]. 中国药物滥用防治杂志,2009, 15(1):11–13.

[38] 穆敬平,刘莉,程建明,等. 电针治疗吸毒者脱毒后焦虑抑郁情绪临床观察[J]. 上海针灸杂志,2008, 27(10):1–3.

[39] 吴鎏桢,崔彩莲,韩济生. 2/100Hz 电刺激可降低脱毒期美沙酮用量和脱毒后近期抑郁及焦虑情绪[J]. 中国药物依赖性杂志,2001, 10(2):124–126.

[40] 杨俊华,袁如玉,王丽,等. 针刺干预心血管疾病伴发抑郁临床研究[J]. 河北中医, 2007,29(6):534–535.

[41] 孙静. 针刺疗法治疗冠心病患者焦虑抑郁状态的疗效观察[D]. 北京:北京中医药大学,2007.

[42] 田青,哈力旦·阿布都热依木,潘东,等. 针灸治疗糖尿病心理障碍的研究[J]. 右江医学,2009, 37(4):409–410.

[43] 申鹏飞,孔莉. 针刺对 2 型糖尿病患者情绪障碍及糖代谢的干预作用[J]. 中国针灸,2007(10):741–743.

[44] 李霞. 针灸加中药治疗糖尿病并发抑郁症临床对比观察[J]. 中医学报,2010, 25(4):781–782.

[45] 董卓渊,范艳平,杨家凯. 针灸治疗肾透析伴抑郁症患者 39 例[J]. 中医杂志,2007, 48(5):429.

[46] 曹雪梅,杨卓欣,谢红亮,等.针刺治疗慢性疼痛所致抑郁症的临床观察[J]. 中医药学报,2008, 36(2):64–67.

[47] 孙谊,高建忠. 针刺治疗脑外伤后抑郁症临床观察[J]. 针灸临床杂志,2005, 21(9):25–26.

[48] 黄寅萍,袁国桢,成为荣,等. 癫痫性抑郁障碍的临床分析[J]. 临床精神医学杂志,2002, 12(5):271–272.

[49] 王萍,王启才. 电针治疗癫痫伴发抑郁症 50 例[J]. 中国针灸,2008, 28(2):

117–118.

［50］杨海涛. 气街理论指导针刺对癫痫患者生活质量、抑郁状态、内分泌功能的影响［D］. 广州：广州中医药大学，2008.

［51］李琳，王黎. 针灸、放松功配合心理调适治疗中学生高考前焦虑、抑郁情绪 31 例［J］. 贵阳中医学院学报，2007，29（5）：44–45.

［52］张月峰. 针罐并用对大学生失眠并伴抑郁焦虑状态的影响［J］. 中国民族民间医药杂志，2010（3）：117–118.

［53］丁丽，刘波. 补肾调肝健脾宁心针法治疗围绝经期抑郁症的临床观察［J］. 中华中医药学刊，2007，25（05）：1066–1067.

［54］钱洁，张捷，裴音，等. 王氏五脏俞加膈俞治疗更年期抑郁症的临床观察［J］. 北京中医，2007，26（8）：491–492.

［55］周胜红. 针刺治疗女性更年期抑郁症 60 例［J］. 中国组织工程研究与临床康复，2007，11（39）：7817–7819.

［56］袁淑华. 电针治疗产后抑郁症 26 例［J］. 针灸临床杂志，2008，24（11）：17.

［57］梁波，贺剑波，刘汉平. 针刺水沟穴为主治疗产褥期抑郁症 31 例［J］. 陕西中医，2010（1）：81–82.

［58］许淑娟. 头皮针对产后抑郁症的影响［D］. 广州：广州中医药大学，2010.

［59］冯晶远. 中药加针刺治疗产后抑郁症 58 例［J］. 中医研究，2009，22（12）：50–52.

［60］王惠祯，成拴志，王华荣. 电针配合米氮平治疗产后抑郁症 30 例［J］. 陕西中医，2010，31（6）：728–729.

［61］吴延海，孟庆明，唐思源，等. 电针治疗老年抑郁症的增效作用［J］. 临床精神医学杂志，2010，20（4）：276–277.

［62］娄渊敏，郭雅明. 电针并小剂量马普替林治疗老年抑郁症［J］. 中国临床康复，2006，10（19）：55.

［63］杨丽明，刘秀勤，陈丽清. 电针结合抗抑郁药促进老年抑郁症患者康复［J］. 中医药通报，2007，6（2）：33.

［64］刘玉生. 通经活络法针刺治疗老年抑郁症 38 例［J］. 中国科技博览，2009（28）：250–251.

［65］李彦霞，焦永波，王庆利，等. 芪枣神衰胶囊配合针刺治疗老年抑郁症临床观察［J］. 辽宁中医杂志，2008，35（11）：1739–1740.

［66］郭克锋，关菊香. 抑郁症患者睡眠障碍与康复的关系研究［J］. 中国临床康复，2002，6（7）：952–953.

［67］刘伟华，赵嫦莹，伦新，等．“眠三针”治疗抑郁障碍相关性失眠 30 例［J］．针灸临床杂志，2009, 25（4）：5–6.

［68］王俊，姜劲峰，王玲玲．督脉导气法治疗抑郁症睡眠障碍临床观察［J］．中国针灸，2006, 26（5）：328–330.

［69］李世君．针刺治疗混合性焦虑抑郁障碍的临床观察［J］．辽宁中医杂志，2007, 34（2）：217.

［70］陈绍强．针刺治疗焦虑抑郁神经症临床研究［J］．针灸临床杂志，2003，19（3）：2–3.

［71］陈颖，刘志凌．电针联合小剂量药物治疗抑郁焦虑障碍共病［J］．中国中医药信息杂志，2005, 12（7）：14–15.

［72］陈兴华，戴亦爽，杨娟，等．针刺治疗对慢性疲劳综合征患者抑郁状态的影响［J］．北京中医药，2009, 28（8）：609–611.

［73］史召利，王素琴，王玉芹．电针涌泉穴治疗 5 例躁郁症疗效观察［J］．中原精神医学学刊，1998, 4（4）：226–227.

［74］张再康，冯瑞雪．过梁针刺经外奇穴为主治疗躁狂抑郁症［J］．浙江中医杂志，1994, 29（2）：78–79.

［75］Roschke J, Wolf C, Muller M J, et al. The benefit from whole body acupuncture in major depression［J］. Journal of Affective Disorders, 2000, 57（1）：73–81.

［76］Cheng Y, Tang QS. Abdominal acupuncture in treating liver-qi stagnation and spleen deficiency in the elderly with post-stroke depression: a randomized and controlled observation ［J］. Journal of Clinical Rehabilitative Tissue Engineering Research, 2007, 11（39）：7791–7794.

［77］Courbasson C M, de Sorkin A A, Dullerud B, et al. Acupuncture treatment for women with concurrent substance use and anxiety/depression: an effective alternative therapy［J］. Family and Community Health, 2007, 30（2）：112-120.

［78］Quah-Smith J I, Tang WM, Russell J. Laser acupuncture for mild to moderate depression in a primary care setting-a randomised controlled trial［J］. Acupuncture in Medicine, 2005, 23（3）：103–111.

［79］Cho Y C, Tsay SL. The effect of acupressure with massage on fatigue and depression in patients with end-stage renal disease［J］. The Journal of Nursing Research, 2004, 12（1）：51–59.

［80］Williams J , Graham C. Acupuncture for older adults with depression -a pilot study to assess acceptability and feasibility[J]. Int J Geriatr Psychiatry, 2006, 21(6):599–600.

[81] Gallagher S M, Allen J J B, Hitt S K, et al. Six-month depression relapse rates among women treated with acupuncture[J]. Complementary Therapies in Medicine, 2001, 9(4):216–218.

[82] Manber R, Schnyer R N, Allen J J B, et al. Acupuncture: a promising treatment for depression during pregnancy[J]. J Affect Disord, 2004, 83(1):89–95.

[83] Manber R, Schnyer R N, Lyell D, et al. Acupuncture for depression during preg-nancy: a randomized controlled trial[J]. Obstet Gynecol, 2010, 115(3):511–520.

[84] Hyun M K, Lee M S, Kang K, et al. Body acupuncture for nicotine withdrawal symptoms: a randomized placebo-controlled trial[J]. Evidence-based Complementary and Alternative Medicine, 2010, 7(2):233–238.

[85] Schroer S, Macpherson H. Acupuncture, or non-directive counselling versus usual care for the treatment of depression: a pilot study[J]. Trials, 2009, 10(1):3–4.

[86] Pohl A, Nordin C. Clinical and biochemical observations during treatment of depression with electroacupuncture: a pilot study[J]. Hum Psychopharmacol, 2002, 17(7):345–348.

[87] 张明园. 精神科评定量表手册[M]. 2 版. 长沙:湖南科学技术出版社,1998.

[88] 李慧杰,李德新. 郁证之症因及诊治规律探析[J]. 辽宁中医药大学学报,2007, 9(3):24–25.

[89] 冯文林. 抑郁症的中医学病位浅识[J]. 湖北中医杂志,2002, 24(5):4–5.

[90] Wang H, Qi H, Wang B, et al. Is acupuncture beneficial in depression: a meta-analysis of 8 randomized controlled trials[J]. J Affect Disord, 2008, 111(23):125–134.

[91] Pilkington K, Kirkwood G, Rampes H, et al. Acupuncture for anxiety and anxiety disorders-a systematic literature review[J]. Acupuncture in Medicine, 2007, 25(1–2):1–10.

[92] 熊俊,杜元灏,刘佳琳,等. 针灸与西药治疗抑郁性神经症疗效比较的系统评价[J]. 中国循证医学杂志,2009, 9(9):969–975.

[93] 沙岩. 电针治疗抑郁障碍:与药物治疗的效果比较[J]. 中国临床康复,2005, 9(44):181–183.

[94] 徐旭东,吴宇驹. 电针对抑郁症治疗效果的 Meta 分析[J]. 临床精神医学杂志,2008, 18(2):111–112.

[95] 王珑,迟庆滨. 电针治疗抑郁症随机对照试验的系统评价[J]. 上海针灸杂志,2008, 27(3):36–38.

[96] 熊俊,杜元灏,刘佳琳,等. 针灸与西药治疗脑卒中后抑郁症疗效比较的系统评价[J]. 循证医学,2010, 1(3):179-185.

[97] 裴音,张捷,陈杰,等. 针刺王氏五脏俞治疗抑郁症临床观察[J]. 中国中医药信息杂志,2006, 13(6):62-63.

[98] 王祥,林忆平. 针刺四神聪印堂内关治疗抑郁症[J]. 云南中医学院学报,2006, 29(3):25-26.

[99] 张丹莉. 针刺在抑郁症患者中的应用[J]. 中国临床康复,2005, 9(20):217.

[100] 符文彬,樊莉,朱晓平,等. 针刺调肝法治疗抑郁性神经症 176 例疗效观察[J].新中医,2007, 39(12):42-44.

[101] 徐春丽,王艳红. 电针及电针合并麦普替林治疗抑郁症 46 例临床疗效观察[J]. 健康心理学杂志,2003, 11(5):356-357.

[102] 王秀芬,赵志国,倪爱华. 电针完谷、太冲穴治疗抑郁症 35 例[J]. 陕西中医,2007, 28(6):723-725.

[103] 周胜红,吴富东. 针刺对女性更年期抑郁症患者的疗效及其对 DA、NE、5-HIAA 的影响[J]. 中国针灸,2007, 27(5):317-321.

[104] 李光辉,梁绍兴. 电针与阿米替林治疗抑郁状态的疗效对照探讨[J]. 川北医学院学报,2004, 19(3):95-96.

[105] 李建国,黄庆元. 电针治疗抑郁症临床疗效分析[J]. 甘肃中医学院学报,2004, 21(3):38-39.

[106] 徐春丽,王艳红. 电针及电针合并麦普替林治疗抑郁症 46 例临床疗效观察[J].健康心理学杂志,2003, 11(5):357-358.

[107] 张平根,康波,钟旗,等. 电针与阿米替林治疗抑郁症的对照观察[J]. 江西中医药,2002, 33(3):36.

[108] 乔颖欣,程为平. 针刺“百会”、“神门”治疗抑郁症的临床研究[J]. 针灸临床杂志,2007, 23(7):52-54.

[109] 甘雪辰,王保红,甘泉. 电针及电针合并麦普替林治疗抑郁症临床疗效观察[J]. 中国民康医学,2006, 18(18):705-706.

[110] 韩毳,李晓泓,郭顺根,等. 电针对抑郁大鼠中枢及外周单胺类神经递质的影响[J]. 中医药学刊,2004, 22(1):185-186.

[111] 邱艳明,时宇静,图娅. 电针“印堂、百会”对获得性无助大鼠不同脑区内单胺类神经递质的影响[J]. 北京中医药大学学报,2002, 25(6):54-56.

[112] 金光亮,周东丰,苏晶. 电针对慢性应激抑郁模型大鼠脑单胺类神经递质的

影响[J]. 中华精神科杂志,1999, 32(4):220-222.

[113] 孙华,张有志,韩毳,等. 电针对慢性应激抑郁模型大鼠大脑皮层 5-HT1 和 5-HT2 受体数量和结合活性的影响[J]. 中国针灸,2003, 23(9):553-555.

[114] 周胜红,吴富东. 针刺对女性更年期抑郁症患者的疗效及其对 DA、NE、5-H IAA 的影响[J]. 中国针灸,2007, 27(5):317-321.

[115] 张建斌,王玲玲,吕梅,等.针刺对抑郁症模型大鼠前额皮质单胺类神经递质的影响[J]. 中国临床康复,2006, 10(15):129-131.

[116] 韩毳,李晓泓,李学武,等. 电针"百会"、"三阴交"穴对慢性应激抑郁模型大鼠 HPA 轴的影响[J]. 北京中医药大学学报, 2001, 24(3):74-75.

[117] 郭爱松,李爱红,顾一煌,等. 针刺联合氟西汀对卒中后抑郁症疗效及 HPA 轴功能的影响[J]. 交通医学,2007, 21(5):496-497.

[118] 孙冬玮,王珑,孙忠人. 针刺对慢性应激抑郁模型大鼠 HPA 轴的影响[J]. 上海针灸杂志,2007, 26(2):32-34.

[119] 秦丽娜,史榕荇,图娅. 电针对慢性应激抑郁模型大鼠脑肠肽类激素的影响[J].安徽中医学院学报,2007, 26(1):25-26.

[120] 秦丽娜,史榕荇,图娅. 电针对慢性应激模型大鼠肠道神经系统的影响[J]. 吉林中医药,2007, 27(1):51-52.

[121] 韩毳,王磊,李晓泓,等. 电针对抑郁症患者血清细胞因子的影响[J]. 中国行为医学科学,2002, 11(3):277-279.

[122] 钱瑞琴,张春英,杨宇,等. 电针与舒血宁联合治疗对抑郁症患者免疫功能的影响[J]. 中国实验方剂学杂志,2001, 7(3):56 58.

[123] 张莉君,赵红. 针灸治疗抑郁症临床疗效及对血清细胞因子的影响[J]. 中国中医药信息杂志,2007, 14(6):15-17.

[124] 卢峻,时宇静,史榕荇,等. 电针对抑郁模型大鼠阴茎组织 NO 和 cGMP 的影响[J]. 北京中医药大学学报,2007, 30(7):472-474.

[125] 沈鲁平,金光亮,范建华,等. 抗抑郁处理对慢性应激大鼠海马鸟苷酸结合蛋白表达的影响[J]. 中华精神科杂志,2002, 35(1):25-27.

[126] 宋煜青,周东丰,范建华,等. 电针、氟西汀治疗抑郁症前后血小板膜鸟苷酸结合蛋白含量的变化[J]. 中国心理卫生杂志,2004, 18(11):783-786.

[127] 李海燕,周东丰,宋煜青,等. 电针和氟西汀治疗抑郁症对血小板蛋白激酶 C 的影响[J]. 中国心理卫生杂志,2004, 18(10):668-691.

[128] 李卫东,杨秀岩,王远征,等. 电针对慢性应激抑郁模型大鼠行为与海马组织

环磷酸腺苷水平的影响[J]. 中国行为医学科学,2007, 16(12):1060–1063.

[129] 陶文剑,文绍敦,王玲玲. 电针结合药物治疗对慢性应激抑郁模型大鼠海马CA1、CA3 区 BDNF 的影响[J]. 青海医学院学报,2007, 28(2):100–102.

[130] 卢峻,时宇静,费宇彤,等. 电针对抑郁症模型大鼠脑磷酸化 cAMP 反应元件结合蛋白表达的影响[J]. 中国中医基础医学杂志,2006, 12(5):380–382.

[131] 皮敏,罗文舒,刁利红,等. 电针督脉和足太阳经穴对抑郁症大鼠模型海马神经元的影响[J]. 中医药信息,2007, 24(6):45–47.

[132] 黄泳,李东江,唐安戊,等. 头针对抑郁症患者脑葡萄糖代谢的影响[J]. 中国中西医结合杂志,2005, 25(2):119–122.

[133] 沈渔邨.精神病学[M]. 3 版. 北京:人民卫生出版社,1994.

[134] McEwen B S. Effects of adverse experiences for brain structure and function [J]. Biol Psychiatry, 2000, 48(8):721–731.

[135] Dowlatshahi D, MacQueen G M, Wang JF, et al. G Protein-coupled cyclic AMP signaling in postmortem brain of subjects with mood disorders: effects of diagnosis, suicide, and treatment at the time of death[J]. J Neurochem, 1999, 73(3):1121–1126.

[136] Shelton R C, Mainer D H, Sulser F. cAMP- dependent protein kinase activity in major depression[J]. Am J Psychiatry, 1996, 153(8):1037–1042.

[137] Dowlatshahi D, MacQueen G M, Wang JF, et al. Increased temporal cortex CREB concentrations and antidepressant treatment in major depression[J]. Lancet, 1998, 352 (9142):1754–1755.

[138] Ozawa H, Rasenick M. Chronic electroconvulsive treatment augments coupling of the GTP-binding protein Gs to the catalytic moiety of adenylyl cyclase in a manner similar to that seen with chronic antidepressant drugs[J]. J Neurochem, 1991, 56(1):330–338.

[139] Jensen J, Mikkelsen J D, Mork A. Increased adenylyl cyclase type 1 mRNA, but not adenylyl cyclase type 2 in the rat hippocampus following antidepressant treatment[J]. Eur Neuropsychopharmacol, 2000, 10(2):105–111.

[140] Fleischhacker WW, Hinterhuber H, Bauer H, et al. A multicenter double-blind study of three different doses of the new cAMP-phosphodiesterase inhibitor rolipram in patients with major depressive disorder[J]. Neuropsychobiology, 1992, 26(1):59–64.

[141] Thome J, Impey S, Storm D, et al. cAMP response element-mediated gene transcription is upregulated by chronic antidepressant treatment[J]. J Neuroscience, 2000, 20 (11):4030–4036.

[142] Chen A C H, Shirayama Y, Shin K H, et al. Expression of the cAMP response element binding protein (CREB) in hippocampus produces an antidepressant effect[J]. Biol Psychiatry, 2001, 49(9):753-762.

[143] Sturm V, Lenartz D, Koulousakis A, et al. The nucleus accumbens: a target for deep brain stimulation in obsessive-compulsive and anxiety-disorders[J]. J Chem Neuroanat, 2003, 26(4):293-299.

[144] Kringelbach M L, Rolls E T. The functional neuroanatomy of the human orbitofrontal cortex: evidence from neuroimaging and neuropsychology[J]. Prog Neurobiol, 2004, 72(5):341-372.

[145] Baev K V, Greene K A, Marciano F F, et al. Physiology and pathophysiology of cortico-basal ganglia-thalamocortical loops: theoretical and practical aspects[J]. Prog Neuropsychopharmacol Biol Psychiatry, 2002, 26(4):771-804.

[146] Han E B, Stevens C I. Of mice and memory [J]. Learning and Memory, 1999, 6(6):539-541.

[147] Smith M A, Makino S, Kvetnansky R, et al. Stress and glucocorticoids affect the expressing of brain-derived neurotrophic factor and neurotrophin-3 mRNAs in the hippocampus[J]. J Neurosci, 1995, 15(3):1768-1777.

[148] Russo-Neustadt A, Beard R C, Cotman C W. Exercise, antidepressant medications, and enhanced brain derived neurotrophic factor expression[J]. Neuropsychopharmacology, 1999, 21(5):679-682.

[149] Duman R S. Novel therapeutic approaches beyond the serotonin receptor[J]. Biol Psychiatry, 1998, 44(5):324-335.

[150] Shieh P B, Hu S C, Bobb K, et al. Identification of a signaling pathway involved in calcium regulation of BDNF expression[J]. Neuron, 1998, 20(4):727-740.

[151] Siuciak J A, Lewis D R, Wiegand S J, et al. Antidepressant-like effect of brain-derived neurotrophic factor(BDNF)[J]. Pharmacol Biochem Behav, 1997, 56(1):131-137.

[152] 符文彬,刘健华,白艳甫,等. 电针对抑郁症大鼠海马 CREB-BDNF 受体后信号转导通路的作用[J]. 中国老年学杂志,2009, 29(23):3038-3042.

§ 1.4 针刺治疗脑卒中后失语症的临床研究进展

脑血管疾病以其高发病率、高致残率和高病死率成为目前人类疾病中的三大死亡原因之一。除了肢体运动和感觉障碍外，失语症是脑血管疾病常见的并发症之一，脑卒中后失语症的发病率高达21%～38%[1]。失语症严重影响了患者与外界的交流能力，同时也阻碍了其回归家庭及恢复社会功能，给患者本人造成了严重的痛苦，给社会和家庭带来了巨大的负担。因此，脑卒中后失语症的有效治疗显得尤为重要。针刺治疗脑卒中后失语症疗效显著，临床报道日渐增多，治疗方法不断涌现并日趋成熟。现将近20年来针刺治疗脑卒中后失语症的研究情况概述如下。

1.4.1 失语症的国内外研究现状及针刺治疗脑卒中后失语症的进展

1.4.1.1 现代医学对失语症的认识

1. 失语症的概念和分类

失语症指脑损害导致的语言交流能力障碍，包括各种语言符号(口语、文字、手语等)表达或理解能力受损或丧失[2]。患者意识清楚，无精神障碍及严重认知障碍，无视觉、听觉缺损和口、咽喉、舌等发音器官肌肉瘫痪及共济失调，却听不懂别人及自己讲的话，也不能表达、不理解或写不出病前会读会写的字句等。失语症多根据现代医学语言损害的临床特点和病变部位进行分类，目前国内常用的汉语失语症分类方法为：

(1) 外侧裂周围失语综合征。病灶都在外侧裂周围区，共同特点是均有复述障碍。包括：①Broca失语；②Wernicke失语；③传导性失语。

(2) 经皮质性失语。病灶位于分水岭区，又称分水岭区失语综合征，共同特点是复述相对保留。包括：①经皮质运动性失语；②经皮质感觉性失语；③经皮质混合性失语。

(3) 完全性失语。

(4) 命名性失语。

(5) 皮质下失语综合征：包括基底节性失语和丘脑性失语。

2. 失语症的机理

失语症的发病机制目前尚无统一的观点，多数学者认为其主要包括两方面：一为病变本身直接破坏了语言功能区；二为远隔效应，即病变阻断了皮层语言功能区与皮层下结构的纤维联系，损害了传入纤维通路的输入，从而间接影响了语言功能区，表现为局部血流量或代谢的降低。两者单独或同时作用均可导致失语症的发生。

Hills 等[3,4]发现 Wernick 区具有足够的灌注量是保证患者完成词义、语义任务的必要条件；急性卒中患者词义、语义错误率越高，Wernick 区的低灌注越严重。张玉梅 等[5]应用功能磁共振对 10 例脑卒中后失语症患者语言功能区进行成像分析，显示语言功能区的 N-乙酰天门冬氨酸、胆碱、肌酸的代谢较对侧相应区域降低；PWI 显示受累语言功能区的局部脑血容量、局部脑血流量较对侧减低，对比剂平均通过时间、达峰时间较对侧延长，故认为失语症患者语言功能区均呈低灌注、低代谢表现，可能是失语症的发病机制之一。

目前，研究者对失语症康复的神经机制提出了多种解释，包括损伤周围组织水肿的消失及血液的再灌注、损伤后神经递质活动性的重建、损伤区域功能的恢复、大脑结构与功能的快速重组、远隔功能抑制的解除、正常皮质低代谢的恢复等。总而言之，主要包括两方面：左侧半球残存语言区功能的激活以及右侧半球相应区域神经功能的重组。张权[6]总结以往脑梗死后运动性失语患者语言恢复机制的 fMRI 研究，认为左侧半球病变周围残存功能区的激活对语言功能的恢复起关键作用，反映了脑区功能的恢复或早期未激活组织在水肿消退后重新出现了激活，并认为右半球激活是"经胼胝体抑制"消失的结果；右半球在语言功能的恢复中也具有重要作用，但这种作用需要患侧半球基底节区和丘脑的中介，左侧半球的基底节和丘脑可能在运动性语言功能自发地向右侧半球重组的过程中发挥重要作用。

3. 失语症的常用评估方法

临床上，失语症的诊断主要依赖于标准的失语检查法。各国学者根据自己母语的特点和研究目的的不同，设计了多种失语检查法。目前，国内常用的汉语失语检查法主要分为 3 类：一是将国际上较通用的英语版失语检查法直接翻译成汉语使用，常用的有波士顿诊断性失语检查（the Boston Diagnostic Aphasia Examination, BDAE）、西方失语成套测验（the Western Aphasia Battery, WAB）及参照日本的标准失语症（SLTA）编译的中国康复研究中心失语症检查（Clinical Rehabilitation Research Center Aphasia Examination, CRRCAE）。这 3 种检查法各有侧重：BDAE 既包括语言功能本身的检查，又包括非语言功能的检查，可用于评价患者的语言交流水平及失语症分类，在失语症严重程度的评定时推荐使用；WAB 较 BDAE 精减，除了可测试大脑的语言功能外，还可测试大脑的非语言功能，在失语症临床分类时推荐使用；CRRCAE 采用 6 级评分法，多在失语症的功能评定时推荐使用。二是国内自行设计的汉语失语检查法，主要有中国科学院心理研究所胡超群等编制的临床汉语语言测评方法、北京医院王新德等编制的汉语失语检查法

(草案)和北京大学附属第一医院高素荣编制的汉语失语检查法(Aphasia Battery of Chinese, ABC),其中以“汉语失语检查法”应用最为广泛。三是基于计算机辅助的汉语失语检查法,主要为语言障碍诊治仪 ZM2.1 检测法[7],其通过优选各种失语症检查方法的敏感指标,结合汉语和计算机应用的特点设计而成,共可筛查出 19 种语言障碍,较传统人工检测更为客观、严谨和简便,是失语症诊治发展的方向。

4. 影响失语症类型的相关因素

病变部位是决定失语症类型的关键因素[8]。此外,失语症发病类型与性别、年龄也有一定关系。人类语言功能与大脑特定的功能区域(即语言中枢)有密切关系,失语症大多是由于以上区域或与其联系的传导束受损所致。一般而言,病变部位不同,其所引起的失语的特点也不同。一般认为,运动性失语的病变部位大多在优势半球额叶 Broca 区、顶叶、岛叶的皮质和相应皮质下白质,也可是脑室周围白质和内囊;感觉性失语多在优势半球 Wernicke 区;传导性失语常由于优势半球缘上回皮质或深部白质内的弓状纤维受损所致;经皮层失语病损部位常在优势半球分水岭区;命名性失语常见损害部位位于优势半球颞顶、颞枕结合区;皮层下失语则是由优势半球纹状体—内囊区或丘脑受损引起。

多数学者认同病变部位是决定失语症类型的主要因素,影像学证据亦支持经典的解剖定位。在上述基础上,Kreisler 等[9]对失语症言语障碍与病变部位的关系进行了进一步的细化研究,认为非流利型失语与额下回后部、壳核、半卵圆中心、顶下小叶受损有关,复述障碍与外囊、内囊后部病变有关,听理解障碍的病变部位位于颞上回后部至外囊或额下回,图片命名障碍、找词困难与前语言区、后语言区病变或与皮质下结构包括丘脑有关,言语错乱主要与颞叶及尾状核有关,音素错语与外囊、颞叶后部、尾状核有关,语言持续现象与尾状核头部有关等。

部分学者持不同的观点,认为失语症类型与病变部位并不完全相符。Nina 等[10]在进行脑—语言与病灶部位相关性的研究时发现,失语症类型与病变部位并不完全相符:Broca 失语或 Wernicke 失语的病变部位并不是都位于 Broca 区或 Wernicke 区,而有些患者 Broca 区或 Wernicke 区受损却没有出现失语的症状。Krzysztof 等[11]发现 Broca 区的病灶并不是引起 Broca 失语的必要条件,额叶岛盖部、内囊前肢、纹状区、岛叶等部位病变都可以引起 Broca 失语;Wernicke 失语的患者病灶范围也超出颞上回,传导性失语的患者病变部位并不一定在弓状纤维束,而可能在颞上回或顶下小叶。张玉梅 等[12]对母语为汉语的 325 例脑梗死后失语症患者的失语症类型与病变部位的关系进行了研究,认为多数失语症的类型与病变部位之间的关系符合经典的失语症模式,也有少数失语症类型与病变部位不完全相符,提示语言中枢病变不一定引起失语,而非语言中枢病变也可以引起失语。但相对而言,病变部位位于语言中枢的患者失语程度较为严重。

年龄与失语症类型的关系由 Obler 于 1978 年提出，他认为运动型失语患者比感觉性失语患者要年轻得多。此后，Eslinger 等[13]报道感觉性失语症患者的比例随年龄的增长而增加。陈莺 等[14]研究发现在左半球病变引起的失语患者中，50 岁前无明显性别差异，51～70 岁间男性较多，60 岁后女性发生率上升明显，80 岁后女性反超男性，但未发现不同失语类型间存在性别差异。对于年龄不同出现失语症类型及发生率不同的原因，Brown 和 Jaffe[15]提出了连续倾向性理论，认为神经心理功能的倾向性在人的整个生命周期中不断发展，因而同一部位的病变对于不同年龄的患者会导致不同的失语症类型。

性别不同，发生失语症类型也有所差异。Hier 等[16]报道女性发生感觉性、完全性、命名性失语的概率较大，男性则以发生运动性失语的概率较大，且病灶体积大。McGlone[17]发现左半球病变引起的非流利型失语者中，男性的言语智商（Verbal IQ）较女性低；而在右半球病变引起的非流利型失语者中，女性的言语智商较男性低，可以认为女性左半球受损而发生失语的概率较男性小。Pedersen 等[18]则认为右半球损伤时，女性失语症发生率显著高于男性，而左半球损伤者中无性别差异。性别对失语症发生率及类型的影响，可能与女性语言功能为双侧大脑半球支配有关。在胎儿脑发育的关键时期，受性激素影响，男女大脑结构有所不同。男性左额叶大于女性，女性右颞叶大于男性，男性下丘脑前面的间质核大于女性，女性胼胝体压部大于男性，女性的胼胝体纤维比男性多 40%，这些生理差异使得男女在处理语言方面所使用的脑区不同。在对语言进行加工时，男性倾向于使用左半球，女性则同时使用两个半球。男女患者的两半球结构差异和行为差异可能导致不同半球病变时失语症发生概率的不同，男性左半球病变时易发生失语，女性则是右半球病变时易发生失语。左半球病变引起的失语症患者中女性可能恢复得较快。

此外，不同半球的脑卒中患者也表现为不同的失语症类型。左半球脑卒中患者表现为非散在性语言缺陷，右半球脑卒中患者表现为散在性的语言缺陷，后者表现为社会交往中语言理解及表达功能障碍。

5. 脑卒中类型与失语症的关系

失语症的类型除了与病变部位有关外，与脑卒中的类型亦有一定关系。目前此方面的研究相对较少。洪华 等[19]对 84 例脑出血患者失语症的临床特点及其影响因素进行分析，认为脑出血失语症的发生及其特点与出血病灶的部位关系密切，同时还受到许多因素的影响。研究脑出血失语症，除考虑病灶因素外，还必须注意分析出血所导致的一系列病理生理改变的影响。陈兴活 等[20]对 76 例脑梗死患者失语症的临床特点及其相关因素进行研究，认为研究脑梗死失语症，除考虑病灶因素外，还要注意分析梗死所致的临床特征及病理生理改变的影响。

6. 脑卒中后失语症康复相关因素

从失语症类型而言，丘脑性失语和基底节性失语恢复最好，运动性失语恢复较好，感觉性失语恢复较差，完全性失语恢复最为困难[21]。从治疗时间而言，干预越早，语言功能恢复越好；各类失语在治疗后第1～2个月内恢复最明显（$P<0.05$），4～6个月时仍有恢复，但与2个月时比较，变化无显著性[21]。年龄大，伴房颤者语言恢复差[22]。从各项语言评定成绩来看[21]，听理解、口语表达和阅读恢复最好，其次为复述，书写的恢复最差。

此外，失语症的康复还与脑卒中类型、性别、患者受教育程度、患者的心理因素、训练欲望及家属的配合、科学的训练方案等有关。这些因素在以往研究中虽有涉及，但缺乏深入探讨。

1.4.1.2 中医学对脑卒中后失语症的认识

脑卒中后失语症可归属于中医学“喑痱”“风懿”“风喑”“不能言”“不语”等范畴。如《素问·脉解》载，“所谓入中为喑者，阳盛已衰，故为喑也。内夺而厥，则为喑痱”；《金匮要略·中风历节病脉证治》载，“邪入于腑，即不识人；邪入于脏，舌即难言，口吐涎”；《千金要方》谓，“风懿者，奄忽不知人，咽中塞窒然，舌强不能言，病在脏腑”等。《黄帝内经》对构音器官的认识是“咽喉者，水谷之道也。喉咙者，气之所以上下也。会厌者，音声之户也。口唇者，音声之扇也。舌者，音声之机也。悬雍垂者，音声之户也。颃颡者，分气之所泄也。横骨者，神气之所使，主发舌也”，与现代医学对构音发音器官是由肺、声带、软腭、舌、腭、口唇等的认识十分接近。由此可以看出，中医学对失语症的认识较早。与现代医学侧重于对脑卒中后失语症影响因素、发生机理和康复机制的研究不同，中医学侧重于对其中医理论及治疗方法的探讨。其中，对脑卒中后失语症中医理论的研究多集中为对其病因病机、中医病名及分类的研究上。

1. 中医学对脑卒中后失语症病机的认识

对脑卒中后失语症病机的认识，众医家虽略有不同，但大体上都是以构音发音器官（舌、喉咙、会厌、口唇、悬雍垂、颃颡、横骨）、五脏、经络、气血以及脑为基础的，认为风、火、痰、瘀阻滞心肾之经络，上扰神明，阻闭舌窍，而致舌强不语，病变涉及心、肾、肝、脾等脏及脑，总以心、神、舌为病机之关键[23]。

心主血，开窍于舌，舌体的灵活荣润有赖于心血的濡养，而准确的言语表达有赖于“神”的作用。其中，又以心为主，兼及脑、肾和肝。心为五脏六腑之大主，心藏神；脑为元神之府；肾藏精主志，精养神，精充则神旺，精亏则神衰；“五气所病，肝为语”（《素问·宣明五气》）。

从经脉与舌的联系来看，主要与心经、脾经和肾经有关。心经的络脉系舌本；脾经连舌本，散舌下；肾经挟喉咙，连舌本。此外，手少阳经筋，入系舌本；足太阳经筋，别入结于舌本。肝主筋，筋赖肝阴之濡养。肺主气，气为声音的动力，气盛则音弘，气衰则音怯。喉咙、会厌、颃颡等皆属肺系。肺与言语的关系主要体现在发音构音方面。

综上所述，在发音构音方面，以肺、肾、肝、脾关系最为密切。在词句的理解、组织和表达方面，则以心为主，兼及肾和肝[24]。故《景岳全书》有云："是知声音之病，虽由五脏，而实唯心之神、肺之气、肾之精为之主耳。"

2. 中医学对脑卒中后失语症病名及分类的认识

脑卒中后失语症的病名，在现代文献中有中风失语、中风后言语障碍、脑卒中后失语等称谓；在古代中医文献中则有中风暴哑、中风言语不利、瘖痱、风喑、风懿等记载。其病名繁多不统一，中西医称法混杂，是众多医家公认的研究缺陷，且对此问题进行深入探讨的报道很少。中医病名的命名既要具有中医特色，又要简单明了，尽可能概括病位、病因、症状等基本特征。基于以上命名原则，通过对中风失语的文献病名进行总结梳理，赵百孝[25]认为，中风是众人皆知的急性脑血管病的中医病名，不语代表言语障碍的特征，两者并称，简单明了，故以中风不语为中风后言语障碍的中医病名，既尊古，又宜今。

脑卒中后失语症最突出的特征表现在发音构音的异常和舌体活动不灵两个方面。古代文献对此症状的描述，曾采用"舌强不能言、舌缓不能言、言音混浊、言语不正、舌瘖"等词。其中，"舌瘖"[25]最能概括中风后发音构音障碍的特征。"舌"代表病位，"瘖"代表症状特征，基本概括了中风构音障碍的基本特征。中风后所致的言语表达和听理解障碍，临床最突出的表现为言语的词、句及语言逻辑组织上的表达和理解不全，古代文献中的描述有"言语蹇涩、言语蹇吃、语涩、言语倒错、语声冒昧，短气不得语，语则失望"等。其中，以"语涩"[25]最能概括其特征。"语"，代表言语障碍的层次在语而不在音；"涩"，指出言语表达和理解的不畅。

1.4.1.3　针刺治疗脑卒中后失语症的临床研究进展

纵观近年来针刺治疗脑卒中后失语症的文献，可以看出其总体治疗亦有初步的规律可循：或从整体出发兼顾言语障碍症状；或以语言障碍为研究重点，辨证施治。本文以治疗方法为纲，仅对以言语障碍为研究重点的文献予以综述。

1. 舌体及其局部针刺法

舌体及其局部针刺法主要包括舌体及其局部穴位的针刺法和金津、玉液及舌面特定区域的点刺法。临床上，医家多将两者结合使用。

（1）针刺法。在针刺法中，舌体及局部穴位的选择以"舌三针"的报道为多。舌三针的选取，或位于舌体，或位于上廉泉及其左右，或位于廉泉及其左右，医家多有不同，但刺法上多强调深刺和强刺激。

赵百孝 等[26]采用清心醒神开窍法治疗脑卒中后失语症，主穴选四神聪、神庭、本神、通里、神道、心俞、舌三针(位于舌体)。先刺心俞、神道,捻转得气后不留针,再刺前面穴位。刺舌三针时,取消毒纱布 1 块,拽住患者舌体,用 28 号 10cm 毫针,分别从舌体两侧近舌根部向对侧透刺 2 针,再从金津、玉液中点向舌根方向深刺 1 针,约 6.6～10cm,行强刺激,当患者喊“啊”时起针,隔日 1 次,总有效率为 88.6%。

上廉泉及其左右旁开各 2.64cm 之“舌三针”,即靳三针之舌三针。李湘力 等[27]以此为治疗组,选用 40mm 长度的毫针,单手快速进针,针尖向舌根方向呈 45°～60°斜刺入 25～35mm,在得气的基础上,行提插捻转手法 20s,使患者舌根有酸麻胀痛感并发出声音者佳,留针 30min,每 10min 捻转 1 次,每次捻转 20s,行平补平泻手法,出针后鼓励患者尽量大声说话;对照组穴取哑门、廉泉、通里。结果显示,舌三针治疗组的总有效率为 86.67%,对照组为 73.33%,两组相比具有统计学意义($P<0.05$)。

赖新生 等[28]以廉泉及其左右旁开各 3.3cm 之舌三针为主穴结合舌尖梅花针点刺等治疗脑卒中后失语症,针刺舌三针时以 30°斜刺向舌根约 3.3～4cm;对照组针刺头皮针运动区和语言区 1、2、3 区。观察组总有效率为 97%,治愈率为 23%;对照组总有效率为 76%,治愈率为 5%,两组疗效差异有显著性意义($X^2=8.107, P<0.05$)。观察组血液流变学各项指标,除了血沉指数和红细胞硬化指数外,其余指标治疗前后均有显著性意义($P<0.01$ 或 $P<0.05$);对照组患者红细胞聚集指数、血沉方程 k 值与红细胞硬化指数在治疗前后差异有显著性($P<0.05$)。观察组与对照组在全血黏度方面差异有显著性($P<0.05$)。

此外,尚有医家选用舌针疗法中的心穴(位于舌尖部)、脾穴(沿舌面前后正中线向后 3.3cm,旁开 1.3cm)、肾穴(沿舌面前后正中线向后 5.3cm,旁开 1.3cm),或自己的经验穴治疗脑卒中后失语症,亦取得了较好的疗效。

李滋平 等[29]治疗脑卒中后失语 46 例。以舌针治疗为治疗组,取心穴、脾穴和肾穴。针刺前先给予 1/5 000 高锰酸钾液漱口以清洁口腔。让患者自然将舌伸出口外(舌不能伸出者,可由医者左手垫纱布敷料固定舌体于口外),常规消毒舌面各穴,选用 28 号 3.3～5cm 毫针快速进针,进针 1～2min,拇指向顺时针方向大幅度捻转 12 次,以出现舌体抽动为宜,不留针,每天 1 次。以体针治疗为对照组,穴取外金津、外玉液、廉泉、哑门、内关、通里。结果显示,治疗组总有效率为 93.48%,对照组为 69.44%,两组比较,差异有非常显著性意义($P<0.01$)。治疗后两组语言能力评分均有所改善,与治疗前比较,差异均有显著性意义($P<0.05$)。治疗组与对照组治疗后比较,差异有非常显著性意义($P<0.01$)。用同样方法治疗脑卒中后失语 32 例[30],并用 SPECT 观察治疗前后脑血流灌注情况。结果显示,治疗后治疗组语言能力、脑血流灌注较治疗前显著增加($P<0.01$),治疗组总有效率为 93.75%,对照组为 66.67%,两组总有效率比较,差异有非常显著性意

义($P<0.01$)。

此外,殷春萍 等[31]采用舌下穴、温梅 等[32]采用语音穴等,在脑卒中后失语症的治疗上亦取得了良好的疗效。

(2)点刺法。点刺法多与其他方法配合使用,如辛昕 等[33]点刺金津、玉液放血,配合针刺“靳三针”之舌三针及头部顶颞前斜线;Luo WP 等[34]在语言训练的基础上以快速点刺舌面 9 区出血;李智[35]在颈三针的基础上点刺舌面 9 点(按前中后 3 线分左中右各 3 针点,共为 9 点);杨安生[36]在深刺人迎的基础上在舌系带两旁及近舌尖处选 3 个部位用毫针点刺等。以上方法均取得了良好的疗效。

2. 头针疗法

头针多根据失语的类型选取相应的语言区:运动性失语多选言语 1 区,命名性失语多选言语 2 区,感觉性失语多选言语 3 区。针刺多要求平刺进针,施以快速捻转手法,频率在 200 次 /min 左右。多以头针为主,配合其他疗法,如体针、舌针或语言康复训练等。

郭大江 等[37]采用“三结合”疗法,即头针与体针相结合,手法捻转与电针相结合,针刺与语言康复训练相结合。头针据失语类型选取相应的语言区,双侧取穴,针体与皮肤呈 15°~30°平刺,使针体推进至帽状腱膜下层后施以快速捻转手法,不提插,要求 200 次 /min 左右,持续 2~3min,然后接电针,采用疏密波。体针选取内关、通里、上廉泉配旁廉泉、金津配玉液。内关、通里每日均取,均采用泻法;上廉泉配旁廉泉、金津配玉液交替使用,采取点刺放血法。共治疗缺血性脑卒中后失语 91 例,总有效率为 85.7%,优于对照组常规西医治疗的 79.1%($P<0.05$)。

柳真裕 等[38]治疗脑卒中后语言障碍 46 例,随机分为 3 组:高压氧组、电针组和联合组。高压氧组在基础治疗上加用高压氧治疗;电针组在基础治疗的基础上,根据失语类型选用相应的语言区,并配以鱼际、上廉泉、三阳络、四渎、灵道、大容、天窗、扶突及天鼎、廉泉、天突等穴;联合组为基础治疗加高压氧治疗加电针治疗。组内比较结果显示,联合组各方面失语均在治疗后有明显恢复,而针灸组仅在复述、命名上有明显恢复,高压氧组在复述、命名、阅读、计算、朗读上有恢复。组间比较主要差异体现在听理解、复述、命名、阅读、计算、朗读上,而描写、听写无显著改变。

姚福弟[39]在语言康复训练的基础上根据失语类型选取相应的语言区,并辅以足三里、曲池、内关、合谷等穴,治疗脑卒中后失语 22 例,显效 9 例,好转 10 例,无效 3 例;对照组为单纯语言康复训练,显效 3 例,好转 11 例,无效 7 例,治疗组疗效优于对照组($P<0.05$)。

樊留博 等[40]将 30 例脑卒中后失语患者随机分为综合组和常规组各 15 例,综合组采用电针加计算机辅助语言康复训练,电针取穴为合谷、百会、内关、太冲、哑门、廉泉、涌泉、四神聪、言语2区及3区,配穴取偏瘫肢体,平补平泻,得气后接电针,选用疏密波或断续波,电流量用中等刺激或耐受量;常规组采用常规语言训练方法,包括schuell刺激和促进交流效果法在内的综合治疗。治疗20天后,两组语言功能均有明显提高,综合组优于常规组(均$P<0.01$)。运动性及命名性失语和构音障碍优于感觉性与混合性失语。

王素霞 等[41]治疗脑卒中后失语50例,以头针语言三区为主,配以通里、百会、太溪穴常规针刺为治疗组;以廉泉、哑门、通里、百会、太溪为对照组,要求廉泉穴向舌根部刺入5~6.6cm,强刺激不留针,哑门穴向下颌方向缓慢刺入1.7cm,得气后出针。治疗组总有效率为90%,优于对照组的70%($P<0.05$)。

田迎春[42]在语言康复训练的基础上据失语性质选取相应语言区,及哑门、通里、廉泉等穴治疗脑卒中后失语,并与单纯语言康复训练相对照。治疗组显效18例,有效17例,无效5例,总有效率为88%;对照组显效10例,有效19例,无效11例,总有效率为72%。两组疗效比较有显著性差异($P<0.05$)。

以上方法,多以针刺相应语言区为主的头针疗法为治疗组,疗效优于相应的对照组。

脑卒中后失语症的产生是由于大脑语言中枢受损所致。近年来,应用CT已能分析出损伤的神经解剖部位,发现语言中枢以外的皮质区及皮质下深部结构病变也可导致失语,说明传统的语言中枢并非唯一的语言管理中枢。江钢辉 等[43]以CT定位围刺法为治疗组,以传统头针组即针刺相应语言区为对照组,观察两种方法对脑卒中后失语的疗效。CT定位围刺针法,即以CT所示病灶在同侧头皮的垂直投射区(最近距离在投射区)的周边为针刺部位,以30号5cm不锈钢毫针4~8针(针数视病灶大小而定)围刺,方向皆刺向投射区的中心,进针方法同常规头皮针,得气后以180~200次/min的频率捻转2min,留针30min,中间行针1次,配穴取哑门、廉泉、通里穴。传统头针组据失语性质针刺相应语言区,配穴、手法和留针时间均与CT定位围针组相同。结果显示,前者总有效率为86.67%,后者总有效率为62.96%,提示CT定位围针法治疗脑卒中后失语症的疗效优于传统头针疗法($P<0.05$)。

3. 体针疗法

脑卒中失语症的病机总以心、神、舌为关键。基于此病机,治疗时多选取与“神”有关的穴位(如头部的四神聪、本神、神庭、百会等及能醒脑开窍的人中、内关、三阴交等)、与心有关的穴位(灵道、通里、神道、灵台、心俞等)及与舌有关的治疗失语的经验穴(风池、哑门、廉泉、通里等)。众医家多根据自己的经验采用不同的方法予以治疗。

刘立安 等[44]以头部病灶附近穴及利手侧上肢穴为主配合语言训练治疗脑卒中后失语,头部穴位以胆经穴为主,取病灶附近穴位,每次选2~4穴,如率谷、本神、风池、百会等；上肢取《针灸大成》记载主治“喑不能言”的穴位，如合谷、曲池、支沟、通里。对照组只进行语言训练。治疗组患者的总有效率达到93.3%，言语功能明显改善，优于对照组。

罗卫平 等[45]采用调神复音针刺配合语言训练治疗脑卒中后失语，取穴四神聪、本神、神庭、廉泉、心俞、神堂、神道、灵道，其疗效优于单纯语言训练（$P<0.05$）。

李继安[46]在对照组药物治疗和康复指导的基础上加用通关开窍针刺法，穴取百会、水沟（雀啄刺）、廉泉（合谷刺）、合谷、太冲、曲鬓、风池、通里，并于治疗前和治疗后的15天、30天进行西部失语症AQ指数评价及对比。结果显示，观察组见效快、疗效好，经统计对比治疗前和治疗后15天（$P<0.05$）、30天（$P<0.001$），明显优于对照组。

李爱红 等[47]以醒脑开窍法配合CT定位围刺法治疗脑卒中后失语。醒脑开窍法以人中、内关、三阴交、前廉泉为主穴，人中行雀啄式手法，以眼球湿润或流泪为度；内关穴行提插捻转泻法，以手指麻木为度；三阴交行提插补法，以下肢抽动3次为度；前廉泉刺向舌根方向，行提插泻法4次，使舌部酸胀麻木，不留针。CT定位围刺法以CT所示病灶在同侧头皮最近距离的垂直投射区的周边为围刺部位，围刺方向皆向投影区的中心，得气后以180～200次/min的频率捻转1min。观察组总有效率及治疗后语言得分比较均优于不针刺只施以西医对症治疗的对照组。

李祖剑[48]以风池、通里、金津、玉液及根据失语性质选用的相应语言区为主，辅以据症配穴，治疗脑卒中后失语45例，总有效率达95.6%。

夏晨 等[49]针刺督脉百会、水沟（雀啄法，以眼球湿润为度）、哑门（向舌根方向刺，以100次/min的频率连续捻转2min）及舌体金津、玉液点刺出血治疗脑卒中后失语34例，观察针刺前后“汉语失语症检查法”评分及听觉事件相关电位P300的变化。结果显示，针刺后“汉语失语症检查法”中口语表达、听理解的积分值均显著增高（$P<0.01$），P300潜伏期显著缩短（$P<0.05$），针刺总有效率为53.0%。可以认为针刺可以改善脑卒中后失语症的言语障碍，并能促进脑电功能的恢复。

晁文波[50]在西医治疗的同时，应用头针、体针及舌针进行综合治疗，头针取偏瘫对侧的语言2区、3区，百会、上星、风池、风府穴；舌针取金津、玉液穴三棱针点刺放血，隔日1次；体针取通里、哑门、廉泉、副廉泉（廉泉穴旁开1.7cm）、内关穴。对照组为单纯西医治疗。结果显示，针刺组有效率为92%，对照组有效率为62.86%，两组疗效差异具有非常显著性意义（$P<0.01$）。可以认为针刺可以改善脑卒中后失语症的言语障碍，并能促进神经功能恢复。

综上所述，针刺治疗脑卒中后失语，在选穴上，重视头部、颈项部、舌体局部及心经、肾经等经的穴位，并逐渐重视头针、舌体局部及体针的有机结合；在刺法上，舌体局部针刺多强调舌局部的放血、深刺和强刺激，已成为众医家之共识。

1.4.2 针刺治疗脑卒中后失语症的证候分型及常用治疗穴对

脑卒中后失语症的针刺治疗以辨病治疗为主，辅以辨证治疗。脑卒中后失语症多为中风病的主要症状之一，其中医征候可参照中风病的相关研究。中医临床辨证大致可分为风阳上扰、痰淤阻络、痰热腑实、肝肾阴虚、气虚血瘀等证型。治疗时，选穴上重视舌体局部、头部、颈项部及与心经有关的穴位。在此基础上辅以辨证配穴：对于风阳上扰者，可泻风池、大椎；痰淤阻络者，可泻丰隆、三阴交；痰热腑实者，可泻曲池、天枢、上巨虚；气虚血淤者，可补足三里、太白、中脘，泻三阴交；阴虚风动者，可针刺太冲透涌泉，补太溪、列缺。

临床上，针刺治疗脑卒中后失语症的常用穴对概括如下：

（1）舌体三针。

定位：位于舌体，两穴在舌体两侧近舌根部，一穴在金津、玉液的中点。

刺法：针刺时，取消毒纱布1块，拽住患者舌体，用10cm毫针分别从舌体两侧近舌根部向对侧透刺2针，再从金津、玉液中点向舌根方向深刺1针。针刺行强刺激，当患者喊“啊”时出针。

舌为心之窍，是重要的构音器官。直接针刺舌体，可达开窍启语矫音之功，多为针刺治疗之首选。

（2）廉泉、旁廉泉。

刺法：旁廉泉为廉泉旁开各2.6～3.3cm。仰头取穴，针尖向舌根根部深刺3.3～4cm。

廉泉及旁廉泉居于咽喉要道，邻近舌根，为治疗语言不利的重要腧穴。针刺此穴可以刺激舌根与咽喉部神经，达到疏利舌本、开窍利音的功效。该穴对多在患者伸舌困难、上述舌体三针无法操作时选用。

（3）金津、玉液。

刺法：点刺放血。

脑卒中后失语症患者常见舌下经脉淤滞，提示局部气血郁结，经络阻滞。在金津、玉液处点刺放血，可疏通舌部经络气机，改善舌强的症状，恢复舌体灵活性。

（4）言语1区、言语2区、言语3区。

定位：此3区为焦氏头皮针的语言刺激区。言语1区：位于运动区（相当于大脑皮质中央前回在头皮上的投影）下2/5，相当于国际标准头皮针中顶颞前斜线的下2/5区，主治运动性失语。言语2区：相当于顶叶的角回部，从顶骨结节后下方2cm处引一平行于前后正中线的直线，向下取 3cm 长直线，主治命名性失语。言语 3 区：从晕听区中点向后引 4cm 长的水平线，主治感觉性失语。

刺法：沿头皮平刺 3.3～5cm，行快速捻转手法，约 200 次 /min。

上述区域为大脑皮层语言中枢在头皮的投射区。根据失语的类型选择相应的语言区予以针刺，可促进病变部位侧支循环的建立和皮质缺血缺氧状态的改善，重建语言活动的神经通路，使患者言语功能得以恢复。

（5）风池、风府、哑门。

刺法：针尖向舌根部斜刺 2.6～5cm。

风池、风府、哑门对许多重症有奇特疗效。3 穴位于脑后空窍处，与脑直接相连。针刺此 3 穴具有醒脑开窍、活血通经、利语言、利关节等重要作用。

（6）本神、四神聪、神庭。

刺法：斜刺 3.3～5cm。

此穴对又名“头三神”，是杨甲三教授治疗中风及精神、神志疾病的经验穴。言语的准确表达与“神”的关系密切，“脑为元神之府”，此 4 穴又均以“神”名，故可通过调神而治疗脑卒中后失语症。

（7）内关、通里、涌泉、照海。

刺法：直刺 1.7～3.3cm。

心主神而开窍于舌，手少阴之别系舌本。肾藏精，足少阴之经系舌。针刺心肾经的穴位可以调达心气，补益精髓，对于语言的恢复具有重要作用。

（8）心俞、神道。

刺法：直刺 1.7～2.6cm。

心俞、神道为心的背部相关穴。研究表明，心相关穴位具有安神、镇惊、提高记忆力的作用。脑卒中后失语患者常在背部心区出现压痛反应，提示该区穴位对于疾病治疗的作用。

1.4.3　针刺治疗脑卒中后失语症的相关机理及研究展望

1.4.3.1　针刺治疗脑卒中后失语症的机理

随着现代医学的发展，借助于现代诊疗手段，脑卒中后失语症的机制研究也不断深入。其中，以正电子发射断层扫描术（Positron Emission Tomography, PET）和功能性磁共振成像技术（functional Magnetic Resonance Imaging, fMRI）为代表的脑功能成像技术在失语症产生和恢复的机制的研究中应用广泛。孟金凤 等[51]对 38 例急性期脑血管病患者的语言功能、CT 和 SPECT 检查结果进行了比较，发现大多数失语症类型与 CT 定位相符，提示失语与病灶部位有关。相对而言，失语与脑皮质语言区局部脑血流量(rCBF)降低的关系更密切。rCBF 降低 15%～30%，对失语影响不大，降低超过 30%以上者失语症显著增多($P<0.01$)，据此可以推测脑血流灌注量降低，特别是严重降低是引起失语症的主要因素。

电生理学技术是研究正常人与患者认知加工的常用方法。作为客观反映大脑高级心理活动的电生理学标——事件相关电位(Even Related Potential, ERP)，为失语症机制的研究提供了一条行之有效的途径。ERP 是人进行认知加工时从头颅表面记录到的大脑电位，它与刺激的种类无关，而是与刺激时的认知、期待和判断相关联的一组电位成分。它主要包括 P300、N400、P600、关联性负变(CNV)和运动关联电位(MRCP)等。在失语症的研究中，以 P300、N400 的研究为多。王钰[52]对 46 例脑卒中后失语症患者的 P300 进行研究，并以健康体检者为对照，发现失语组 P300 异常率为 76.1%。在 Fz、Cz 两点记录到的同名波潜伏期之间，无统计学差异($P>0.05$)，与对照组的结果相同，但失语组 N2 波、P3 波的潜伏期及 P3 的波幅与对照组在 Fz、Cz 两点记录的比较均有显著性差异。由此推断，P3、N2 波主要参与语言的认知功能，并以 P3 的作用最重要。国外对 N400 的研究较多[53]，而 N400 与汉语失语症的关联研究鲜见报道。N400 作业中存在两个关键要素，即匹配刺激和非匹配刺激。非匹配的刺激与上下文语义无关，产生一个明显的 N400；匹配的刺激，根据与上下文语义相关的程度不同，产生的 N400 也不同，语义越相关，产生的 N400 越窄小。Kojima 等[54]用单词对失语症患者及正常人进行测试并记录 N400，发现失语症患者的反应潜伏期较正常组延长，而且 N400 波幅及高度同失语症的听理解检查分数相关，因而提出 N400 的波幅和波形都可作为临床评价失语症患者语句语义缺陷的可靠指标。

在针刺治疗脑卒中后失语症的机理研究中，研究者从脑电图、脑血流量、血液流变学及电生理相关电位等角度作了初步观察，发现针刺可使脑电图及脑血流量[52]有较明显的改善；对脑卒中后失语患者全血还原黏度、血浆黏度比、红细胞电泳、血球压积等[35]指标产生的影响显著；针刺还可使 P300 潜伏期显著缩短[50]。然而，针刺对脑卒中后失语症患者神经中枢机能的直接作用机制，目前仍仅为推测，认为其可能包括 3 个方面：通过“皮层—丘脑—皮层”的调节，使特异性传导系统和非特异性传导系统相互达到平衡，重建语言活动的神经环路；迅速建立脑血管侧支循环，促进损害部位的血流量增加，使脑循环不全得以改善；激活语言中枢功能低下的神经细胞和神经纤维的数量，促进和加强脑功能的代偿作用。

1.4.3.2 问题及展望

失语症是人类独有的高级神经心理活动，其研究涉及神经语言学、认知科学、神经生理学、神经病理学、神经心理学、影像学等多个领域。现代医学对脑卒中后失语症的研究在病理学、语言学评估、失语症分类及发病机制的研究等方面成绩斐然，中医学则在治疗方法及临床疗效方面具有优势。针刺治疗脑卒中后失语症疗效确切，临床研究取得了一定的成绩，但也存在一些问题，如诊断与评估标准的不统一；试验设计中存在许多方法上的不足，如随机分配方法不明确、样本量偏小、对照选择不合理等；多限于整体临床疗效的报道，对各疗法的具体操作规范及疗法间的有机结合缺乏探讨，对各疗法治疗失语症的具体优势所在及其适宜失语类型的研究存在不足。故采用多学科交叉的研究方法，借鉴现代医学的研究手段及成果，深入系统地探讨临床疗效及作用机理，是针刺治疗脑卒中后失语症发展的可行路径。

参考文献

[1] Pedersen P M, Vinter K, Olsen T S. Aphasia after stroke: type, severity and prognosis-the copenhagen aphasia study[J]. Cerebrovasc Dis, 2004, 17(1):35–43.

[2] 王维治. 神经病学[M]. 北京:人民卫生出版社,2004.

[3] Hills AE, Kane A. Neural substrates of the cognitive processes underlying reading: evidence from magnetic resonance perfusion imaging in hyperacute stroke[J]. Aphasiology, 2001, 10(11):919–931.

[4] Hills A E, Wityk R J, Jacobs M A, et al. Hypoperfusion of Wernicke's area predicts severity of semantic deficit in acute stroke[J]. Ann Neurology, 2001, 50(5):561–566.

[5] 张玉梅,王拥军,朱镛连,等. 语言中枢的低灌注、低代谢与失语症发病关系的临床研究[J]. 中国康复医学杂志,2005, 20(4):267–271.

[6] 张权. 脑梗死后运动性失语患者语言功能恢复机制的 fMRI 研究现状[J]. 天津医科大学学报,2009, 15(3):534–537.

[7] 陈卓铭. 临床汉语失语症诊疗新进展[J]. 广东医学,2004, 25(11):1244–1246.

[8] Godefroy O, Dubois C, Debachy B, et al. Vascular aphasias main characteristics of patients hospitalized in acute stroke units[J]. Stroke, 2002, 33(3):702–705.

[9] Kreisler A, Goderfroy O, Delmaire C. The anatomy of aphasia revisited[J]. Neurology, 2000, 54(5):1117–1123.

[10] Nina F, Dronkers A. The pursuit of brain-language relationships[J]. Brain and Language, 2000, 71(1):59–61.

[11] Krzysztof J, Dariusz G, Denise A, et al. Neuroanatomic correlates of the post-stroke aphasias studied with cerebral blood flow SPECT scanning[J]. Med Sci Monit, 2003, 9(3):32–41.

[12] 张玉梅,王拥军,王伊龙,等. 母语为汉语的失语症类型与病变部位的关系[J]. 首都医科大学学报,2005, 26(4):422–424.

[13] Slinger P J, Damasio A R. Age and type of aphasia in patients with stroke[J]. J Neurol Neurosurg Psychiatry, 1981, 44(5):377–381.

[14] 陈莺,李焰生. 性别对卒中后失语症的影响[J]. 上海交通大学学报:医学版,2009, 29(8):978–981.

[15] Brown J W, Jaffe J. Hypothesis on cerebral dominance. Neuropsychologia, 1975,

13(1):107–110.

[16] Hier D B, Yoon W B, Mohr J P, et al. Gender and aphasia in the Stroke Data Bank[J]. Brain Lang, 1994, 47(1):155–167.

[17] McGlone J. Sex differences in the cerebral organization of verbal functions in patients with unilateral brain lesions[J]. Brain, 1977, 100(4):775–793.

[18] Pedersen P M, Jorgensen H S, Nakayama H, et al. Aphasia in acute stroke: incidence, determinants, and recovery[J]. Ann Neuro, 1995, 38(4):659–666.

[19] 洪华,黄如训,王庭槐. 脑出血失语症 84 例相关影响因素分析[J]. 中国临床康复,2002, 6(11):1566–1567.

[20] 陈兴活,张坚洪. 脑梗死失语症 76 例相关因素分析[J]. 中国临床康复,2003, 7(5):787.

[21] 韩剑虹,朱榆红,熊静,等. 脑卒中后汉语失语症病变部位及其自然恢复的初步研究[J]. 中国康复,2003, 18(1):15–17.

[22] 王智樱,苗玲,陈莹. 脑卒中后失语症患者自然恢复的相关因素分析[J]. 卒中与神经疾病,2009, 16(2):94–97.

[23] 赵百孝. 针灸治疗中风言语障碍的现代文献述评 [J]. 中国针灸,1997, 17(4):251–255.

[24] 赵百孝. 中医学对言语形成的认识[J]. 中国中医基础医学杂志,1999, 5(8):5–7.

[25] 赵百孝. 中风言语障碍的中医病名及分类[J]. 中医杂志,1997, 38(8):505–506.

[26] 赵百孝,孟宪坤,余明哲. 针刺治疗中风失语症 35 例临床疗效观察[J]. 中国针灸,1998, 18(10):581–583.

[27] 李湘力,蔡敬宙,江钢辉. 舌三针治疗中风失语症 30 例[J]. 针灸临床杂志,2009, 25(7):6–8.

[28] 赖新生,刘嘉扬,姜桂美. 针刺廉泉穴结合舌尖梅花针治疗脑卒中失语症的效果及对血液流变学的影响[J]. 中国临床康复,2004, 8(19):3818–3820.

[29] 李滋平,符文彬. 舌针治疗中风后运动性失语症 46 例疗效观察[J]. 新中医,2005, 37(11):61–62.

[30] 李滋平,李勇,符文彬. 舌针治疗中风失语症 32 例临床观察[J]. 新中医,2004, 36(9):47–48.

[31] 殷春萍,王长垠,黄敏. 舌针、点舌法治疗中风后语言障碍 86 例临床观察[J].

新中医，2002, 34(10):42.

[32] 温梅，马艳枝. 针刺治疗中风后失语 60 例[J]. 中医研究，2002, 15(4):51–52.

[33] 辛昕，徐秋玉. 针刺治疗中风后运动性失语症 30 例[J]. 陕西中医，2008, 29(5):595–596.

[34] Luo WP, Huang HY, Zhu JY. Acupuncture combind with language training for treatment of aphasia caused by ischemic apoplexy[J]. World J. Acu-moxi, 2008, 18(4):9–17.

[35] 李智. 颈三针治疗中风失语症 60 例临床观察[J]. 天津中医，2002, 19(1):34.

[36] 杨安生. 深刺人迎穴点刺舌体治疗中风失语 82 例[J]. 湖南中医杂志，2000, 16(2):32.

[37] 郭大江，张树峰. “三结合”疗法治疗缺血性中风失语的临床观察[J]. 河北中医，2007, 29(11):1018–1019.

[38] 柳真裕，刘剑. 脑卒中后语言障碍康复 46 例分析[J]. 中国实用医药，2008, 3(25):172–173.

[39] 姚福弟. 针灸配合语言康复训练治疗脑卒中失语 22 例效果观察[J]. 广东医学院学报，2006, 24(3):290–291.

[40] 樊留博，马利中，李瀛，等. 脑卒中后失语症的综合康复治疗[J]. 中国康复，2006, 21(5):329.

[41] 王素霞，杨传彪. 头针为主治疗中风后失语症 50 例疗效观察[J]. 新中医，2001, 33(9):47.

[42] 田迎春. 针灸治疗中风后失语疗效观察[J]. 现代中西医结合杂志，2006, 15(8):1049.

[43] 江钢辉，李艳慧，陈振虎. CT 定位围针法治疗中风失语症临床观察[J]. 中国针灸，2001, 21(1):15–16.

[44] 刘立安，牟珊，贺鑫，等. 电针头穴配合语言训练治疗中风失语症的临床观察[J]. 中国针灸，2000, 20(3):145–148.

[45] 罗卫平，谭吉林，黄红缨. 调神复音针刺配合语言训练治疗脑梗死致运动性失语疗效观察[J]. 中国针灸，2008, 28(3):171–175.

[46] 李继安. 通关开窍针法治疗缺血性中风早期失语症观察[J]. 中国针灸，2005, 25(11):760–762.

[47] 李爱红，安东善. 醒脑开窍针刺法配合 CT 定位围刺法治疗中风失语症的效果评价[J]. 中国社区医师：医学专业，2010, 12(24):117.

[48] 李祖剑. 体针结合头针治疗中风失语 45 例[J]. 四川中医,2001, 19(7):75.

[49] 夏晨,王珏,吴旭. 针刺督脉及舌体治疗中风失语症临床观察[J]. 中国针灸,2001, 21(9):519–521.

[50] 晁文波. 针灸治疗中风失语症临床研究[J]. 中国中医基础医学杂志,2009, 15(8):619–620.

[51] 孟金凤,张国英,田晓霞. 脑血管病失语症与 CT、SPECT 定位的相关研究[J]. 山东医药,2003, 43(5):10–11.

[52] 王钰. 脑卒中后失语症的 P300 研究[J]. 实用老年医学,2004, 18(5):273–274.

[53] 李辉,李华. 认知电位 N400 在失语研究中的应用[J]. 现代生物医学进展,2010, 10(12):2364–2366.

[54] Kojima T, Kaga K. Auditory lexical-semantic processing impairments in aphasic patients reflected in event-related potentials(N400)[J]. Auris Nasus Larynx, 2003, 30(4): 369–378.

第二篇

针刺组学的方法学研究

第二章

针刺组学与复杂系统学

§ 2.1 系统学研究与中医理论创新发展

钱学森于1981年在《自然》杂志发表了一篇题为《系统科学、思维科学与人体科学》的著名论文[1]，阐述了他在20世纪50年代就主张的多学科交叉的观点，同时也表达了他对中医学的关注。1986年他发表了讲话，明确指出中医要现代化必须靠系统科学、系统学。从现代科学技术体系出发，将系统科学的工程技术层次分为系统工程、自动控制等，将技术科学层次分为运筹学、控制论、信息论，正在建立的基础理论层次则属系统学。系统学是从系统工程的实践和运筹学、控制论、信息论等这些系统科学体系内的技术科学层次中提炼、概括并且从其他科学技术部门的发展中提炼和升华的，如自然科学中的物理学、化学、生物学等科学和数学科学发展，都为建立系统学提供了丰富的素材。这些学科虽然不是直接将系统作为研究对象,但是却揭示了许多深刻的系统规律,如普里高金和哈肯的系统自组织理论。

系统学是研究系统的结构和功能(系统的演化、协同和控制)的一般规律的科学。系统学不但要以揭示的系统规律去认识系统,而且还要在认识系统的基础上去控制系统,使系统具有我们希望的功能。这正体现了认识客观世界的目的是为了更好地适应和改造客观世界这一规律。

作为系统学的中心,钱学森等于1990年发表的学术论文《一个科学新领域——开放的复杂巨系统及其方法论》和《再谈开放的复杂巨系统》等中,提出了一系列的学说[2,3],这些学说既是系统理论的创新,又为以后怎么研究开放的复杂巨系统的问题指出了明确的方向。作为中国原创的系统理论,开放的复杂巨系统和其处理及解决有关开放的复杂巨系统的问题的方法论,是以人为主、人—机结合、综合集成方法。该方法论强调了在解决复杂的问题时,要发挥人的心智和计算机的高性能,把两者结合起来,才能够在既从宏观整体上看待要考虑的问题的同时,又能够在微观上给予处理,应用计算机技术加以操作和实现。系统科学发展的历史体现了多学科交叉融合,它和复杂性科学互相渗透。系统复杂性成为研究重点,真正体现了21世纪科学的特色。

系统学的创建始终同步于现代科学技术和人类社会的发展。在1999年美国《Science》杂志上,发表了一组探讨复杂性问题的文章。这些文章采用了"复杂系统"一词作为标题,看来他们也意识到要把复杂性和系统概念结合起来。但是,在处理复杂性问题上,钱学森和国外的科学家们不同,他不是从复杂性的抽象定义出发,而是从实际出发,从方法论的角度来区分复杂性和简单性问题。美国圣菲研究所(Santa Fei Institute)的科学家们在复杂性研究的领域有许多创新之处,如他们提出的遗传算法、开发的Swarm平台、以智能体(Agent)为基础的系统建模、应用数字技术论述的人工生命等。在方法论上,他们虽然意识到还原论的方法处理不了复杂性问题,但是仍然没有开辟出新的途径,因而感到困惑。方法论是关于研究问题所遵循的途径和路线的理论,在方法论指导下的是具体的方法问题。如方法论不对,再好的具体方法也仅仅能够解决枝节问题,解决不了复杂性的根本问题。系统学的精髓在于开放的复杂巨系统和方法论"综合集成方法"和"综合集成研讨厅体系",这恰恰是从方法论上给出了研究和解决开放的复杂巨系统和复杂性问题的有效的途径,这是方法论上的创新。有了这套方法论,再结合到具体的开放的复杂巨系统,就可以开发出一套方法体系。不同的开放的复杂巨系统,方法体系可能是不同的,但是方法论却是相同的。方法论的创新,将孕育着伟大的科学革命。培根创立的还原论方法,推动了19世纪到20世纪科学的大发展。钱学森深谙西方科学哲学的精髓,又吸取中华民族古代哲学的营养,把还原论和整体论辩证统一起来,形成了"系统论”，并且应用辩证唯物主义，创立了综合集成方法论，它必将推动21世纪系统科学的大发展。可以说系统学的建立是一次科学革命，其重要性不亚于相对论和量子力学。

中医几千年来为中华民族的繁衍昌盛作出了不可磨灭的贡献，至今在整体论治、防病健身等方面仍然发挥着不可或缺的功效。人民的需求、民族的感情，必然推动着它的现代化进程。不止中医界本身责无旁贷，我国的学术界也在为此从不同领域进行交叉研究，这也会为中医药创新发展提供有利的条件。中医药学理论的出发点和重要意义要从《黄帝内经》开始论述，其理论层次的内容经过数百年特别是近半个多世纪以来的研究、整理，已经逐渐形成一个内容广泛的体系。在21世纪的今天，新兴的系统科学的发展和完善，为中医理论的构建提供了新的基础。

复杂性科学是诞生于秩序与混沌边缘的科学[4]。系统复杂性问题与当今科学的四大前沿——生命科学、物质科学、信息科学和认知科学中大量的关键科学问题密切相关。新时期的人体健康问题应既关注生物化学作用的分子信息，同时也应注重人体作为一个整体的系统特性，更应该开始注意研究在社会和自然环境中的人。这种科学观正在逐渐冲破经典科学还原论的认识论局限，开始采用系统复杂性的思维方式。从整体论出发，以复杂系统等研究作为手段，探索解决中医药学发展中的复杂问题，这对于推进中医药学理论研究具有深远意义。

中医药学在其形成发展的过程中，由于历史的原因和人们观察客观世界手段的限制，除了对于外观表象的精细观察外，还应用了司外揣内、比类取象等认识方法，以求准确、精细地认识生命现象。另外，作为医学经验，常人均可积累，但是作为理论，则需由知识分子即儒者来完成。所以，中医学中流传下来的内容不可避免地融入了大量的人文社会和文学艺术的影响，这些影响与作为一门医学的自然科学属性交缠互结、水乳交融。这种古代哲学、科学和人文的融合，虽然在当时落后的科学技术条件下具有重要的积极意义，显示出前人对自然认识的卓越智慧，并且可能蕴含着至今仍然值得发扬光大的宝贵知识财富，但是不可避免地从形式到内涵都留下时代的烙印。当前将它与同为我国原创的系统学相结合，将传统与发展相结合，是我国学者义不容辞的责任。

2.1.1　现代中医针刺理论的概述

作为中华民族宝贵文化遗产之一的针灸是中国传统医学的精华，是中国人民长期与疾病作斗争的经验和总结，在中国已有数千年的临床实践史。针灸可以治疗各种疾病如关节炎、肥胖、卒中后遗症、哮喘、药物成瘾等，也可以缓解各种疼痛[5-8]。

中华人民共和国成立以后，针灸医学在国家的大力支持下得到了复苏和繁荣，针灸教育事业再次迅速发展。为了便于开展学术交流，新中国成立后成立了针灸学会，经研究发现了针灸对内科、外科等 100 多种病症具有显著的临床疗效。1958 年，针灸麻醉技术开始用于临床，进一步推动了针灸的发展进程。至此，针灸学的研究工作从对临床治疗经验的总结发展到动物试验研究阶段。这一阶段已经能够通过观察针刺对各器官功能的影响来揭示针刺机理，特别是在针麻镇痛方面的研究上取得了突破性的进展，并且在经络理论、经络实质的研究中也获得了一定的成果。20 世纪 60 年代，由于国内经济困难，缺医少药，传统中医学又逐渐成为众人关注的焦点。同时，很多现代医学研究人员也纷纷开始探索以针灸代替药物麻醉来进行外科手术的可能性，掀起了全国范围内的针灸研究热潮。

目前，我国的医学界对传统针刺手法的关注度越来越高，这是因为针刺手法不仅与其针刺疗效直接相关，而且对阐明经络理论及针灸麻醉原理都具有重要意义。其原因有以下几方面：首先，将选穴范围限定在特定部位的针刺手法发展迅速，如耳针、头针、面针、鼻针、手针等；其次，将传统针刺手法复合化，通过结合物理疗法、药物注射等方法，取得了新的成就，主要包括基于电学的电针、电热针、微波针灸，基于光学的红外线照射、激光针；基于声相学的声波电针，基于电磁学的磁疗仪、电磁针，结合小剂量药物注射的穴位注射疗法以及穴位埋线、结扎、割治等，这些方法扩大了针刺治疗的范围，推动了针灸学的发展。

针刺作为针灸疗法的重要组成部分，过去一直在不断地发展。近几十年来，由于疗效显著和副作用低，使得针刺疗法得到了推广和普及并逐步被国际医学界认可。自1997 年美国国立卫生研究院（NIH）发布针刺意见声明（Acupuncture NIH Consensus Statement）以来，全美已有大约 1/3 的医疗费用从西医流入以针灸为代表的补充替代医学领域。针刺医学是中华民族传统文化的瑰宝，有着浓厚的文化底蕴与广泛的社会基础，同时又具有丰富的实践经验、确切的临床疗效以及自成体系的理论。正是预见了针刺机理研究潜在的社会效应与发展契机，以美国为代表的经济、科技大国明显加大了研究力度与资金支持。NIH 专门组织筹备了补充替代医学中心，对针刺机理研究的资助经费在 10 年间由最初的 200 万美元骤升至 1.2 亿美元。仅 2005 年一年，除 NIH 以外，其他研究机构总计投入经费更是高达 3.84 亿美元。针刺研究海外兵团凭借先进的现代影像学技术以及雄厚的资金实力，逐渐引领了国际针刺机理研究的主流方向，中国在“根生中华”的针刺机理研究方面正面临着极大的危机与挑战。

据记载，过去指导传统中医学的方法哲学及其自然理念体系包括阴阳五行学说、天人合一学说、子午流注学说等[6,8,9]。这些知识的积累先于自然科学出现，难以通过生物、物理、化学等实验方法加以理解、验证和判断，因此作用机理不明就成了针刺研究领域的重点和难点问题。医学影像技术的发展使得人们探索针刺领域的方法越来越多,功能磁共振成像技术的出现为深入研究针刺领域提供了新的途径和有效的手段。近年来,该方法已被证实能够可靠地观察外界刺激引起的大脑皮层功能活动。作为 BOLD(Blood Oxygen Level Dependent, 血氧水平依赖成像)的 fMRI 可以显示从运动、感觉皮层中枢到心理、认知活动的脑皮层中枢的形态和位置,已成为活体研究人脑高级认知功能活动的重要技术手段。该检查具有无创、无辐射、图像分辨率高、易于结合常规磁共振解剖图像、患者和志愿者易于接受检查等特点,故被国内外广泛应用于视觉、听觉方面以及思维、情绪等高级认知方面的研究,成为当前认知神经科学和心理学最活跃的研究领域,各种研究成果也已获得国际上的普遍认可[10—12]。

fMRI 与针刺的实验研究结果表明,针刺对机体所发挥的作用,可能是通过针刺刺激穴位的神经末梢部位感受器,然后沿着外周神经向中枢释放冲动,传入的冲动经各级神经中枢整合和调制,再经神经或神经体液传导途径作用于脏腑器官而实现的。现代神经成像技术为研究穴位—经络—大脑整合—靶器官之间的相互作用关系提供了可视化研究途径。因此,通过应用 fMRI 研究针刺穴位的脑部反应并将传统中医理论与现代医学手段相结合,有可能揭示针刺的神经调节机制。目前针刺机理的影像学研究主要集中在针刺镇痛机制的传导通路以及穴位相对功能特异性的神经表象方面。

1998 年,美国科学院院刊《PNAS》发表了加州大学 Cho 教授关于针刺视觉穴位特异性的研究报道,从中枢神经调节机制角度证明了视觉穴位特异性的存在,该文也成为迄今为止针刺影像学机理研究最具影响力且发表期刊等级最高的代表性研究成果,但 Cho 于 2006 年年底撤回该文并否定了曾承认的穴位特异性观点。当前,针刺机理研究具有国际影响力的主流理论观点是由哈佛大学麻省总医学院 Hui 教授所提出的负激活大脑边缘系统理论,但实质上该理论依然否定穴位特异性的存在。

目前,我国虽已将针刺机理研究列入国家攻关计划并已设立了国家自然科学基金项目予以重点支持,但无论是在资金投入力度还是整体研究规模上,与国际学术领域仍然存在一定差距,研究技术与手段尚未与国际主流学术界接轨,尚缺乏具有国际影响力的核心理论成果;在已发表的大量高影响因子的 SCI 检索论文中,以国内单位署名的文章数量较少,尚缺乏标志性成果,国际针刺机理研究的主导地位仍由以美国为代表的西方国家把持。如何应用现代医学理论及多学科交叉理念,走出一条既适合中医针刺自身特点又能获得国际研究领域普遍认可的创新性研究框架、评价方法和规范化体系,有效推动国内的针刺研究与国际接轨,已成为当前我国科研工作者亟待解决的重大问题。

据全球医药领域最权威且使用频率最高的专业数据库 PubMed 统计,最近的 8 年间,SCI 检索的针刺机理研究文献已达 1 000 多篇,其中超过半数的文章来源于 fMRI

的针刺机理研究,大多数 SCI 高影响因子的文章也集中于此。这充分说明,借助功能磁共振成像技术的针刺机理研究已获得国际同行的普遍认可,已成为国际针刺机理的基本研究模式。近 3 年来,fMRI 针刺机理研究在质量和数量上均呈显著上升趋势,影响因子大于 5 的 SCI 检索文章总数达到 120 篇,其中不乏 PNAS、Trends in Neurosciences、Human Brain Mapping、Neuroimage、Radiology 等 SCI 检索的高影响因子国际刊物。近年来,国内学者在基于 fMRI 的针刺机理研究方面取得了进展,对占国际针刺机理研究主导地位的理论假说提出了质疑[13,14],探索出了一条既适合中医传统理论又符合国际研究模态的方法学研究模式[15,16]。现代医学成像技术,特别是脑功能磁共振技术的飞速发展,为探寻针灸作用机制打开了一扇窗,有望诠释并揭开针灸作用机理的神秘面纱。

2.1.2 人体是开放的复杂巨系统

钱学森提出[2]从系统的本质出发对系统进行分类的新方法,并首次提出了"开放的复杂巨系统"这一新的科学领域概念及其基本观点。从系统的本质出发,根据组成子系统以及子系统种类的多少和它们之间的关联关系的复杂程度,可以把系统分为简单系统和巨系统两大类。如果组成系统的子系统数量比较少,它们之间的关系比较单纯的系统称为简单系统,如一台测量仪器。如果子系统数量非常多,有成千上万,甚至上百亿,则称为巨系统。如果巨系统中子系统种类不太多(几种、几十种),且它们之间的关联关系又比较简单,就称为简单巨系统,如激光系统。如果子系统种类很多并有层次结构,它们之间的关联关系又很复杂,这就是复杂巨系统。如果这个系统又是开放的,就称为开放的复杂巨系统(Open Complex Giant Systems)。开放的复杂巨系统的一般基本原则与一般系统论的原则相一致[1]:一是整体论原则;二是相互联系的原则;三是有序性原则;四是动态原则。至于开放的复杂巨系统的主要性质,可以概括为:

(1)开放性(Openness)。系统对象及其子系统与系统的环境之间有物质、能量和信息的交换。

(2)复杂性(Complexity)。系统中子系统的种类繁多,子系统之间存在多种形式、多种层次的交互作用。

(3)进化与涌现性(Evolution and Emergence)。系统中子系统或基本单元之间的交互作用,从整体上演化、进化出一些独特的、新的性质,如通过自组织方式形成某种模式。

(4)层次性(Hierarchy)。从已经认识的比较清楚的子系统到可以宏观观测的整个系统之间层次很多,甚至有几个层次也不清楚。

(5)巨量性(Giant)。系统中基本单元或子系统的数目极其巨大,成千上万,甚至上百亿万。

开放的复杂巨系统理论刚提出时并不为广大的科技界学者认识，但自提出 10 多年来，经过多次会议中来自各个领域的专家学者就多个领域进行的报告和讨论，大家对开放的复杂巨系统及其方法论有了进一步的理解和更深的认识[17,18]。处理像人脑系统、人体系统、地理系统、社会系统这些开放的复杂巨系统，超出了 200 多年来科学界所采用的“还原论”的范畴，因此需要把我国传统文化中所说的“整体论”与“还原论”两者有机地结合起来，作为处理开放的复杂巨系统，以及当前人们关注的“复杂性科学”（Science of Complexity）研究的指导思想。钱学森曾谈到，人认识问题只能从具体事例入手，要从解决一个个开放的复杂巨系统问题开始。建立开放的复杂巨系统的理论，可借鉴“工程控制论”形成的途径[3]。对于确定要研究的开放的复杂巨系统，越接近人们的日常活动，与人的关系越密切，系统的结构、行为、功能、演化越易于成为人们可接受的系统，分析解决起来便越容易被人所理解和接受。这样的系统研究对于促进人们对开放的复杂巨系统及其方法论的认识，推进开放的复杂巨系统研究具有促进和示范作用。

人体就是这样的一个系统。从西方兴起，在中国同样是研究重点的现代系统生物学，是由美国科学家胡德（Hood）在 20 世纪 90 年代末提出来的学科，是在基因组学、蛋白质组学、代谢组学等测定技术生物信息学发展到一定高度后的产物。它是在现代西方医学面对基因复杂性疾病日益严峻、单个甚至几个学科作战也相形见绌的情况下出现的，即以系统的思维组合各种学科来研究生物学。这种体现时代特点的学科自然成为生命科学的前沿。当然，现今西方系统生物学研究的指导思想仍然没有脱离还原论范畴，研究意图首先从最简单的系统或者单元（如单个细胞）着手，还原出它的完整的调控系统和生命活动。因此，系统生物学是从搞清楚局部开始研究，应用自下而上的方式整合多层次的研究结果直到人体这个最高层次的。系统科学的一个重要观点在于复杂系统具有“涌现”，即整体大于部分之和。系统的特性并不等于各个组成部分的简单叠加，这就凸显出了系统生物学基础理论上的缺陷。国内研究者提出的系统生物医学设想，从系统和综合的观念出发探索生命现象的本质规律。这种系统生物医学的概念，受到了系统生物学的各种组学研究平台技术和计算整合技术的有力支持。在更深意义上，它还吸取了祖国医学的整体观和朴素的系统论的养分，获益于数千年中医深厚的经验和理论基础。

30 年前，钱学森提出创建人体科学，用系统观与系统科学去研究中医学的对象——人体，这对于继承与发展中国优秀的传统文化和今天进行“系统中医学”研究具有十分重要的意义。在“系统中医学”研究中，钱学森已有过精辟论述，他认为研究中医学的观点与方法应该是系统观与系统科学，中医药学现代化就是在继承和发扬中医原有的特色与优势的基础上，充分利用现代科学技术的最新成就，“从多学科攻关，将传统的中医药学真正变成现代科学”。这种学术思想可以概括如下：

(1) 人体是一个开放的复杂巨系统(见图 2.1.1)。人体除了是物质能量系统即形态结构系统(形)外,更重要的是还有信息控制系统,即功能活动系统(气)和心理精神系统(神)。西医学研究的重点人体机构(形)是物质形态系统,而在中医学中,人体是“形、气、神”的统一体。

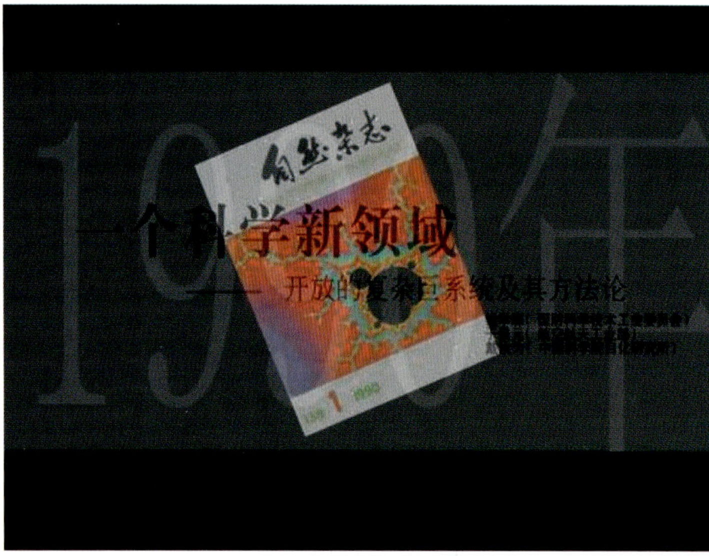

图2.1.1 开放的复杂巨系统及其方法论

(2) 人类与环境构成一个更为复杂的开放巨系统。自然生态环境与社会文化环境是一个开放的复杂超巨系统,人生活在这个环境中,并且与环境相互作用,而中医非常注意饮食起居和生活环境。

(3) 中医学研究的理论与方法。中医学可以认为是一门处理人体复杂巨系统的理论的学问,中医学的方法可以说是哲学、自然、社会、人文相互交叉的科学方法。西医学关于人体的理论属于简单性系统理论,它的方法属于简单性科学方法,主要包括力学、物理学、化学、生物学等方法。中医学与西医学应该互相补充、互相融合,而不是互相排斥。需要强调的是,在吸取西医学的成果时,必须坚持中医学的特色,发扬中医学的优势。可以预期,其中的某些项目一旦突破,将会给发展中的“系统中医学”带来巨大的进步。

人体本身是一个开放的复杂巨系统,这个系统具备了以下几个方面的特点：

(1) 与周围环境进行物质、能量、信息的交换。

(2) 系统包括了很多子系统,比如脑神经系统、呼吸系统、消化系统、生殖系统、血液循环系统以及免疫系统等等。

（3）这些子系统下又包含了种类繁多的子系统。子系统之间既是独立、变化的，又是相互联系、相互作用的，构成了一个庞大的、复杂的体系。

人体具备了开放性、复杂性、演变性和开放的复杂巨系统的许多动力学特征。从这个观点出发，具体地对人体各个系统进行研究，如对人体免疫系统的研究已经取得了一些进展。

复杂性科学具体到我国学者的研究，是从系统科学的基础层次，从开放的复杂巨系统及其方法论来加以研究，形成了我国自己的研究特色，这样对中医药理论的研究有着传承的联系。

回顾十几年来中医现代化的过程，有一些学者和专家从系统科学和系统工程的角度去研究中医，但是没有解决中医理论的现代科学阐述以及形成中医的现代科学理论等问题，距离“精密科学”还有很长的路要走。经过对复杂巨系统特别是对医学领域的问题进行分析，现在可以更有把握地说系统学是中医现代化的重要基础。20 年来为什么难以突破这些问题?这需要从系统科学自身的发展来分析，其中主要原因是基础理论和解决复杂系统的方法论没有形成。

在五千年文明发展史上，中华民族人口众多，长期处于较为稳定和统一的社会环境中，创造了世界上唯一没有间断过而持续发展下来的文明，所以中国人有足够的接触和认识世界及事物的系统特点和规律的实践，也有足够的理解和归纳这种系统特点和规律的思考，中国式的思维方式就很自然地走上系统思维的道路。中国传统系统思维的这种朴素性是和古代的整体观念联系在一起的。中国古代的思维方式也是整体的，具有整体的一般特征。中国传统系统思维是在整体思维中发展出来的，是在整体思维的基础上，认识和掌握了超出整体论思维而属于系统论思维的特点和规律，而这些特点和规律是属于系统科学研究的特有内容。

这种中国系统思想，决定了中医理论同样是以功能分析为主、结构分析为辅的。着眼于功能就可以不陷入原子论和逻辑的陷阱之中，这是因为功能是整个系统的各个部分共同作用的结果。因此，以朴素系统的观点来看待问题也正是中医的特点之一。例如，中医理论中的阴阳说和五行说、脏腑论和经络学说、六淫、七情、辨证论治，这些都强调了人体的整体观以及人和环境、人和工作的整体观，具有朴素系统学的色彩。

这里我们可以充满自信地说，中医从其萌芽，为中华民族的繁衍昌盛服务，从其理论到诊疗特征，无不贯穿着“系统”的精髓，所以在和“系统学”结合发展的今天，浓重地显示着“系统中医学”的鲜明特色！可以预期，具有现代科学与中医学交叉发展特色的“系统中医学”将要在中国大地上成长、壮大。

[[[2.1.3 综合集成法对人体系统的信息处理]]]

处理开放的复杂巨系统的方法论，即“从定性到定量的综合集成法”(Metasynthesis)。综合集成法就是将专家群体(各方面专家)、数据和各种信息与计算机软硬件技术有机地结合起来，把各种学科的科学理论知识和经验知识结合起来，使之成为一个系统，并发挥出这个系统的整体优势和综合优势。后来钱学森又把综合集成法拓展为“从定性到定量的综合集成研讨厅”体系，主张人—机结合，把人心智的高度灵活性和计算机计算与处理信息的高性能结合起来，把人们的智慧集起来，形成“大成智慧工程”(Metasynthetic Engineering)。这些都是复杂巨系统问题，从理论上解决这些问题并使之应用于具体的实践，然后结合现代信息技术，建立成功信息空间的综合集成研讨系统，实现其可操作性，从而使我国的复杂的研究具有实用的特色[19]。

从现代科学技术发展趋势来看，一方面是有的学科不断分化，越分越细，新学科、新领域不断产生，涌现出高度分化的特点；另一方面是不同的学科、不同的领域间互相交叉、结合与融合，向综合性、整体化的方向发展，涌现出高度综合的趋势。这两者相辅相成、互相促进。多学科交叉是现代科学发展的趋势，而综合集成方法本身正是体现了多学科交叉、基础科学和现代信息技术的交叉。综合集成方法的理论基础是思维科学；方法基础是系统科学和数学科学，技术基础是以计算机为主的现代信息技术，哲学基础是马克思主义的认识论。

从思维科学的角度来看，大脑和计算机都能够有效地处理信息，但是两者有极大差别。计算机体现的是逻辑思维，它是定量、微观处理信息的方法。大脑具有形象思维和逻辑思维的能力。人的创造性主要来自创造性思维，创造性思维是逻辑思维和形象思维的结合，也就是定性与定量结合、宏观与微观结合，这是大脑创造性的源泉。信息、知识、智慧是3个不同层次的问题。有了信息不一定有知识，有了信息和知识也不一定就有智慧。信息的综合集成可以获得知识，信息、知识的综合集成可以获得智慧。过去，我们通过大脑获得知识和智慧。现代因为以计算机为主的现代信息技术的发展，我们可以通过以人为主、人—机结合的方法来获得知识和智慧，在人类的发展史上，这是具有重大意义的进步。综合集成方法就是这种通过人—机结合获得知识和智慧的方法。

中医药的研究是针对患者的，与开放的复杂巨系统问题有着极密切的关系，解决问题的方法论是从定性到定量的综合集成法，复杂性体现在人与计算机共同运行的系统之中。处理开放的复杂巨系统的综合集成法的关键是人脑的信息处理与电脑的信息处理相结合，不是只靠计算机。总之，开放的复杂巨系统的提出以及表征这类系统的复杂性的研究，具有鲜明特色，特别是在解决实际问题的方法论方面我们走在了其他国家的前列。钱学森于1998年7月4日给戴汝为先生的信中谈到[20]："司马贺和圣菲研究所的那些人提出的复杂系统与复杂性就是我们说的，但我以前已向您说过，他们没有具体提供解决问题的方法！[我们比他们高一层次在于：①区别了复杂系统与复杂巨系统，复杂系统可以用控制论和计算机解决；②复杂巨系统只有用'从定性到定量综合集成法'。]"人—机结合的系统的特点就是人的智慧与机器的高性能（尤其是社会中人的群体与大量的计算机）两者结合后的发挥就会产生"智慧的涌现"。

具体地说，中医专家的诊断经验是一种直觉性知识，其特点之一是按相似性分类。专家诊断疾病时，并非像机器那样，事先脑子中已摆好了关于疾病的各种分类及满足每一类型的条件，然后严格按这些条件看能归入哪些类型。事实上，中医专家在多年临床诊断的经验中，脑子中储存了很多有意义的病情实例，同时又具有一种模糊的直觉联想能力。当遇到一个新病例时，他由相似性联想到某一过去的病例，并与之比较，这种相似性不能用严格的逻辑形式描述清楚，即不能用计算机语言描述。综合集成方法对人体复杂巨系统的信息处理，每个专家和他使用的网络计算机，即二元组[人、网络计算机]构成一个社会个体，社会个体之间就关于问题的数据、信息、知识和网络资源进行沟通交流、共享甚至是互操作，具有系统、组织、交互和执行4个层次，涉及个体属性、个体与个体之间的交互和组织、个体与群体的交互和组织等问题，形成了综合集成人工社会自身结构的开放抽象模型（见图2.1.2）。

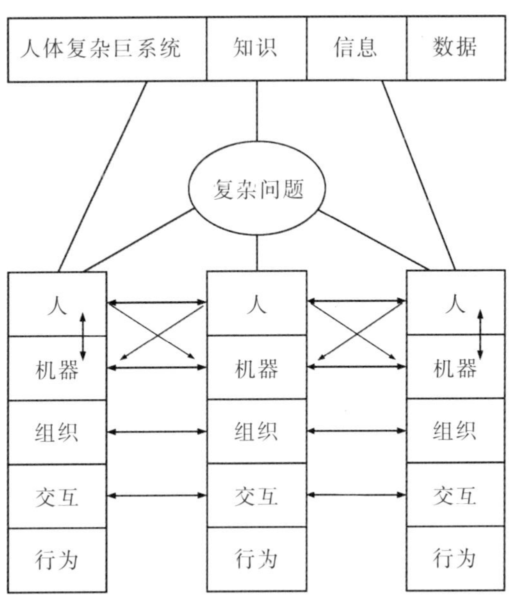

图2.1.2　综合集成人工社会对人体复杂巨系统的信息处理

综合集成人工社会,以二元组[人、网络计算机]为社会基元,围绕着复杂问题求解进行有效组织,通过社会基元有效地交互和协作,在丰富的数据资源和计算机的高性能支持下,产生存在相互联结的具体问题求解的紧密知识交流群体,导致了一个坦诚、信任、紧密合作、高效的社会智能系统,系统内充满协作、参与、沟通、信任、坦诚、活跃气氛和群体意识,信息畅通,高效灵活,是求解复杂问题的组织空间。与专家体系、数据体系和计算机体系成员角色、功能以及系统整体功能相对应,综合集成人工社会具有以下特征:

(1)在交互认识论和系统复杂性基础上,在群体交互过程中实现知识的产生与传播,涌现出群体智慧,实现复杂问题的表象概括与问题求解。

(2)处理与开放的复杂巨系统有关的问题充满不确定性和敏感性,具有获取对问题初步概括的组织特征、无目标的求解过程,人是最终的问题求解器;专家群体的创新等特点,需要以人为中心的信息、数据支撑技术。

(3)以人、计算机和数据为元素构建有机的智能系统,需要以人为中心,以问题求解为目标的有效组织设计与系统实现。

诞生在开放的复杂巨系统环境中的这种人—机结合系统,焕发了巨大认知能力,成为智慧涌现的不竭源泉,这样对中医药进行现代化研究及其创新发展,提供了具有中国特色的理论、方法以及手段——即可操作的智能工程平台[21]。

2.1.4 综合集成法与中医辨证观论治

中医学诊断的精髓在于"辨证论治",而辨证是以望、闻、问、切四诊为依据,按照四诊合参原则,将各类临床信息加以分析综合,以达到审证求因、确定治则、评价疗效、推测预后等目的。但是,传统中医诊法主要是通过医生的目测观察、语言描述、经验辨析来判断病证的。我国在中医诊断的客观化方面进行了大量工作,特别是在舌象[22]及舌诊[23]领域取得了可喜的成果。中医里的"证"即从人体的整体状态考虑进行综合诊治,而不是头疼医头、脚疼医脚,也就是从整体上考虑问题。"治病不仅要辨'病证'的证,还要辨'疗效'的证。因此,辨证的第一步是识别藏象—疗效—病形以及把握这三者之间的互相转化"[24]。对于中医来说,就要从眼、耳、鼻、舌、手等感官获得信息,进行模式识别,把器官感觉到的信息和知识与大脑中存储的医理模式从整体上加以比较,进行搜索与匹配,找出并识别"形象"。这种搜索与匹配的效率与情感密切相关,从以上这些方面加以引申来探讨形象(直感)思维可以说抓住了问题的实质,这样也许可以对中医与形象(直感)思维的依存有进一步的了解与较好的说明。从中医诊断来加以分析,首先是立"象",医生通过多种媒体(望、闻、问、切)等感知,加上自身体会,建立子模式,再形成与各种病症对应的模式类别。立"象"的过程是医生与大量的患者接触、学习与诊断的过程,患者实际上起到了为医生提供样本的作用。立"象"是十分复杂的认知过程,用现代的观点与语言来说,是医生的实践与经验积累的过程,可以说是多维(望、闻、问、切)的、自下而上的综合集成过程。这是由医生的大脑这一系统来完成的,最终把实践经验沉积于医生的脑中,形成表征与各种病症相对应的各种模式类的"意",达到立象表意。"象"很重要,在此过程中,采用以象说像的办法建立一种描绘整体形象的比较抽象的象称为"意"。中医医生对患者疾病的诊断靠对人体的整体了解以"意"之间的相似性来加以判断[25]。

美国哈佛大学的艺术心理学家阿恩海姆(Arnheim R)通过大量的证据表明,在任何一个领域中,真正的创造性活动都是通过"意象"进行的,心灵在艺术中的活动与在科技等领域中的活动是相似的。这里提到两个假定:① 思维是借助于"心理意象"进行的,在知觉中包含的思维成分和在思维活动中包含的感性成分之间是互补的,把思维与感觉统一起来的桥梁或媒介,就是"意象"。② 意象所做的工作是在意识阈限之下进行的,思维意象任何时候都可以进入意识之中[26]。

具体地说,中医专家的诊断经验是一种直觉性知识,其特点之一是按相似性分类。专家诊断疾病时,并非像机器那样,事先脑子中已摆好了关于疾病的各种分类及满足每一类型的条件,然后严格按这些条件,看看能归入哪些类型。事实上,中医专家在多年临床诊断的经验中,脑子中储存了很多有意义的病情实例,同时又具有一种模糊的直觉联想能力。当遇到一个新病例时,他是由相似性联想到某一过去的病例,并与之比较。这种相似性是不能用严格的逻辑形式描述清楚的,即不能用语言描述。可以借助于心理学研究者罗希所提供的经验论据来进一步说明这一事实。罗希指出,人类并不是把事物作为抽象规律的实例来分类,而是把事物与范例相对照按相似性来分类,是实例与实例对比,而非实例与规则对比进行分类。她说:"范畴存入大脑,即不借助于该范畴中每个个体一览表,也不是该范畴成员的必要充分的形式标准一览表,而是通过某种典型范畴成员的原型,是具体形象。"实际上,这是形象思维的高度应用,是形象思维的升华,也可以称为"泛化"。泛化思想来源于"象",即意象、形象,也是从整体上认识事物。这一思维方法的优点在于其宏观性,能避免微观方法的因小失大。我国的中医就是用这个方法[27]来诊治疾病的,故老中医往往水平较高。其储存的有意义病情实例较多,相似性联想能力较强,其中大量是识别分析问题,体现了综合集成极其成功的运用。

中医的特点是辨证论治,是对中医各种理论的综合运用。完整的中医深层模型除了分别包括各种理论,如八纲、五脏、六腑辨证、营气气血辨证、六经辨证等之外,还应包括如何灵活、综合运用这些理论去指导具体病例的临床诊断。回顾前期中医专家系统,它之所以没有得到实际应用,显然是因为对中医的现代阐述研究不足,对深层模型的研究不够。由于中医诊断经验的直觉性和个体差异,再加上难以体现其综合运用,缺乏指导具体病例的临床诊断的综合能力,故中医专家系统在实际应用中受到很大限制,难以达到较好的临床效果。

总结经验,从创建医疗专家系统的历史来看,当时识别分析及集成技术不足是原因之一。经过十几年的研究,如今已在智能科学及智能工程的基础上发展起来了以人为主的人机结合的智能系统,通过运用集成方法建立了集成型模式识别与分析技术以及可操作的识别系统[28],这就为建立有效的中医专家系统准备了条件。

人们从实践中开始认识、利用并发挥人类和计算机各自的长处,把人和计算机结合起来,才是正确的前进道路。人的智慧与计算机的高性能相结合是智能研究历程上的一次飞跃[29]。1991年,主持实施国家“863”计划信息领域“智能计算机”主题后期工作的钱学森就强调:“我们要研究的问题不是智能机,而是人和机器相结合的智能系统,不能把人排除在外,是一个人—机智能系统。”这种“以人为主、人机结合,充分发挥人的智慧与计算机高性能”的理念日益为国内外人工智能界所接受。近年来美国麻省理工学院(MIT)人工智能研究的权威布鲁克斯(Brooks R A)也声称,要研究以人为中心的信息处理。以往计算机进行模式识别的方法,与人进行模式识别的方法可以说没有什么联系,人们希望能借鉴人的模式识别方式,发展新的计算机的模式识别方法。

归纳起来,像中医药这类问题,它所处理的对象是人体,而人体本身就是一个开放的复杂巨系统,所以采用综合集成方法论所指明的方法是值得鼓励的。综合集成方法针对复杂巨系统来说,由于其跨学科、跨领域的特点,对所研究的问题提出经验性假设,通常不是一个专家,也不是一个领域的专家们所能提出来的,而是由不同领域、不同学科专家构成的专家体系,依靠群体的知识和智慧,对所研究的复杂系统和复杂巨系统问题提出经验性假设与判断,但要证明其正确与否,仅靠自然科学和数学中所用的各种方法就显得力有不殆。从另一方面看,多少年来,传统中医所运用的方法着重于思辨和实证,缺乏从定性到定量的描述,很多仁人志士为此感到烦恼、遗憾。当代系统论是整体论与还原论的辩证统一,不是简单地回复到古代的直观朴素整体观上去,而是在近代精密科学的基础上,在局部细节弄清楚的基础上,向整体论的更高形态的发展。它是分析与综合的统一,微观和宏观的统一,整体论与还原论的统一。它运用从定性到定量的综合集成法,体现了集人类科学思维方法、集现代科学方法、集人类智慧之大成,所以是一种更为综合、更高层次的科学思维方法,是思想方法论发展史上的又一次飞跃。从系统学复杂性研究以及智能工程实践的角度,认为系统学从系统科学的发展中,上升到基础层次,可以提供理论基础;综合集成方法在应用层次上较系统工程有所提升跨越,能提供可操作的智能平台。这样在中医现代化实践中就有可能赢得以往无法企及的成绩，必将大大推动从“描述科学”向“精密科学”的过渡转变。中医现代化之路，就是通过人机结合、以人为主的思维方式和研究方式，机器能做的尽量由机器去完成，极大地扩展人脑逻辑思维处理信息的能力（自然也包括了各种能用的人工智能方法和各种信息技术工具）。通过人机结合、以人为主，实现信息、知识和智慧的综合集成。这里包括了不同领域的科学理论和经验知识、定性知识和定量知识、理性知识和感性知识，通过人机交互、反复比较、逐次逼近，实现从定性到定量认识，从而对经验性假设的正确与否做出明确结论，无论是肯定还是否定了经验性假设，都是认识上的进步。然后再提出新的经验性假设，继续进行定量研究。

方法论的创新，将孕育着伟大的科学革命。F.培根创立的还原论方法，推动了从 19 世纪到 20 世纪的科学大发展。钱学森深谙西方科学哲学的精髓，又吸取中华民族古代哲学的营养，因而能够把还原论与整体论辩证统一起来形成系统论，并运用辩证唯物主义，创立了综合集成方法论。综合集成方法论必将推动 21 世纪系统科学的大发展。

参考文献

[1] 钱学森. 系统科学、思维科学与人体科学[J]. 自然杂志,1981,4(1):3-9.

[2] 钱学森,于景元,戴汝为. 一个科学新领域——开放的复杂巨系统及其方法论[J]. 自然杂志,1990,13(1):3-10.

[3] 钱学森. 再谈开放的复杂巨系统[J]. 模式识别与人工智能,1991,4(1):1-4.

[4] 米歇尔·沃尔德罗普. 复杂[M]. 北京:生活·读书·新知三联书店,1997.

[5] 林昭庚,鄢良. 针灸医学史[M]. 北京:中国中医药出版社,1995.

[6]《经络十讲》编写组. 经络十讲[M]. 上海:上海人民出版社,1976.

[7] 王启才,高俊雄. 经络的研究及临床应用[M]. 北京:中医古籍出版社,1998.

[8] 朱兵. 针灸的科学基础[M]. 青岛:青岛出版社,1998.

[9] Jayasuriya A. Clinical Acupuncture, A to Z aupuniture course[M]. 7ed. Shahdara. Delhi: B Jain Publishers(P), 1998.

[10] Biswal B, Yetkin F Z , Haughton V M, et al. Functional connectivity in the motor cortex of resting human brain using echo-planar MRI[J]. Magnetic Resonance in Medicine, 1995, 34(4):537-541.

[11] Friston K J, Frith C D, Turner R, et al. Characterizing evoked hemodynamics with fMRI[J]. Neuroimage, 1995, 2(2):157-165.

[12] 田捷,包尚联,周明全. 医学影像处理与分析[M]. 北京:电子工业出版社,2003.

[13] Bai LJ, Qin W, Tian J, et al. Acupuncture modulates spontaneous activities in the anticorrelated resting brain networks[J]. Brain Research, 2009, 1279(7):37-49.

[14] Bai LJ, Qin W, Tian J, et al. Time-varied character is tics of acupuncture effects in fMRI studies[J]. Human Brain Mapping, 2009, 30(11):3445-3460.

[15] Qin W, Tian J, Bai LJ, et al. fMRI connectivity analysis of acupuncture effects on an amygdala-associated brain network[J]. Molecular Pain, 2008, 4(55):1-17.

[16] 白丽君. 针刺持续性神经响应特性研究[D]. 西安:西安电子科技大学,2009.

[17] 戴汝为,王珏,田捷. 智能系统的综合集成[M]. 杭州:浙江科学技术出版社,1995.

[18] 王寿云,于景元,戴汝为,等. 开放的复杂巨系统[M]. 杭州:浙江科学技术出版社,1996.

[19] 钱学森,戴汝为. 论信息空间的大成智慧[M]. 上海:上海交通大学出版社,

2006.

[20] 涂元季. 钱学森书信[M]. 北京:国防工业出版社,2007.

[21] 戴汝为. 人—机结合的智能工程系统——处理开放的复杂巨系统的可操作平台[J]. 模式识别与人工智能,2004,17(3):257-261.

[22] 沈兰荪. 中医舌象的采集与分析[M]. 北京:北京工业大学出版社,2007.

[23] 李乃民,张大鹏,王宽全. 舌诊学[M]. 北京:学苑出版社,2006.

[24] 陆广莘. 陆广莘医论集要——中医学之道[M]. 北京:人民卫生出版社,2001.

[25] 戴汝为. 形象(直感)思维与人机结合的模式识别[J]. 信息与控制,1994, 23(2):76-79.

[26] 鲁道夫·阿恩海姆. 视觉思维——审美直觉心理学[M]. 北京:光明日报出版社,1987.

[27] 钱学森. 1995 年 11 月 19 日致邹伟俊信件[M]//《钱学森书信选》编辑组. 钱学森书信选:下卷. 北京:国防工业出版社,2008:1098.

[28] 戴汝为. 人—机结合的智能科学和智能工程[J]. 中国工程科学,2004, 6(5):24-28.

[29] 戴汝为. 社会智能科学[M]. 上海:上海交通大学出版社,2006.

§2.2 中医证候的复杂信息分析与系统生物信息学研究

2.2.1 中医证候的研究进展简述

2.2.1.1 证候的概念及当前证候研究的若干难点

整体观和辨证论治是中医学的基本特点，在中医学发展的历史中长期指导着中医药、针灸的临床实践。“证(证候)”是中医临床立法、遣方用药、针灸施治的依据，是中医学诊疗体系的核心与纽带。《中国医学百科全书·中医学》认为，证候是“综合分析了各种症状和体征，对于疾病处于一定阶段的病因、病位、病变性质以及邪正双方力量对比各方面情况的病理概括”。

辨证(证候)就是在中医整体观念的指导下，综合分析、归纳患者的病史、症状、体征等信息，运用多种辨证理论与方法来辨别病因、病位、病性、病势等，为临床治疗提供依据。中医常用的辨证方法包括八纲辨证、脏腑辨证、经络辨证等等。不同辨证方法存在着紧密的内部联系，在临床实践中常复合使用。其中，“八纲”指的是阴阳、表里、寒热、虚实8种概括性的辨证纲领，“阴阳”为其总纲。脏腑辨证是以中医藏象学说的理论为指导，分析判断疾病所在的脏腑病位及其病因、病性及邪正盛衰情况等的辨证方法。经络辨证是以经络学说为指导，根据经络的分布规律、与脏腑器官的联系特点、功能特性和经络异常反应，判断经络病变的病位、病性等的辨证方法。这些辨证方法中，八纲反映的是机体各种病变的主要方面。任何脏腑、经络等病证的发生发展，都与上述八纲息息相关。早在《黄帝内经》的论述中，就已经奠定了八纲辨证的基础，脏腑、经络等辨证方法可看作是在八纲辨证基础上的深化。例如，脏腑辨证往往根据脏腑的生理功能和病理特点，辨别脏腑病位及脏腑阴阳、气血、虚实、寒热等变化，从而指导临床诊疗。

针灸治疗中的辨证，往往也以八纲辨证为纲领，经络辨证为核心，结合脏腑、气血辨证，根据病症的虚实、寒热等不同，而分别施以补泻疾留等法。早在《灵枢》中，对此已多有论述。《灵枢·官能》曰：“用针之服，必有法则。”《灵枢·经脉》曰：“盛则泻之，虚则补之，热则疾之，寒则留之，陷下则灸之。”《灵枢·九针十二原》曰：“凡用针者，虚则实之，满则泄之，宛陈则除之，邪胜则虚之。”阴阳作为八纲辨证的总纲，也是针灸辨证取穴之要，因而经脉脏腑和形体均有阴阳之分，手足三阴三阳十二经脉、任督脉皆有阴阳之别，如《灵枢·根结》所谓，针刺之大法在于“用针之要，在于知调阴与阳。调阴与阳，精气乃光，合形

(2) 证候构成要素的高维性。证候的内在因素包含了体质特征、机体脏腑、经络、气血、阴阳等的失衡及其相互间关系的紊乱,病因、病位、病变性质、邪正等不同维度又均包含了各自不同的表型信息。

(3) 证候诊断方法的高维性。如前所述,中医学经常使用的辨证方法包括八纲、脏腑、经络、气血等,并且各种辨证方法经常配合使用。

(4) 证候演变的动态性。证候是疾病过程中某一阶段(时点)机体对内外致病因素作出的综合反映。在疾病的发生发展过程中,证候处于动态变化中。疾病的不同时点、不同阶段,可表现为不同的证候,体现出一定的证候演变。空间上的"证"、时间上的"候"既是不同的维度,又各包括众多的组成因素。

一方面,证候的"高维性"具有其合理的一面,它符合亚健康状态、疾病发生发展不同阶段的整体特征。现代医学已认识到常见病多为复杂性疾病,存在多因素致病、多基因调控、涉及多个层次、临床表型复杂等特征[20]。某种意义上,可以说中医学的辨证论治理论及其丰富的实践经验,为复杂疾病的诊疗提供了一种独特的视角。西医的"病"、中医的"证"均离不开对于表型的观察,针对同一种疾病,中医与西医的观察有何区别？对此问题,研究者进行了一项数据挖掘研究。以类风湿性关节炎(RA)为例,研究者采集了85项RA常见的临床表型信息,归为病变部位、量化诊断、症状描述、普遍状况、环境因素5类,并从中国期刊网和Medline数据库中分别提取RA中、西医诊察的数据集,依据5类临床信息的出现频数进行统计学检验,以比较中、西医诊断同一疾病(RA)的不同特点。结果发现,中、西医学对RA的诊察方式具有统计显著性差异。与西医观察相比,中医学侧重于疾病过程中环境因素的考察以及症状信息的全面采集与提炼,因此有助于疾病复杂临床表型信息的归类,以及寒、热等不同证候的判别[21]。

另一方面,证候的"高维性"又是影响证候标准化、规范化的重要原因,并限制了证候内在机理的深入研究。在非线性复杂系统的分析中,维数越少则其描述与统计越简单,维数多则处理起来比较复杂。如何在保持证候特色的前提下,对证候的高维性进行"降维"处理,梳理主导因素,这是中医证候复杂信息分析所致力解决的重要问题。中医证候的"降维",首先要认识证候究竟包含了多少维度,每个维度又包含了何种表征信息,亦即依据中医常见证候,辨别主要因素、次要因素、伴随因素等,提取公认的特征性证候因素,然后对有关表型信息(如经典的四诊信息)的适用范围、诊断方法、定性定量描述等进行界定,并付诸临床,调查检验其可重复性与可靠性,如信度与效度等。就辨证方法而言,辨证"八纲"各自概括了一方面的病变状态。某种意义上,六经辨证、气血辨证,都可理解为表里、浅深、轻重层次划分的辨证分类方法;脏腑辨证、经络辨证则是根据脏腑的生理病理及经络循行的表现来判断病变的部位,以寒、热、虚、实来辨别病性,以脏腑间的相互关系来分析病症的转变规律，即以脏腑的生理功能和病理变化反映之外的不同证候作为辨证依据。因此，结合特定疾病的发生发展过程，从证候的高维信息中提取其中的“证候要素”成为近期中医证候研究的一个热点。有关学者分别开展了脑血管病、肺癌等多种疾病过程中的证候要素提取及其组合规律研究[22-24]、贡献度与证候特征选择等分析研究[25]。

机体是复杂的巨系统，在群体、个体、器官组织、细胞、分子等各个层次均包含着多因素的问题。在非线性复杂系统的数据处理中，常需将高维数据投影到低维空间来进行描述和统计处理，以便进行综合评价及其他转换和利用。降维技术是目前处理高维数据的主要方法之一。常见的降维方法有：多因素统计分析方法（聚类分析、主成分分析、因子分析、典型相关分析、多维尺度分析等）以及处理高维非正态数据的统计方法，即将高维数据投影到低维子空间上，寻找出能反映原来高维数据的结构或特征的投影，以达到研究、分析高维数据的目的，并可用于解决一定程度的非线性问题。当然，一定情况下，在证候诊断数据过少而难以判别证候属性的事例中，亦可“升维”处理。如支持向量机等方法就是将数据投射在高维空间而获得规律性认识。目前，上述方法尤其是各种降维方法已被较多地应用于中医证候临床资料的分析与研究，例如中风病证候的聚类及主成分分析[26]、采用因子分析而进行的稳定型心绞痛证候要素研究[27]、类风湿关节炎证候与疗效研究[28]、疲劳性亚健康人群中医证候要素研究[29]。

合理利用启发式的直观信息是人工智能和机器学习的一个特色，适合于提取实验设计和数据本身的整体特性。因此，将模式识别、机器学习和统计学中的一些方法相结合，有助于从多层次复杂信息中发掘中医证候的特征。有学者基于临床资料，采用模式识别与机器学习中的一些算法如信息熵等，分析慢性肾功能衰竭的证候提取、不稳定心绞痛、中风病等临床证候特征，取得了较好效果[30-32]。同时，为充分挖掘、利用证候各种维度的信息，文本挖掘、自然语言处理等多种信息技术也日益成为证候复杂信息获取与分析的重要手段[33]。针灸研究领域也日渐重视经穴等信息的挖掘与处理。例如，有学者以针灸治疗偏头痛和功能性消化不良的古今针灸处方信息为样本数据，利用多种数据挖掘技术，发现在针灸经穴选用过程中的循经取穴、选取特定穴为主的经穴选用规律，表明经穴具有“经脉循行、经气汇聚”的效应特异性[34]。

2.2.2.2 证候的阶度反映了各因素相互关系的复杂性

证候的组成要素体现了证候的“维度”，证候的“阶度”则体现了临床实践中证候各要素之间相互关系的复杂程度。人体大多数重要的生理或病理特征，都来源于复杂生物系统中多层次、各部分的相互作用。辨证论治的特点是在重视各种因素作用的同时，更强调各因素在整体中的作用与联系。证候因素的相互关系及其复杂性如下。

（1）证候间的相互关系。如证候相兼、证候错杂、证候真假、证候转化等。用八纲来分析、判断、归类证候，并非孤立、对立、静止不变的，而是相互间可有兼夹、错杂，可有中间状态，证候的演变可有临界状态，并随病变发展而不断变化。

（2）表型信息的相互关系。证候的各种表型信息，如症状、体征等之间存在复杂的、多层次的相互关系，不同的表型组合可以表征不同的证候状态，而用于辨证的四诊信息、现代诊疗信息日趋丰富，因此阶度越高，复杂度越高，各因素之间的非线性关系越强。

（3）机体与环境、病因、病位、病性以及邪正相争的关系。1997 版的《中医学》认为，证候“是机体在致病原因和条件作用下，整体体质反应特征和整体与周围环境（包括自然环境和社会环境）之间、脏腑经络与脏腑经络之间相互关系发生紊乱的综合表现”。

（4）在证候的辨析过程中，涉及医生的经验、直觉、感悟等不完全理性（有限理性）因素的作用，以及对患者情绪、偏好、意志等非理性因素的观察与总结。主、客观因素的交融，也是证候复杂性的来源之一。

因此，证候可看作是由不同的要素（维）通过不同的关联（阶）达到的不同状态。中医证候的标准化、客观化、可重复性是目前中医临床辨证论治研究迫切需要解决的问题。然而，过于强调证候诊断的标准化、客观化，必将以弱化辨证论治为代价。解决这一矛盾可尝试从两方面考虑：在什么阶度（层次）上进行规范，可以体现证候的共性？如何把握证候要素组合的复杂度，从而体现辨证论治的灵活性？

中医辨证是在错综复杂的临床表现中抓住疾病的本质而施以治本之法；辨病是建立在对疾病特异病因、病理变化、发生发展规律的认识上，使辨证治疗更具有针对性。在某种意义上，证候的诊断是一个在多种方案中如何进行选择决策的问题。因此，在降维选取特征性证候因素的基础上，可进一步以特征性证候因素为基础，在不同疾病过程中，或者疾病发生发展的不同阶段，通过不同阶度的证候要素的组合进行证候诊断，从而使得证候的判断既有所依据，又具有一定的灵活性，以期为证候的规范化和标准化提供可控的基础。

中医学传统的辨证信息来源主要是传统的望、闻、问、切四诊信息，证候大多反映为特定的四诊信息组合。随着时代的发展以及中西医学的交融，目前可用于证候诊断的信息逐渐增多，包括四诊信息、体征、理化信息（病理生理信息、实验室检查、影像学检查）等等。因此，在采集多层次信息的基础上，以名义数据、有序数据、区间数据等对症状等多类指标进行量化，通过不同指标或指标组合的证候贡献度分析，以相对标准化的有效信息组合刻画特征性证候因素，并辅以方剂反证，这是证候诊断标准化的一种值得尝试的有效途径。当然，证候的稳定状态或标准化状态是相对的，证候是“机体整体反应状态”，证候相关的表型组合也具有整体性和动态性特征。由于中医学对人体体质因素、环境因素及疾病不同阶段证候演变的整体认识方法与西医不同，因此对证候“阶度”的处理、证候状态的度量，必然需要大量的信息分析，特别是通过对证候因素(包括各种指标组合的关系、指标动态变化特点等)的“升阶”而进行的非线性规律分析尤为突出。对于证候构成判断、证候演变规律、证候整体特征、临界证候状态等相关问题，可用的工具和方法有分类、聚类、减维、模式识别、可视化、遗传算法、不确定性处理等。采用系统的计算模型如贝叶斯网络、决策树模型等分析各部分的相互作用，则可理解基于有效信息组合的证候特征。目前，在证候的系统模型研究中，较为常用的是贝叶斯网络、决策树等方法[35-38]。

联合采用 Logistic 回归、决策树、贝叶斯网络方法，为基于数据模型的辨证方法提供了一种尝试。在慢性乙肝患者证候学调查和实验室检测资料(88 项症状、舌脉象，20 项体征和 14 项实验室指标)的基础上，构建了能够区分肝胆湿热证、肝郁脾虚证的决策树诊断模型(辨证诊断准确率＝74.36%)，发现苔白、淡红舌、巩膜黄染、两目干涩、谷丙转氨酶(ALT)和 乙型肝炎病毒 e 抗原(HBeAg)是鉴别慢性乙肝肝胆湿热证、肝郁脾虚证的有效指标组合(见图 2.2.2)。采用贝叶斯网络分析的结果也验证了上述指标的重要性[39]。有学者提出了用于中医证候诊断的隐结构模型，用于望、问、闻、切四诊信息和流行病学调查资料分析，用分析得到的隐结构模型指导辨证。该方法在肾虚辨证等多种证候诊断中也取得了较好效果[40]。

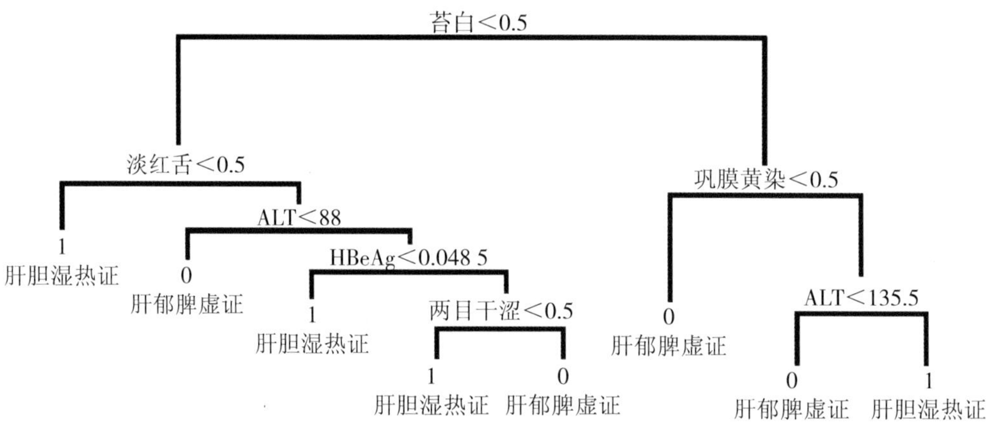

图2.2.2　慢性乙肝肝胆湿热证、肝郁脾虚证的决策树诊断模型[39]

中医的“证”侧重于观察表型之间的关联，即通过特定的表型组合来界定证候状态。研究初步发现，证候相关表型组合与疾病的个体化诊断、疗效评价有关，亦即与机体内部病理生理变化具有一定关联。依据 209 例幽门螺杆菌感染的慢性胃炎及癌前病变患者的临床调查资料(包括 35 项中、西医症状与血清抗体 IgG、IgA 水平检测结果)，发现不同临床症状组合对幽门螺杆菌感染具有不同的诊断价值，提取具有临床诊疗意义的有效症状组合，将有助于幽门螺杆菌相关胃炎等疾病的诊断与治疗[41]；通过分析123例SARS患者的包含29项中、西医症状的临床调查资料，发现了一组非特异性症状的组合，其在评价患者预后以及中西医治疗效果上，与血氧饱和度（SaO_2）等客观指标较为一致[42]；通过分析61例中、西药物干预前列腺增生症患者的随机对照试验（RCT）资料（包括4项尿道症状与体征、35项非尿道症状），结果表明中、西药物可影响前列腺增生症不同的症状组合，单一指标的评价方式难以全面衡量中药的疗效，非尿道症状在疗效评价中具有潜在的重要作用[43]。以上研究提示，以证候相关表型信息（包括四诊信息）的特定组合为切入点，可望为疾病背景下的证候诊断、药物干预下的证候效应研究提供一定渠道，并提示以表型组合为基础研究证候，加强机体内病理生理变化与其外部表现特征的关联分析，可望深入探索证候的内在机制及其个体化诊疗内涵。

在证候复杂信息处理中，升维可以提高精度，适于非线性、高复杂度的刻画；降维便于寻找线性对应关系。临床上类似于“但具一症便是”、“有是证则用是方”的线性对应关系，可以降维处理；而对于众多常见病症、个体差异、证候演变与临界证候的度量，则可以“升维”，以求灵活辨证。因此，一方面对主要证候因素进行降维处理，对相应的表型信息进行规范，并提取多层次有效信息组合；另一方面通过升维或降维，达到对证候因素的选择决策，以适应不同疾病、不同个体的灵活辨证与干预，从而执简驭繁，既把握群体的共性证候特征，又体现辨证论治的个体化特点，由此或可寻求证候标准化、规范化的方法，并为数理科学、信息科学、系统科学等多学科方法引入证候研究辟一蹊径。

2.2.3　中医证候的系统生物信息学研究

2.2.3.1　系统生物学与中医证候研究：从组学到网络生物学

证候的生物学基础一直是证候现代研究的核心问题。数十年来，随着研究的深入和复杂性的增加，研究者们越来越认识到，证候是由许多因素组成的复杂系统，难以用单一的生理、生化指标来表达[1]。证候的宏观表型与微观生物学指标之间的关系十分复杂，加上还原分析等思路与方法的制约，证候生物学基础目前仍然是中医药现代化的瓶颈问题。21世纪以来，系统生物学成为证候研究者们突破瓶颈的希望所在。高通量组学（基因组、蛋白质组、代谢组等）技术是系统生物学研究的重要支撑技术之一。目前各种组学技术，包括基因组学、转录组学、蛋白质组学、代谢组学在证候生物学研究中得到了较为广泛的运用，涉及的证候有血淤证[44,45]、虚寒证[46]、寒证与热证[47]、肾虚证[48]、肾阳虚证[49]、肝郁证[50]等，分别取得了很多有价值的新发现。

与此同时，从系统生物学角度开展中医证候研究，如果没有系统模型为指向，单纯的组学技术本身有可能只是"大规模的还原分析"[51]。如何推测各种组学数据背后的复杂生物系统？现代生命科学的发展表明，生物功能通常不是由单个基因或其产物产生的，而是由基因及其产物、它们之间的相互作用，以及它们与外界环境的相互作用而产生的。DNA、RNA、蛋白质等各种生物分子之间存在着各个层次的相互作用，构成了复杂的系统，该系统又随时与外界环境进行物质、能量与信息的交换，在整体上表现出各种生物功能。在系统生物学研究中，生物分子以及它们之间复杂的相互作用通常被抽象为生物分子网络（包括基因表达调控网络、蛋白质—蛋白质相互作用网络、信号转导网络、代谢网络等）。生物分子网络被认为是复杂生物系统的构建基础和重要表现方式。网络的复杂性本质上就是"关系"的复杂性，因此在某种意义上，系统生物学就是"网络生物学"[52,53]。国际上最近提出的网络医学[54]、系统医学[55]、网络药理学[56]等新进展，也正是这种新兴的、"相互作用→网络→功能"研究思维的体现。国际上对于复杂生物网络的研究方兴未艾。2009 年 7 月，《科学》杂志也出版了"复杂系统与网络"的专辑，该专辑的导言以"关系"（Connections）为题，突出了"关系"在复杂系统，尤其是在复杂生物系统中的重要性。

自 1999 年提出中医证候与分子网络调节机制具有可能关联的假说[15]之后，从"相互作用→网络→功能"的角度，开始探索机体复杂生物系统与病证表型、方药干预的关联机制，也就是建立"病、证表型—生物系统—药物"多层次网络的关联（见图 2.2.3），重点以生物分子网络来刻画疾病、证候内在机制，然后以病症生物分子网络为靶标，发现病症诊断的生物标志、防治病症的药物靶点、有效药物或药物组合。在研究过程中，相继

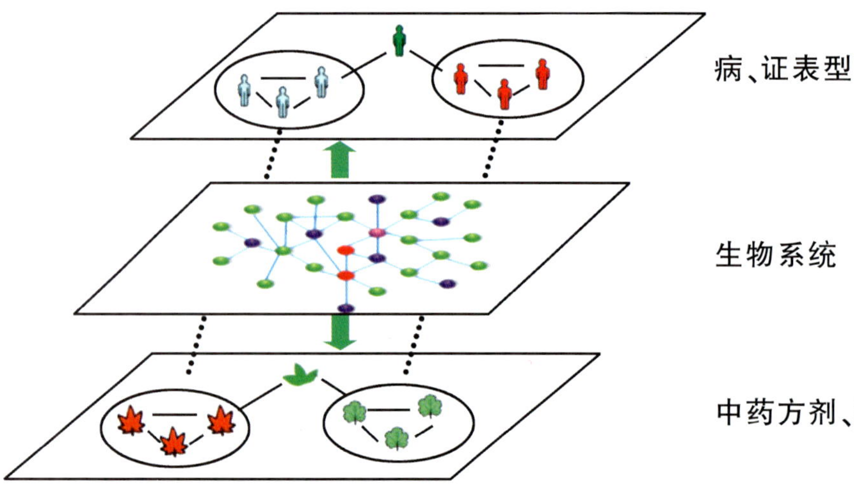

图2.2.3　用于理解病证方关系的"病、证表型—生物系统—药物"多层次网络研究框架

提出病症的“网络生物标志”、方药的“网络靶标”等新构想，由此阐发证候的生物学基础、方剂的作用机理以及病证方的内在关系[16,17]。以“网络”的视角研究中医学，体现了方法论意义上从实体本体论向关系本体论的跨越。

2.2.3.2 证候生物网络的研究

证候的生物学基础难以还原为个别生物分子的行为。可以假设机体生物系统与环境通过复杂相互作用而形成的、多层次的生物分子网络，是疾病与证候发生、发展的内在驱动力，由此产生的证候研究思路是：从证候的表型组合推导相关生物分子网络，然后从临床上寻找证候的网络生物标志，探索证候生物网络状态变化的个体化诊疗意义。

证候的生物学基础研究，无疑不能独立于国际海量生物医学数据所建构的“生物机体”之外。目前国际生物学、医学对于“生物机体”的研究已积累了海量的数据，例如美国国立医学图书馆的 Medline 数据库 2004 年就包含了超过 1 250 万条记录，并且以每年超过 50 万条记录的速度递增。然而，目前指导疾病生物分子网络构建与分析的一般性理论与方法尚未形成，研究中还面临非线性、多输入多输出、多层次调控，以及数据的不全面性、不准确性、噪音等诸多难点，影响了对于疾病生物分子网络内在调控机制、模块性、鲁棒性、动态响应特性等方面的研究。如何针对疾病、证候的内部机制，构建其相关生物网络，成为需要解决的第一个问题。

简言之，目前构建疾病生物分子网络的方法，按其数据来源主要可分为两类：基于医学生命科学领域的大规模临床与实验研究文献、各种数据库记录的信息而构建网络的方法，主要有自然语言处理（Natural-language Processing）、共同出现（Co-occurrence）等方法；基于高通量“组学”实验数据（如基因表达谱数据）的网络构建方法，包括逆向工程（Reverse Engineering）、Bayesian 网络、线性模型、聚类、微分方程、布尔网络（Boolean networks）、信息熵等。以上两大类方法各有其特点及局限，可进一步用一种构建特定病证生物分子网络的文献与组学数据融合分析方法（combined Literature Mining and Microarray Analysis，LMMA）。该方法所使用的数据来源包括：一般条件下的大规模文献数据及各种数据库信息，以及特定条件下的基因表达谱等高通量组学实验数据。用于肿瘤血管新生网络构建的案例研究表明，LMMA 方法能够针对特定主题而有效构建其生物分子网络（见图 2.2.4），并降低网络构建中的假阳性，去除冗余或无关信息[57]。该项成果发表后，哈佛大学医学院 Kassis AI 教授等评价“这一方法（LMMA 方法）特别令人感兴趣，因为它用系统的方式概括并整合了大量的相关文献与芯片数据”[58]。最近，仍以肿瘤血管新生为案例，可以将该方法的研究思路拓展至分子、通路、生物过程等多层次网络的构建与调控机理分析（见图 2.2.4）[59,60]。

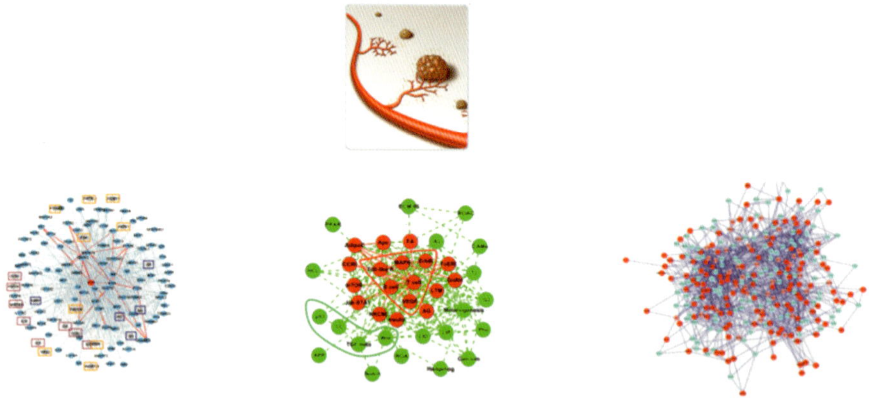

图2.2.4 肿瘤血管新生的多层次生物网络

注：以肿瘤血管新生为例，采用LMMA等方法构建的基因层次、信号通路等层次的血管新生生物网络，以及提取的网络关键功能模块[57,59,60]。

以上方法的建立与发展，为开展病证生物网络的研究提供了重要前提和基础。

寒、热是中医辨证八纲中具有代表性的两纲，反映了机体阴阳偏盛偏衰、病邪属阴属阳的基本性质。近30年的寒、热证候的生物学研究，涉及神经系统机能、神经—内分泌—免疫(NEI)系统、能量代谢以及第二信使、微量元素、微循环等方面，具有较为丰富的研究积累。然而，如何进一步发现寒、热证候内在的"系统"？以NEI为生物学背景，可以从复杂生物网络的角度切入探索寒证、热证的系统生物学基础(见图2.2.5)[61]。

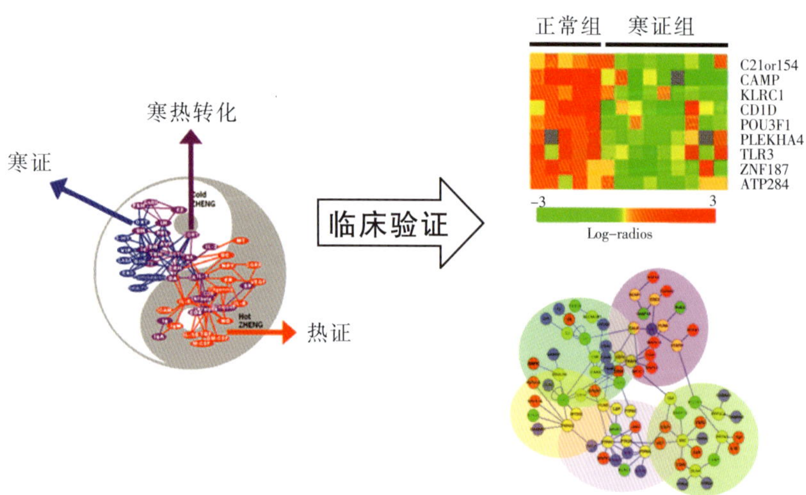

图2.2.5 寒、热证生物分子网络及其在临床上的网络生物标志[61,66]

典型的中医证候具有相对稳定的表型组合、潜在的分子机制。因此，以寒证、热证相对稳定的表型组合为基础，在 LMMA 方法的框架下，利用寒证、热证的表型（症状等）组合从 PubMed 等数据库中进行文献挖掘，构建了基于 NEI 的寒证、热证生物分子网络，并建立了一种命名为“拓扑温度”的网络状态度量方法，分析发现了寒证、热证在 NEI 网络中的两种生物学特征：寒证生物分子网络以激素的功能模块为主，热证的生物分子网络以细胞因子的功能模块为主，神经递质功能模块共同分布于寒、热证网络，且随着激素、细胞因子量的变化，寒、热证具有相互转化的趋势。进而，可以采用两种方法来验证上述网络的可靠性：①从计算角度进行验证。由于证候相关的基因难以获得，可以采用一个变通的方法，即选取国际公共数据库（OMIM）中记载的致病基因来验证。选取 21 种“但寒不热”，即在症状的记录中只有恶寒，没有发热等症状的疾病，视之为寒证相关疾病；同时，选取了 38 种“但热不寒”的疾病（热证相关疾病）。对搜集的两组致病基因在京都基因与基因组百科全书（KEGG）中进行 NEI 相关信号通路的统计显著性检验，发现热证疾病的致病基因显著分布于细胞因子通路，两组疾病共同的致病基因显著分布于神经递质通路。当时的 KEGG 数据库中将激素作为化合物记载，不属于信号通路，因此未作分析。该结果从“异病同证”的角度，初步验证了所发现的寒证、热证的网络模式。②从实验角度验证。通过网络拓扑结构分析，可以发现寒、热证生物网络的度分布呈幂律分布，具有复杂网络的性质，表明证候的形成并非单一因素作用的结果，而是多因子的特定组合紊乱所致，同时证候的功能实现依赖于网络的关键节点。因此，从“同病异治”的角度，分别选取了寒证、热证网络的多个关键节点作为实验检测的靶点，以此观测寒、热方剂干预炎症大鼠的生物效应，结果发现热性方剂主要作用于寒证网络的关键节点，寒性方剂主要作用于热证网络的关键节点，与“疗寒以热药、疗热以寒药”的治则相符。综上所述，该研究建立的寒、热证生物分子网络既能反映寒、热病证的不同内涵，具有寒、热鉴别意义，又能够有效区分寒、热方剂的不同作用特点，因此从生物网络角度，初步给出了寒、热证候的分子依据。研究结果提示，机体生物网络的异常状态能够较好地反映中医证候的生物学基础，方剂的协同干预可有效改善证候[61]。

该项研究成果发表后，得到了国内外同行的关注[12-14, 62, 63]。2009 年中国科学技术信息研究所编撰的《中医药计量学及其现代研究进展报告》中列出“系统生物学与中医学辨证论治的研究”的专栏评价本文，认为该成果“首次从生物网络的角度，为中医证候的内在机制提供了新的解释和依据，为中药复方的多靶点整合调节效应提供了新的视角”[62]。伦敦国王学院的学者在综述文章中也引证了“寒、热证生物网络”的研究结果图，作为中医辨证论治信息研究的代表成果[63]。

此外，可以建立寒、热机体动态演化的熵模型[64]，以理解寒、热证候的形成机制及其在中医学生命系统中的演化特点，并着重提出“证候生物分子网络标志”(Network Biomarker)的构想[65]，将寒证、热证生物分子网络付诸临床，分析该网络在患者中的表达情况，从而在临床上探索证候生物分子网络的个体化、系统诊疗意义。最近这方面研究已取得了一些有意义的发现。通过结合14名寒证患者的基因表达芯片检测结果，采用上述证候生物网络分析寒证患者的客观特征，发现主要与能量代谢、应激反应、免疫应答等的失衡有关，并初步获得了有关的网络生物标志(见图2.2.5)[66]。

寒证、热证是一对最基本的证候概念，也是众多复杂证型的基石。上述寒证、热证生物分子网络的研究尝试，为进一步结合多种临床实际，研究证候演变规律、病证方的关联机制等问题，提供了有益的借鉴。证候生物网络的研究方法也可便捷地在“病证结合”或者“复合辨证”的框架下有效地拓展和推广。上述研究思路也正体现了前述中医药系统生物信息学“信息整合与系统建模→产生假设→实验与临床验证→规律发现”的研究模式，而有别于以往的证候临床研究策略。如何构建更为准确的证候生物分子网络？如何理解证候生物分子网络的构成原理？证候生物分子网络的机制研究对于疾病个体化诊疗有何贡献？这些是正在进一步探索的问题。

2.2.3.3 病证方复杂生物网络的研究

病证方结合是中医学的特色。目前在上述病证生物网络研究的基础上，参照中医整体观念以及病证方结合的治疗特色，继续开展三方面的研究：一是借鉴中医整体观念，进行“病、证表型—生物系统—药物”多层次网络的全局关联研究；二是以神经—内分泌—免疫(NEI)系统为例，从病证方关联的角度，构建了药物—NEI系统—疾病的多层次网络；三是提出“网络靶标”的构想，并由此探索中药方剂的作用机理。兹分述如下。

中医整体观的特点在于：①取象比类，即用一个复杂系统的整体特征来描述另一复杂系统。②实体与关系的统一，病证方的统一，以及诊疗病证时注重四诊合参，即充分利用患者、药物的整体信息。借鉴中医整体观念以及国际上系统生物学领域的相关进展，可以考虑以下问题：能否建立整个生物网络系统与疾病系统、药物系统的关联？这种整体的关联信息能否用于预测致病基因、药物靶标、中西药物的功能？在这一问题的驱动下，提出了一种多层次异质网络的全局关联分析方法，能够较有效地用于对表型组、相互作用组、药物组进行系统整合。首先，从表型的整体联系出发，建立一种基于蛋白质相互作用网络与表型网络关联的疾病基因预测方法(Correlating protein Interaction network and PHEnotype network to pRedict disease genes，CIPHER)，实现了人类全部表型与基因的关联。该方法能够有效地利用生物分子网络中的相互作用信息来解释表型之间的相关性，据此寻找新的致病基因，达到当时最高的致病基因预测准确率。运用该模型对5 080种人类已知疾病表型进行全基因组范围的致病基因预测，建立一个表型与基因的整体关联图谱(见图 2.2.6),并发现表型与基因关系中的模块性特征,即一组相关的表型,其对应的基因在生物分子网络中也具有较为紧密的连接[67]。在 CIPHER 模型的基础上,又建立了一种利用药物网络、生物网络的关联信息预测药物靶标谱的新方法——drugCIPHER,研究结果表明该方法能够在全基因组水平上预测药物的靶标谱。将该方法用于 726 种药物的靶标谱预测,并利用靶标谱的聚类特征,发现了药物的新用途或副作用(见图 2.2.6)[68]。以上研究成果发表后,相继两次被《Nature China》作为"最新研究亮点"进行了专题报道。

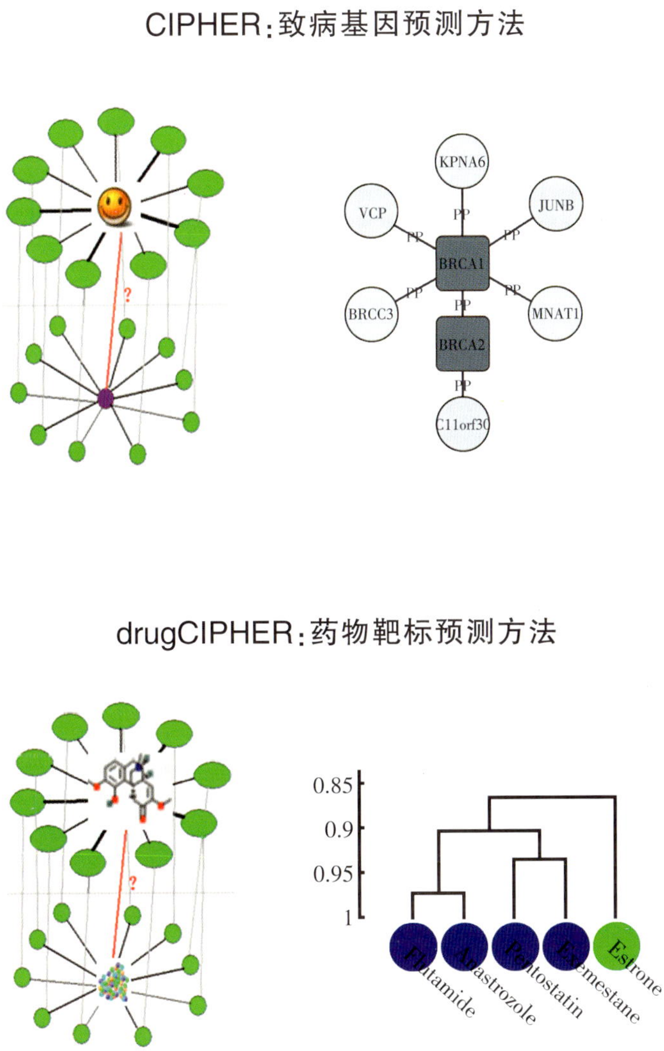

图2.2.6　利用多层次网络的关联,在全基因组水平预测致病基因与药物靶标的CIPHER[67]、drugCIPHER[68]方法

如前所述，神经—内分泌—免疫(NEI)系统是维持机体稳态、调节机体与环境相互作用的枢纽。Besedovsky 与 Sorkin 于 1977 年提出的 NEI 学说，被认为是现代医学研究从局部转向整体的一个重要体现[69]。随后，自 20 世纪 80 年代以来，从 NEI 入手研究证候的生物学基础、病证方的关联、针刺效应机制等成为研究热点[70-73]。寒、热证生物网络的研究结果也表明 NEI 作为衔接机体与环境的重要调节枢纽，在证候发生机制中具有关键作用[61,66]。为促进在 NEI 网络背景下多种辨证方法的信息整合研究，可以从系统生物学角度，将构建 NEI 系统相关分子的各种相互作用作为一个研究重点。通过分析、整合 NEI 的典型调控环节以及激素、细胞因子、神经递质的相互作用，2006年建立了国际首个 NEI 专题数据库 dbNEI，初步实现了将"概念性 NEI"转变为"系统性 NEI"[74]。此后，进一步参照病证方相结合的中医学理论，在拓展 NEI 生物分子的多种相互作用、转录因子与微小 RNA(microRNA)调控作用的基础上，融合 NEI 相关疾病、药物信息，综合构建了药物—NEI 系统—疾病的多层次网络(见图 2.2.7)[75]，为从分子水平和系统层次理解病证方关系提供了一个例证，也为在生物网络背景下进行多种辨证方法的辨析及其组合，以及病证方的关联研究提供了一个支撑平台。

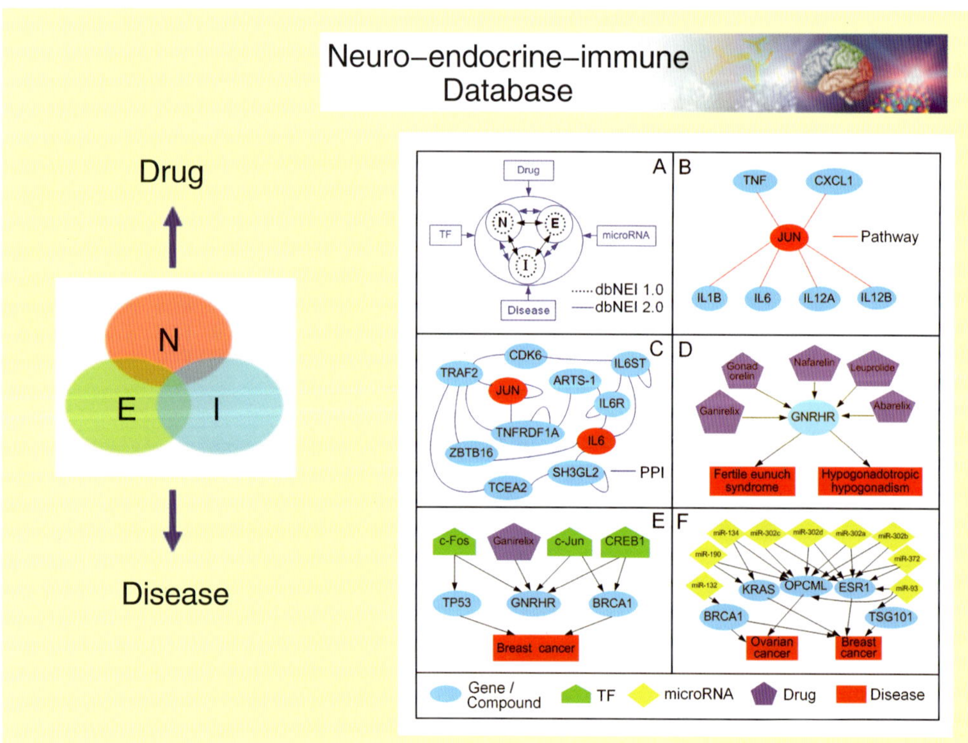

图2.2.7 dbNEI：药物—神经内分泌免疫系统—疾病的多层次网络平台

中药方剂是一个复杂化学体系，疾病与证候是复杂的生物系统，如何考虑这两方面的关联，从而理解中医药的科学基础与特色内涵，并推动创新药物研究，这是目前中医药研究的关键问题。为理解病证复杂生物系统，指导药物（包括针刺等）的合理干预，可以使用"网络靶标"的构想[76-79]。所谓网络靶标，是以病证生物网络的关键调控环节为对象，通过衡量病证相关基因与药物靶标在网络上的特定联系，寻找最适合的药物干预方式。值得注意的是，这里所提的网络靶标，既区别于单一靶标，也不同于以往的多靶标概念。网络靶标包含了多层次、多靶点在网络上相互作用的结构与功能特性、网络特性与特定病证的关联，以及特定病证网络状态的控制机制。

drugCIPHER 所提供的基于网络预测药物靶标谱的方法[68]理论上适用于已知结构的中药成分，LMMA 等系列方法能够较为有效地适用于病证生物网络的构建与调控环节分析[57, 59-61]，以上两方面的方法学积累，使得网络靶标的研究成为可能。以所构建的分子、通路、生物过程、表型等层次的病证生物网络为基础，以病证生物网络的关键调控环节为网络靶标，可以建立一种基于网络靶标的药物功能识别方法（Network-target-based Identification of Drug Actions, NIDA），能够有效地衡量药物靶标谱与网络靶标的关系，并较为成功地预测方剂的药效物质、具有协同作用的药物组合，以及预测特定方药的有效病证、疗效指标与副作用（见图 2.2.8）[77-79]。

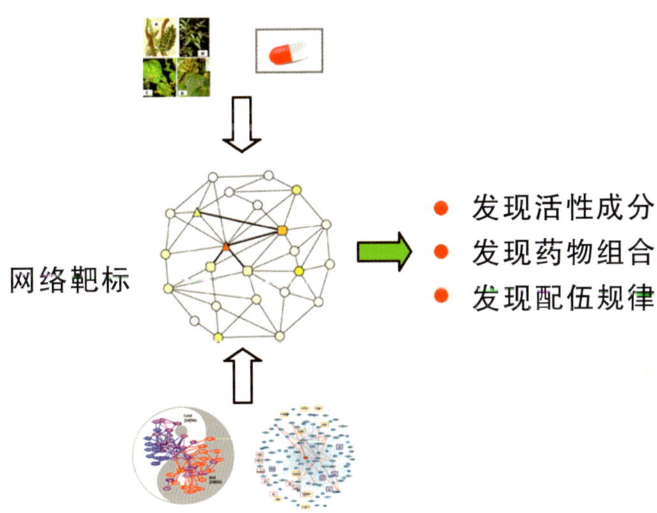

图2.2.8　NIDA方法：基于网络靶标的中药方剂研究[77-79]

同时，针对肿瘤血管新生的网络靶标，可建立协同干预的定量评价方法[80]，找到中医传统名方六味地黄丸作为调节多种肿瘤、神经内分泌免疫代谢紊乱疾病、心血管疾病的共同网络靶标，为诠释六味地黄丸"异病同治"的作用机理提供了一定的科学依据[81]。

上述案例研究表明，从网络靶标角度，可望为理解中药复杂化学体系与病证复杂生物系统的相互作用，阐释中药方剂的作用机理，乃至开展自主创新药物的研究提供新的途径。网络靶标的思想同样可以用于现代的组合用药、个性化用药研究，并有可能在此基础上将中药的特色理论用于指导西药的药性、西药的组合等研究。在一定程度上，针灸作用机制、穴位特性、配穴等与中药方剂、中药药性、方剂配伍等具有相通之处，并且中药、针灸治疗的目的都是调节机体复杂生物系统的状态，因此网络靶标的思路与方法有望成为中药方剂网络药理学研究的一个突破口[82]。该方面的研究成果也被网络生物学奠基人 Barabási 教授、哈佛医学院肿瘤系统生物学中心主任 Vidal 教授等学者在《Nature Reviews Genetics》、《Cell》等刊发的“网络医学”等综述文章中，引用为疾病网络生物学研究、网络药理学研究的主要方法或新进展[83,84]。上述思路与方法对于研究复杂系统意义下的针灸效应、经穴特异性等[85]，也将具有一定的借鉴意义。

2.2.3.4 中医药系统生物信息学研究展望

中医整体观、辨证论治与以信息、系统为特点的医学生命科学发展趋势具有思维上的共性。证候的现代研究表明，以统计分析、机器学习与模式识别、数据挖掘和文献挖掘、信息融合和复杂网络分析方法为基础，从有效组合、动态变化、相互作用、调控网络、整体与系统等方面，可望发展出一系列既符合中医特色，又与生命科学前沿研究协调发展的中医药现代研究方法，尤其是从复杂生物网络切入开展证候、病证方的系统生物信息学研究，可望将证候的宏观表型与微观生物信息进行有机结合，并初步形成从描述性转为预测性、从实体转向关系、从还原走向系统的证候研究模式与方法。这对于认识证候的科学基础与特色内涵，推动中医药、针灸等相关领域的科学研究，无疑具有重要的科学价值和现实意义。

参考文献

[1] 张伯礼,王晓晖. 证候及其现代研究[J]. 继续医学教育,2006, 20(19):1-4.

[2] 李梢,王永炎,季梁,等. 复杂系统意义下的中医药学及其案例研究[J]. 系统仿真学报, 2002, 14(11):1429-1432.

[3] 董向辉,戴汝为. 从系统科学和系统复杂性的角度看中医理论[J]. 系统仿真学报,2002, 14(11):1458-1463.

[4] 白云静,申洪波,孟庆刚,等. 中医证候复杂性特征及证候研究思路探析[J]. 中国中医药信息杂志,2004, 11(9):754-756.

[5] 李梢,王永炎. 医学研究中系统论与还原论的关联关系[J]. 北京中医药大学学报,2005, 28(5):1-5.

[6] 苏式兵,严广乐. 关于中医复杂系统研究的思考[J]. 上海中医药大学学报, 2009, 23(1):13-16.

[7] Kitano H. Systems biology: a brief overview[J]. Science, 2002, 295(5560):1662-1664.

[8] Heng HH. The conflict between complex systems and reductionism[J]. JAMA, 2008, 300(13):1580-1581.

[9] Hood L, Heath J R, Phelps M E, et al. Systems biology and new technologies enable predictive and preventative medicine[J]. Science, 2004, 306(5696):640-643.

[10] 沈自尹. 系统生物学和中医证的研究[J]. 中国中西医结合杂志,2005, 25(3):255-258.

[11] 刘保延,周雪忠. 中医临床研究方法的思考与实践——系统生物学湿干研究模式与中医临床研究[J]. 世界科学技术——中医药现代化,2007, 9(1):85-89.

[12] 周明眉,贾伟,肖培根. 中医药的系统生物学研究——短暂的时尚还是长久的策略[J]. 中国中西医结合杂志,2008, 28(9):773-778.

[13] 李青雅,苏式兵. 系统生物学在中医药研究中的应用[J]. 世界科学技术——中医药现代化,2008, 10(4):1-6.

[14] Xu D. Mutual understanding between Traditional Chinese Medicine and systems biology: gaps, challenges and opportunities [J]. Int J Funct Inform Personal Med, 2009, 2(3):248-260.

[15] 李梢. 中医证候与分子网络调节机制的可能关联[C]// 周光召. 面向 21 世纪

的科技进步与社会经济发展——中国科学技术协会首届学术年会. 北京:中国科学技术出版社, 1999:442.

[16] Li S. Network systems underlying traditional Chinese medicine syndrome and herb formula[J]. Curr Bioinform, 2009, 4(3):188–196.

[17] 李梢. 中医药计算系统生物学与寒热证候研究[J]. 世界科学技术——中医药现代化,2007,9(1):105–111.

[18] 郭蕾,王学伟,王永炎,等. 论高维高阶与证候的复杂性[J]. 中华中医药杂志,2006, 21(2):76–78.

[19] 李梢. 从维度与阶度探讨中医证候的特征及标准化方法[J]. 北京中医药大学学报,2003, 26(3):1–4.

[20] Risch N, Merikangas K. The future of genetic studies of complex human diseases[J]. Science, 1996, 273(5281):1516–1517.

[21] 李艳,李梢,吕爱平. 类风湿性关节炎中西医临床诊察的数据挖掘分析[J]. 中国中西医结合杂志,2006, 26(11):988–991.

[22] 衷敬柏,王阶,赵宜军. 辨证方法及证候要素应证组合研究[J]. 北京中医药大学学报,2006, 29(4):221–224.

[23] 李丛煌,花宝金. 283 例中晚期非小细胞肺癌患者证候分布及证候要素组合特点分析[J]. 北京中医药大学学报,2009, 32(10):712–715.

[24] 扎娃,高芳,张娜,等. 脑梗死急性期大、小动脉病变证候要素比较研究[J]. 北京中医药大学学报:中医临床版,2010, 17(3):1–4.

[25] 张宇龙,刘强,高颖,等. 贡献度与证候特征选择[J]. 辽宁中医杂志,2008, 35(3):354–355.

[26] 王忠,张伯礼,申春娣,等. 中医中风病证候的多元统计分析[J]. 中国中西医结合杂志,2003, 23(2):106–109.

[27] 王阶,何庆勇,张允岭. 基于因子分析的稳定型心绞痛证候要素研究[J]. 中医杂志,2009, 50(11):1015–1017.

[28] 何羿婷,查青林,喻建平,等. 类风湿关节炎症状公因子与中西药疗效的关系[J]. 中西医结合学报,2008, 6(1):32–36.

[29] 王佳佳,王天芳,薛晓琳,等. 基于因子分析的疲劳性亚健康人群中医证候及证候要素特点的研究[J]. 上海中医药大学学报,2010,24(4):35–37.

[30] Guo SZ, Chen JX, Zhao HH, et al. Building and evaluating an animal model for syndrome in Traditional Chinese Medicine in the context of Unstable Angina (myocardial

ischemia）by supervised data mining approaches[J]. J Biol Syst, 2009, 17(4):531–546.

[31] Chen J, Xi G, Chen J, et al. An unsupervised pattern（Syndrome in traditional Chinese medicine）discovery algorithm based on association delineated by revised mutual information in chronic renal failure data[J]. J Biol Syst, 2007, 15(4):435–451.

[32] 陈建新,陈静,王伟,等. 复杂系统熵聚堆算法及其在中风病临床的应用[J]. 系统仿真学报,2008, 20(15):4155–4158.

[33] Zhou XZ, Liu BY, Wu ZH, et al. Integrative mining of traditional Chinese medicine literature and medline for functional gene networks[J]. Artif Intell Med, 2007, 41(2):87–104.

[34] 任玉兰,赵凌,陈勤,等. 数据挖掘技术在经穴选用及其特异性研究中的应用[J]. 中医杂志, 2010, 51(1):47–51.

[35] 王学伟,瞿海斌,王阶. 一种基于数据挖掘的中医定量诊断方法[J]. 北京中医药大学学报,2005, 28(1):4–7.

[36] 胡雪琴,周昌乐,张志枫,等. 基于数据预处理的贝叶斯网络在中医证候诊断中的应用[J]. 辽宁中医杂志,2007, 34(12):1700–1702.

[37] 唐启盛,曲淼,包祖晓,等. 抑郁症中医证候的贝叶斯网络研究[J]. 中医杂志,2008, 49(11):1013–1015.

[38] 许朝霞,王忆勤,颜建军. 贝叶斯网络在中医辨证研究中的应用[J]. 上海中医药大学学报, 2009, 23(2):77–79.

[39] 李梢,张宁波,李志红,等. 慢性乙型肝炎患者肝胆湿热证和肝郁脾虚证的决策树诊断模型初探[J]. 中国中西医结合杂志,2009, 29(11):993–996.

[40] Zhang NL, Yuan S, Chen T, et al. Latent tree models and diagnosis in traditional Chinese medicine[J]. Artif Intell Med, 2008, 42(3):229–245.

[41] Li S, Lu AP, Zhang L, et al. Anti-Helicobacter pylori immunoglobulin G（IgG）and IgA antibody responses and the value of clinical presentations in diagnosis of H. pylori infection in patients with precancerous lesions[J]. World J Gastroenterol, 2003, 9(4):755–758.

[42] Li S, Wang R, Zhang Y, et al. Symptom combinations associated with outcome and therapeutic effects in a cohort of cases with SARS[J]. Am J Chin Med, 2006, 34(6):937–947.

[43] Li S, Lu A, Wang Y. Symptomatic comparison in efficacy on patients with benign prostatic hyperplasia treated with two therapeutic approaches[J]. Complement Ther Med,

2010, 18(1):21–27.

［44］赵慧辉,王伟,郭淑贞. 冠心病不稳定型心绞痛血瘀证的蛋白质组学[J]. 中国动脉硬化杂志,2008, 16(7):545–548.

［45］吴红金,马增春,高月,等. 蛋白质组学技术对冠心病血瘀证相关蛋白的研究[J]. 中西医结合心脑血管病杂志,2005, 3(3):189–191.

［46］Yang L, Wang M, Wu W, et al. Transcriptome analysis of cold syndrome using microarray[J]. Am J Chin Med, 2007, 35(4):609–620.

［47］吕诚,肖诚,赵林华,等. 寒热证候类风湿性关节炎患者外周血 CD_4^+ T 淋巴细胞基因表达谱初步探索[J].中国中医基础医学杂志,2006, 12(2):130–133.

［48］Qiu Y, Chen M, Su M, et al. Metabolic profiling reveals therapeutic effects of Herba Cistanches in an animal model of hydrocortisone-induced ‘kidney-deficiency syndrome’[J]. Chin Med, 2008, 3(1):1–8.

［49］刘希成,梁恒,田真,等. 肾阳虚证候的人血清比较蛋白质组学分析[J]. 中国生物化学与分子生物学报,2007, 23(7):592–599.

［50］谭秦湘,吕志平,张绪富,等. 蛋白质组学在肝郁证研究中的应用[J]. 中国临床康复,2006, 10(11):144–146.

［51］Hiesinger P R, Hassan B A. Genetics in the age of systems biology[J]. Cell, 2005, 123(7):1173–1174.

［52］Alon U. Biological networks: the tinkerer as an engineer[J]. Science, 2003, 301(5641):1866–1867.

［53］Barabási A L, Oltvai Z N. Network biology: understanding the cell's functional organization[J]. Nat Rev Genet, 2004, 5(2):101–113.

［54］Barabási A L. Network medicine–from obesity to the "diseasome"[J]. N Engl J Med, 2007, 357(4):404–407.

［55］Auffray C, Chen Z, Hood L. Systems medicine: the future of medical genomics and healthcare[J]. Genome Med, 2009, 1(1):2.

［56］Hopkins A L. Network pharmacology: the next paradigm in drug discovery[J]. Nat Chem Biol, 2008, 4(11):682–690.

［57］Li S, Wu LJ, Zhang ZQ. Constructing specific biological networks through combined literature mining and microarray analysis: a LMMA approach [J]. Bioinformatics, 2006, 22(7):2143–2150.

［58］Yang Y, Adelstein S J, Kassis A I. Target discovery from data mining approaches

[J]. Drug Discov Today, 2009, 14(314): 147–154.

[59] Huang Y, Li S. Detection of characteristic sub pathway network for angiogenesis based on the comprehensive pathway network[J]. BMC Bioinformatics, 2010, 11: 1–9.

[60] Gu J, Chen Y, Li S, et al. Identification of responsive gene modules by network-based gene clustering and extending: application to inflammation and angiogenesis[J]. BMC Syst Biol, 2010, 4(47): 1–18.

[61] Li S, Zhang Z, Wu L, et al. Understanding ZHENG in traditional Chinese medicine in the context of neuro-endocrine-immune network[J]. IET Syst Biol, 2007, 1(1): 51–60.

[62] 赵志耘，张旭，罗勇，等. 2009 年领域分析组报告系列——中医药计量学及其现代研究进展报告[R]. 北京：中国科学技术信息研究所，2009.

[63] Ehrman T M, Barlow D J, Hylands P J. Phytochemical informatics and virtual screening of herbs used in Chinese medicine[J]. Curr Pharm Des, 2010, 16(15): 1785–1798.

[64] Kang G, Li S, Zhang JF. Entropy-based model for interpreting life systems in traditional Chinese medicine[J]. Evid Based Complement Alternat Med, 2008, 5(3): 273–279.

[65] 李梢. 中医证候生物分子网络标志的构想与研究[J]. 中医杂志，2009, 50(9): 773–776.

[66] Ma T, Tan C, Zhang H, et al. Bridging the gap between traditional Chinese medicine and systems biology: the connection of Cold Syndrome and NEI network[J]. Mol Biosyst, 2010, 6(4): 613–619.

[67] Wu X, Jiang R, Zhang MQ, et al. Network-based global inference of human disease genes[J]. Mol Syst Biol, 2008, 4(189): 1–11.

[68] Zhao S, Li S. Network-based relating pharmacological and genomic spaces for drug target identification[J]. PLoS ONE, 2010, 5(7): e11764.

[69] Besedovsky H, Sorkin E. Network of immune-neuroendocrine interactions[J]. Clin Exp Immunol, 1977, 27(1): 1–12.

[70] 沈自尹. 有关证与神经内分泌免疫网络的研究[J]. 中医药学刊，2003, 21(1): 10–11, 14.

[71] 金敬善，邓新荣，邹世洁，等. 脾气虚证与神经内分泌免疫网络相关性的研究[J]. 中国中医基础医学杂志，1997, 3(3): 34–37.

[72] 王家有，潘三强，宿宝贵. 神经—内分泌—免疫网络调节与针刺治病的关系——针刺作用途径研究进展[J]. 解剖学研究，2003, 25(3): 229–232.

[73] 秦立新. 经络系统与神经内分泌—免疫网络的比较研究[J]. 中国针灸,1998, 18(5):309–331.

[74] Zhuang Y, Li S, Li Y. dbNEI: a specific database for neuro-endocrine-immune interactions[J]. Neuro Endocrinol Lett, 2006, 27(1/2):53–59.

[75] Zhang J, Ma T, Li YD, et al. dbNEI2. 0: building multilayer network for drug-NEI-disease[J]. Bioinformatics, 2008, 24(20):2409–2411.

[76] 李梢. 基于生物网络调控的方剂研究模式与实践[J]. 中西医结合学报,2007, 5(5): 489–493.

[77] Li S, Zhang NB, Zhang B. A network target-based approach for evaluating multi-component synergy. Proceedings of the 4th International Conference on Computational Systems Biology (ISB 2010), 2010: 51–58.

[78] Li LS, Zhang NB, Li S. Ranking effects of candidate drugs on biological process by integrating network analysis and Gene Ontology[J]. Chin Sci Bull, 2010, 55(26):2974–2980.

[79] Li S, Zhang B, Zhang NB. Network target for screening synergistic drug combinations with application to traditional Chinese medicine[J]. BMC Syst Biol, 2011, 5(S1):S10.

[80] Yan H, Zhang B, Li S, et al. A formal model for analyzing drug combination effects and its application in TNF-α-induced NFκB pathway[J]. BMC Syst Biol, 2010, 4(1):50.

[81] Li S, Zhang B, Jiang D, et al. Herb network construction and co-module analysis for uncovering the combination rule of traditional Chinese herbal formulae[J]. BMC Bioinformatics, 2010, 11(S11):S6.

[82] 李梢. 网络靶标:中药方剂网络药理学研究的一个切入点[J]. 中国中药杂志, 2011,36:2017–2020.

[83] Barabási A L, Gulbahce N, Loscalzo J. Network medicine: a network-based approach to human disease[J]. Nat Rev Genet, 2011, 12(1):56–68.

[84] Vidal M, Cusick M E, Barabási A L. Interactome networks and human disease[J]. Cell, 2011, 144(6):986–998.

[85] 马婷婷,梁繁荣. 针灸效应复杂性的讨论[J]. 世界科学技术——中医药现代化, 2008, 10(2):42–45.

第三章

针刺组学的影像学新技术

§ 3.1 医学影像学原理概述

3.1.1 磁共振成像的发展历史

20 世纪 40 年代，人类就已经发现了核磁共振现象，但这一现象在 30 多年之后才得到广泛应用。1946 年，美国哈佛大学的 Edward Purcell［见图 3.1.1(a)］和斯坦福大学的 Felix Bloch[1]［见图 3.1.1(b)］分别发现了核磁共振(Nuclear Magnetic Resonance, NMR)现象，为现代的磁共振成像技术建立了理论基础，两位学者因此获得了 1952 年的诺贝尔物理学奖[2-4]。从此，NMR 作为一项研究物质分子结构的现代化学分析技术，在理化领域得到迅速发展。

1966 年，瑞士物理化学家 Richard Ernst［见图 3.1.1(c)］研制出脉

冲傅立叶变换核磁共振谱仪(ETNMR),获得了1991年诺贝尔化学奖。1971年,纽约州立大学医生Damadian R[见图3.1.1(d)]利用磁共振波谱仪在小鼠身上进行研究发现,癌变组织的纵向弛豫时间(T1)以及横向弛豫时间(T2)比正常组织长。1973年,美国纽约州立大学的Lauterbur[见图3.1.1(e)]利用梯度磁场进行空间定位,获得两个充水试管的第一幅磁共振图像,为NMR成像技术的发展揭开了序幕,并于2003年获得了诺贝尔生物医学奖。1975~1976年,Richard Ernst提出应用相位和频率编码及傅立叶变换进行磁共振成像的理论,奠定了现代磁共振技术的基础[5]。1977年,英国科学家Mansfield[6][见图3.1.1(f)]提出平面回波成像(Echo-planar Imaging, EPI)技术,于2003年获得诺贝尔生物医学奖。1978~1980年Lauterbur、Mallard等利用0.04~0.08 Tesla的核磁共振装置获得了第一幅人体图像[7,8]。

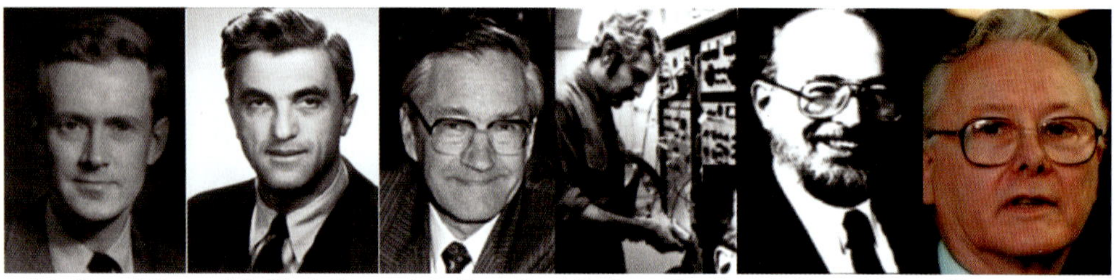

(a) Purcell E　(b) Bloch F　(c) Ernst R　(d) Damadian R　(e) Lauterbur　(f) Mansfield

图3.1.1　磁共振发展史上的著名人物

1979年,Hounsfield因为成功设计了计算机断层扫描获得了诺贝尔医学生理学奖。1980年,Edelstein及其同事应用Ernst技术对人体进行了磁共振成像。当时一张图像的成像时间大约需要5min,而到了1986年完成一张图像的扫描时间已缩短至5s[9]。1980年以后,商用磁共振成像设备开始出售。回波平面成像技术在1987年被用于单心脏周期的实时电影成像。同年,Charles Dumoulin在不使用任何外源性造影剂的前提下,完成了磁共振血管造影(Magnetic Resonance Angiography, MRA)[10]。1991年,Richard Ernst因在NMR与MRI中引入傅立叶变换获得了诺贝尔化学奖。1991年至今,功能磁共振成像(fMRI)技术逐渐趋于成熟完善,并被广泛应用于各种脑功能的研究工作中。表3.1.1列出了核磁共振研究进展的相关情况[11]。

表3.1.1　核磁共振研究进展

时间	相关事件
1946年	Bloch和Purcell发现了NMR现象
1952年	Bloch和Purcell获得了诺贝尔奖

续表

时间	相关事件
1950～1970 年	NMR的波谱分析应用广泛
1971年	Damadian发现肿瘤组织的T1、T2时间延长
1972～1973 年	Hounsfield的计算机断层扫描(CT)出现
1973年	Lauterbur获得两个充水试管的第一幅核磁共振图像
1975年	Ernst的傅立叶成像
1980年	Edelstein的MRI示范，MRI设备开始商业化
1986年	梯度回波成像出现
1987年	Dumoulin完成MRA
1987年	平面回波成像(Echo-Planar Imaging，EPI)用于心脏电影
1991年	Ernst获得诺贝尔奖
1991～1992 年	Bellivieau，Kwong 开发应用功能磁共振成像(fMRI)技术

3.1.2　磁共振成像的基本原理

物体的原子由原子核以及绕核运动的电子组成，原子核则由质子和中子构成。原子核内的质子或中子本身既具有自旋性，又可以在外加磁场中围绕主磁场方向进行转动(称进动或旋进)。其中，自旋性使得质子或中子能够形成大小、方向、方位各异的自旋磁场(见图 3.1.2)，这在物理学上用核磁矩来描述。

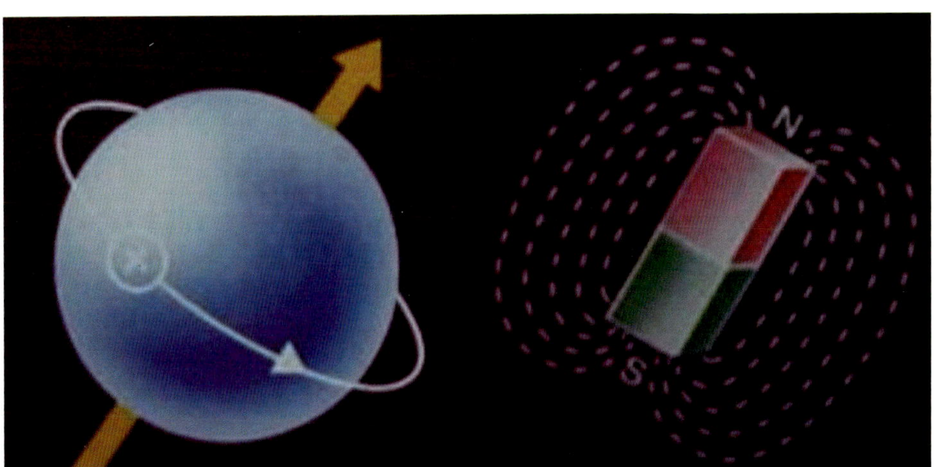

图3.1.2　质子的自旋磁场的大小、方向以及方位[12]

核磁矩大小与自旋角动量成正比，正比系数为该原子的旋磁比，不同的质子其旋磁比也不同（见表 3.1.2）。

表3.1.2 原子核及旋磁比[12]

原子核	不成对质子	不成对中子	旋磁比 γ（MHz/T）
^{1}H	1	0	42.58
^{2}H	1	1	6.54
^{31}P	0	1	17.25
^{23}Na	2	1	11.27
^{14}N	1	1	3.08
^{13}C	0	1	10.71
^{19}F	0	1	40.08

原子核内的质子、中子存在核磁矩，即存在微磁场，这是产生核磁共振的基本前提。此外，不同核外电子的绕核运动，使得原子核受核外磁场影响的程度也不同，从而具有不同的磁性，如铁磁性、顺磁性和逆磁性。核内微磁场及核外电子磁场的共同作用，使得不同原子核受外界磁场的影响程度也不同，具体表现为：电子云较薄弱的原子核受外界磁场影响大，其 Larmor 频率（共振频率）较高；反之，原子核受外界磁场的影响较弱，其 Larmor 频率也较低。

在磁共振研究中，如果没有外加磁场，那么原子核（H 原子核为质子）核磁矩的随机性（即其磁场方向杂乱无章）就会使整个受检物体（质子群）呈现磁中性[12]［见图 3.1.3（a）］；如果施加外部磁场，质子群的核磁矩就会随之发生变化，从而对外表现出磁性，这种现象称为磁化。所有质子核磁矩的总和为净磁化矢量。由于其垂直于外加磁场的各综合分量因方向相反而相互抵消，所以净磁化矢量的综合分量仅存在于与外加磁场平行的方向[12]。具体表现为：处于外加磁场内带正电的原子核其旋转轴几乎均沿主磁场方向排列[12]［见图 3.1.3（b）］。

若外加磁场强度大小为 B_0，旋磁比为 γ，则质子进动频率为：

$$\omega=\gamma B_0 \tag{3.1.1}$$

从而有：

$$f=\frac{\omega}{2\pi} \tag{3.1.2}$$

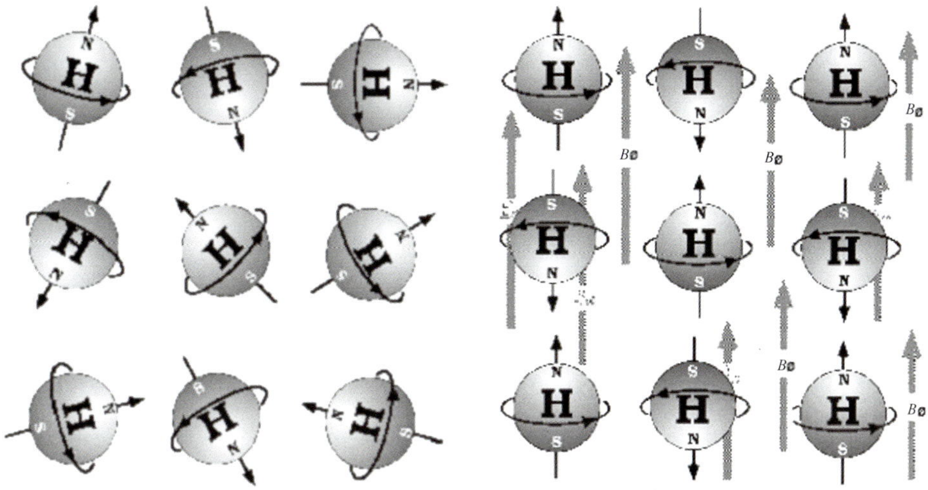

(a)无序排列的原子核的旋转轴　　(b)沿主磁场有序排列的原子核的旋转轴

图3.1.3　原子核排列[13]

这里 f 即为原子核的共振频率，或称 Larmor 频率。原子核随外磁场的进动情况详见图3.1.4。

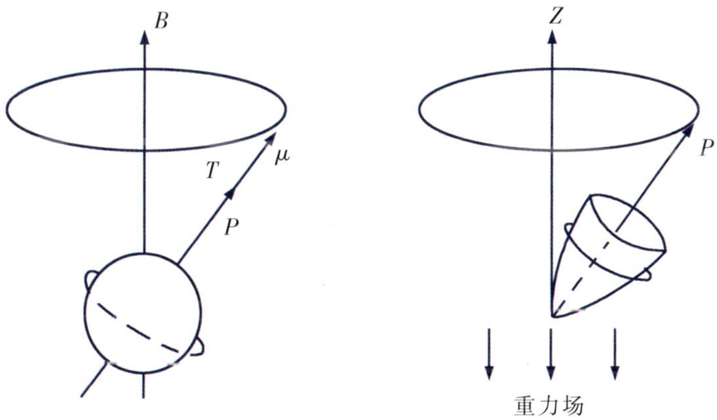

图3.1.4　原子核随外磁场的进动[14]

人体内包含各种质子，含量最高的是氢质子。每个质子自旋都能产生一个小核磁。自然状态下，这些小磁场排列随机无序，所以人体在自然状态下无明显磁性。当人体进入大磁场(主磁场)后，体内的氢质子产生的小磁场会呈规律性排列，大部分处于质子低能级，它们与磁场方向平行且方向相同；少部分质子处于高能级，与磁场平行但方向相反，因此人体内产生了一个与主磁场方向一致的宏观纵向磁化矢量。进入主磁场后，高、低能级氢质子的数量差受温度、主磁场强度等因素的影响。由十人体组织的温度的影响作用较小,因此主磁场强度是主要影响因素。随着主磁场强度的升高,低能级的质子几乎成比例增多,磁共振成像时可以利用的有效成像质子就增多,磁共振信号就会增强,这是高场强磁共振图像信噪比高的主要原因[15]。

如果给位于磁场中的人体一个射频脉冲,这个脉冲的频率与质子的进动频率相同,那么射频脉冲的能量将传递给处于低能级的质子,这些质子获得能量后将跃迁到高能级,这就是磁共振现象。从宏观角度来说,磁共振现象的结果是使宏观纵向磁化矢量发生偏转,偏转的角度与射频脉冲的能量相关,能量越大,偏转角度越大。当偏转角度达到90°时,称其为宏观横向磁化矢量。当射频脉冲停止后,宏观横向磁化矢量从最大逐渐减小至完全衰减,而宏观纵向磁化矢量从零逐渐恢复至最大,即平衡状态,这个过程就是核磁弛豫。它分为两个相对独立的部分:横向弛豫(横向磁化矢量逐渐减小直至消失)和纵向弛豫(纵向磁化矢量逐渐恢复直至最大)。由于质子周围磁环境随机波动及主磁场的不均匀,当90°射频脉冲关闭后,宏观横向磁化矢量将呈指数式的快速衰减,称其为自由感应衰减,也称为T2*弛豫。因为T2*弛豫的能量传递发生于质子与质子之间,所以又称其为自旋—自旋弛豫。T2值用来描述组织横向弛豫的快慢。由于不同组织的组织结构不同,其质子周围带电粒子自由运动造成的磁场微环境不同,使组织内质子的失相位速度不同,所以不同组织的T2*弛豫时间不同,T2值存在差别,这是磁共振区分病变与正常组织的基础。当给予的射频脉冲能量使得质子偏转角度达到180°时,宏观纵向磁化矢量方向反转,变成大小不变但方向与主磁场方向相反。当射频脉冲关闭后,在主磁场的作用下,宏观纵向磁化矢量逐渐恢复到激发前的平衡状态。这一过程被称为纵向弛豫,即T1弛豫。T1弛豫是质子与周围分子间的能量传递,周围分子又称为晶格,所以T1弛豫又被称为自旋—晶格弛豫。T1值用来描述组织纵向弛豫的快慢。由于不同组织内的质子周围分子的自由运动频率不同,T1弛豫时间不同,所以T1值不同,这是磁共振区分不同组织的基础[15]。

接受射频脉冲后,组织中将产生宏观横向磁化矢量;射频关闭后,组织的宏观横向磁化矢量产生自由感应衰减。如果用磁共振接受线圈记录,就能得到自由感应衰减信号。前面提到过,质子失相位除了T2弛豫外,还由于主磁场的不均匀而导致。可以用180°聚焦脉冲或梯度场切换减小主磁场不均匀导致的质子失相位,这就分别是自旋回波序列及梯度回波序列的基础[15]。

3.1.3 磁共振的基本部件及主要性能指标

磁共振的主要部件有主磁体、梯度系统、射频系统、计算机系统及辅助设备5个部分[15]。

磁体可分为永磁型磁体和电磁型磁体。电磁型磁体根据绕制线圈材料的不同可分为常导磁体和超导磁体。主要性能指标为磁场强度、磁场均匀度、稳定性、主磁体长度及有效检查孔径。

梯度系统的作用是产生线性变化的梯度磁场，用于 MRI 的空间定位、产生 MR 回波、施加扩散敏感梯度场、流动补偿等。主要性能指标有梯度场强、梯度切换率。

射频系统包括射频发生器、射频放大器和射频线圈等部分。在主磁体内有一个体线圈，厂商还开发了很多不同部位专用的线圈。

[[[3.1.4 磁共振的常用序列及应用[16,17]]]]

磁共振常用的加权成像有以下几种，详见表 3.1.3。

表3.1.3 常用的加权成像

加权成像名称	用 途
T1加权成像	反映组织间的纵向弛豫差别
T2加权成像	反映组织间的横向弛豫差别
质子密度加权成像	反映单位体积不同组织间的质子含量差别
T2*加权成像	采用读出梯度磁场的切换获取梯度回波信号
扩散加权成像	反映活体组织中水分子的布朗运动
灌注加权成像	反映组织的微循环状态
磁敏感加权成像	利用组织磁敏感性改变反映组织成分结构的变化

3.1.4.1 T1加权成像

常用的 T1 加权成像序列主要有自旋回波序列（SE）、快速自旋回波序列（RARE）、反转恢复序列（IR）、快速反转恢复自旋回波序列（FIR、TIR、IR-FSE/TSE）、单次激发快速反转恢复序列（IR-SS-FSE）、采用 Blade 技术的快速反转恢复自旋回波序列、扰相梯度回波序列、反转恢复快速梯度回波序列等。同一序列在不同的磁共振扫描仪制造公司有不同的名称。

1. 自旋回波序列（SE）

SE 序列（见图 3.1.5）是由一个 90°射频脉冲后跟随一个 180°聚焦脉冲组成的，90°

脉冲产生一个最大的宏观横向磁化矢量,再利用 180°脉冲产生一个自旋回波。自旋回波序列结构简单,信号变化易于解释,并且具有良好的信噪比及组织对比,缺点是成像时间长。临床上常用在颅脑、头颈部、骨关节、软组织、脊柱、脊髓等部位。

2. 快速自旋回波序列(RARE)

RARE 序列(见图 3.1.6)在 GE 的磁共振扫描仪上称为 FSE,西门子称其为 TSE。RARE 序列是一个 90°脉冲激发后利用多个 180°聚焦脉冲采集多个自旋回波,因此明显缩短了成像时间。快速自旋回波序列成像速度快于 SE,但是其能量沉积也增加了。该序列在临床上应用广泛,可以显示颅脑、脊柱、大关节、骨与软组织、盆腔等,适合于要求快速扫描的患者,还可以进行垂体动态增强扫描、体部屏气扫描等。

3. 反转恢复序列(IR)

IR 序列(见图 3.1.7)是在 SE 序列前施加一个 180°反转预脉冲。反转恢复序列 T1 对比最佳,但是扫描时间很长,临床应用较少。它可以增加脑灰白质的 T1 对比,主要用于儿童髓鞘发育研究。

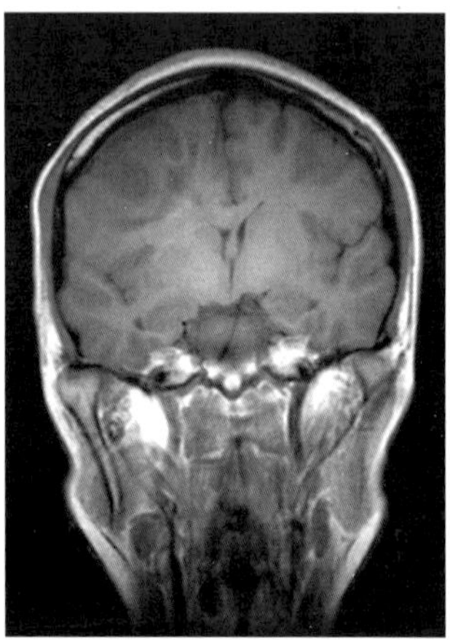

图3.1.5 自旋回波序列(SE)

注:头颅冠状位,具有良好的信噪比和组织对比,脑组织灰白质分界较清晰。

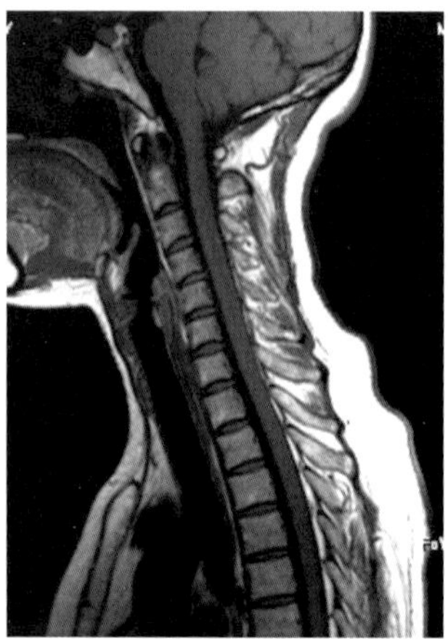

图3.1.6 快速自旋回波序列(RARE)

注:颈椎矢状位,扫描速度快于 SE。

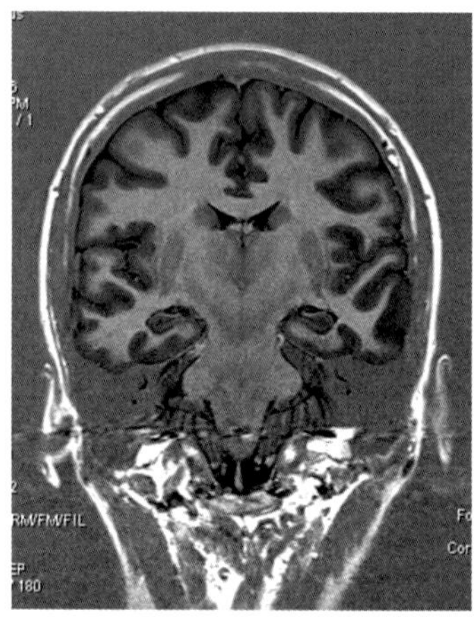

图3.1.7 反转恢复序列(IR)

注:脑冠状位,脑组织灰白质T1对比最佳,扫描时间长。

4. 快速反转恢复序列(FIR)

FIR 序列(见图 3.1.8)是一个 180°反转预脉冲后跟随一个快速自旋回波序列。FIR 序列成像速度快于 IR,其 T1 对比较 RARE 序列有提高。在不同公司的机器上它有不同的名称,如 FIR、TIR、IR-FSE、IR-TSE 等。临床上常用于脑实质的 T1WI,显示较好的 T1 对比。

5. 单次激发快速反转恢复序列(IR-SS-FSE)

IR-SS-FSE 序列是 180°反转预脉冲与单次激发 FSE 序列相结合,成像速度快,属于快速成像序列。亚秒采集,用于不能配合检查的患者快速扫描,或用于腹部水成像。

6. Blade(刀锋)TSE/TIR T1WI

Blade 技术同时采用放射状与平行的 K 空间填充方式,再经过复杂的数据处理,可以得到较高的信噪比并减少运动伪影。临床上将 Blade 技术用于 TSE/TIR T1WI 序列(见图 3.1.9),可大大减少图像运动伪影。

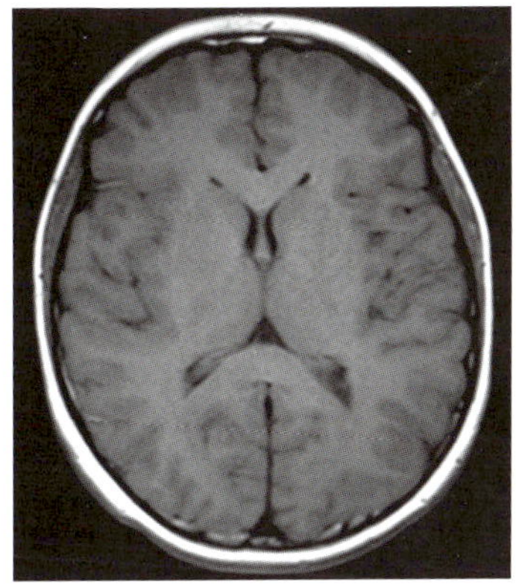

图3.1.8　快速反转恢复序列(FIR)

注:脑轴位图像,脑组织灰白质对比较好,扫描时间较IR明显缩短。

7. 扰相梯度回波序列

扰相梯度回波序列(见图 3.1.10)采用小于 90°的小角度脉冲激发,利用读出梯度场切换产生回波,并利用梯度或射频技术扰相,以消除残留的横向磁化矢量。扰相梯度回波序列采集速度快,SAR 低,对磁场的不均匀性敏感。临床主要用于颅脑成像,主要有 3D 扰相 GRE、流动相关的血管成像和对比增强的血管成像。

8. 反转恢复快速梯度回波序列(IR-FGRE)

IR-FGRE 序列(见图 3.1.11)为准备脉冲 180°反转脉冲后跟随超快速梯度回波序列,可得到不同的 T1 对比,选择性抑制某一特定 T1 值组织信号。临床上用于颅脑高分辨三维成像,它的灰白质对比优于没有 IR 准备脉冲的 GRE 序列。

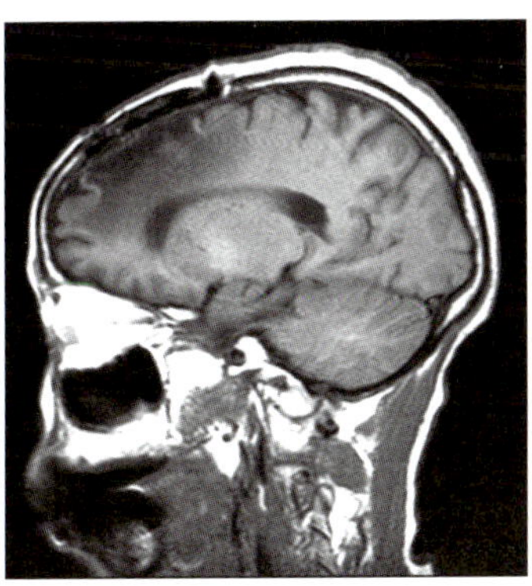

图3.1.9　采用Blade技术的快速反转恢复自绝波序列

注:头部矢状位,背景可见患者头动伪迹,但图像仍很清晰。

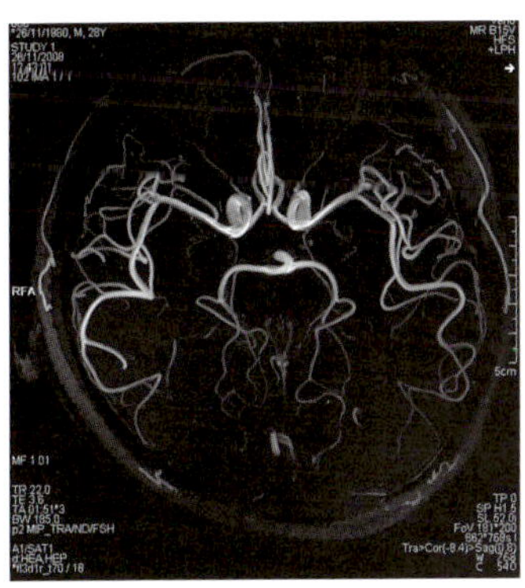

图3.1.10　扰相梯度回波序列

注:3DMRA,清晰显示颅内大动脉及分支。

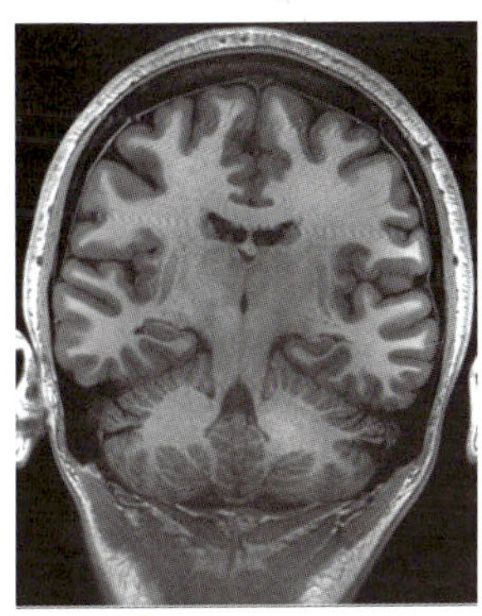

图3.1.11　反转恢复快速梯度回波序列(IR-FGRE)

注:脑组织的灰白质对比优于没有IR准备脉冲的GRE序列。

3.1.4.2 T2加权成像

常用的T2加权成像序列主要有自旋回波序列(SE)、快速自旋回波序列(RARE、FSE、TSE)、单次激发RARE序列(SS-RARE)等,同一序列在不同的公司也有不同的名称。由于SE序列的T2加权成像时间太长,目前已很少使用。

1. 快速自旋回波序列(RARE)

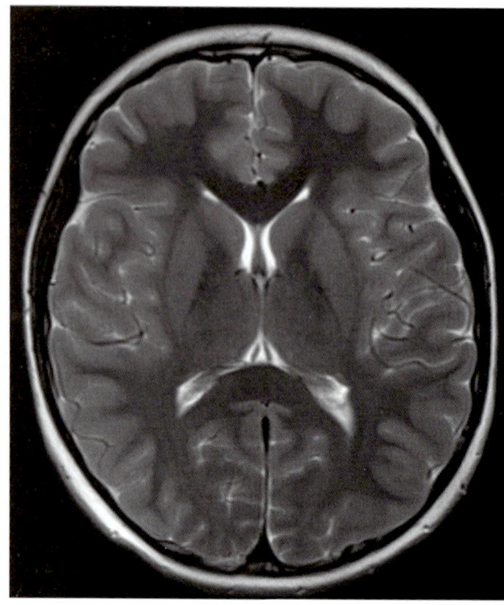

图3.1.12 快速自旋回波序列(RARE)
注:头颅轴位,为头颅T2WI最常应用的序列。

快速自旋回波序列(见图3.1.12)是一个90°脉冲激发后利用多个180°聚焦脉冲采集多个自旋回波。GE公司的磁共振仪称为FSE序列,西门子称为TSE序列。快速自旋回波序列成像速度快于SE,能量沉积增加,SAR升高。快速自旋回波序列是T2WI的最常用序列,用于显示颅脑、脊柱脊髓、耳鼻喉、骨关节软组织和腹盆腔等。

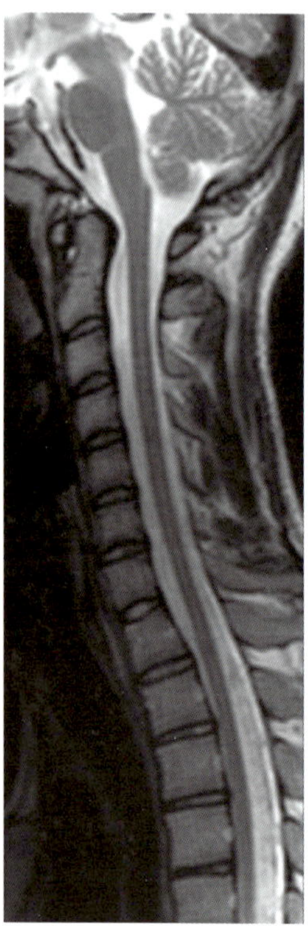

图3.1.13 驱动平衡技术序列
注:颈椎矢状位,扫描速度较快速自旋回波序列快。

2. 驱动平衡技术序列

FRFSE序列(见图3.1.13)是FSE/TSE的衍生序列,它是在FSE/TSE序列后,利用负90°脉冲加快组织纵向磁化矢量恢复的技术,可以加快成像速度。FRFSE增加了图像对比,并加快了扫描速度,临床上用于颅脑、脊髓T2WI成像。

3. 单次激发RARE序列(SS-RARE)

SS-RARE是一次90°射频脉冲激发后,利用连续的180°脉冲采集所有K空间填充的回波信号。单次激发RARE序列成像速度快,只能用于T2WI成像。其模糊效应明显,SAR明显升高,临床主要用于颅脑超快速成像,适用于不能配合的患者,也可以进行腹部屏气快速扫描和屏气或呼吸触发水成像。

4. 半傅立叶采集单次激发序列

半傅立叶采集单次激发序列(见图3.1.14)在SS-RARE序列的基础上加上半K空间采集技术,临床上用于神经系统超快速成像,适用于不能配合的患者,也可以进行腹部超快速T2WI和腹部水成像。

5. 快速反转恢复自旋回波序列(FIR、TIR)

该序列(见图3.1.15)是一个180°反转预脉冲后跟随一个FSE序列，成像速度快于IR。在不同公司的磁共振仪上它拥有多个名称，如FIR/TIR/IR-FSE/IR-TSE。临床上主要用于T2WI的脂肪抑制成像。

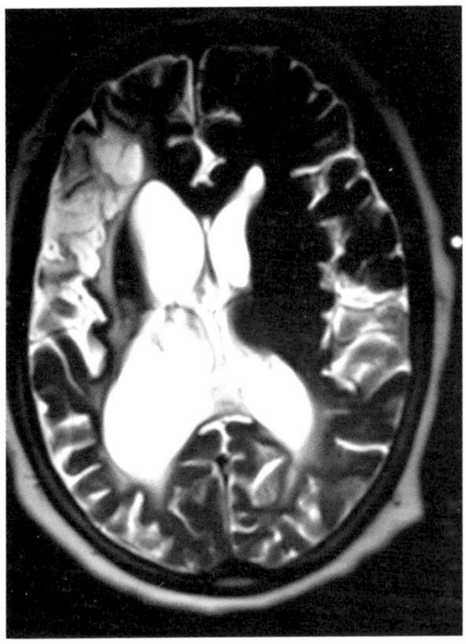

图3.1.14　半傅立叶采集单次激发序列

注：头颅轴位，用于神经系统超快速成像，适用于不能配合的患者。

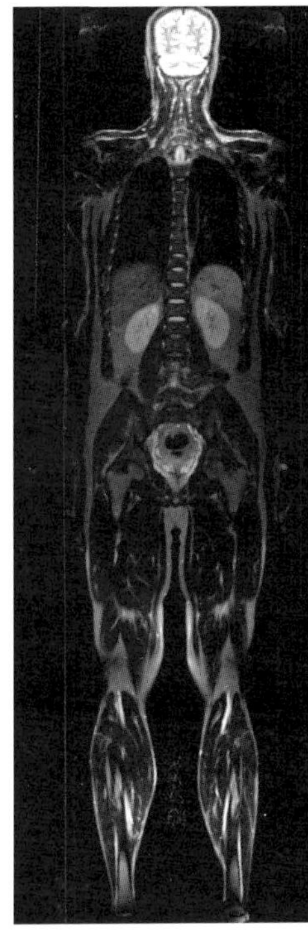

图3.1.15　快速反转恢复自旋回波序列(FIR、TIR)

注：全身冠状位，主要用于T2WI的脂肪抑制成像。

6. 螺旋桨扫描技术

同时采用放射状与平行的K空间填充方式，再经过复杂的数据处理。GE磁共振仪称为Propeller螺旋桨技术，西门子称为Blade刀锋技术(见图3.1.16、图3.1.17)。它可以得到较高的信噪比，具有增加图像对比的潜能，可明显减少运动伪影。临床用于不能控制的自主运动患者的颅脑成像，还可以进行腹部成像。

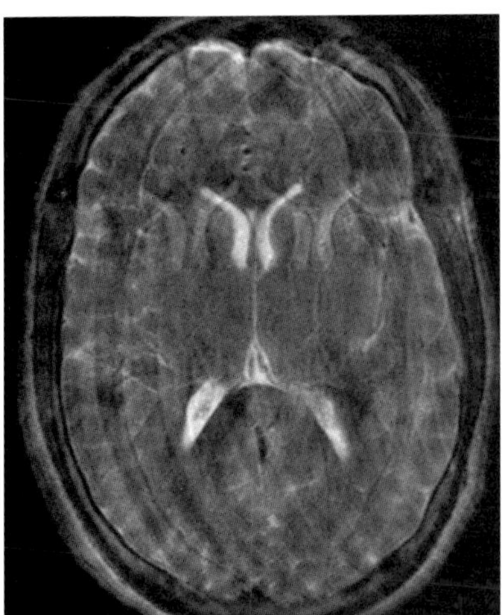

图3.1.16　螺旋桨扫描技术

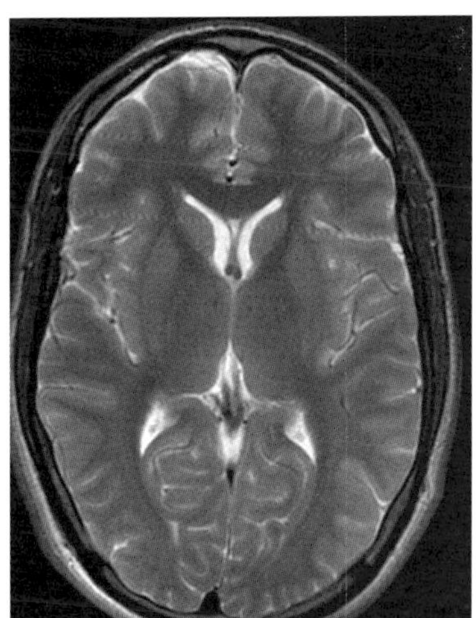

图3.1.17　头颅轴位

注：即使患者头颅在扫描过程中运动，也能得到很清晰的图像。

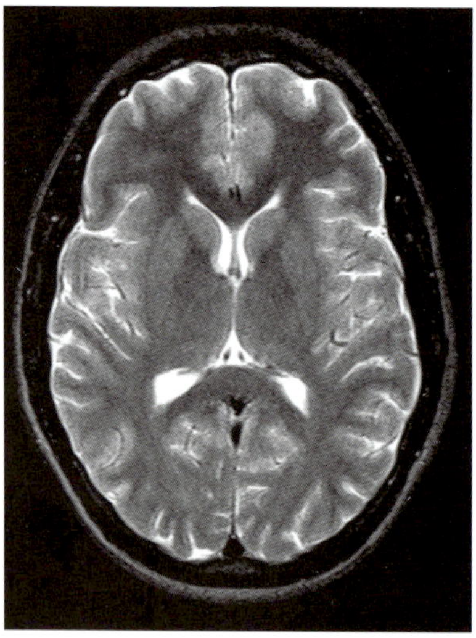

图3.1.18　GRASE序列

注:头颅轴位,GRASE是梯度回波与自旋回波相结合的序列,应用较少,主要用于3T颅脑T2WI。

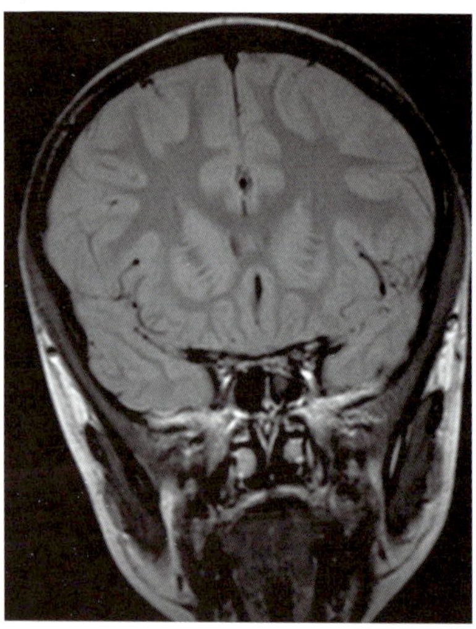

图3.1.19　质子密度加权像

注:头颅冠状位。

7. 单次激发 SE-EPI 序列

EPI 的准备脉冲为 SE 序列，成为 SE-EPI 序列。它主要是单次激发采集所有回波信号,成像速度快,临床上用于超快速 T2WI 成像,适用于临床情况较差或不能配合的患者。

8. GRASE序列

GRASE 序列(见图 3.1.18)是梯度回波与自旋回波相结合的序列,一次 90°脉冲激发后,利用多个 180°聚焦脉冲产生多个自旋回波,在两个相邻的 180°脉冲间利用读出梯度连续切换,伴随一个自旋回波还有多个梯度回波,实现梯度回波与自旋回波相的结合。GRASE 集合了 FSE 与 GRE 的优点和缺点,临床应用不广泛,主要用于颅脑的 T2WI,在 3T 设备上有其独特的优势。

3.1.4.3　质子加权成像

常用的质子加权成像序列(见图 3.1.19)主要有自旋回波序列（SE)、快速自旋回波序列(RARE)和扰相梯度回波序列,用于显示反映单位体积不同组织间的质子含量差别,目前在中枢神经系统中应用很少。PDWI 显示灰白质分界清楚，常用于诊断灰质异位、髓鞘发育异常等。PDWI 还可用来诊断颈动脉斑块，并广泛应用于关节扫描显示软骨、韧带。

3.1.4.4　T2*加权成像

T2* 加权成像(见图 3.1.20)主要有扰相梯度回波序列,在 GE 磁共振仪上称为 SPGR 序列,西门子称为 FLASH,飞利浦称为 T1-FFE。T2* 加权成像可在中枢神经系统中显示出血灶,例如脑血管病患者显示颅内微出血、脑内血肿、蛛网膜下腔出血等,头外伤患者显示脑挫裂伤出血情况、硬膜下血肿等,临床应用较多。

3.1.4.5　其他序列

临床上还有很多实用的序列,例如扰相梯度回波序列、自旋回波序列(SE)、快速自

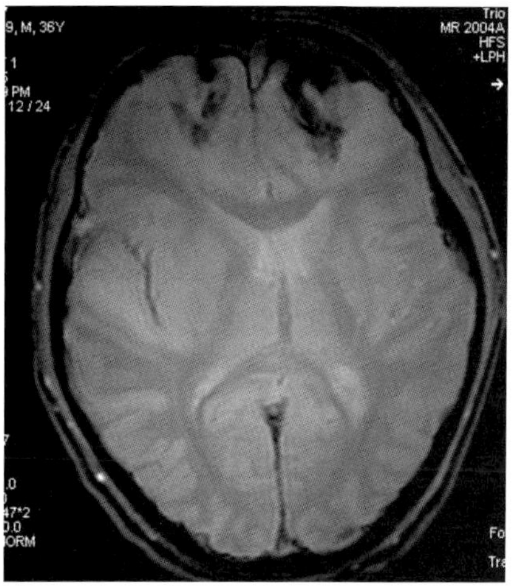

图3.1.20　T2*加权成像

注：头颅轴位，显示头外伤患者双侧额叶的脑挫裂伤。

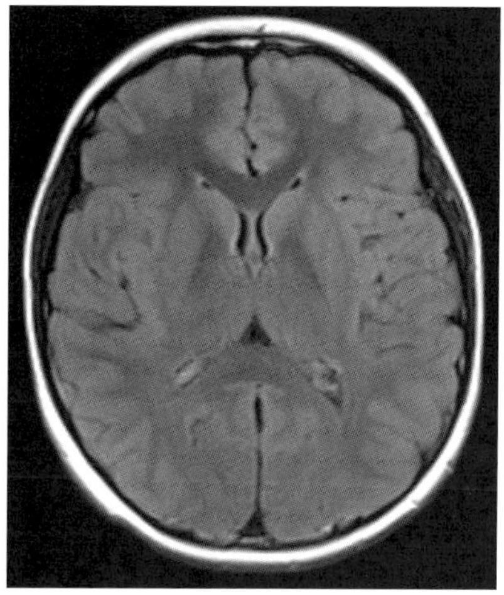

图3.1.21　液体抑制反转恢复序列(FLAIR)

注：采用快速反转恢复自旋回波序列，头颅轴位，脑脊液被抑制，可更好、清楚地显示较小且靠近脑脊液的病变。

旋回波序列(FSE/TSE)、液体抑制反转恢复序列(FLAIR 扩散加权成像)、脂肪抑制常用技术、水激发技术、MR 水成像技术、磁共振血管成像技术等。

1. 液体抑制反转恢复序列(FLAIR 扩散加权成像)

最常使用的是快速反转恢复自旋回波序列。该序列为一个 180°反转预脉冲后跟随一个 FSE 序列。快速反转恢复自旋回波序列成像速度快于 IR，T1 对比有所提高。它拥有多个名称，如 FIR/TIR/IR-FSE/IR-TSE，又有人称其为 T2-FLAIR(见图 3.1.21)。临床主要用来抑制脑脊液的信号，以更好地显示较小且靠近脑脊液（室旁、皮质)的病变。

2. 单次激发快速反转恢复序列(IR–SS–FSE/TSE)

该序列将 180°反转预脉冲与单次激发 FSE 相结合，成像速度快。临床上用于不能配合检查的患者。

3. Propeller/Blade T2–FLAIR

该序列(见图 3.1.22)同时采用放射状与平行的 K 空间填充方式，再经过复杂的数据处理。这种技术可以得到较高的信噪比，具有增加图像对比的潜能，可以明显减少运动伪影，主要用于不能控制的自主运动患者。

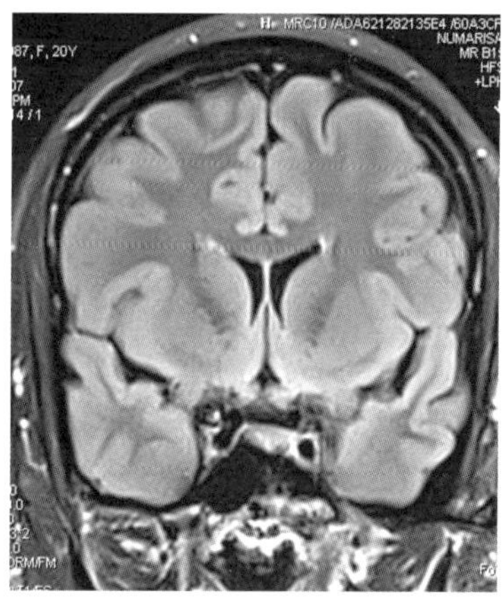

图3.1.22　Blade T2–FLAIR

注：头颅冠状位，信噪比较高，明显减少运动伪影，主要用于不能控制的自主运动患者。

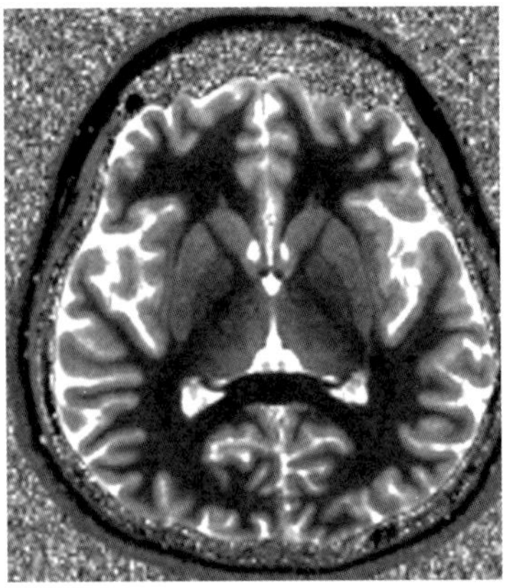

图3.1.23 双反转快速自旋回波序列-1(Dual IR-FSE/TSE)

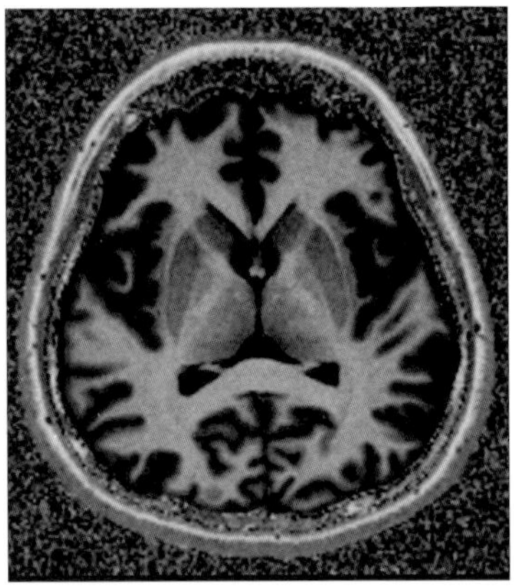

图3.1.24 双反转快速自旋回波序列-2(Dual IR-FSE/TSE)

注:头颅轴位,通过选择性抑制脑白质或灰质,从而更清晰地显示脑灰白质。

4. 双反转快速自旋回波序列(Dual IR-FSE/TSE)

该序列对两个反转预脉冲的 T1 进行调整,根据 T1 值的不同选择性地抑制两种组织的信号。主要用来选择性地抑制脑脊液和脑白质的信号来突出脑灰质,或者抑制脑脊液和脑灰质的信号而突出脑白质,从而更清晰地显示脑灰白质(见图 3.1.23、图 3.1.24)。

5. 脂肪抑制常用技术

(1)频率选择饱和法。亦称化学位移选择饱和(Chemical Shift Selective Saturation, CHESS)。利用水与脂肪中氢质子进动频率不同,施加与脂肪频率相同的预脉冲激发脂肪组织使之达到饱和,再施加成像脉冲时脂肪不能再接受能量产生信号。常用的序列有 SE 和 FSE 的 T1WI 及 T2WI 序列、GRE 序列以及 2D 扰相 GRE T1WI。临床应用在 1.0T 以上的设备,特异性强,简便易行。在神经系统用于判断病变是否含有脂肪,如畸胎瘤;在头颈五官上用于发现位于较多脂肪组织中的病变;在腹部脏器上用于诊断肾上腺病变、脂肪肝等(见图 3.1.25、图 3.1.26)。

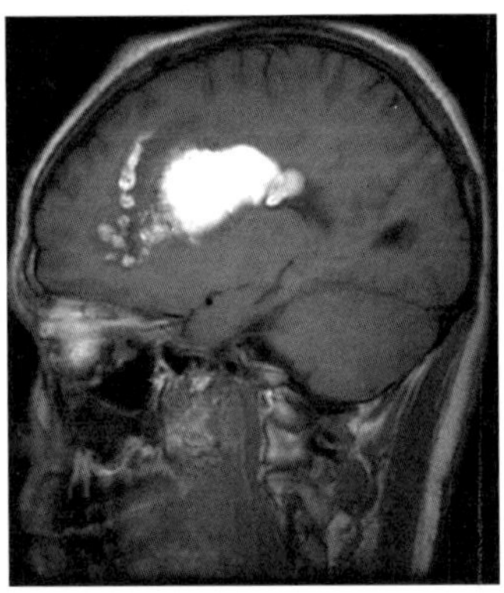

图3.1.25 频率选择饱和法-1

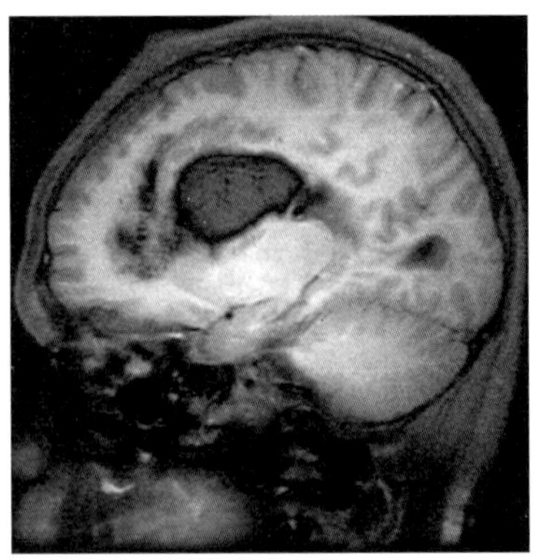

图3.1.26 频率选择饱和法-2

注:亦称化学位移选择饱和(CHESS)进行的脂肪抑制扫描,头颅矢状位平扫T1WI和脂肪抑制图像,侧脑室内的畸胎瘤内的高信号均被抑制,证实其为脂肪信号。

(2)短 T1 反转恢复序列(Short T1 Inversion Recover, STIR)。该序列是基于脂肪组织短 T1 特性选择短反转 T1 时间(脂肪T1

值的69%)，抑制效果明显。常用序列有FIR或IR、FSE、TSE等。其场强不受限，特异性差（血肿信号受抑），时间长，不适用增强扫描。主要用于颈部、椎体、关节等大FOV扫描（见图3.1.27）。

（3）频率选择反转脉冲。它为前两者的结合。

（4）Dixo技术。用于低场强磁共振扫描仪的脂肪抑制。

6. 选择性水激发技术

采用频率和空间选择的二项脉冲，此脉冲由多个方向和角度不同的脉冲组合而成。常用序列有SE、FSE、GRE，有2D及3D两种采集模式。临床主要应用于眼眶、神经根、腹部、骨关节的扫描。

7. MR水成像技术

水成像技术利用水的长T2特性，采用重T2WI序列使其他组织的信号绝大部分衰减，采集到图像的信号主要是水样结构。FSE T2WI及单次激发FSE T2WI主要用于胰胆管及尿路成像。另外，3D Balance-SSFP主要用于内耳及脊髓造影（见图3.1.28）。

8. 磁共振血管成像技术

主要有时间飞越法（Time of Flight, TOF）、相位对比法（Phase Contrast, PC）、对比增强（CE MRA）、黑血法、Balance-SSFP、T2-FGRE等。

（1）TOF。反复激发层面内静止组织，使之饱和信号被抑制，层面外未受激发的血液流入有较高信号。2D扰相GRE T1WI序列主要用于静脉慢血流、走行较直的颈部或下肢静脉（见图3.1.29）。3D扰相GRE T1WI序列用于动脉快血流、走行迂曲的血管，如脑动脉（见图3.1.30）。

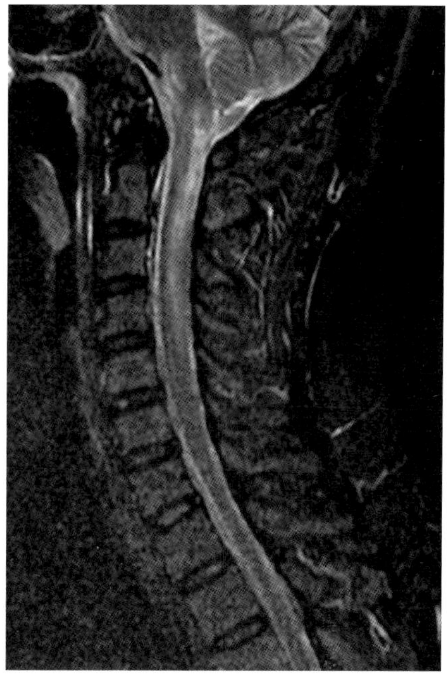

图3.1.27　短T1反转恢复序列（STIR）

注：颈椎矢状位脂肪抑制图像。

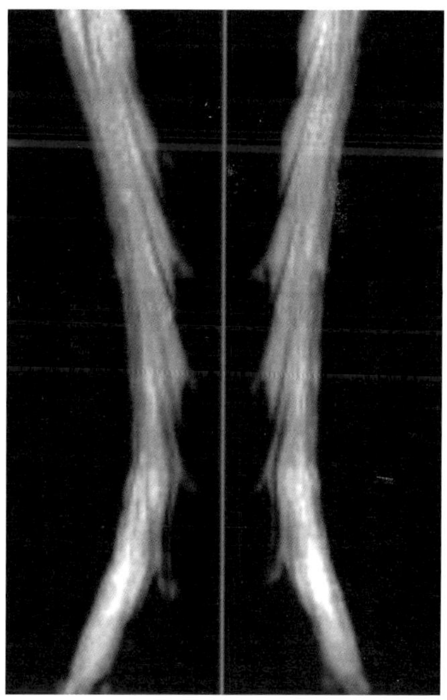

图3.1.28　MR水成像技术

注：脊髓造影，显示椎管内马尾神经。

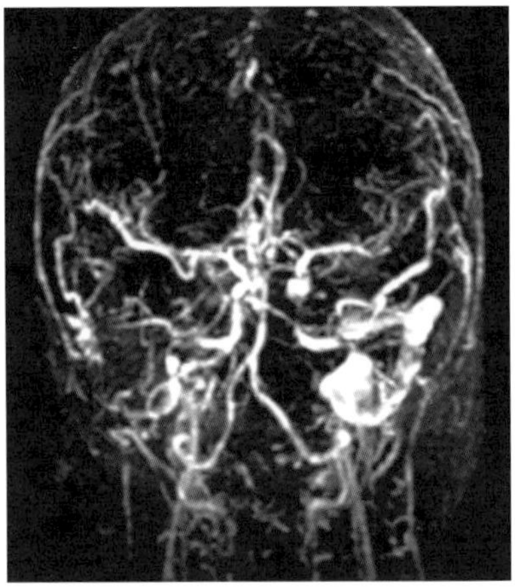

图3.1.29 二维快速流动时间效应

注：头颅MRV，显示颅内大静脉窦。

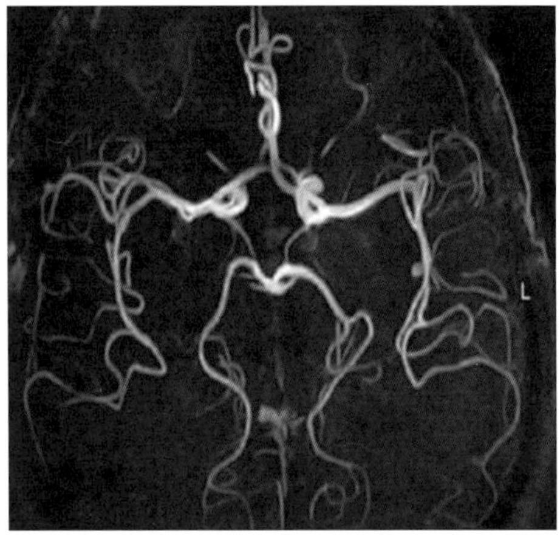

图3.1.30 三维快速流动时间效应

注：头颅MRA，清晰反映颅内大动脉及分支血管。

（2）PC法。利用流动所致的宏观横向磁化矢量的相位变化来抑制背景、突出血管信号的方法。其2D可用于脑脊液或血液流速、流量、流向分析，3D可用于静脉或静脉窦的扫描，另外还可以用来测量脑脊液的流动性（见图3.1.31、图3.1.32）。

（3）CE-MRA。用对比剂缩短血液T1值的特性，采取超快速的权重很重的T1WI序列对血管内血流进行成像。常用序列有3D扰相GRE T1WI，同时采用CHESS或频率选择反转脉冲进行脂肪抑制，可进行剪影、多段采集及快速连续扫描（4D）。临床可用于动、静脉，可多时相显影，亦可以发现头颈血管狭窄/闭塞、动脉瘤、血管畸形和夹层，也可以应用于体部血管（见图3.1.33）。

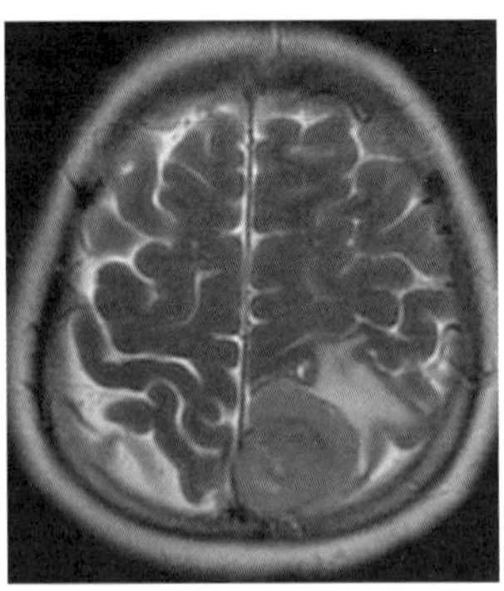

图3.1.31 头颅轴位T2加权像

注：左侧顶叶镰旁脑膜瘤。

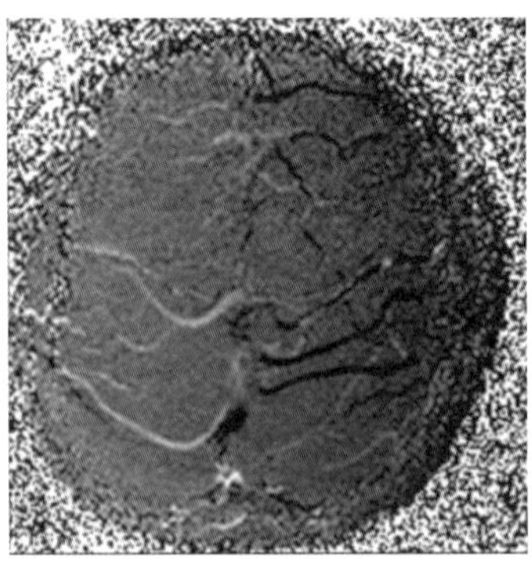

图3.1.32 相应层面2D-PC

注：显示相邻静脉走行、流向，为手术方案的制定提供帮助。

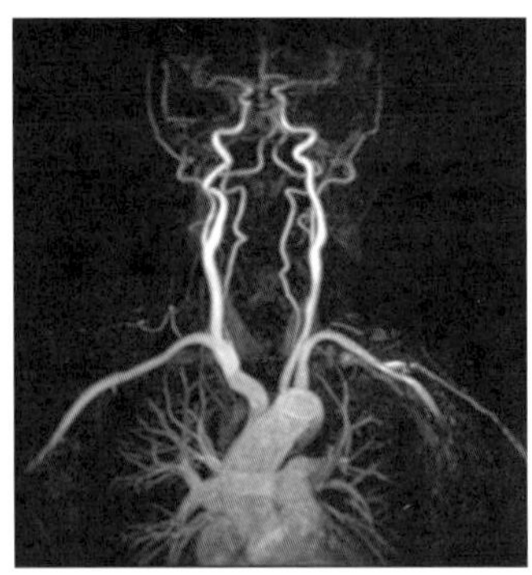

图3.1.33 CE-MRA

注：主动脉弓上动脉成像的MIP图像。

（4）黑血法。基于流空效应或通过空间预饱和带、反转脉冲或失相位等方法使血流呈低信号，同时选择参数使背景组织呈亮信号。所选择的序列是 IR-FSE，可评价血管壁，如颈动脉或冠脉斑块。

3.1.4.6 扩散加权成像（DWI）

DWI 是在常规序列的基础上，施加扩散敏感梯度，以显示水分子的布朗运动。弥散加权成像的图像对比度主要取决于水分子的位移运动，而并非水的自身结构成分。它不同于常规自旋回波序列的图像，如质子密度或 T1、T2 像的信噪比及空间分辨率。它通常是在标准 MRI 序列上运用 EPI 技术，再加上对弥散运动敏感的梯度脉冲，获得水分子弥散运动的特征信息。常用序列有自旋回波平面回波序列（SE-EPI T2*WI）、梯度回波平面回波序列（GRE-EPI T2*WI）、Propeller FSE DWI、单次激发反转恢复 SE-EPI 序列（应用不多）、PRESTO 等。最常用的 DWI 序列是自旋回波平面回波序列 SE-EPI T2*WI，主要是在 SE-EPI 序列的基础上施加扩散敏感梯度场，单次激发采集所有回波信号（见图 3.1.34）。

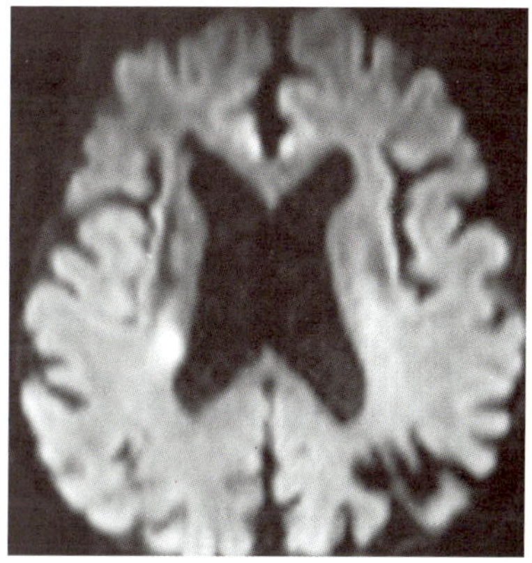

图3.1.34 头颅DWI图像

脑组织结构成分复杂，组织内的水分子的扩散运动不仅受组织细胞本身特征的影响，而且还受细胞内部结构（如细胞膜、核膜、胞质内细胞器等）的影响，因此正常脑组织内水分子的扩散程度与病变组织的细胞密度、细胞膜通透性、细胞外间隙、温度以及扩散介质的黏滞性均具有显著相关性。

DWI 的临床应用十分广泛，可以鉴别急性、亚急性脑梗死，评价脑梗死的进程（见图 3.1.35），可以对颅内囊性病变（见图 3.1.36、图 3.1.37）、环状强化病变进行鉴别诊断，为脑肿瘤的诊断与鉴别诊断、治疗疗效评价提供信息，并且有助于脱髓鞘疾病的诊断、外伤及弥漫性轴索损伤的判定等。另外一种特殊的 DWI 成像，全身 DWI——类 PET，是使用STIR 技术抑制正常组织和脂肪的信号，全身 DWI 扫描后对图像进行重组，得到类似 PET 的图像，又称为类 PET 技术，临床上主要用来进行血液系统肿瘤的评价和恶性肿瘤的全身评价。

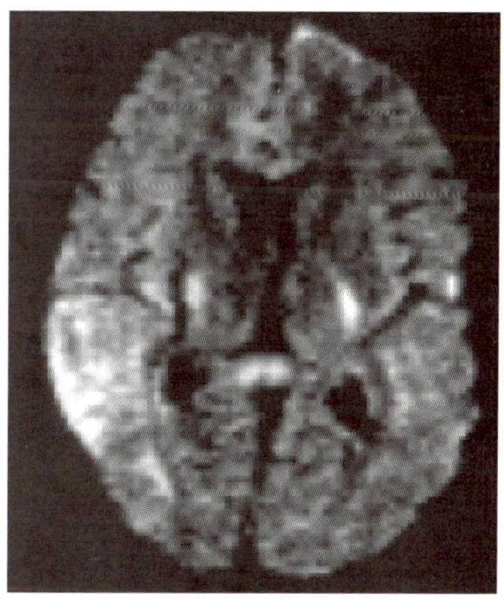

图3.1.35 急性脑梗死DWI

注：右侧颞叶可见高信号。

扩散张量成像 DTI 是在 DWI 的基础上施加更

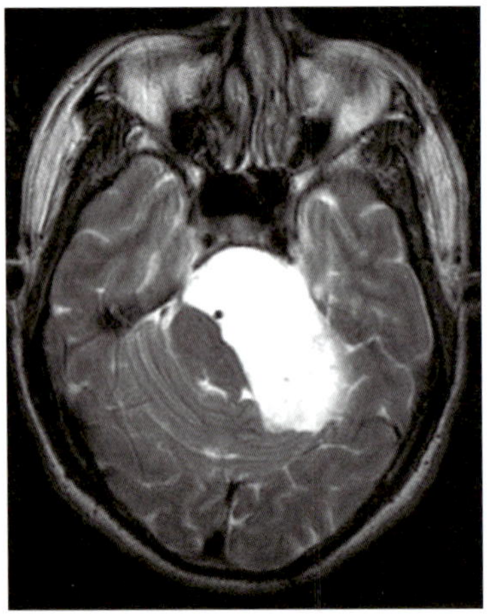

图3.1.36　桥前池、左侧CPA池长T2囊性病变

注:可能是胆脂瘤,也可能是蛛网膜囊肿。

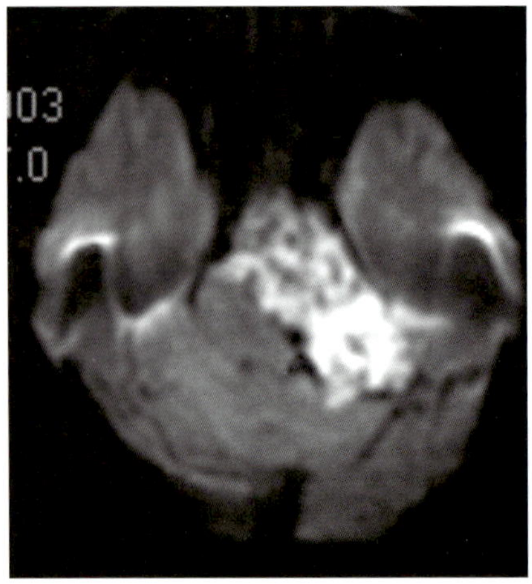

图3.1.37　同层面DWI上病变

注:在同层面上DWI上病变呈高信号,表明病变为胆脂瘤,除外蛛网膜囊肿。

多非线性方向的梯度场,更精确地描述水分子运动的各向异性特征,主要使用单次激发SE-EPI T2WI,是在SE-EPI序列的基础上施加扩散敏感梯度场,单次激发采集所有回波信号(见图3.1.38、图3.1.39)。临床应用于脑肿瘤、脑血管病的评价,以及通过白质纤维束示踪成像技术来描述白质纤维束的走行(见图3.1.40)。

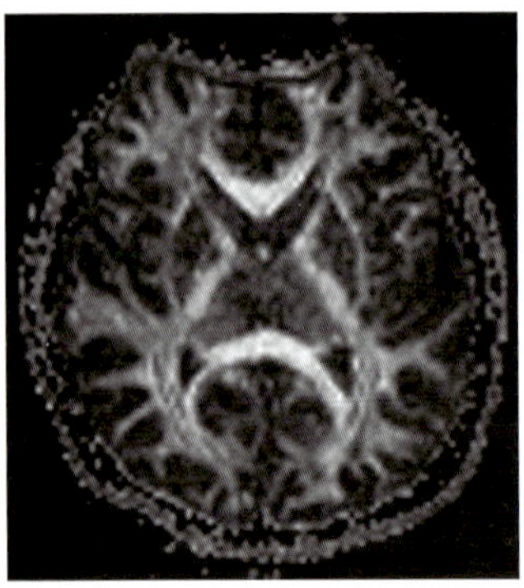

图3.1.38　DTI的FA灰度图

注:图像中纤维的亮度表明FA值的高低。

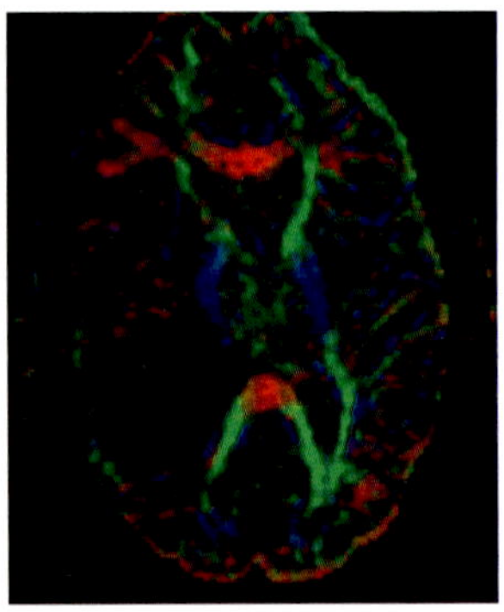

图3.1.39　DTI的FA彩图

注:图像中纤维的亮度表明FA值的高低,颜色代表纤维走行方向。

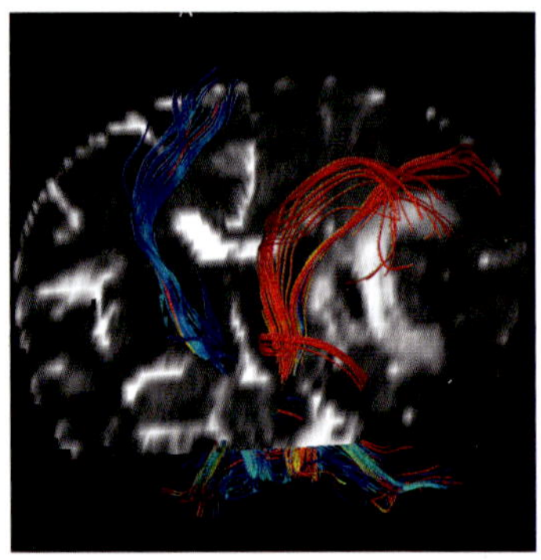

图3.1.40　DTI纤维束成像

注:显示右侧皮质脊髓束手右侧病变压迫向左侧移位。

3.1.4.7　灌注加权成像(PWI)

灌注加权成像是通过测量血流动力学参数来描述血流通过组织血管床的情况,从而评价组织的血流灌注状态。灌注加权成像临床应用广泛,可以用于神经系统的卒中、肿瘤、炎症、癫痫、外伤、退行性变性病的诊断、鉴别诊断、疗效预测及判断等。

灌注加权成像的应用序列可分为外源性和内源性对比剂序列。内源性对比剂序列无需注入外源性对比剂，主要用于动脉自旋标记（Arterial Spin Labeling, ASL）。流动敏感交互式反转恢复（Flow-sensitive Alternating Inversion Recovery, FAIR）序列，是以动脉血中水质子作为内源性示踪剂，采用 IR 序列，得到成像平面标记及未标记的水质子图像，两者相减得到反映组织灌注情况图（见图 3.1.41）。从某种意义上说，血氧水平依赖（Blood Oxygenation Level Dependent, BOLD）也可以进行血流灌注量的研究。对比由顺磁性物质脱氧血红蛋白引起，对脱氧血红蛋白敏感的序列能反映血容量和血氧的改变。目前多采用 EPI 序列，一般采用吸入高浓度氧和 / 或 CO_2 以产生信号对比。BOLD 研究表明，高氧血症引起的信号改变见于所有的功能血管，而高碳酸血症引起的信号改变则仅见于有血管外皮细胞和平滑肌细胞的血管活性的成熟血管，因此根据对两者反应的差异可判断血管的成熟情况，从而确定肿瘤的存在。并且，该方法还可以用来评价肿瘤的生长，判断肿瘤生长过程中出现的缺氧和血流动力学情况，从而推测在肿瘤抗血管治疗的评价方面可能会有一定价值。

灌注加权成像很重要的一方面是使用对比剂。对比剂的临床应用原理主要有 3 种：一是利用血管内效应，例如 CEMRA；二是利用血管床通过观察组织血管床灌注、血供特点，例如灌注成像和动态扫描；三是利用血管外效应观察血脑屏障破坏，例如普通增强扫描。

外源性对比剂序列可用于动态磁敏感对比成像（Dynamic Susceptibility-Contrast, DSC）。通过静脉快速灌注顺磁性对比剂，当对比剂通过毛细血管床时，引起局部磁场不均匀，进而引起邻近氢质子共振频率改变，后者导致质子自旋去相位，T2 或 T2* 缩短，在影像上表现为 T2 或 T2* 信号强度下降，且信号下降的程度与局部血容积和造影剂

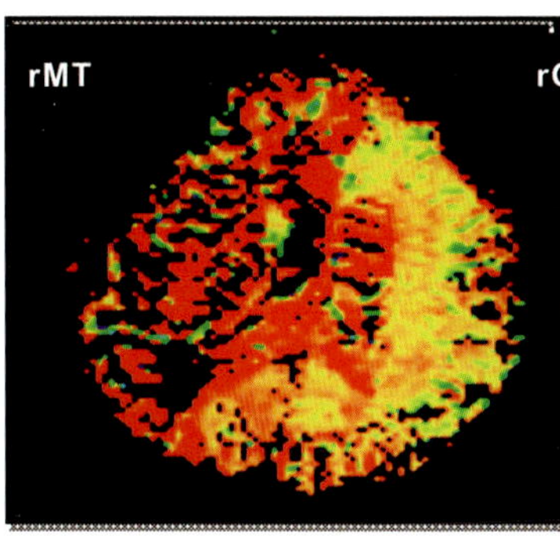

图3.1.41　MTT参数图

注：平均通过时间参数图，右侧额颞叶 MTT延长。

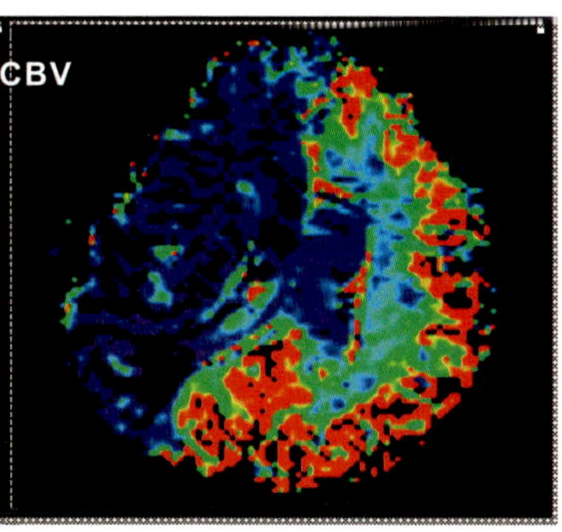

图3.1.42　rCBV参数图

注：局部脑血容量图，右额颞叶rCBV降低。

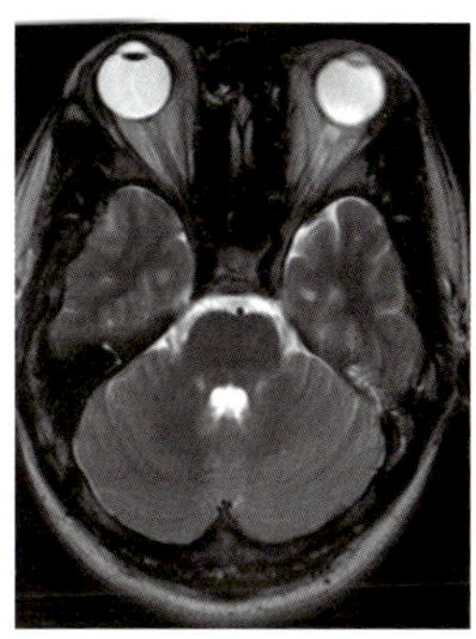

图3.1.43　头颅T2WI图像(一)

注：左侧小脑未见明显异常。

浓度呈正比。利用首过效应采用回波平面成像(EPI)技术来观察脑血流动力学的改变,将组织对比剂浓度的变化转变为弛豫时间的改变,运用示踪剂血流动力学理论,从时间—浓度曲线算出灌注参数值,也称为灌注成像(Perfusion Weighted Imaging, PWI)。常用序列有:SE-EPI(T2*WI)、GRE-EPI(T2*WI)及 PRESTO(见图 3.1.41~图 3.1.43)。另外,还可以用于动态对比增强法(Dynamic Contrast-Enhanced, DCE)T1WI,主要是基于造影剂造成的组织 T1 缩短效应,用于估计血管通透性成像的参数,主要有初始上升速率和平均上升速率、最大信号强度和廓清速率等。但是,由于成像时间较长,DCE 多只能采取较少层面的动态增强,比如垂体的动态扫描。

3.1.4.8 磁敏感加权成像(SWI)

SWI(Susceptibility Weighted Imaging)是一种新的磁共振成像法。不同于以往的质子密度、T1 或 T2 加权成像,这种新的方法使用了一直被忽略的相位图,同时采用相位图和幅值图像。相位图对应磁敏感性,幅值图包含组织的对比。对相位图进行蒙片处理后加权至幅值图,从而得到强调组织间磁敏感差异的图像(见图 3.1.44、图 3.1.45)。SWI 能在 1.0~7.0T 或更高场强的 MR 设备上进行。

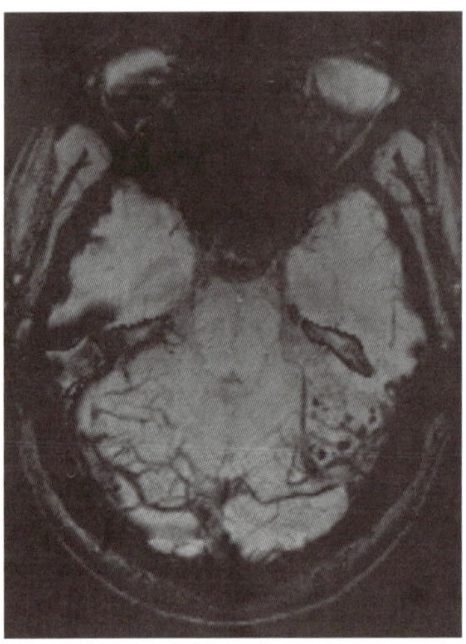

图3.1.44 头颅T2WI图像(二)

注:左侧小脑半球可见多发斑点状低信号,提示出血。

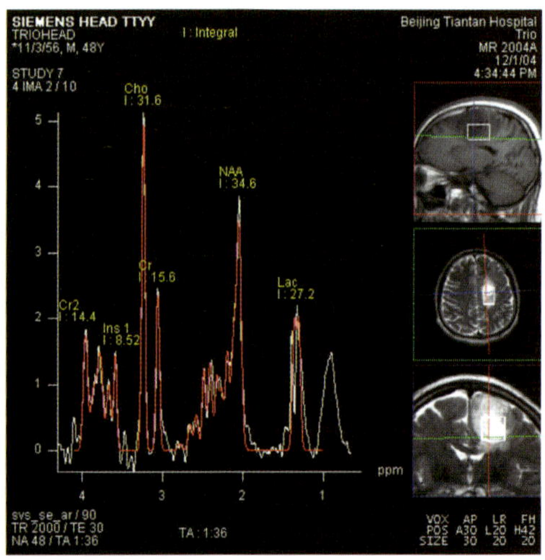

图3.1.45 H1MRS单体素

注:感兴趣区位于左侧额顶叶病灶区,NAA下降,Cho升高,可见Lac(乳酸)峰,提示为胶质瘤。

常用序列 3D 扰相 GRE T2*WI。除静脉外,SWI 组织对比兼有 T1、T2、FLAIR 图像的特点,SWI 水肿具有 FLAIR 图像的特点(长 TR,短 TE,周围组织适当抑制),但脑脊液显示为高信号(小的翻转角的原因),临床上利用 SWI 对脱氧血红蛋白敏感的特性,可以对静脉、出血、非血红素铁沉积测定;用于神经系统,可以用来进行脑静脉解剖成像，诊断弥漫性轴索损伤、血管畸形、脑血管病、肿瘤和退行性变性病等。这项技术存在的缺陷是很难区分小静脉、小出血灶与血栓，但可以通过注射对比剂前后扫描或进行相位分析方法来弥补。

3.1.4.9　磁共振波谱成像技术（MRS）

磁共振波谱（Magnetic Resonance Spectroscopy, MRS）是一种利用磁共振现象和化学位移作用，对一系列特定原子核及其化合物进行分析的方法，是目前唯一对人体无损伤性、用于研究活体组织器官代谢和生化变化以及化合物定量分析的方法。MRS 利用化学位移原理探测不同物质的频率差别。目前可用于医学领域波谱研究的原子核有 ^{31}P、^{1}H、^{23}C、^{19}F、^{7}Li 等，其中以 ^{31}P 和 ^{1}H 应用最为广泛。临床多应用于神经系统脑肿瘤、癫痫、神经精神疾病、缺血缺氧性脑病、代谢病、退行性病等，在体部用于前列腺、肝脏疾病的诊断。

MRS 波谱形成的原理包括化学位移及 J 耦合两种物理现象。主要采用两种脉冲序列成像，即 STEAM 及 PRESS。成像的方式有单体素、二维、三维采集。波峰由各主要代谢物产生，包括 N-乙酰天门冬氨酸（和其他 N-乙酰物质）、肌酸和磷酸肌酸、胆碱、肌醇、谷氨酰胺、谷氨酸、葡萄糖、乳酸、乙醇和酮体。2010 年 2 月，《自然》杂志文章报道，该技术也可检测出多巴胺的存在。这些混合物的确切生物化学作用是现今研究重点，其中一些波峰已被证实为某些疾病状态的标志。

1. 波谱扫描脉冲序列 STEAM

波谱回波序列的优点是 TE 短，受 J 耦合影响小，对短 T2 化合物显示较好，常用于短 T2 成分的化学物质如谷氨酰胺、肌醇的分析。缺点是信噪比低，对运动敏感，对磁场均匀度等要求严格。

2. 点解析波谱（PRESS）

它是在两个 180°脉冲后跟一个 90°脉冲，适于长 TE 化合物，如 Cho、Cr、NAA 等化学物质的波谱分析。其优点是信噪比高，对运动不敏感，对磁场要求相对较低，广泛应用于临床的单体素（见图 3.1.46）、二维波谱和三维波谱成像。缺点是易受 J 耦合影响。

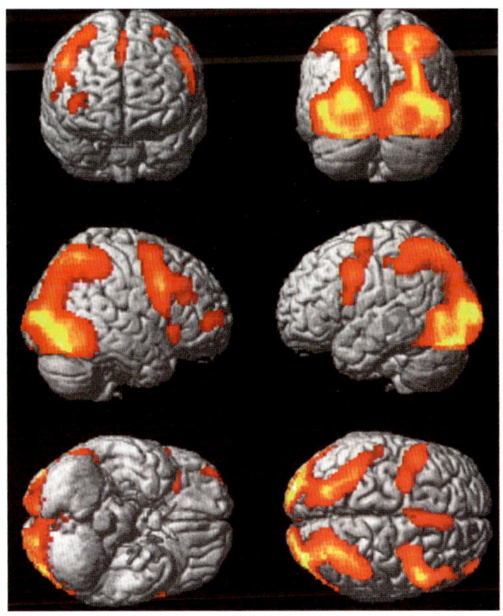

图3.1.46　fMRI

注：双侧额顶枕叶见多发激活区。

MRS 侧重于在体素基础上的生化

信息,它定位于MRI的体素,提供了正常脑或病变脑组织额外的描述特征,可以免除脑活检,实现早诊断、早治疗,是一种功能性检查。MRS既可以识别没有解剖学变化的异常,如肿瘤的浸润、广泛神经轴突损伤、肝性脑病、痴呆、溺死前改变、颞叶癫痫以及代谢异常,也可以识别一些解剖学变化的异常,如肿瘤或放射性坏死、弓形体病或淋巴瘤、转移瘤或浸润性胶质瘤。表3.1.4介绍了目前应用在一些常见病变中的脑内化合物的变化情况。

表3.1.4 常见病变MRS检查中各种化合物变化

病变	NAA	Cr	Lac	Cho	Lip	aa
实性肿瘤	↓	↓	↑	—	—	—
坏死性肿瘤	↓	—	↑	↑	↑	—
脓肿	↓↓	↓↓	↓	↑	↑	↑
放射性坏死	↓	↓	↓	↑	↑↑	—
梗死	↓		↑	↑	↑	—
MS,ADEM*	↓	↓	↑	—	—	—
表皮样囊肿	—	—	—	↑	—	—

注:MS(Multiple Sclerosis),多发性硬化;ADEM(Acute Disseminated Encephalomyelitis),急性播散性脑脊髓炎。

3.1.4.10 脑功能成像(fMRI)

脑功能磁共振成像的基础是利用神经元兴奋活动与血流动力学间存在的密切关系,快速显示兴奋的神经元与非兴奋神经元间的信号差异。BOLD效应是基于局部大脑氧代谢率$CMRO_2$与rCBF增加值间的差异,而且fMRI获取的信号值的增加量与rCBF的增加值呈线性正相关。脱氧血红蛋白为顺磁性物质,产生局部梯度磁场使质子快速去相位,具有缩短T2的作用,相应区域T2信号强度增强。经过后处理可将这种代表神经元兴奋活动的信号提取出来,显示出明确可靠的信号变化,从而获得激活脑区的功能成像图。利用内源性血红蛋白作为对比剂,通过血氧饱和度的对比变化成像的方法,称为血氧水平依赖功能磁共振成像(BOLD-fMRI)。功能磁共振成像目前在针刺研究中发挥了非常重要的作用,非常多的研究都是采用功能磁共振进行的。例如1999年,台湾的吴铭庭教授开始利用fMRI技术研究针刺镇痛机理,选取主要镇痛穴(合谷穴和足三里穴)

行针刺后，发现针刺镇痛效果并非通过单一脑功能区，而是通过对痛觉神经通路中的中脑导水管周围灰质、下丘脑、体感皮层Ⅰ区和Ⅱ区、边缘系统等重要调制中枢发生作用，而这些结构大都包含内源性镇痛物质，研究结果再次验证了针刺调节镇痛通路的学说[18]。麻省总医院 Hui 所领导的课题组，先后于 2000 年和 2005 年发表高水平研究论文，探讨针刺主要镇痛穴对神经加工回路的影响，结果发现针刺镇痛穴可导致边缘系统和脑皮层下结构信号强度的显著减低，提出了重要的针刺参与镇痛通路学说——负激活边缘系统理论[19,20]。随后也有大量的 fMRI 研究验证了该学说[21,22]。

功能成像还有一项技术是 SEEP（Signal Enhancement by Extravascular Water Protons），它主要包括脊髓和脑的功能成像，并且能够在低场强机型上应用。与 BOLD 的机制进行比较，SEEP 主要看细胞的水肿和血管外水含量的增加，而 BOLD 主要是看血管内血红蛋白的变化，这两者是不同的。使用低场强 0.2T 的机器应用 SEEP 技术采集脑功能成像信号，也能够清楚地看到双手运动与感觉的功能区。BOLD 与 SEEP 二者比较，SEEP 更有优势，它可以更好地进行神经元活动空间定位，有更高的 CNR（Contrast to Noise Ratio），对磁场不均匀性的敏感性更低，可用来研究脊髓损伤患者的功能区变化，这一点对于针刺研究来说是很有意义的。现在国内外的针刺研究多偏重于脑部，但实际上痛觉或其他感觉首先是横向联系，从外周到脊髓，再纵向上传至脑，再下达至脊髓，再至外周。从针刺的整个磁共振研究来讲，很少有人提及经络，因为大家看不到经络，所以更多人叫它为 Neuroacupuncture（神经针刺），而神经针刺必然是先从外周传至脊髓，再向上传至脑，所以 SEEP 脊髓的针刺功能成像研究对神经针刺的全程走行显示来说是很重要的。

3.1.4.11　其他成像

目前，磁共振领域各种新的成像技术在不断研究和探索中，如 pH 值成像、温度成像、弹性成像和纳米级成像等。

3.1.5　PET 成像基本原理及分析技术

3.1.5.1　PET的发展历史

1927 年，理论物理学家 P. A. M. Dirac 根据量子力学理论和相对论推断出宇宙中应该存在与电子对应、电荷为正的正电子。1932 年，加州科技学院的 C. D.Anderson 在宇宙射线中发现了这种粒子的存在，并将其命名为 positron，意思是“带正电的电子”。1930 年，E. O. Lawrence 等人发明加速器，为大量生产正电子放射核素打下了基础。1934 年，小居里夫人用人工方法生产出放射性同位素。19 世纪 30 年代末到 50 年代，核素被先后用于植物、动物和人体内的生物学检测[18]。

1953 年,G. L. Brownell 和 W. H. Sweet 制成最早的正电子探测设备,探测脑肿瘤中正电子核素分布。20 世纪 60 年代,H. O. Anger 和 J. S. Robertson 先后分别介绍了用两个对向和多组环绕排列的探测器,通过符合原理探测正电子湮灭产生对,是现代两大类正电子成像设备的始祖。1972～1974 年,美国华盛顿大学的 M. M. Ter-Pogossian、M.E. Phelps 和 E. J. Hoffman 借助当时的 CT 技术原理,设计并改进了多层环状探测器符合探测方式,并通过滤波反投射技术解决了图像重建问题。期间,第一台用于临床人体正电子成像的设备 PETTⅢ,在华盛顿大学启用。1976 年,部分研究人员成立第一家 PET 生产厂家 ORTEC 公司,从此,专用 PET 开始正式进入全球医疗器械市场。20 世纪 90 年代后,随着分子生物学和分子医学的进步,正电子类示踪剂的生物学优势逐渐显露,PET 开始成为临床医学影像技术之一,并开始逐渐普及[23]。

正电子发射体层现象示踪剂的进步与正电子发射体层显像设备的发展同步。20 世纪 30 年代,科学家们利用反应堆和加速器不断生产出多种人工放射性核素。同位素发生器技术至今仍在核医学领域中广泛应用。20 世纪 70 年代后,发展出可以生产正电子发射核素,可以安装在普通医院的小型回旋加速器,是现代 PET 得以发展的重要条件之一[23]。表 3.1.5 列出了正电子发射体层现象技术发展史上的一些重要事件。

表3.1.5　正电子发射体层现象技术发展史

时间	相关事件
1927年	P.A.M.Dirac推断存在正电子
1930年	E.O.Lawrence发明了回旋加速器
1932年	C.D.Anderson 证实正电子存在
1934年	小居里夫人用人工方法生产出放射性同位素
1953年	G.L.Brownell 和 W.H.Sweet 制成最早的正电子探测设备
20世纪60年代	H.O.Anger和J.S.Robertson介绍了两个对向的探头和多组环绕探测器
1972～1974 年	M.M.Ter-Pogossian 等改进了符合探测方式,解决了图像重建问题
1972～1974 年	第一台人体正电子成像设备 PETT Ⅲ 在华盛顿大学启用
1976年	第一家PET生产厂家ORTEC公司成立

3.1.5.2　PET的基本原理

PET 成像的基本原理是用机体生理代谢的一种物质，标记发射正电子的核素，组成示踪剂（如 ^{18}F-FDG），将示踪剂经静脉注入人体，示踪剂经血液循环，经毛细血管壁进入组织，而后根据物质的代谢性质，或者局限于特定组织结构，或者直接参与活体代谢，最后，体内示踪剂通过各种排泄途径从体内消失。在示踪剂注入人体后的整个过程，都可使用 PET 扫描仪在体外探测示踪剂发射的正电子湮没辐射信号，从而确定示踪剂的位置，由此得到示踪剂在体内的代谢与分布图[23]（见图 3.1.48）。

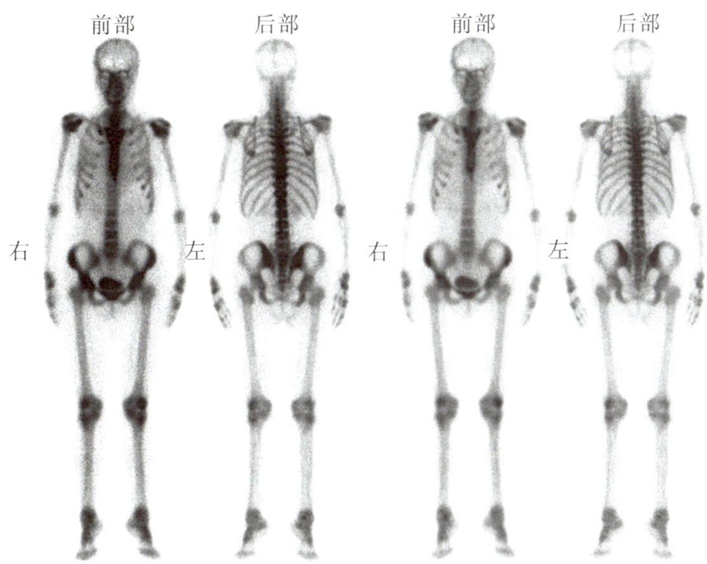

图3.1.48　正常骨显像

示踪剂注入人体后，PET 扫描仪探测正电子湮没辐射信号是整个过程的关键，主要包括以下 3 步。

1. 正电子衰变与湮灭

示踪剂发射的正电子在周围介质中不断散射，速度减慢，而后俘获一个电子形成电子偶素，进而很快发生能量转换，变成两个能量相等（511keV）、方向相反的光子，PET 扫描仪探头所探测的就是这一对光子。

2. 光子的探测

探测过程由闪烁晶体、光电倍增管及一系列电子线路完成。γ 光子进入晶体，将能量传递给与之作用的晶体，晶体原子变为激活态。当晶体原子恢复基态时，会发出光子（数量与入射光子的能量有一定比例关系），一小部分进入与晶体相连的光电倍增管（PMT），而后发生光电效应变成电子，再逐级放大，以电流形式输出给电子线路系统。

电子线路系统再综合几个 PMT 的信息，从而确定入射光子在晶体上的入射点。

3. 符合探测

电子对湮没产生的两个光子沿直线（符合线）反方向飞行，几乎同时到达这条直线上的两个探测器，用两个探测器间的连线来确定湮没光子对的方法称为电子准直，这种探测方法称为符合探测。符合探测有一个符合时间窗，通常大小为 10～20ns，在符合时间窗内探测到的两个光子被认为是来自同一湮没时间的[23]。

3.1.5.3 PET的基本技术

1. 分析技术

除数据采集和图像重建以外，PET 的核心软件还包括数据库管理及操作（查询、排序、添加、删除、编辑）、图像后处理和分析（所见图像的平滑、滤波、边缘增强、算术和逻辑运算、曲线生成、功能图等）、图像的拷贝及文件管理（打印、存储）、文件格式的转换及网络传输[24]。

（1）断层成像系统[25]。PET 采用围绕人体周围的探测器系统获取数据，通过数学运算，从这些投影数据中重建出物体内选定层面的图像，计算机及相应各个软件包完成数据采集、系统临近与校正、图像重建和图像处理，并实现临床的各种诊断要求。

（2）投影数据的组织与采集[25]。PET 探测人体发出的放射性信号形成投影线，将各条响应线按平行束或扇形束组织起来，就可以重建放射性药物分布的断层图像。PET 的数据采集方式有多种：静态采集是将探测到的湮没事件按 LOR 进行计数，存放在一个投影数据矩阵中，从中能重建一组静态的断层图像；动态检查用来观察放射性药物的运动过程，它实际是一组相继的静态采集；门控采集专门用于周期性运动过程，它依靠生理信号（如心电图）同步动态数据的分帧和叠加过程，将多个生物周期相同运动时相的事件累积起来，得到统计误差很小的动态图像；全身扫描则使探测器相对于患者从头运动到脚，把一段段的静态投影数据拼接起来，形成比 PET 轴向视野长的完整的全身静态图像，常用于药物的生物分布和癌转移检查；表模式采集则将每个湮灭事件的符合线位置、发生时刻和其他信息以数据表的形式逐个记录到存储器中。

（3）数据校正[26]。引起 PET 成像误差的因素很多，如有正电子类药物强度的快速衰变、高计数率造成的偶然符合、散射和人体吸收衰减的影响、死时间损失、探测器灵敏度不一致等，如果不加以校正，这些因素都会严重影响 PET 的成像质量，所以 PET 数据校正是图像处理的关键部分。

①衰减校正。PET 图像的衰减校正比单光子断层图像衰减校正重要，这主要是因为两个光子同时受到组织衰减的影响。常用衰减校正方法有计算方法衰减校正和测量方法衰减校正两种。计算方法衰减校正是假设人体组织的衰减是均匀的，不存在差异，选

择阈值确定人体轮廓后就能进行衰减校正计算。测量方法衰减校正是采用X线、CT或两个Ge放射源穿透人体后得到人体组织衰减系统图,用该衰减系统图进行衰减校正。

②偶然符合校正。由于电子学的技术限制,不相关的两个γ事件也有一定的概率出现在同一时间窗内,产生偶然符合输出,造成假的计数。此外,湮没产生的γ光子在到达探测器之前可能被散射,改变方向后被两个晶体条探测到,而实际上湮没并不发生在这两个晶体条之间的连线上,从而造成在错误的LOR上的散射符合计数。为了减少偶然符合,可采用闪烁光持续时间短的晶体、更快的电子学电路和尽量窄的符合时间窗。

③散射校正。散射是影响图像质量的又一重要因素。在常规PET采集数据中,有35%～40%的计数是散射来的计数,与患者体内的放射性分布、PET的设计和周围环境有关,难以精确测量和估计,所以在视野边缘没有放射性药物的地方测量符合计数率。目前仍采用和单光子相同的方法进行散射校正,即卷积相减法、直接测量方法和模型基础方法。

④湮没时间校正。在2D和3D采集方法中,均有大量的计数丢失。为了达到定量目的,需要对采集的计数进行死时间校正。

(4) PET的图像重建[21]。PET以SINO图的方式将探测器探测到的放射性信号存放于计算机中,计算机以SINO图为输入调用图像重建模块,计算出人体横切断层图像,用于后续的图像处理与临床分析。图像重建包括解析法和迭代法。解析法是以中心切片定理为基础的反投影方法,常用滤波反投影法。迭代法属于数值逼近算法,即从断层图像的初始计值出发,通过对图像的估计值进行反复修正,使其逐渐逼近断层图像的真实值。

(5) 图像融合[26]。PET本质上是一种功能图像,根据所用示踪剂选择性地反应特定代谢过程。但是,一方面,没有相应功能的组织PET图像不显示,导致了PET图像缺少解剖参照的缺陷;另一方面,不同的器官组织通常有相似的示踪剂摄取,又导致PET图像对比度低,这两方面的不足表现为PET可以显示病灶,却难以明确它的解剖位置。基于此,将PET功能图像与高分辨率的MRI或CT解剖图像结合起来是很有意义的(见图3.1.49)。图像融合技术既利用了CT图像解剖结构清晰的优势,又具有核医学图像反应器官生理、代谢和功能的特点,将二者的定性和定位功能进行有机结合,其诊断效果更好。

例如,对脑部肿瘤分级的最好方法是MRI扫描引导下的穿刺活检。在穿刺时,MRI连续成像以显示脑组织和穿刺针的位置,还要求肿瘤组织的高度异质性,只有在肿瘤内恶性程度高的部位取材,才能保证肿瘤分级的正确。但是,MRI不能区分肿瘤内组织增殖率。所以,只有与PET图像相结合,才能找到最佳的取材部位。这就是一个需要图像融合的例子。

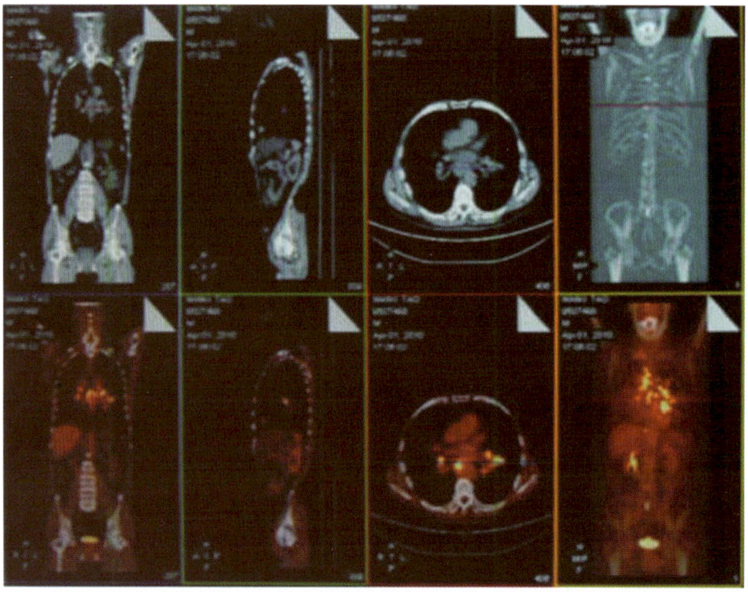

图3.1.49 PET功能图像与高分辨率的MRI图像结合

注：中年男性患者，图像融合后显示左肺癌双肺转移，全身多方淋巴结转移。

图像融合包括分机图像融合和同机图像融合。分机图像融合是利用软件将各自独立获得的PET图像与相同部位的CT或MR图像进行融合，其准确性和精确性欠佳，操作较繁琐；同机图像融合不用移动患者就可在同一仪器上分别采集PET与CT两种图像，然后对同一部位的两种图像进行图像融合，使得PET影像更加直观，解剖定位更加准确，并可利用CT图像对PET图像进行衰减校正。

2. PET数据采集过程

PET数据采集过程包括以下这些内容：

（1）空白扫描。这是每天必做的一项质量控制任务，目的之一是检测探测器性能随时间发生的漂移。

（2）透射扫描。所探测的是由体外放射源发出并穿透身体的光子，可利用透射扫描与空白扫描的关系算出组织的衰减系数。

（3）发射扫描。目的是通过探测机体内的湮灭光子对，从而获得示踪剂的位置信息。采集方式包括：2D、3D方式；静态、动态方式；门控扫描方式；全身采集方式。

3. PET图像重建

PET扫描仪所得到的原始数据是一条条符合线，通过计算机断层图像重建技术，显示其代表的符合时间的空间分布。PET扫描结束后，得到的是符合时间组成的原始数据正弦图，只进行了随机符合校正，而后的重建程序为：

（1）校正前准备。

（2）投影数据校正。

（3）对投影数据实施平滑滤波处理。

（4）对处理完毕的投影数据实施图像重建运算，主要算法有滤波反投影法、有序子集最大期望值法等。

（5）计算图像文件头的参数。

（6）形成图像文件存盘。

4. 观察参数

PET中的性能参数主要有空间分辨率、灵敏度、探测器效率、死时间、信噪比、时间分辨率、能量分辨率等。PET技术的重要优势是可以进行定量分析，提供示踪剂的绝对浓度。要保证定量分析的精确度，就必须在图像重建之前对这些影响因素进行仔细的校正和严格的质量控制，包括探测效率的归一化、死时间校正、衰减校正、散射校正、随机符合校正、核素衰变校正、弓形几何校正和灵敏度不均匀性等。

5. PET的特点及应用[25]

（1）提供疾病的早期信息。PET影像反映的信息完全不同于CT和MRI，临床最多用的是葡萄糖代谢显像，可以从分子水平反映人体正常或疾病时的代谢状态，而代谢变化通常较解剖密度的变化出现更早，从而有可能早期诊断某些疾病。例如，发生肿瘤（原发或转移）时，代谢首先增高，然后出现结构变化（见图3.1.50）。发生痴呆时，大脑相应部位代谢首先下降（见图3.1.51）。同样原理，在肿瘤放疗或化疗过程中，PET可以早期发现结构形态没有变化的肿瘤灶的治疗反应：若治疗有效，则代谢下降；治疗无效，则代谢无下降。这对早期病灶的精确定位诊断和定性诊断、制定肿瘤放疗计划和实施适形调强放疗、生物调强放疗以及

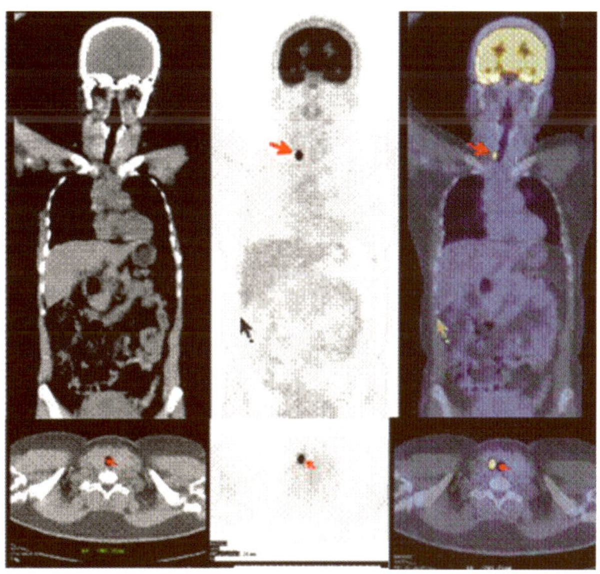

图3.1.50　肿瘤转移PET脑显像

注：中年女性，无临床症状，PET/CT健康查体时发现甲状腺右叶FDG高代谢病灶，手术病理为甲状腺髓样癌，为患者赢得了宝贵的治疗时间。

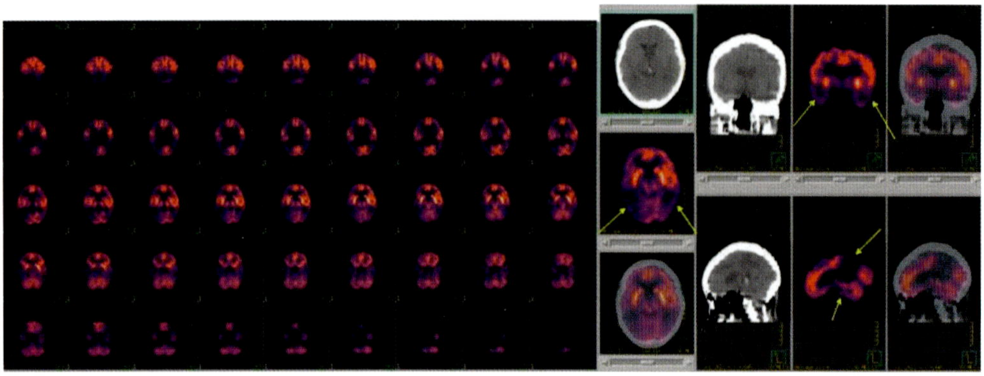

图3.1.51 阿尔兹海默病的PET脑影像图示

注:58岁女性,PET/CT脑显像发现:双侧顶叶、双侧额叶中下回、双侧颞叶及双侧枕叶大脑皮层显示较对称的放射性分布显著稀疏,部分呈线样皮层改变,以右侧稍明显,呈典型的Alzheimer's病(阿尔兹海默病)改变征象。

对放化疗后的残留病灶的性质鉴别和外科手术前病灶定位及转移灶寻找具有重要的临床价值。另有文献报道,人在安静时和听音乐时的脑代谢显像图可以出现明显差别。

(2) 分子水平的研究。PET显像常用的发射正电子核素为人体生命活动必需元素,为葡萄糖、脂肪酸和氨基酸等组成成分,是参与机体代谢的重要物质。PET代谢显像反映机体代谢水平变化,能准确地显示受检脏器内显像剂浓度的变化和各种定量生理参数等优点。例如PET可以成功地定量测定活体内局部血流、底物(葡萄糖、氨基酸、氧等)的代谢比率,体内蛋白质的合成,神经递质的改变,受体的结合力和密度,酶活性,基因表达水平等。因此,PET影像是目前最成熟的"分子影像",对于肿瘤、脑、心血管等疾病的早期诊断和研究、体内重要代谢途径的研究以及新药的开发研究有重要作用。

(3) 定量和半定量分析。PET易进行衰减校正,进行定量或半定量分析,有助于疾病的准确诊断。定量PET还可以直接显示正电子发射核素在组织中的浓度,通过专用的数学模式,将PET显像转换为每分钟每单位生物单位剂量。要得到PET的绝对和相对定量,必须对PET原始显像数据进行一系列的校正,包括PET检测探头的条件确定和校正、γ光子衰变校正、随机符合校正、计数器死时间校正和散射校正等。即使这样,也还存在一定的误差,一般再通过与解剖结构分辨率高的显像,例如MR显像或CT显像融合处理,即可得到更准确的定量分析结果。PET检查可以得到全身断层图像,并可从不同的断层方向或立体上对图像进行分析,其图像信息量大。

(4) 微型PET在医学研究中的应用。微型PET又称动物PET,是一种专门用于小动物正电子发射断层分子成像的设备,可用于鼠、兔、猴等动物的研究,是近年来生物医学研究的重要仪器(见图3.1.52)。目前用于人的临床型PET孔径较大,分辨率低,限制了其在小动物上的应用，因此近年来高分辨率的微型 PET 研究成为人们关注的热点。微型PET 的分辨率可以达到 1～2mm，而且还可配备高分辨率 CT。微型 PET 可以用来观察分子水平的生物学过程，研究人类疾病模型、基因工程动物和新药开发等领域。PET 的不足[25]在于当前所用的示踪剂特异性方面的差距，因此部分病例单纯依靠 PET 鉴别良、恶性可以造成假阳性诊断，特别是当其标准摄取值介于临界范围时，判断是有相当的难度的。另外，PET 的分辨率还不足以显示极小的病灶，或受部分容积效应影响显示标准摄取率过低，可以造成假阴性结果。

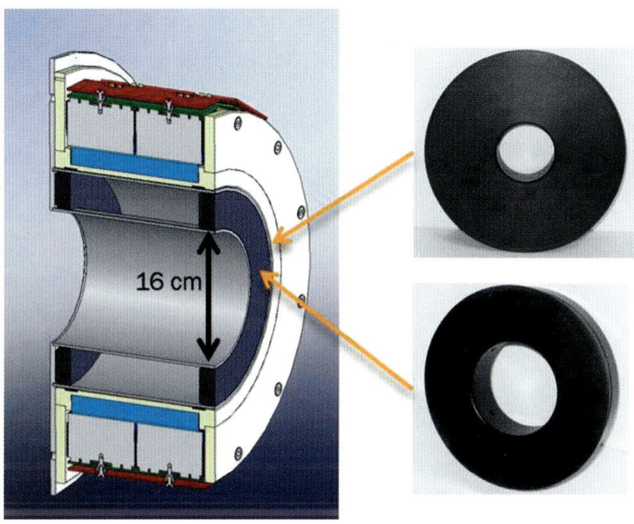

图3.1.52 微型PET设备

注：动物PET的孔径比应用于人的孔径要小许多。

示踪剂的高度生理性决定了正电子发射体层显像结果对机体内外多种因素的敏感性。组织状态、生活习惯、饮食、药物、医疗及环境因素等，都可以通过改变示踪剂在体内的分布影响 PET 的最终结果。

受所用示踪剂的特异性左右，大部分示踪剂不被非相关组织摄取。因此，通常在 PET 成像时，病灶周围解剖结构显示差，图像缺乏解剖参照。这种缺少参照的 PET 图像不易理解，有时也不易为临床医师所接受。尽管 PET 的分辨率和灵敏度较一般核医学方法高出很多，但本质上，PET 仍然是一种低数据量、低分辨率、低信噪比的显像方法，其图像粗糙，解剖结构显示不良。目前，学术界十分关注图像融合技术，希望以此克服各种影像方法单独使用的不足，以最大限度地发挥 PET 的优势。

6. PET/CT 在针刺研究中的应用

经络学说是中医学理论体系的核心内容之一。经络是人体功能活动的联络、调节和反应系统。近年来,利用 PET/CT 成像观察到肢体穴位注射 ^{18}F-FDG 循经迁徙。目前用 PET/CT 方法研究经络本质、穴位与靶器官效应等,是国内外研究的热点。用 PET/CT 研究针刺机制的切入点主要体现在针刺对脑功能影响的成像,能够在生理状态下无创研究人脑的形态结构和功能活动,定位大脑皮质和不同核团等功能活动区,利用合适的示踪剂定量地完成活体的脑部检测,为针刺机制、中草药研究提供了一个新的平台[27]。

穴位针刺与相应脑功能活动区的研究最早是日本的森和报道运用 PET 研究脑葡萄糖代谢显像,而后研究者研究了针刺不同穴位的脑区的葡糖糖代谢的变化。以前,针刺对脑功能成像影响的研究对象大多是健康的志愿者,现在正逐渐将研究对象转向患者,例如有学者[28]针刺脑梗死患者瘫痪侧合谷、曲池、足三里、三阴交后,患者左侧内囊葡萄糖代谢明显增高,病灶区明显缩小;较大动脉梗死患者病灶区葡萄糖代谢增高,水肿区域明显缩小,病灶区局部脑 / 全脑葡萄糖代谢比值变化明显。还有学者报道[29]针刺老年痴呆患者的合谷、太冲后,前额叶、颞叶葡萄糖代谢明显增加。这些都说明针刺疗效与改善不同脑区葡萄糖代谢有关。

目前的研究切入点主要在针刺对不同脑功能区的调节,并且利用 PET/CT 研究解释中医的一些理论。有如针刺阳陵泉、足三里穴可以激活多个大脑皮质区域,包括双侧躯体感觉运动区、运动前区、副运动区,可表现出局部血流量及血氧饱和度的增加,进而改善脑血流及脑神经细胞功能,为针灸治疗中风提供科学依据;又如中脑导水管周围灰质(PAG)、下丘脑、尾核、边缘系统等是痛觉调制中枢,而在针刺镇痛的脑功能成像中可发现这些区域激活;又如视丘下部在受损的情况下可引起应激性溃疡和出血,而针刺右侧足三里可引起视丘下部葡萄糖代谢增加,提示针刺可引起这部分的神经元兴奋,为足三里治疗功能性胃肠疾患提供理论依据;又如针刺可调节岛叶和体感Ⅱ区,而这些区域与情绪调控有关,这也说明了针刺镇静作用与此有关。

总的看来,应用 PET/CT 结合 fMRI 技术研究针刺机制尚在起步阶段,但是得出的科学数据是令人振奋的,这些技术的应用让我国传统医学再度焕发生机,将为揭示中医学治疗机制作出贡献,为研究针刺机制另辟蹊径。

PET/CT 的真正价值不仅仅在于疾病诊断,作为更深层次的临床检查手段,PET/CT 采用放射性药物标记的基因能够达到基因成像的目的,可在分子水平上研究组织细胞代谢、蛋白质合成和基因变化的情况,提供生物化学活动、分子新陈代谢以及不同器官与组织的生理和病理的信息,从生命活动的本质上诊断疾病。由于指示病理变化、异常的生物化学活动的变化早于疾病引起的解剖变化,所以及早发现组织代谢功能异常,对目前仍不清楚的一些代谢疾病研究和受体疾病研究也有非常重要的意义!

参考文献

［1］Bloch F. Nuclear induction［J］. Physical Review, 1946, 70(718):460–474.

［2］William G. Introduction to interventional MRI［J］. Journal of Medical Imaging, 2002, 12(2):19–24.

［3］Technology N. Revolution of MRI in Medicine: the introduction of the 2003 Nobel Prize in physiology or medicine［J］. Progress in Biochemistry and Biophysics, 2003, 30(6): 47–53.

［4］Narozny W, Mechlinska-Baczkowska J, Kowalska B, et al. Introduction of MRI in preoperative assessment of parotid tumours: our experience (in Polish)［J］. Otolaryngol, 1999, 53: 620–623.

［5］Kumar A D, Wagner G, Ernst R, et al. Buildup rates of the nuclear overhauser effect measured by two-dimensional proton magnetic resonance spectroscopy: implications for studies of protein conformation［J］. Journal of the American Chemical Society, 1981, 103(13):3654–3658.

［6］Kumar A D, Welti D, Ernst R R. NMR fourier zeugma-tography［J］. Journal of Magnetic Resonance, 1975, 18(1):69–83.

［7］Lauterbur P C, Mendonca-Dias M H, Rudin A M. Augmentation of tissue water proton spin-lattice relaxation rates by in vivo addition of paramagnetic ions［M］. Frontiers of Biological Energetics. New York: Academic Press, 1978.

［8］Mallard J R. The evolution of medical imaging: from Geiger Counters to MRI—a personal saga［J］. Perspectives in Biology and Medicine, 2003, 46(3):349–370.

［9］Edelstein W A, Hutchison J M S, Johnson G, et al. Spin warp NMR imaging and applications to human whole-body imaging［J］. Physics in Medicine and Biology, 1980, 25(4):751–756.

［10］Dumoulin C L. Methods of, and pulse sequences for, the suppression of undesired resonances by generation of quantum coherence in NMR imaging and spectroscopy［J］. European Patent Vo. 4680546, 1987.

［11］Limitations D. Manatee Population Estimates for the State of Florida, 2001.

［12］Jezzard P, Matthews P M, Smith S M. Functional MRI: an introduction to methods［M］. USA: Oxford University Press, 2003.

[13] Zarahn E, Aguirre G K, D'Esposito M. A trial-based experimental design for fMRI[J]. Neuroimage, 1997, 6(2):122–138.

[14] Hashemi R H, Bradley, Jr W G, et al. MRI 基础[M]. 尹建中，译. 2 版. 天津：天津科技翻译出版公司，2004.

[15] 杨正汉，冯逢，王霄英. 磁共振成像技术指南——检查规范、临床策略及新技术应用[M]. 北京：人民军医出版社，2007.

[16] 戴建平，陈红艳. 磁共振脉冲序列在中枢神经系统中的应用（一）[J]. 磁共振成像，2010, 1(3):220–226.

[17] 戴建平，沈慧聪，李少武. 磁共振脉冲序列在中枢神经系统中的应用（二）[J]. 磁共振成像, 2010, 1(4):305–310.

[18] Wu MT, Hsieh J C, Xiong J, et al. Central nervous pathway for acupuncture stimulation: localization of processing with functional MR imaging of the brain-preliminary experience[J]. Radiology, 1999, 212(1):133–141.

[19] Hui K K, Liu J, Makris N, et al. Acupuncture modulates the limbic system and subcortical gray structures of the human brain: evidence from fMRI studies in normal subjects[J]. Human Brain Mapping, 2000, 9(1):13–25.

[20] Hui K K, Liu J, Marina O, et al. The integrated response of the human cerebro-cerebellar and limbic systems to acupuncture stimulation at ST36 as evidenced by fMRI[J]. Neuroimage, 2005, 27(3):479–496.

[21] Yoo S S, Teh E K, Blinder R A, et al. Modulation of cerebellar activities by acupuncture stimulation: evidence from fMRI study[J]. Neuroimage, 2004, 22(2):932–940.

[22] Fang JL, Jin Z, Wang Y, et al. The salient characteristics of the central effects of acupuncture needling: limbic-paralimbic-neocortical network modulation[J]. Human Brain Mapping, 2009, 30(4):1196–1206.

[23] 田嘉禾. 正电子发射体层显像(PET)图谱[M]. 北京：中国协和医科大学出版社，2002.

[24] 宋爱军. 浅析 PET 的工作原理与系统构成[J]. 中国医学装备，2007,4(1):44–45.

[25] 王亚丽. PET 核医学成像原理分析[J]. 科技情报开发与经济，2007,1(18):162–163.

[26] 张永学. 核医学[M]. 北京：人民卫生出版社，2005.

[27] 骆杰伟，陈慧，王雪梅，等. 应用 PET/CT 和 fMRI 成像研究针刺机制的进展

[J]. 现代中西医结合杂志,2007,16(7):997-999.

[28] 李霁,左传涛,管一晖,等. 针刺对脑梗塞患者脑内葡萄糖代谢的影响[J]. 中国中西医结合杂志,2002,22(10):741-744.

[29] 许建阳,王发强,陈燕,等. 针刺治疗老年性痴呆及脑功能成像的研究[J]. 武警医学,2003,14(1):14-15.

§3.2 基于功能磁共振的针刺机理研究

3.2.1 国内外研究概述

作为中华民族宝贵文化遗产之一的针灸是中国传统医学的精华，是中国人民长期与疾病作斗争的经验和总结，在中国已有数千年的临床实践史。自1997年美国国立卫生研究院(NIH)发布针刺意见声明(Acupuncture NIH Consensus Statement)以来，全美已有大约1/3的医疗费用从西医流入以针灸为代表的补充替代医学领域。针刺医学是中华民族优秀传统文化的瑰宝，有着浓厚的文化底蕴与广泛的社会基础，同时又具有丰富的实践经验、确切的临床疗效以及完善的系统理论。千百年来，针刺医学不仅对中华民族的健康昌盛做出了巨大贡献，而且对世界医学的发展也产生了积极、深远的影响。正是预见了针刺机理研究潜在的社会效应与发展契机，以美国为代表的经济、科技大国明显加大了对其的研究力度与资金支持。NIH专门组织筹备了补充替代医学中心，对针刺机理研究的资助经费在10年间由最初的200万美元骤升至1.2亿美元。仅2005年一年，除NIH外的其他研究机构总计投入的经费更是高达3.84亿美元。海外兵团，凭借先进的现代影像学技术以及雄厚的资金实力，逐渐引领了国际针刺机理研究的主流方向，“根生中华”的针刺机理在中国正面临着极大的危机与挑战。

当前，我国虽已将针刺机理研究列入国家攻关计划并已设立了国家自然科学基金项目予以重点支持，但无论在资金投入力度上还是在整体研究规模上，与国际学术领域仍然存在一定差距，研究技术与手段尚未与国际主流学术界接轨，尚缺乏具有国际影响力的核心理论成果。在已发表的大量高影响因子SCI检索的论文中，以国内单位署名的文章数量较少，尚缺乏标志性成果，国际针刺机理研究的主导地位仍由美国为代表的西方国家把持。当前，如何应用现代医学理论及多学科交叉理念，走出一条既适合中医针刺自身特点，又获得国际研究领域普遍认可的创新性研究框架、评价方法和规范化体系，有效推动国内针刺研究与国际领先水平接轨，已成为当前我国科研工作者亟待解决的重大问题。

据全球医药领域最权威且使用频率最高的专业数据库PubMed统计，短短8年间，SCI检索的针刺机理研究文献已达1 000多篇，其中超过半数的文章来源于功能磁共振成像(fMRI)的针刺机理研究，并且大多数的SCI高影响因子文章也集中于此。这充分说明,借助功能磁共振成像技术的针刺机理研究已获得国际同行普遍认可,已成为国际针刺机理的基本研究模态。近 3 年间,fMRI 针刺机理研究在质量和数量上均呈显著上升趋势,影响因子大于 5 的 SCI 检索文章总数达到 120 篇,其中不乏美国科学院院刊《PNAS》、Trends in Neurosciences、Human Brain Mapping、Neuroimage、Radiology 等高影响因子SCI 检索的国际刊物。现代医学成像技术,特别是脑功能磁共振技术的飞速发展,为我们探寻针灸作用机制打开了一扇窗,有望诠释并揭开针灸作用机理的神秘面纱。

十年来,国际针刺影像学研究正面临极大挑战。1998 年,《PNAS》发表了加州大学 Cho 教授关于针刺视觉穴位特异性的研究报道，首次从中枢神经调节机制角度证明了视觉穴位特异性的存在，该文也成为迄今为止针刺影像学机理研究最具影响力且发表期刊等级最高的代表性研究成果，然而 Cho 于 2006 年年底撤回该文并否定了曾承认的穴位特异性观点。当前,针刺机理研究具有国际影响力的主流理论观点是由哈佛大学麻省总医学院 Hui 教授所提出的负激活大脑边缘系统理论，但实质上该理论依然否定穴位特异性的存在。

根据记载,指导传统中医学的方法哲学及其自然理念体系包括:阴阳五行学说、天人合一学说和子午流注学说等[1-3]。这些知识的积累先于自然科学出现,难以通过生物、物理和化学等实验方法加以理解、验证和判断,因此作用机理不明确就成为针刺研究领域的重点和难点问题。医学影像技术的发展使得人们探索针刺领域的方法越来越多,功能磁共振成像（fMRI)技术的出现为深入研究针刺领域提供了新的途径和有效的手段。近十余年来,fMRI 技术因其对人体无伤害且可以实时反映大脑特定功能区域对于外部刺激的活动状态特性,被国内外广泛应用于视觉、听觉方面以及思维、情绪等高级认知方面的研究,各种研究成果也已获得国际上的普遍认可[4-6]。因此,通过应用 fMRI 研究针刺穴位的脑部反应并将传统中医理论与现代医学手段相结合，有可能揭示针刺的神经调节机制。

3.2.1.1　针灸的发展现状

经过长期的发展以及临床治疗的广泛应用,针刺治病的疗效已经被证实是显著的。2005 年出版的一本名为《Out of the darkness and into the light》[8]的书籍(见图 3.2.1),通过作者讲述自己亲身求医治病的经历,见证了针刺的神奇疗效。2001 年 11 月,该书的作者 Ruth 身患脑干出血症,并随后诱发了卒中后遗症。美国医生认为她会在 24 小时内死亡,而她以坚强的毅力与病魔做斗争并活了下来。度过了最艰苦的时期,通过康复训练,她缓慢地恢复着。她抱着坚定的信念,依照医生的嘱托不停地锻炼,就这样坚持了 2 年半的时间。但不幸的是,她没有完全摆脱病魔给她烙下的残疾。

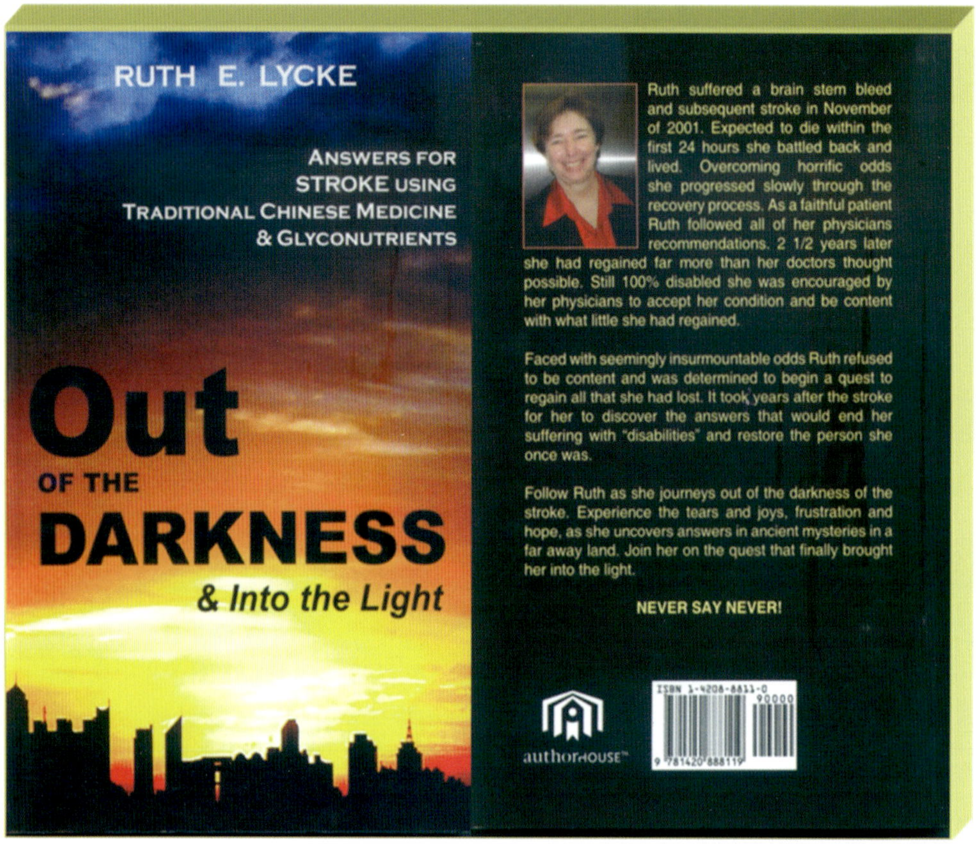

图3.2.1 《Out of the darkness and into the light》封面和作者

于是,她抱着治愈中风带来的残疾后遗症和恢复健康的希望,来到了中国天津中医药大学第一附属医院。经过针灸学家石学敏院士医疗团队数月的精心治疗,一个奇迹产生了:一名被美国权威医生宣判无法治愈的失去生活自理能力的中风患者,经过针灸的治疗,完全恢复了健康。上述事例是针灸在治疗各种疾病中的一个典型范例。针灸在治疗其他疑难病症方面也发挥着突出的作用。

虽然在我们的生活中、临床实践治病中不乏例如石院士等针灸专家的显著疗效案例,但究其治病的基本原理尚不明确。1997 年 11 月,美国国立卫生研究院(NIH)召开针刺疗法听证会[13]。与会专家肯定了针刺的有效性,但同时也指出:“针刺机理尚不明确,难以和当代生物医学检测手段相容。”

这次具有里程碑意义的会议对针刺机理的研究起着巨大的推动作用。根据全球医药领域最权威且使用频率最高的专业数据库 PubMed[17]统计显示,2000～2009 年,SCI 检索的有关针刺机理研究文献已达 1 000 多篇,如图 3.2.2 所示。

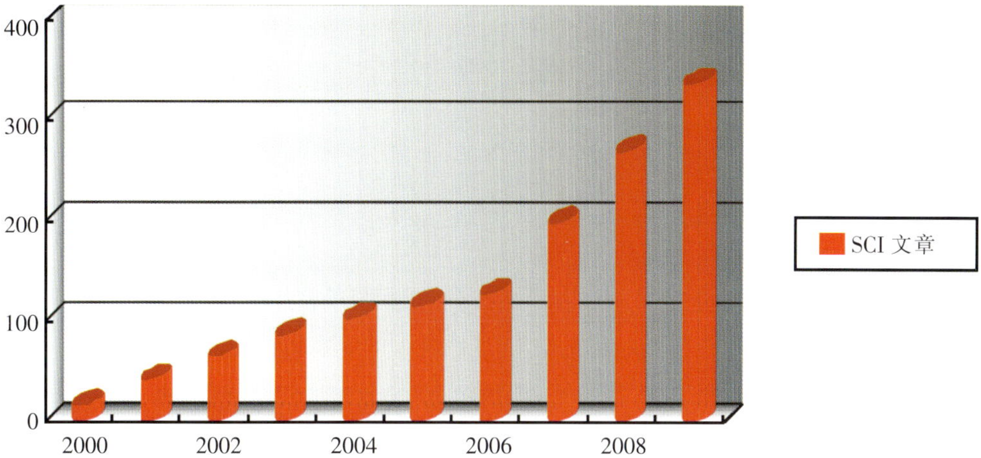

图3.2.2　2000～2009年SCI检索的有关针刺机理研究的文献数

在已经发表的大量 SCI 检索论文中以国内单位署名的文章影响因子较低、数量较少，尚未形成标志性的成果，国际针刺机理研究的主导地位仍然由以美国为代表的西方国家把持（如图 3.2.3 所示）。近三年间，基于功能磁共振成像（fMRI）技术从针刺刺激的中枢神经作用机制方面来研究针刺机理的文章在数量和质量上均呈上升趋势，其中影响因子大于 5 的 SCI 检索文章总数达到了 120 篇，并且不乏像美国科学院院刊《PNAS》、《Trend in Neurosciences》、《Human Brain Mapping》、《Neuroimage》、《Radiology》等高影响力、高影响因子的国际主流期刊，而国内单位署名的最高影响因子大于 5 的文章仅有我们研究团队的一篇[18]。此外，国家财政投入的资金数额也是导致上述研究成果差距的一个原因。美国 NCCAM 的资助力度从 1992 年的 200 万美元增加到了 2008 年的 5 亿美元，而中国中医药管理局的投入从 1999 年的 500 万人民币增加到 2008 年的 5 亿人民币，仅为美国政府投入的 1/10 左右。

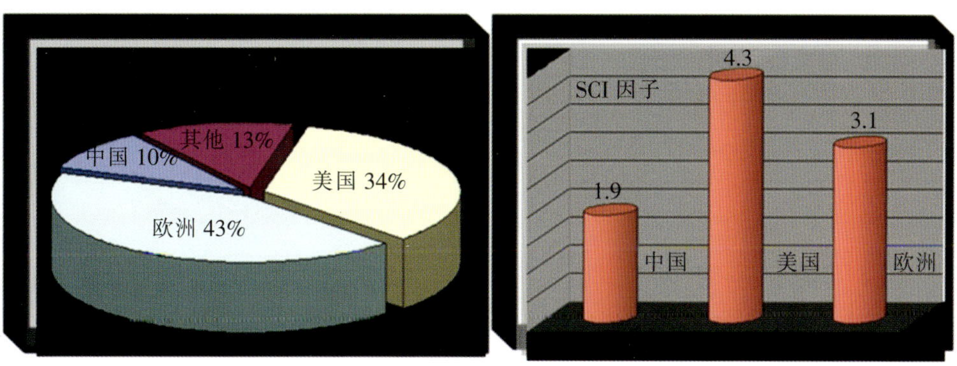

图3.2.3　2005年各国发表的文章分布图

回顾和总结以往的研究报道，首先发现国内已有的重要成果是：中国科学院韩济生院士利用动物模型，从电生理学角度阐明不同频率的电针能够引发大脑产生不同的镇痛物质脑啡肽和强啡肽[10]。他的这一研究成果，使得美国政府将针刺从研究器械纳入临床器械，是针刺机理研究成果可推广为临床应用的典型范例。其次发现以美国为首的各研究团队在针刺穴位特异性这一针刺机理的核心问题上存在着广泛争论。以 Cho[11,12]为首的研究组开始支持特异性的存在，后来又表示反对；以 Kong Jian[13]为首的课题组持反对态度；而麻省总医院的 Hui[14−16]则一直回避这个话题。目前基于 fMRI 的针刺机理研究，对于我们来说，既面临机遇又面临挑战：机遇是该领域中还有很多问题没有得到解决，尤其是穴位特异性这一热点问题——它是中医理论的核心、临床治疗的基础、针刺机理的立足点；挑战是各个国家都在争分夺秒地研究着，各种最新报道层出不穷。

3.2.1.2 针刺研究的代表性人物及其成果

近年来，脑功能磁共振成像（fMRI）已经被证实能够可靠地观察外界刺激引起的大脑皮层功能活动。作为血氧水平依赖成像（BOLD）的 fMRI 可以显示从运动、感觉皮层中枢到心理、认知活动的脑皮层中枢的形态和位置，成为活体研究人脑高级认知功能活动的重要技术手段，并以其无创无辐射、图像分辨率高、易于结合常规 MR 解剖图像、患者和志愿者易于接受检查等特点，成为当前认知神经科学和心理学最活跃的研究领域。实验研究结果表明，针刺对机体所发挥的作用，可能是通过针刺刺激穴位的神经末梢部位感受器，然后沿着外周神经向中枢发放冲动，传入的冲动经各级神经中枢整合和调制，再经神经或神经体液传导途径作用于脏腑器官而实现的。因此，现代神经成像技术为研究穴位—经络—大脑整合—靶器官之间的相互作用关系提供了可视化研究途径。目前，针刺机理的影像学研究主要集中在针刺镇痛机制的传导通路以及穴位相对功能特异性的神经表象。

1. Cho 关于视觉相关穴位的研究

Cho 等人于 1998 年在美国科学院院刊《PNAS》上发表了文章[10]，利用 fMRI 研究了针刺视觉相关穴位与视觉皮层相关性的问题。他的研究思路如图 3.2.4 所示，即若视觉刺激可以激活视觉皮层，那么针刺至阴、足通骨、束骨和昆仑这些视觉相关穴位是否也可以激活视觉皮层，因为 Cho 等人认为这些穴位在中医上是用来治疗视觉相关疾病的。他所采用的实验设计如图 3.2.5 所示。

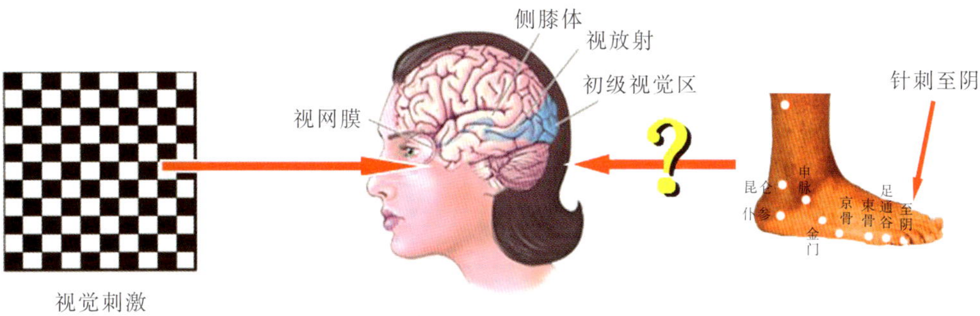

图 3.2.4 Cho针刺研究的思路[19]

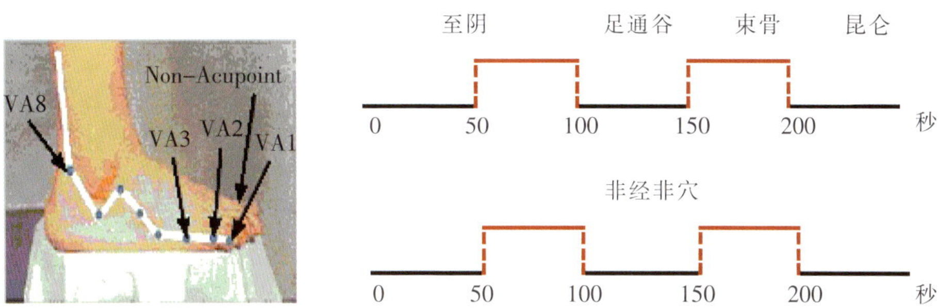

图 3.2.5 Cho的针刺实验设计[19]

他的实验设计采用多 Block 的方式，选用 4 个穴位加上 1 个假穴作为对照组。采用平补平泻的手法，假穴选在至阴穴附近 2～5cm 处。

Cho 的研究结果（见图 3.2.6）表明，在针刺 4 个穴位的情况下，视觉皮层均被激活，并且它们平均的时间序列与实验设计具有反向相关的关系。从图中可以看到，针刺视觉相关穴位和视觉刺激都相应地激活视觉皮层，而针刺非穴位点得到的激活区是与视觉皮层无关的。

可是，随后几年里在其他穴位的研究中没有发现上述类似的现象。在 2006 年，Cho[12] 撤回了他于 1998 年在美国科学院院刊上发表的文章，并声明对于镇痛相关的穴位不存在特异性。

2. Kong Jian 关于视觉相关穴位的研究

2009 年，Kong 在 HBM 上发表文章[10]表示，同样采用 Block 的实验设计，通过电针刺昆仑（UB 60）、光明穴（GB 37）和假穴（见图 3.2.7），没有发现视觉区域 BOLD 信号的显著变化差异（见图 3.2.8），从而否认了穴位点特异性的存在。

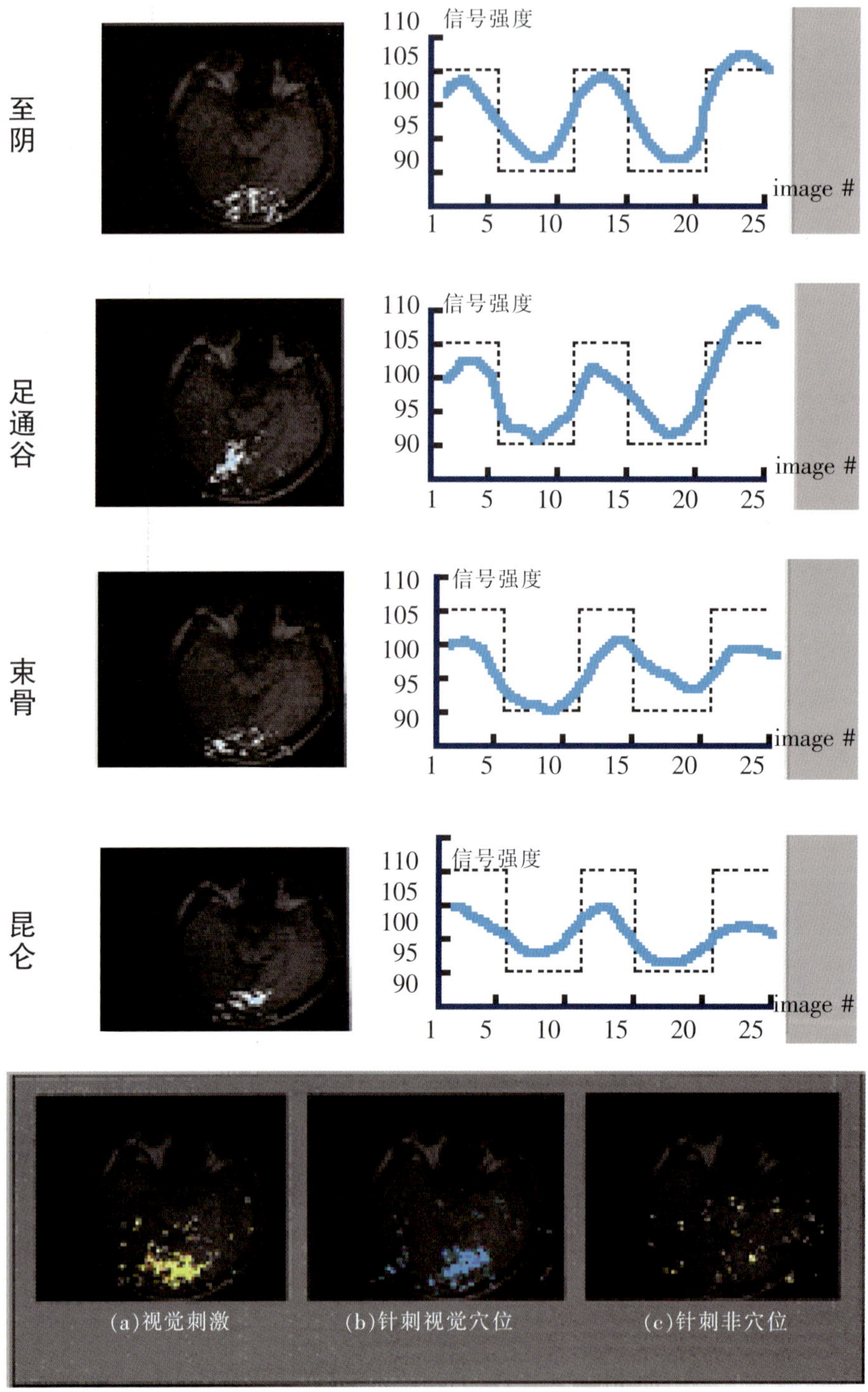

图 3.2.6　Cho实验结果

注：上图是激活区域平均的时间序列；下图为一个被试的相应大脑激活区[19]。

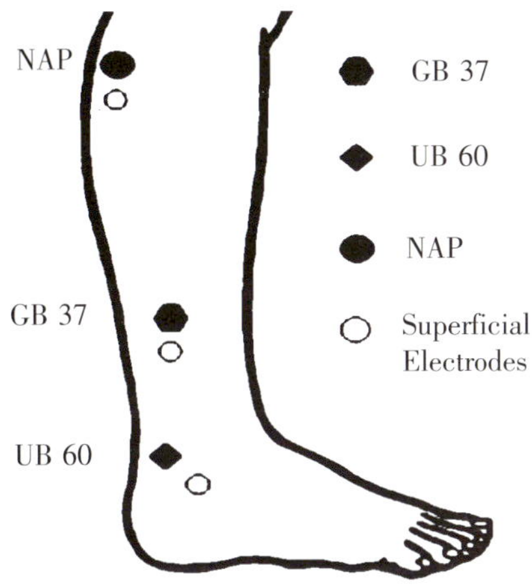

图3.2.7　实验设计

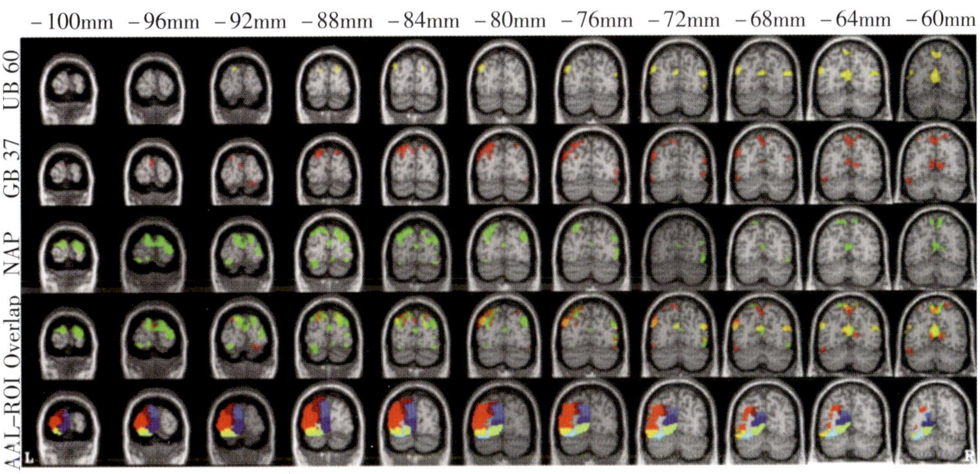

图3.2.8　针刺光明、昆仑以及假穴得到的大脑激活图

3. Hui 和 Napadow 关于针刺的边缘系统负激活理论

Hui 的研究发现了边缘系统的负激活现象，推测是由于针刺的调节作用导致的，并将研究的重点集中在边缘系统、旁边缘系统以及小脑上。Hui 的研究验证了针刺镇痛的相关穴位与疼痛有关的大脑区域存在相关性，并确定针刺镇痛相关穴位的效应[14,15]。她采用的实验设计如图 3.2.9 所示。

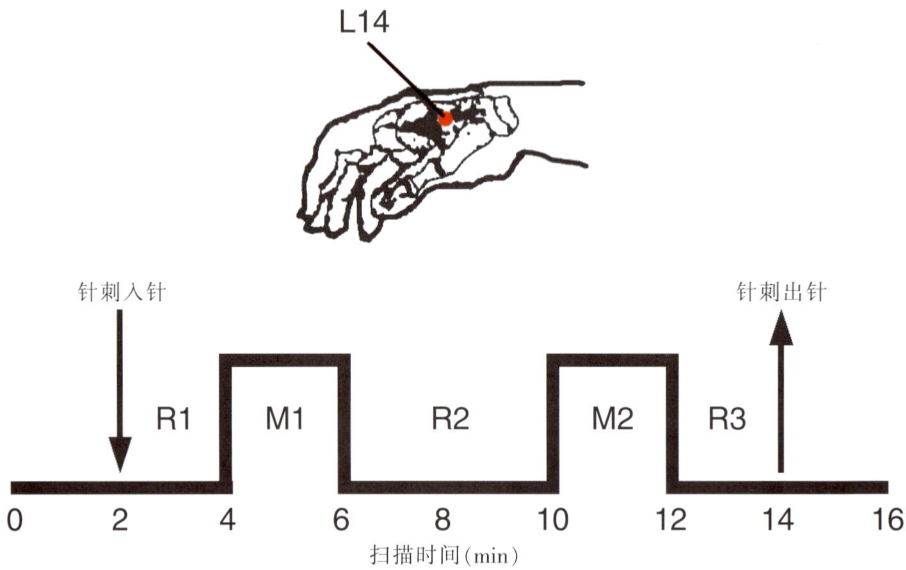

图 3.2.9　Hui采用的实验设计[23]

她以合谷穴为研究对象，也采用了 Block 的实验设计，对照组采用表面拍打合谷穴。实验结果表明，真针刺可以使大脑边缘系统呈现明显的负激活现象。她还指出这种负激活与大脑对疼痛的调节作用有关，并提出了针刺镇痛的边缘系统模型[15]，尤其是在产生得气感时[见图 3.2.10(a)和(b)]。这个假设源于在捻针过程中 BOLD 信号的减弱，以及其他研究的证实。许多研究也发现了前后脑岛和前额叶皮层的调节作用，其中脑岛具有内脏的疼痛感觉区分能力，对针刺的治疗效果起着重要的作用[17,18]。另外，前额叶与边缘系统有着很多联系，可能在对疼痛的期望调节上起着重要作用[19]。

Hui 提出的边缘系统负激活理论目前占据了针刺机理研究领域的主导地位，其 2000 年发表的文章[14]单篇的引用次数已经超过了 300 次，成为迄今为止针刺机理研究中引用率最高的文献。另外一位学者 Napadow 也采用了相同的实验设计模式研究了相关的穴位，支持了 Hui 的边缘系统负激活理论。

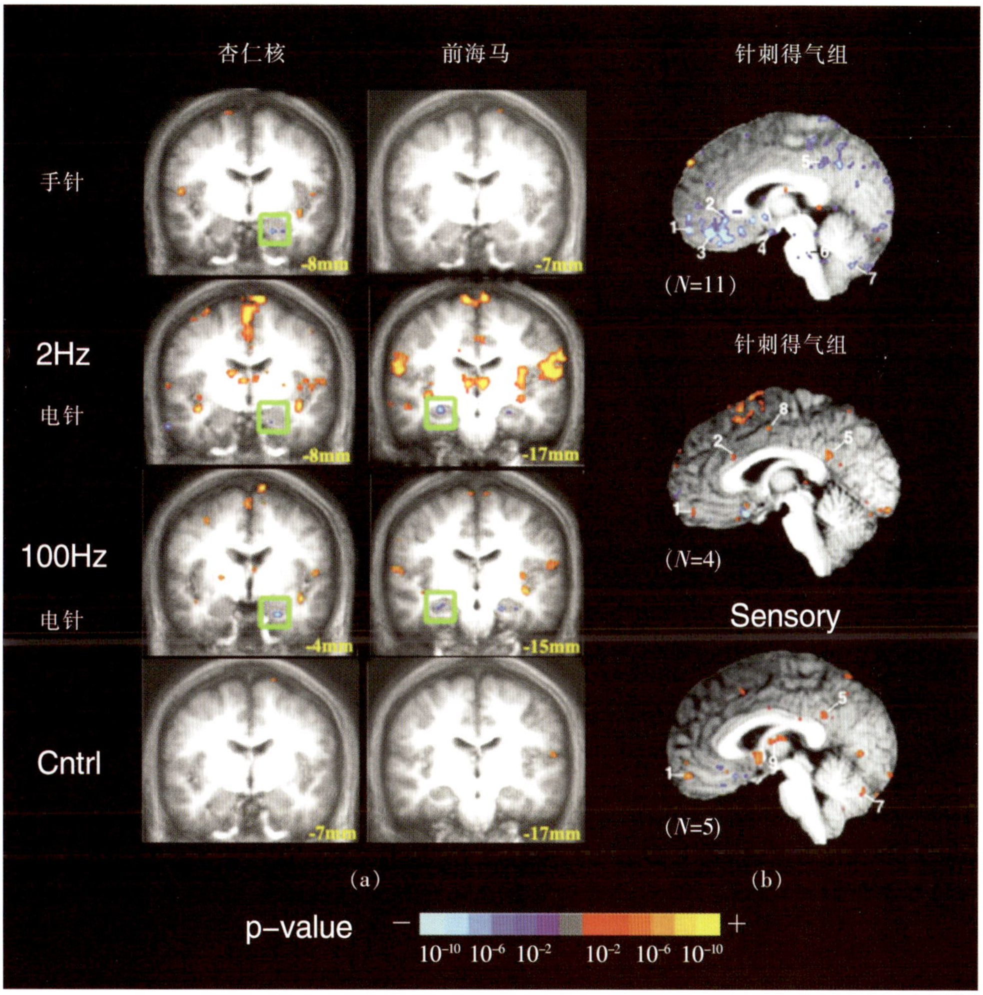

图3.2.10　针刺时边缘系统区域的大脑活动[24]

注：(a) 图中手针和电针足三里时都引起了杏仁核和海马前侧区域的活动减弱；(b) 图中当产生得气感时，边缘系统的激活更显著。

4. 田捷及刘一军教授等人提出的针刺时空编码理论假说

以针刺时空编码理论模型的构建为研究切入点,田捷及刘一军教授带领的团队不仅验证了针刺中枢神经响应具有持续性效应这一重要假说,而且提出了重要的针刺中枢神经响应的时变概念,相关研究成果已发表在SCI检索的国际主流学术期刊上。

中医重“时间结构”,西医重“空间结构”。西医的解剖就是空间结构,而中医注重过程,也就是时间结构,重过程就是重变动。依据传统中医理论以及大量临床报道,针刺效应在捻针操作结束后的较长时间内依然存在;行为学研究更指出针刺效应在捻针操作结束后的一段时间内才可达到最大值,进而推测针刺作用需经历一个慢起慢落的变化过程。回顾国际针刺机理10年的影像学研究,该研究团队经过长达6年坚持不懈的努力,发现了以往研究仅关注针刺特性在大脑的空间表征,而忽略了对其过程特性的考察。针刺本身具有持续性效应,已有研究对针刺作用的时间响应模式所知甚少,即针灸过程中的大脑的血液动力学响应函数是未知的,而传统的基于模型的Block实验设计方法的一个重要前提是假设已知作用过程的血液动力学函数,因此,基于模型分析方法的优劣取决于被估计的血液动力学函数对于实际BOLD信号的逼近程度。显然,在未知针刺作用的时间响应模式的情况下,采用传统的基于模型的分析方法,必然产生潜在的不可靠的结论[9]。该团队的研究进一步指出,一方面,针刺具有持续性效应,现存的研究模式将严重导致分析结果产生偏差[9]。另一方面,针刺所包含的特异性因素和非特异性因素一直成为学术界的热点争论问题,加之控制组的选取缺乏统一规范的原则,针刺研究常常产生大量相互矛盾的结果。针刺特异性问题一直缺乏可信的证据支持,这使得大量的对照试验在针灸特异性方面缺乏足够的说服力。

田捷及刘一军教授所带领的团队,在创新性的实验设计模式中,采用传统中医理论公认的假穴作为控制对照组,在假穴上施以进针深度以及捻转强度完全等同于真针刺组的刺激方案。该控制组的选取不仅为阐明针刺特异性提供了最直接的支持,而且可以最大限度地使被试者难以区分所接受的实验状态(真针刺或是假针刺),从而最大限度地限制了被试者对于针刺疗效的心理预期,因此可以从另一个侧面为针刺不是完全的心理预期作用提供佐证。鉴于针刺机理惯用的研究模式已出现严重的问题,目前亟待创立适合针刺自身特点且又获得国际学术界普遍认可的系统性研究方法与理论体系。田捷及刘一军教授带领的团队,不仅提出了适合针刺基本特性的实验设计与分析方法[9,25-34],而且初步建构了针刺时空编码脑网络的研究模型,通过重构针刺穴位所对应的固有编码脑网络,有望解密针刺中枢神经的具体调控途径与作用机制。近两年来,该研究团队已在《Human Brain Mapping》、《olecular Pain》、《Brain Research》、《Journal of Magnetic Resonance Imaging》、《Neuroscience Letters》等多种国际高影响因子学术期刊上连续发表文章 10 多篇，并已获得国际针刺主流学术界的跟进工作。

依托时空编码理论模型，田捷及刘一军教授带领的团队已为困扰国际针刺机理研究领域多年的争议性问题提供了初步解答。他们通过采用大样本实验数据，以时空编码理论模型的整体性研究框架为指导，不仅对占国际针刺机理主导地位的负激活边缘系统理论提出了挑战[25]，提出大脑核团存在时变响应特性的重要观点，而且证明了 Cho 已撤回的文章中针刺视觉功能特异性的结论是正确的[25,26]，而原先错误主要是由于其采用的实验设计与分析方法不当而导致了结果的不可重复。可以说，以传统中医针刺持续性效应的基本理论为指导，从针刺中枢神经的时空二维分析层面，该研究团队重新诠释并证明了针刺穴位存在特异性的重要理论学说。

3.2.1.3　针刺神经影像学研究总结分析

中医理论作为古人千百年来治疗经验的集成，早在自然科学理论体系建立之前就已经出现。中医理论博大精深，借助自然科学的方法来揭示中医理论必然要经过一个漫长复杂的过程。在千百年的演化发展过程中，中医理论不断得到完善与锤炼，不但包含了复杂的治疗机理，而且必然会受到独特历史与文化背景因素的影响。研究者是在自然科学理论体系的框架下进行针刺研究的，不但涉及科学方法论的迁移，而且还涉及技术、文化以及观念意识的融合，这样可以充分整合最新的科技成果，为早日揭开中医理论的神秘面纱做出贡献。

人们对于事物的认识过程总是从简单到复杂，基于 fMRI 的针刺机理研究也不例外。早期，人们直接借鉴心理学的研究框架，把这种实验模式移植到针刺的 fMRI 研究中，得到了大量的结果，但这些结果可以说需要更为严谨的商榷和推敲。进入 21 世纪后，人们开始逐步认识到针刺研究有自己的特性，忽略这些本质特性将会使得传统 fMRI 针刺的研究偏离科学，从而导致结果毫无意义。那么，什么才是针刺的本质特性呢？这一本质特性就是针刺的持续性效应。无论在临床上还是在科学研究中，针刺的持续性效应都在默默地起着作用。拿 fMRI 的研究来说，如果忽略这种持续性效应，由于针刺捻针后各种效应具有持续性的原因，并不会马上回到基线状态，采用经典的分析方法就会得到无意义的结论。因此，在针刺的 fMRI 研究中，必须时刻不忘持续性效应。

一方面，由于针刺的持续性效应对于大脑中各个核团的调节作用，在整个 fMRI 数据记录过程中会表现出信号的时变特性。这一特性只是针刺效应的外在表象，而这一外在表象的内在本质才是研究的关键。迄今为止，还不能为这些现象找到一个更加科学的本质。另一方面，时变特性与所采用的研究模态有着密切的关系。例如，采用 fMRI 来研究，会得到秒级别的时变特性；采用 EEG 来研究，就能得到毫秒级别的时变特性。至于这两个数量级的外在表现是否存在统一的本质，也是一个值得商榷的问题。总之，借助fMRI可以为研究者提供一套适合于研究针刺机理的手段，但对于其所得到的结果,必须采用与其他领域的研究相配合的方法才能更加科学化地阐述针刺机理。

考虑到针刺的持续性效应后，自然可以借助这一观点重新审视针刺穴位点的特异性问题,时空编码理论也就应运而生:大脑中对于每个穴位,都有一个固有的内在网络,而针刺刺激无非是唤起这个对应的网络，使其开始工作。通过 fMRI 等现在的技术手段,可以解码出这个网络的空间模式和时间模式,这些模式必然与针刺穴位的功能存在直接的关系。当前,这一理论还不完善,仍处于初步研究阶段,今后将会不断地采用不同的穴位来验证它的科学性和稳定性。

回顾 fMRI 领域几位代表性人物的研究历史和成果不难发现,在穴位的选取上,他们都选择一个或两个治病穴位作为针刺组，对应穴位旁开数厘米的假穴位置作为对照组;从实验设计上,均采用心理学经典的多 Block 实验设计,即多次捻针和静息相结合的设计模式；从数据分析角度，在预处理的基础上均采用广义线性模型来进行统计分析,只分别做了针刺组和对照组的组分析,没有进行组间的统计分析;在是否存在穴位点特异性的问题上,都否认或者回避穴位特异性问题。

其中,几位学者的研究都共同地采用了 Block 的实验设计模式,它是基于心理学上的减法原理[20-22]。简单地说,减法原理就是刺激状态的平均减去基线状态的平均。下面通过观看红色圆环的例子来说明什么是减法原理。

如图 3.2.11 所示,在磁共振扫描开始后,首先让被试者观看一张纯色的图片,将对应这段时间的大脑反应称作基线状态;紧接着,再让被试者观看一张包含红色圆环、黄色背景的图片,将这段时间称作刺激状态。为了提高信噪比,这个过程会重复多次。于是根据减法原理用平均的刺激状态减去平均的基线状态，就得到了大脑对于红色圆环刺激的反应。

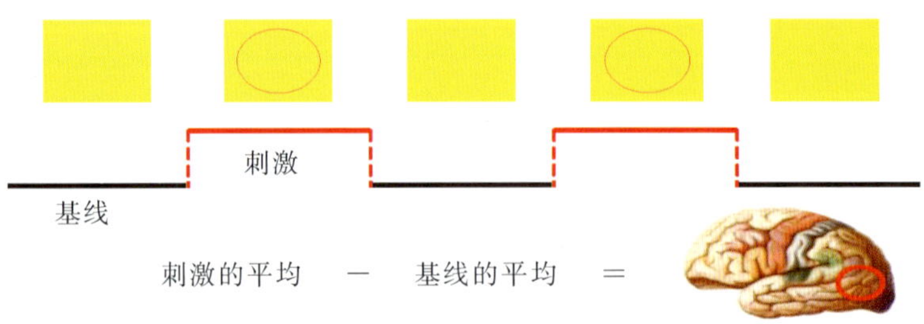

图 3.2.11 大脑对于红色圆环的反应[32]

上述研究的数据处理和分析过程都是从整个 Block 实验设计模式出发的,认为针刺过程中各种效应的变化均是按照 Block 的形式来改变的,而 Block 设计是建立在下面这个假设的前提下的，即 Block 期间的刺激对后面的静息状态没有后效应的影响，比如视觉和听觉等认知实验。但是，根据传统的中医理论以及大量临床研究的报道，可知针刺是具有持续性效应的，并且在针刺过程以及针刺后都会伴有不同程度的得气感[14,15,24]。

于是，由此引发了针刺持续性效应对 Block 设计影响的思考。如图 3.2.12 所示，根据减法原理，基线（BL）、针刺后静息 1（R1）和针刺后静息 2（R2）3 个静息状态应该具有相同的 BOLD 水平。当扫描过程中引入了捻针的刺激后，R1 和 R2 两个状态中就引入了酸、麻、胀、痛等“得气”感觉，而此时它们与 BL 状态相比已经发生了明显的改变，包含了针刺的持续性效应。如果在这种情况下，再利用减法原理，就会减掉部分针刺效应，从而导致研究结果的偏差。

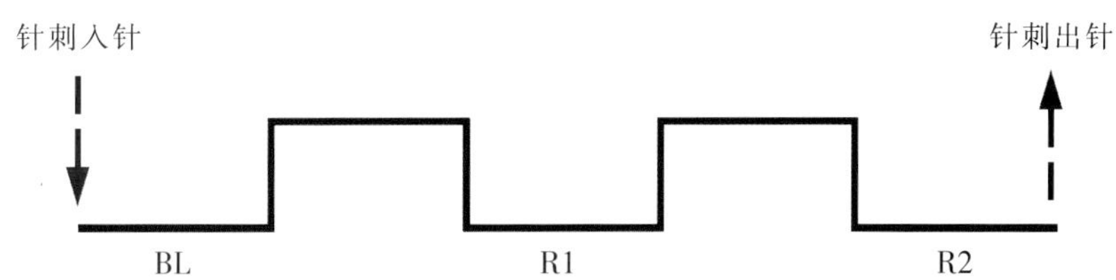

图3.2.12　经典的Block实验设计模式

于是，Block 实验设计模式不再适合针刺的研究，急需提出适合针刺机理研究的新的实验设计模式和适合针刺数据分析的数学方法。在本书的后续章节中，通过多组穴位数据的分析，验证了本研究组对 Block 实验设计不合理的分析，发现了针刺过程中的时变特性；通过新提出的实验设计方法，研究了视觉相关穴位的功能特异性问题，得到了肯定的答案；根据不同穴位研究结果的综合分析，提出了针刺的时空编码理论。

国内外针刺研究工作者在针刺神经加工回路、穴位与针感、经穴—脏腑相互作用关系以及联系途径等方面已作了大量的研究工作，并取得极有价值的研究资料。但是，并未取得针刺神经中枢作用回路及其调控途径突破性认识的基础研究成果，研究结果一致度较低、实验较难重复，针刺的治疗规律也未被全面揭示。总体来说，仍有许多问题亟待解决：

（1）仅从经脉—穴位与脑区的空间对应关系来诠释针刺中枢神经加工机制存在明显的局限性。大量的神经影像学研究表明，针刺单个穴位可同时引发多个脑区的激活（或抑制）响应，而针刺不同穴位又可对相同脑区产生影响，因此仅依靠中枢神经的空间激活模式信息，已不足以阐明针刺的特异性调节机制，也成为制约其调控机制难以获得深入阐述的主要桎梏之一。

（2）以往研究旨在探讨针刺引发的大脑激活模式，但是这些中枢神经响应核团之间的相互作用关系尚不明确。针刺作用的发挥涉及复杂多系统效应，即不可能依靠单一脑区，而是通过脑区之间的交互作用实现其最终的调控作用，因此这些激活脑区在针刺过程中扮演了怎样的角色，它们之间是否存在协同加工作用机制等问题的解答就显得尤为重要。解决的关键在于，实现对针刺中枢神经时空响应特征信息的有效提取，并在此基础上探讨针刺对大脑网络的调节作用。

（3）大脑本身工作的复杂性以及针刺效应的广泛性，决定了仅根据功能性MRI信号的改变来推断针刺作用机制及穴位的具体功能仍然存在一定的局限性。针刺治疗不仅仅是一个生物学上的途径与过程，其效应的发挥还会受到多方面因素的影响（个体机能状态、情绪状况、心理因素水平）。以往针刺机理研究缺乏对实验因素的有效控制，已造成研究结果一致性低、具体调控机制难以评价等问题。目前，针刺机理研究模式大多仍停留在神经表象分析层面，还需构造更完善的分析模型对针刺效应的复杂度进行有效降维，以实现对针刺神经作用表象对应生理加工机制的客观评价。

中医理论产生于实践又经过古典哲学的深加工，在临床治疗中缺乏客观性标准，与现代医学所提倡的规范化、标准化相去甚远，这已成为中医针刺理论进一步发展的桎梏。因此，应该倡导以中医针灸作用机理的“系统观”及“时空观”为指导，利用现代医学成像技术还原针灸作用的人体代谢机制及功能状态，形成对中医针灸治疗的客观化动态性观测，将传统中医针灸穴位的“证候—辨证—配伍”与“整合—调控—优化”的现代医学思维有效融合，开展针刺治疗效应最佳化与穴位配伍、针刺操作关键技术最优化的系统性研究。

应用现代科学技术来解密针刺理论，并不是以解释其作用机理以及指导临床应用为终极目标，更不是简单地将针刺西化为“西方医学的分支”，而是希望通过针刺“确切物质基础”这个桥梁，真正建立中医针刺与现代医学之间的关系，解密针刺穴位组学的配伍效应，最终为针刺临床治疗提供指导性理论依据，使得针刺在国际医学大循环中求得完善和发展。

3.2.2 功能磁共振的针刺机理研究方法学

功能磁共振是一类特殊类别的磁共振成像方式，它根据脑局部区域的血流速度、血流量和血氧水平改变间接地探测脑局部区域功能的变化，是研究脑功能区域划分和脑功能恢复等在科研和临床领域中都非常有效的一种大脑成像方法。fMRI 既可以获取较高的空间分辨率，又有较高的时间分辨率，同时具有非侵入性、无辐射线暴露和应用广泛的优点，直到 20 世纪 90 年代初才出现在磁共振领域中。fMRI 探测人或其他动物的与大脑神经活动有莫大关系的血液动力学响应，已经被证实能够可靠地观察外界刺激引起的大脑皮层功能活动，已经成为活体研究人脑高级皮层功能的重要手段。

就脑功能成像技术而言，包括脑血流测定技术，如注射造影剂、灌注加权和血氧水平依赖成像；脑代谢测定技术，如 ^{1}H 和 ^{31}P 的位移成像；神经纤维示踪技术，如弥散张量和磁化转移成像。这些技术中，尤以血氧水平依赖 BOLD 成像采用最为广泛，因为它不需要任何的对比剂或放射剂等。狭义上讲，fMRI 仅指 BOLD-fMRI 技术。fMRI 获得的图像每层可以达到 56×56 或 128×128 的分辨率，现在甚至可达 256×256，分辨力可达到 1～5mm，这优于 PET 和 SPECT 等成像手段。假设 fMRI 每层扫描需要用时 50ms，从下到上扫描全脑约扫描 30～40 层。扫描一幅完整的大脑图像的时间称为重复时间（Time of Repetition, TR）。因为实验过程中要不断地重复扫描整个大脑，所以称为重复时间。典型的 TR 时间是 2s。一般的实验过程会持续 400s，获得 200 幅全脑图像，这一系列全脑图像就构成了描绘实验期间大脑活动的影像。单幅图像基本是不含对研究有价值信息的。关于对大脑功能活动的信息，则是编码于这一系列时间域上的图像的灰度值上的，取出这一系列图像的某一个体素位置的值就构成了一个时间序列，这是以后进行数据分析的重要组成单元。

一个典型的 fMRI 大脑功能研究应该包括以下 5 个步骤：提出假设设计实验、做实验获取原始数据、对数据进行一定的预处理、分析数据并根据结果进行推断，如图 3.2.13 所示。

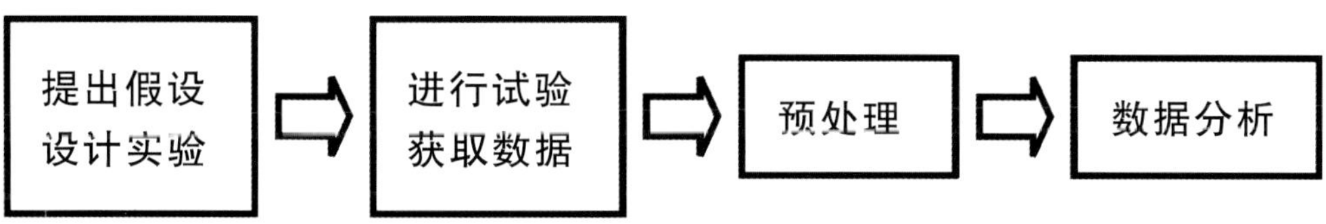

图3.2.13　大脑功能研究的一般流程

1. 实验设计

基于功能影像的针刺研究实验中，首先遇到并需要解决的就是穴位点和对照方法的选取。传统中医理论认为穴位点具有功能特异性，它是针灸理论的核心，其主要的表现形式就是刺激躯体特定区域会在大脑皮层引起相应的反映[35]。其中一些 fMRI 的研究表明针刺视觉相关穴位点激活了视觉（枕叶）皮层[36,37]，而其他研究也发现大脑的很多区域支持穴位点的特异性[38-40]。然而，这些穴位点特异性引起了争议，很难被重复[41-43]。其他的研究表明，和非穴位点相比，穴位点对于疼痛神经基质的调节是特异的[44]。EEG 研究穴位点和非穴位点的 SEPs 表明，虽然反应大体相似，但幅度和反应时间的差异可能是由于穴位点密集的神经分布导致的[45,46]。虽然身体哪些区域被认为是穴位点,哪些是非穴位点还有所不同,但是自从2000年以来在有关针刺的研究中从未改变过。fMRI研究中经常用到的穴位点包括合谷LI 4、足三里ST 36、阳陵泉GB 34、太冲Liv 3、光明GB 37等,它们被广泛应用于临床,并被证明是有效的。因此,在针刺的研究中,要根据具体的问题有针对性和侧重地选取相应的穴位点,诸如研究针刺对视觉的治疗应选取光明穴等相关穴位、研究疼痛应选取足三里穴等穴位。同时,穴位点的选取要位于体觉神经分布密集的区域[47],这样可以更有效地引起得气感[48]。

其次,对照方法的选择对于针刺研究者来说具有非常重要的意义,因为对照方法的选择不仅决定了盲法可实施的程度,而且也决定了对照的有效性,从而决定了实验结果的真实性和准确性。在针灸的研究中经常用到的有假针灸对照和安慰剂针对照。其中,假针灸对照又包括非穴位对照和非治疗穴位对照两种。非穴位对照法利用对照组在治疗穴位旁开的1.7cm以上非经非穴的位置进行针刺,操作手法和针刺深度(约10~20mm)与治疗针基本保持一致[49]。安慰剂针也包括两种:简单的皮表针对照法和“Streitberger”针、皮表套叠式钝头针对照法[50]。其中,前者采用钝头针[51]或其他工具如牙签塑料针管[52]等,运用时将其拍到皮肤上,产生一种被刺的感觉。后者的针尖圆钝,针身和针柄固定不牢,在针头抵住皮肤稍加用力时,针身逐渐滑入针柄而缩短,给人一种刺入皮下的错觉。上述方法在过去的针刺研究中都被广泛应用。如何选取对照组目前尚无统一标准。

Block设计(Block Design)[53]和事件相关(Event-Related)fMRI为fMRI研究中的两个主要设计方法,其设计原理略有不同,因而应用也不相同。一般情况下,需要根据具体实验进行综合考虑,以确定应用哪种方法。

图3.2.14所示为fMRI中两类实验设计。在块(Block)型设计中,一连串事件(刺激或认知任务)连续加在被试者上,数据分析的是刺激存在的这一“块”中信号平均的变

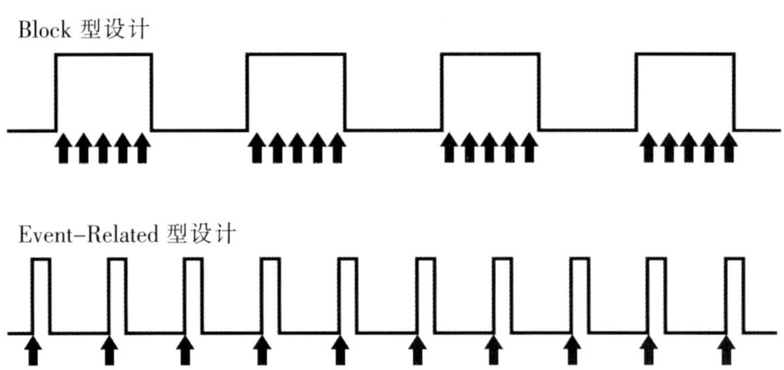

图3.2.14 Block型和Event-Related型实验的区别

注:↑表示被试接受刺激。

化；而在事件相关（Event–Related）型设计中，它试图把单个事件分离开来，这样更有利于检测每一事件引起的神经生理效应，主要是血氧动力学响应。

从数据处理的角度来看，块型设计更简单些，因为数据很容易被分成“任务”和“控制”两部分，或者把它们看作两个样本进行 t 检验，或者指定一个参考函数进行相关检验。事件相关型要复杂些。ER-fMRI 分析有两个基本特征：① 决定每一事件的起始点（onset）。② 对基于这些起始点的事件进行选择性平均和给出响应的模型。对事件相关响应的分离首先取决于图像的获取过程，图像获取应和感兴趣事件“对齐”，因为这种“对齐”或“事件锁定”既可能发生在图像与感兴趣事件（如刺激）之间，也有可能发生在图像与其他事件（如伴随刺激的行为响应或自发的生理事件）之间。另外，事件持续时间和间隔时间的选择也是重要的。事件分离后的统计分析和检验方法，与块型实验中所用的是类似的，如先用线性模型进行参数估计和信号修正，然后在零假设下进行统计检验，甚至可对这些时间序列图像通过合适的时间延迟分成“任务”和“控制”（on and off）的块型数据。还有一种有效的办法，即如果知道特定事件的响应函数的形状，则可以将分离出来事件的每个像素的数据与这种理想的响应函数（或一系列可能的响应函数）进行相关检验，从而产生相关系数激活图。两种实验设计所用统计方法相似的根本原因在于事件相关的设计可以看做是块型设计的一个极端情况，即只加一次刺激。

2. 获取数据

理论上，以反映器官功能状态为成像目标的磁共振成像技术都应称之为功能磁共振成像。目前，临床上已较为普遍使用的功能磁共振成像技术有灌注加权磁共振成像技术（Perfusion Weighted Imaging, PWI）、弥散加权磁共振成像技术（Diffusion-Weighed Imaging, DWI）、磁共振波谱和波谱成像技术（Magnetic Resonance Spectroscopic, MRS）以及血氧水平依赖磁共振成像技术（Blood Oxygenation Level Dependent, BOLD）。

fMRI 图像的空间最小单元为体素（Voxel）。为了保证足够的空间和时间分辨率，脑功能成像实验数据量非常庞大，数据处理方法也就很复杂，大致可分为两种方法：感兴趣区（Region of Interest，ROI）分析法和基于体素的分析法。感兴趣区分析法通过人工定位，找出感兴趣的区域，对这些区域的数据做统计分析，从中得到这些区域的脑功能信息。这种方法直接、便捷，对于只关心特定区域脑功能的实验非常有效，但由于人工方法带有偶然性，并且很难用计算机去定位，故对于寻找与任务有关脑激活区的实验就不能适用，这时就需要采用基于体素的分析法。基于体素的分析法是以脑功能成像图像的体素为基本单位，对体素数据做统计分析，得到某个显著性水平下的脑激活图，并以此为基础给出某些（或全部）激活区的生理信号时间变化或任务相关曲线。由于是体素分析，不存在人为因素，并可由计算机自动处理，故这种方法已被普遍采用。

3. 预处理

由于 fMRI 只是间接地测量大脑功能活动的方法，其信号微弱，而且受扫描过程中各种各样噪声的影响，故非常有必要在分析数据前对数据做一定的预处理。在整个实验的数据获取中，主要的噪声信息来源有物理头动、图像内层间扫描时间差别、外在磁场的不均匀性等。最重要的是信号变化量只有 0.5%～2%，再加上各种噪声导致 fMRI 序列图像的信噪比较低，这就有必要在对数据进行分析统计前对图像进行预处理。常见的预处理步骤有：切片扫描时间对齐、图像序列对齐、联合配准、标准化（或称均一化）、空间平滑滤波和时间平滑滤波等。以下以统计参数图 SPM 软件为例介绍每个预处理步骤，其他分析软件也都要求相似的预处理步骤。

（1）配准。由于脑功能具有成像实验持续时间长、测量次数多等特点，被试者的呼吸、血流脉动等生理因素造成的头部运动在所难免。虽然实验时一般会对被试者头部做固定，但为了避免长时间的固定给被试者带来紧张、不安，以致影响实验结果，这种固定并不严格，微小的头部运动依然存在。即使对被试者的头部做了很好的固定，在实验过程中，被试者也会不由自主地有一些轻微的头动，这在 fMRI 实验中尤为明显。

这就需要采取适当的办法来消除它的影响，即进行头动校正。这一步就是把一个实验序列中的每一个体素都和这个序列的第一个体素按照一定的算法做配准，以矫正头动。头动校正的另外一个重要原因是它可以提高统计灵敏性。因为在后续统计分析中，将使用 t 检验来确定大脑体素是否在某个任务下激活，而 t 检验的基础是相对于残留方差的信号变化，而残留方差的计算是数据和其要匹配的线性模型间的平方差的和。运动伪影会增加该残留方差，因此就降低了该检验对真正的激活的敏感性。

这里采用最小方差原理和六参数刚体空间变换的方法，配准从同一个被试者上采集到的图像数据，使用者所选取的第一幅图像文件将被作为其他图像配准的参考标准。也就是说，想要用哪一幅图像作为参考标准，就先选哪一幅图像的文件，参考图像文件不一定用采集到的第一幅图像。配准主要是去除 fMRI 数据中的运动伪影。使用 SPM 软件包配准后的平移（Translation）和旋转（Rotation）曲线图如图 3.2.15 所示。

（2）空间标准化。由于被试者大脑在解剖结构上的差异，故需要把不同的大脑图像进行空间标准化处理，将其转化为大小和朝向都相同的标准化图像。将检测的功能激活区准确地映射到高分辨率的解剖结构图上是 fMRI 可视化的关键。功能激活映射图根本不含任何解剖信息，无法和解剖图配准，但功能映射图和功能图像可共享同样坐标系，故可以先把功能图像与解剖图像配准，将得到的变换应用于功能映射图与解剖像之间。把空间校正产生的平均图像（Mean image）或配准好的解剖图像，与预先设计好的标准解剖空间的模板图像（Template image）的卷积参数应用于每一个断层图像（Slice

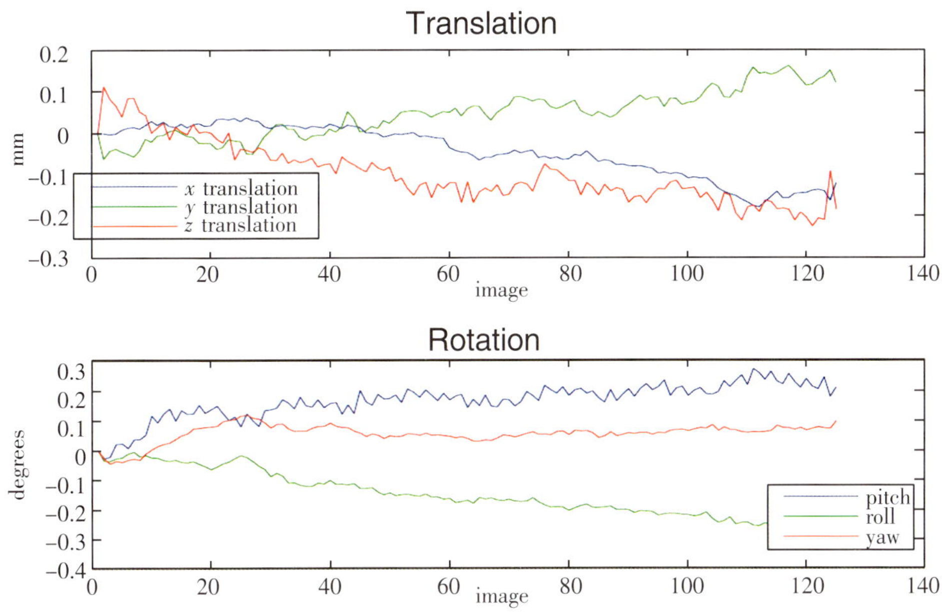

图3.2.15　刚体运动参数图

注：Translation表示被试头部在x、y、z 3个方向的平动，分别用红、绿、蓝3种颜色表示。Rotation表示被试头部在实验过程当中绕x、y、z 3个轴的转动。横坐标代表这个序列所采集的所有图像，纵坐标表示的是偏移量和偏转角度，分别以mm和度为单位。

image)，这样就可以保证不同样本、不同模态的图像数据在相同的坐标系统进行评价。对于单样本分析，可以不归一化到标准空间，而是到单独创建的模板上。

常用的MNI标准模板是由加拿大McGill大学Montreal Neurological Institute建立的，采用305例正常人的MR脑扫描，经过映射到Talairach and Tournoux获得。Talairach and Tournoux系统[54]是最经典的标准解剖系统，数据来自于实体解剖。Talairach and Tournoux系统和Brodmann's分区之间的对应关系现在已详知，文献资料十分丰富。MNI系统尚无与Brodmann's分区的对应信息资料，而且MNI系统脑模板较Talairach and Tournoux系统稍大，虽然有的使用者把两者对等使用，但一般要对坐标位置进行转化。

（3）高斯平滑。这一步是对图像数据作高斯平滑。其主要目的有两个：第一是确保图像数据具有随机高斯场的性质，以满足统计假设；第二是为了提高信噪比。图像配准和空间标准化使得各个体素之间的关联性被改变，高斯平滑能够使相邻的体素共享更多的信息。高斯平滑的参数一般设定为分辨率的2～3倍。在fMRI实验中，由于仪器的差异、被试者个体的差异以及信噪比的不同，即使用相同的扫描矩阵，也会给出不同的分辨率，所以一般用体素的大小来表征分辨率，通过特定的高斯核，平滑图像体素，去除噪声,去除由于个体平均在功能和解剖结构上的残差不同导致的效应。

4. 分析

脑功能成像技术主要探测某些脑生理信号在脑中空间分布的时间或与任务相关的数据序列，数据分析的任务就是分析使用 fMRI 录得的大脑活动和被试者或患者在扫描期间执行的任务或接受的刺激之间的相关性或其他性质。而关于大脑活动的信息又编码于这时间序列上大量图像的灰度值中,使研究人员无法直接或方便地获知大脑的活动信息,这就要求对数据进行处理分析,挖掘有用信息,获得领域内熟知的大脑活动图像。

功能统计处理就是在数据预处理之后,采用适当的算法把真正的代表激活的体素提取出来[55]。在最先的 fMRI 研究中,数据分析仅采用图像相减的简单方法来演示任务依赖的脑区域。这是基于心理学的 Pure insertion 假说的认知相减（Cognition Subtraction)原理,用任务状态的图像减去控制状态的图像,差值图像高的灰度值反应的就是任务产生的有效活动区。这种方法对判别活动和非活动体素的阈值设置太过草率,并且对运动相关的效应以及其他未知原因干扰特别敏感。现在一般使用参数估计和非参数估计法。

(1) 基于 GLM 模型分析方法。GLM 是由 K. J. Friston 和其同事用作 PET 数据处理时开发的一个标准的统计工具，可以将所有感兴趣和非感兴趣的因素都包含于设计矩阵。如果能够充分考虑时间序列间的时间空间自相关,可以用于 fMRI 数据的分析[56]。一般线性模型 GLM 主要解决两个问题:一是未知参数的估计;二是关于未知参数的假设检验。根据研究侧重点,一般线性模型可以分为线性回归模型、方差分析模型和协方差分析模型。线性回归侧重于未知参数的估计,方差分析侧重于未知参数的假设检验,而协方差分析是将上述两者结合起来的一种方法。

GLM 模型的一般描述(这里采用的 GLM 模型是单变量的,也就是说模型会分别与每一个体素的时间序列进行匹配,一个体素的一维时间序列是密度值向量):当在构建试验的时候已经知道将会得到反映变量($j=1\cdots J$ 指示观察者),假设对于每个观察者都有一系列的解释变量（L 个,$L<J$)[可以由 β_2表示,$l=1\cdots L$。这些变量可以是连续共变量,共变量的函数,或是哑元变量(指示实验因子的等级的)]。一个 GLM 模型通过解释变量的线形和加上误差项来解释反应变量,表达式如下[58]:

$$Y_j = x_{j1}\beta_1 + K + x_{jl}\beta_1 + K + x_{jL}\beta_L + \varepsilon_j \qquad (3.2.1)$$

其中,β_1是未知参数(与解释变量x_{jl}相对应),误差ε_j是独立的、相同分布的正态随机变量(零均值,方差为 σ^2)。

多个个体的数据分析在两个层次下进行。第一个层次模型是个体分析。有几个个体,就要进行几次个体分析。分析过程是使用 Specify first level 和 Estimate 选项。这些分析的结果可以作为 case studies 给出。但是，常常希望从一些群体中得到结论，例如 Random-Effect analysis,或者确切地说是 mixed-effects analysis。常使用 summary-statistic 逼近（每个个体的对比图作为对个体反映的总体测量）进行 RFX 分析。这需要进入 second level 模型。

SPM 对 MRI 的统计分析使用大量单变量逼近的方法(基于 GLM 广义线性模型)[36]。它分为以下几步:①Modelling 指定 GLM 设计矩阵、fMRI 数据文件和滤波。②使用典型或贝叶斯逼近估计 GLM 参数。③Inference 为了绘制统计图使用对比向量审查结果。

一般线性模型和高斯随机场理论[37],通过统计参数图像,对空间延展的数据做统计分析和推断。一般线性模型用于参数估计,这些参数用来刻画空间连续数据的性质;高斯随机场用于解决统计推断中的多重比较问题,SPM 解释为空间延展的统计过程主要指高斯场的随机性。最早确立的一类统计参数图,例如方差分析、相关系数法和 t检验法,都基于线性模型,从某种意义上说,也是一般线性模型的特例,唯一的差别是实验设计中设计矩阵的不同。

在建立模型的时候，要考虑实验设计是事件相关的还是时间点相关的。两者唯一的区别是输入和刺激函数的持续时间。它们是通过卷积一个函数或是方波函数来表示一系列事件或一系列时间点的。把输入与血液动力学相卷积,一般使用一阶卷积,或者广义卷积(二阶导)。通过血液动力学模型或者动力因果模型用于相同的输入。

时间相关的设计可能是随机的，也可能是确定的。随机的设计包括在一个连续时间内 trial 类型之一的时间从一个特定的概率发生。这个概率可以是固定的,也可以是时间相关的。当每个 trial 类型的概率都一样时,最有效的设计就获得了。在随机设计中的评判标注是不管是否包含零事件的。如果想评估特定时间类型引起的反映(不是不同反映),就必须要包含一个零事件。

fMRI 数据经过处理和分析,以直观的形式表现出来,以方便结果观察和引用。在统计推断后,根据 t 值以及相应的阈值,将小于阈值的体素的 t 值置为 0,大于阈值的体素的数值 t 值保留,将得到与此阈值相对应置信度下的脑功能激活图。由于它是对模型的参数做统计分析而得到的，并且是加了阈效应的关于 t 的图像，所以被称为统计参数图。可根据选用的 t 值记为 SPM$\{t\}$。同时,由于在给出 t 值后仍需要相应的自由度才能给出置信度,SPM 还提供了与 t 值及它们相应的自由度所对应置信度的$\{0,1\}$正态分布的参数值 z,这样也得到关于 z 值的图像,记为SPM$\{z\}$。脑功能激活图可以叠加到脑结构图(T1 加权 MRI 图或 CT 图)上,这个融合图像能清楚地看出哪些脑区参与了所要研究的功能。此外,根据这些激活图,SPM 还可以输出脑血流等生理信号的响应曲线以及不同状态的响应特性等。

除了解剖像与映射参数图叠加外，还可采用大脑皮层重建，提供关于大脑皮层表面的解剖结构和几何特性，依此对反应的功能区进行皮层定位。对标准 T1 解剖像进行灰白质及脑脊液成分分隔（Segment），行皮层解剖重建。在功能磁共振的视网膜脑图（Retinotopic Map）技术中，把枕叶的脑沟脑回结构展开，在平面图像上进行评价。有许多重建方法，如基于体素方法、2D 轮廓重建方法等，重要的是保持皮层的解剖拓扑结构。

现在普遍采用 Brodmann's 分区对脑功能区定位。由于脑皮层结构的特异性，除了初级运动及感觉皮层区域较恒定外，其他功能区与解剖关系之间变异普遍存在，除非对神经解剖以及 Talairach and Tournoux 系统很熟悉，一般都难以在肉眼下对反应区进行功能定位。如前所述，把个体脑图归一化标准脑结构之后，就可以方便地对反应区坐标点按 Brodmann's 分区进行确认。也有专业的软件自动处理。

SPM 当中甚至可以用别的程序，比如 MRIcro 来察看。这一步解决了两个关键的问题：一是显示了明显激活的区域；二是给出了激活区域的坐标，从而能够找出这些激活区的精确的解剖部位。在这里，可以通过不同的手段来控制某一个像素或者某一簇像素的激活。这些激活依赖于所选择的显著性水平阈值。阈值不同，给出不同的激活。通过调节置信度，也可以控制激活区域。在 fMRI 数据中，如果大脑的边缘区域有许多兴奋点，那么其中有一部分就有可能是运动伪影。得到激活区域的精确坐标以后，通过 MNI 脑图谱和 Talairach 图谱之间的关系，用一种非线性的变换，把 MNI 的坐标转换成 Talairach 坐标，这样就可以查出每个激活区的解剖位置。

对大多数的成像技术（如 fMRI、PET、EEG 等）所得的数据，都会遇到一个问题，就是不知道应该用什么统计模型来处理分析。这是因为不知道所采集数据的分布形式，再加上这些技术的空间分辨率不够高，使得每个体素都包含了周围组织的信息。数据预处理过程中的配准，又使得每个体素和周围的体素产生了更大的关联。由于这些原因，就不能用普通的统计分布模型（比如泊松分布、高斯分布等）来处理这些数据，所以引进了 GLM 模型。

GLM 模型分析方法采用大量一元统计方法，而非多元方法，主要是因为：①多元方法无法作区域特定效应推断；②多元方法要求观察次数（即扫描次数）大于响应变量数（即体素数），这一点难以做到[37]。

参数方法需要对数据的分布作事先假设，一些非参数的方法可以避开这个问题。非参数方法不如参数方法有说服力，不过可以将其用于评价参数方法的假设。还有一类方法，即 bayesian 方法。传统的方法是首先假设要检验的某个效应不存在，即为零，而 bayesian 采用后验概率图（Posterior Probability Maps, PPMs）作效应的推断，可以避免传统统计方法中的统计推断问题，所以这类方法还是很有潜力的。

（2）功能连接度。在传统的基于任务的 fMRI 脑功能研究中，通常将静息状态作为基线，而很少关注静息状态的相应的脑功能活动。1995 年，Biswal 等人第一次报道了人脑静息状态下左右半脑主运动区 BOLD 信号的低频成分(f<0.1Hz，称为“低频振荡”）之间存在显著的相关性[58]。传统的针刺研究大都采用 Block 的实验设计方法。Block 的实验设计往往需要血液动力学函数的先验知识，而有些研究对所涉及的确切的血液动力学函数所知甚少，如静息态下的人脑功能模式。

人脑需要通过多个脑区的协同工作对信息进行加工、融合来完成其高级功能。在 20 世纪 90 年代初期，英国 Welcome 实验室的 Friston 教授等人将电生理中的脑功能连接这一概念扩展到功能影像领域，并将其分为功能连接（Functional Connectivity）[59]和有效连接（Effective Connectivity）[60]。Sporns 于 2004 年进一步提出了关于功能连接更精确的定义：“在解剖连接限定的范围内，神经元或神经元团的非线性动态活动引起的统计依赖模式。”[61]通过 Sporns 的定义，我们能发现功能连接所具有的 4 个特性：①它是以解剖连接作为物质基础的；②相对于解剖连接的稳定性，它是动态的；③它是一种依赖模式，体现的是一种相互关系；④它的存在与否是统计意义上的。所以，功能连接度量的是脑区间是否存在连接关系以及连接关系的强弱，是不依赖于模型的。研究者根据需要确定模型中的感兴趣区，然后综合考虑神经解剖、神经生理及功能影像学数据的约束来建立模型[62]。

绝大多数的功能连接分析（任务 / 静息）都采用相关分析方法来度量脑区之间的功能连接度。通常步骤是选取某一感兴趣区（Region of Interest, ROI）作为种子点，得到这个脑区的 BOLD 响应时间序列，其中 n 为时间序列长度。然后采用相关的方式，计算该种子区与全脑其他体素时间序列的相关性。

功能连接分析对神经科学具有重要的意义。目前，基于功能磁共振成像的功能连接分析已经广泛应用于人脑感觉、认知、情感机制以及功能网络组织结构的研究中。例如，Homae 等人发现人脑在进行语句处理时前额叶的左侧额下回和左侧中央前回的功能连接较词义处理时增强，这一结果说明前额叶可能对整合词义信息起到关键作用[63]；Mclntosh 等人发现颞中回与北侧前额叶、额叶内侧回的功能连接对于人在觉醒状态下识别事务具有重要作用[64]；Peltier 等人发现人脑左右半脑的 MI 的功能连接在执行肌肉疲劳任务后显著减弱[65]。

功能连接分析对于神经和精神疾病的病理研究也具有重要的价值。目前，功能连接分析已经被大量应用到诸如精神分裂症、抑郁症、孤独症和创伤后应激障碍等疾病的病理研究中，期望能够找到疾病的病因和发病机制。例如，采用功能连接度分析，

Koshino 等人发现孤独症患者在工作记忆任务下表现工作记忆网络内部链接的普遍减弱[66]；Lanius 等人发现创伤后应激障碍患者较正常对照在创伤想象任务下，自身状态知觉网络节点之间表现更强的功能连接，这一结果提示自身状态知觉异常可能是创伤后应激障碍患者潜在的病例基础[67]。

基于 fMRI 的功能连接分析已经受到越来越多的神经科学工作者的关注，然而由于人脑的复杂性以及 MRI 设备固有的时间空间分辨率的限制，对脑区功能连接网络的研究还有很大的发展空间。

（3）独立分量分析（ICA）方法。独立分量分析是在 20 世纪 90 年代后期发展起来的一种信号处理领域中的新方法。顾名思义，该方法需要把信号分解成若干个互相独立的成分。如果信号本来就是由若干独立信源混合而成的，那么理想的状况就是这些信源恰好能够被分解开。从原理上说，仅靠单一通道观察不可能实现这样的分解，必须借助于一组能把这些信源按不同混合比例组合起来的多通道进行同步观察。换句话说，ICA 是一种多通道信号处理方法。但是，如果把一组观察信号分解成若干独立成分，分解结果肯定不是唯一的，因此分解时要施加一些约束条件，使答案接近于所期望的结果。

ICA 的发展与盲信源分离（Blind Source Separation, BSS）密切相关[68]。BSS 的含义如图 3.2.16 所示。它仅根据多通道系统的输出数据 X 来判断其输入函数 S 和系统传递函数 H。所谓“盲”，是指在原理上它不要求 S 和 H 具有先验知识，而实际上任务的解答显然不唯一。因此，一般至少需要假设多通道输入 S 中各分量互相独立、零均值且方差为 1。不难看出，BSS 问题的提法和 ICA 十分接近，只是前者的研究范畴更宽，处理手段也更多些。

由于 ICA 可在不需要任何有关时间序列的先验模型假设下，有效地探测出一些其他方法不能得到的以及人们所未曾预料到的激活区域，因此，它是一种很有发展前途的新型 fMRI 数据处理方法。

由于采用传统的模型假设相关分析等方法只能找出那些与人们所关心的刺激形式模型相符合的激活区域，而对所剩的其他区域则都不关心，所以模型驱动方法最明显的问题就在于无法得出与模型不太相关的一些信号，如瞬时任务相关、准周期相关，或突然头动等。由于这些在模型假设中均被认为是噪声，因此在最后结果中根本体现不出来。

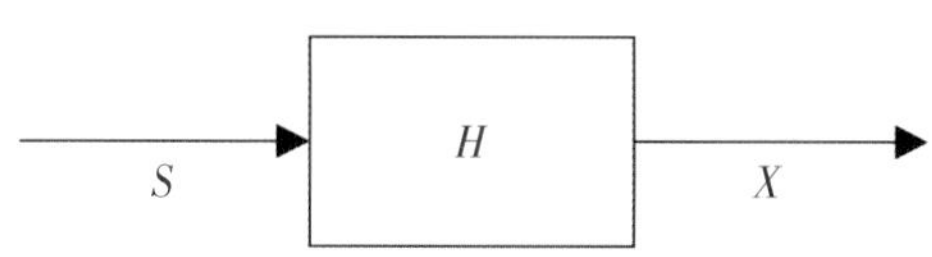

图3.2.16　盲信号分解简释

从与典型的模型驱动的方法——相关分析的比较中也可以看出,ICA 方法不但能够找出那些持续任务相关的脑区,如得出了一些包括相关分析方法结果的、稍大些的区域(左侧顶叶枕叶交会区域和布莱德曼 18、19 区),而且探测出了一些与其他任务相关的激活区域(前额叶和颞叶皮层)。

(4) 复杂网络(Graph Theory)方法。自然界很多系统都是由高度相互作用的动力学系统构成的，获得系统的全局特性的一种方法就是将这些系统用网络的模型进行分析，将动力学的子系统作为节点，子系统之间的相互作用用边表示。复杂网络(Graph Theory)模型是对系统的近似刻画,它与传统方法不同,网络模型忽略了子系统本身的结构,忽略了子系统本身进行的动力学过程,更多的是关心子系统间的相互作用,关心有无相互作用,而忽略相互作用随时间、空间变化以及其他的细节。

近十年来,现代网络理论中最令人惊讶的发现是网络拓扑的普遍性:许多真实的网络系统,从细胞到互联网,都收敛于类似的结构,而与它们的年龄、方式和规模等没有关系。正是这种普遍性,容许来自不同学科的研究者以一种共同的范式研究网络理论。对网络系统类似的拓扑特性这一关键的科学兴趣,从蛋白质分子相互作用到社会网络,从组成万维网的相互联系的文件链接网络到背后的互联网硬件，都已经毫无疑问地确立了起来。这个根据不仅来自于好的结构图和数据库,而且来自于经验数据和能够预测网络结构的模型分析之间的一致性[69,70]。

很多研究一致认为,大脑皮层是由局部功能特异性的神经群组成的,这些脑区的神经群在不同的认知活动下动态地相互作用并且形成不同的回路[71]。大脑功能在广泛分布的局域的功能特殊化和脑区间的相互作用之间,即功能的分析和整合之间,达到了很好的平衡。神经解剖学和电生理的实验也得到了大量的大脑在大尺度上的皮层间通道数据[72,73]。但是,对于大脑网络的整体特件的量化和度量还是很初步的,这要求使用新的计算方法来分析和研究大量的大脑连接信息,复杂网络就是一种很好的方法。将大脑在认识任务中的活动看做是大脑不同的脑区相互作用的结果，将大脑的各个不同的脑区看成是复杂网络中的节点,各个脑区之间的相互关系和功能相关看做是网络上的边,将大脑按照复杂网络的模型进行描述,可构建在不同认知任务中的大脑功能网络。

Watts 和 Strogatz 使用复杂网络的方法研究神经系统,明确提出神经网络具有小世界特性[74]。他们应用复杂网络的量化方法对 C. elegans 的神经网络进行了研究,将每个神经元作为网络中的一个节点,突出连接作为网络的边,建立了一个由 282 个节点 2 462 条边构成的有向网络,研究发现此网络的拓扑结构既不是随机网络,也不是规则网络,而是一个小世界网络。Salvador 和 Achard 等人也进行了一系列的脑功能磁共振成像的复杂网络分析[75,76]。他们将整个大脑按照脑区结构分割成了 90 个感兴趣区域(每个半球45个,覆盖整个大脑皮层),通过计算静息态下的任意两个脑区BOLD信号之间的相关程度,构建大脑功能网络,并分析网络集聚系数和平均最短路径得到结论:大脑功能网络在静息态下具有小世界特性。通过聚类的分析,他们还发现大脑功能网络内还存在子网络,子网络与子网络之间存在着长距离的功能连接。

(5)基于变点理论的fMRI时间序列状态分析算法。在目前的fMRI相关研究中,大多应用体素维的广义线性模型的分析方法。该模型适合用于检测某个体素的时间序列变化能否用一组对应于相应生理刺激条件的回归量来解释。该方法的应用前提是fMRI时间序列中的信号变化需要完全符合实验设计中的先验条件。然而,针刺机理研究等的神经激活信号的时域变化并无准确先验。这就需要新的统计模型来深入分析fMRI时间序列中的状态改变,尤其是开始时间、信号时域变化形态,以及结束时间均未知的生理变化状态。该统计模型应更好地基于数据,并且能够对状态改变的时刻和持续时间进行估计。

本章中应用了已发表的研究中提出的基于变点理论的时间序列状态分析算法[77]。该方法源于经典的质量控制理论(算法框架如图3.2.17所示),适用于对动力学函数未知的生理、心理加工过程神经响应机制的考察,在脑功能成像领域中拥有广阔的应用前景。该算法可用于分析fMRI时间序列,检测其状态变化,估计其变化发生时间与持续时间位置。如同其他数据驱动的数据分析方法,基于变点理论的时间序列状态分析算法需要用已有数据构建统计模型。该方法为半模型驱动的,兼顾了模型驱动算法以及数据驱动算法的优势,分析前需要对所分析的fMRI时间序列中的确定无激活的基线阶段对应的时间段进行指定,此后的分析会根据此基线阶段的数据构建噪声模型。噪声模型将用于判断后面时间段的fMRI时间序列有无偏离基线状态,即状态发生改变。如图3.2.17所示,基于变点理论的时间序列分析算法将所分析的时间序列中数据所

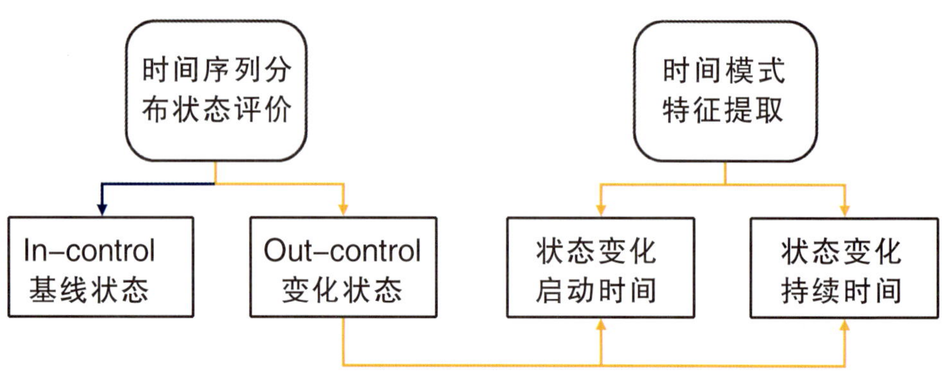

图3.2.17　基于变点理论的时间序列分析算法原理框图

处状态分为基线状态和变化状态，依据基线状态的数据特征得到变化状态在时间序列中对应的时间段，并进一步对状态变化的启动时间以及持续时间进行估计，最终完成对fMRI时间序列的时间模式的特征提取。

（6）多体素模式分析算法。认知神经科学中的富有挑战性的一项内容就是大脑中的认知活动是如何反应在大脑的神经激活模式上的。近年来，研究人员转向用复杂的模式识别算法来分析功能核磁共振数据的多体素分布模式，目的是对某一具体时刻的被试者大脑中的信息进行解码。多体素模式分析算法恰恰为实现这样的分析目的提供了新的途径。

在针刺机理的研究领域中，由 Hui 领导的研究组提出了针刺负激活边缘系统理论的假说，并发表了大量高水平的学术论文。该假说理论指出，针刺刺激会引起大脑广泛区域，特别是边缘系统—小脑神经响应信号的显著降低，并推测与针刺作用涉及复杂多系统效应相关。因此，更需要关注的是针刺刺激条件下大脑神经激活模式在空间分布上的特点，需要整体考虑可能包含在激活区中的体素。本书首次尝试将最初应用在其他领域中的模式分类的方法转而应用在针刺穴位特异性的研究中。

多体素模式分析算法即为基于模式分类算法的一种数据驱动的 fMRI 数据分析方法，它将 fMRI 的研究进一步建立在分析激活模式的层次上，而不仅仅是局限在体素级。多体素模式分析方法更加关注如何通过整合多体素的信息来提高该数据研究方法提取激活区的能力。值得注意的是，为了避免引起信号缺失，应用该算法的 fMRI 数据的预处理步骤中通常不包括体素信号的空间平滑。虽然这样的空间平均可以有效地减少噪声，但同时它可能也减少了两种有意义的激活信号，一种是本身就含有关于判断特定的刺激条件是否存在的信息但激活强度却比较弱的信号，另一种是空间平均会模糊空间模式的一些细微纹理特征，从而可能减少了可以区分不同刺激条件下激活模式的有意义的信息。

分类机的选择也是应用多体素模式分析算法的一个重要方面。机器学习方面的基础理论为多体素模式分析提供了种类、数量庞大的分类算法。多数多体素模式分析的应用都采用了线性分类机，比如神经网络、线性判别分析、线性支持向量机（SVMs）等。这些分类算法都计算了体素灰度值的加权平均值，然后将此加权平均值输入一个判别方程中，它会根据一个有效的阈值来确定属于哪个特定的类别。也有一些研究采用了非线性训练机。虽然在分类的判决模型上，非线性训练机比线性训练机要强大，但是多体素模式分析方面的研究并没有明确得到非线性训练机要比线性训练机更适用的结论[78]。此外，有研究表明由非线性分类机得到的好的结果要比由线性向量得到的更难理解[79]。

参考文献

[1]《经络十讲》编写组. 经络十讲[M]. 上海:上海人民出版社,1976.

[2] 朱兵. 针灸的科学基础[M]. 青岛:青岛出版社,1998.

[3] Berman B, Birch S, et al. Clinical acupuncture: scientific basis[M]. Berlin: Springer, 2001.

[4] Biswal B, Yetkin F Z, Haughton V M, et al. Functional connectivity in the motor cortex of resting human brain using echo-planar MRI[J]. Magnetic Resonance in Medicine, 1995,34(4):527–541.

[5] Fristion K J, Frith C D, Turner R, et al. Characterizing evoked hemodynamics with fMRI[J]. Neuroimage, 1995,2(2):157–165.

[6] 田捷,包尚联,周明全. 医学影像处理与分析[M]. 北京:电子工业出版社,2003.

[7] Bell E C, Willson M C, Wilman A H, et al. Differential effects of chronic lithium and valproate on brain activation in healthy volunteers[J]. Human Psychopharmacology, 2005,20(6):415–424.

[8] Lycke R E. Out of the darkness and into the light[M]. Bloomington: Author House, 2005.

[9] Bai LJ, Qin W, Tian J, et al. Time-varied characteristics of acupuncture effects in fMRI studies[J]. Human Brain Mapping, 2009,30(11):3445–3454.

[10] Han JS. Acupuncture: neuropeptide release produced by electrical stimulation of different frequencies[J]. Trends in Neurosciences, 2003, 26(1):17–22.

[11] Cho ZH, Chung SC, Jones JP, et al. New findings of the correlation between acupoints and corresponding brain cortices using functional MRI[J]. Proceedings of the National Academy of Sciences of the United States of America, 1998, 95(5):2670–2671.

[12] Cho ZH, Chung SC, Lee HJ, et al. Retraction new findings of the correction between acupoints and corresponding brain cortices using functional MRI[J]. Proceedings of the National Academy of Sciences of the United States of America, 2006, 103(27):10526–10527.

[13] Kong J, Kaptchuk T J, Webb J M, et al. Functional neuroanatomical investigation of vision-related acupuncture point specificity–a multisession fMRI study[J]. Human Brain Mapping, 2009, 30(1):38–40.

[14] Hui KK, Liu J, Makris N, et al. Acupuncture modulates the limbic system and subcortical gray structures of the human brain: evidence from fMRI studies in normal subjects[J]. Human Brain Mapping, 2000, 9(1): 13–25.

[15] Hui KK, Liu J, Marina O, et al. The integrated response of the human cerebro-cerebellar and limbic systems to acupuncture stimulation at ST36 as evidenced by fMRI [J]. Neuroimage, 2005, 27(3): 479–496.

[16] Fang J, Jin Z, Wang Y, et al. The salient characteristics of the central effects of acupuncture needling: Limbic-paralimbic-neocortical network modulation[J]. Human Brain Mapping, 2009, 30(4): 1196–1206.

[17] Pariente J, White P, Frackowiak RS, et al. Expectancy and belief modulate the neuronal substrates of pain treated by acupuncture[J]. Neuroimage, 2005, 25(4): 1161–1167.

[18] Biella G, Sotgiu M L, Pellegata G, et al. Acupuncture produces central activations in pain regions[J]. Neuroimage, 2001, 14(1): 60–66.

[19] Casey K L. Forebrain mechanisms of nociception and pain: analysis through imaging[J]. Proceedings of the National Academy of Sciences of the United States of America, 1999, 96(14): 7668–7674.

[20] Wager T D, Nichols T E. Optimization of experimental design in fMRI: a general framework using a genetic algorithm[J]. Neuroimage, 2003, 18(2): 293–309.

[21] Amaro Jr, Barker G J. Study design in fMRI: basic principles[J]. Brain and Cognition, 2006, 60(3): 220–232.

[22] Zarahn E, Aguirre G K, D'Esposito M. A trial-based experimental design for fMRI[J]. Neuroimage, 1997, 6(2): 122–138.

[23] 田捷，秦伟，艾琳，等. 基于功能磁共振的针刺机制初步研究——从问题到方法[J]. 首都医科大学学报，2007，28(6): 683–687.

[24] Dhond R P, Yeh C, Park K, et al. Acupuncture modulates resting state connectivity in default and sensorimotor brain networks[J]. Pain, 2008, 136(3): 407–418.

[25] Liu P, Qin W, Zhang Y, et al. Combining spatial and temporal information to explore function-guide action of acupuncture using fMRI[J]. Journal of Magnetic Resonance Imaging, 2009, 30(1): 41–46.

[26] Bai LJ, Yan H, Li LL, et al. Neural specificity of acupuncture stimulation at pericardium: evidence from an fMRI study[J]. Journal of Magnetic Resonance Imaging, 2010, 31(1): 71–77.

[27] Bai LJ, Qin W, Tian J, et al. Time-varied characteristics of acupuncture effects in fMRI studies[J]. Human Brain Mapping, 2009, 30(11):3455–3460.

[28] Qin W, Tian J, Bai LJ, et al. fMRI connectivity analysis of acupuncture effects on an amygdala-associated brain network[J]. Molecular Pain, 2008, 4(55):1–17.

[29] Bai LJ, Qin W, Tian J, et al. Acupuncture modulates spontaneous activities in the anticorrelated resting brain networks[J]. Brain Research, 2009, 1279(7):37–49.

[30] Zhang Y, Liang JM, Qin W, et al. Comparison of visual cortical activations induced by electro-acupuncture at vision and nonvision-related acupoints [J]. Neuroscience Letters, 2009, 458(1):6–10.

[31] Liu P, Zhang Y, Zhou GY, et al. Partial correlation investigation on the default mode network involved in acupuncture: an fMRI study[J]. Neuroscience Letters, 2009, 462(3):183–187.

[32] Zhang Y, Qin W, Liu P, et al. An fMRI study of acupuncture using independent component analysis[J]. Neuroscience Letters, 2009, 449(1):6–9.

[33] Liu JX, Qin W, Sun JB, et al. Distinct brain networks for time-varied characteristics of acupuncture[J]. Neuroscience Letters, 2010, 468(3):353–358.

[34] Qin W, Tian J, Pan XH, et al. The correlated network of acupuncture effect: a functional connectivity study[J]. Proceedings of EMBS 2006, New York, USA, 2006, 480–483.

[35] Nakagoshi A, Fukunaga M, Umeda M, et al. Somatotopic representation of acupoints in human primary somatosensory cortex. : an fMRI study[J]. Magnetic Resonance in Medical Sciences, 2005, 4(4):187–189.

[36] Cho ZH, Chung SC, Jones JP, et al. New findings of the correlation between acupoints and corresponding brain cortices using functional MRI[J]. Proceedings of the National Academy of Sciences of the United States of America, 1998, 95(5):2671–2673.

[37] Li G, Liu HL, Cheung RT, et al. An fMRI study comparing brain activation between word generation and electrical stimulation of language-implicated acupoints. Human Brain Mapping, 2003, 18(3):233–238.

[38] Siedentopf C M, Golaszewski S M, Mottaghy F M, et al. Functional magnetic resonance imaging detects activation of the visual association cortex during laser acupuncture of the foot in humans[J]. Neuroscience Letters, 2002, 327(1):53–56.

[39] Litscher G, Rachbauer D, Ropele S, et al. Acupuncture using laser needles modu-

lates brain function: first evidence from functional transcranial Doppler sonography and functional magnetic resonance imaging[J]. Lasers in Medical Science, 2004, 19(1):6–11.

[40] Gareus I K, Lacour M D, Schulte A C, et al. Is there a BOLD response of the visual cortex on stimulation of the vision-related acupoint GB 37[J]. Journal of Magnetic Resonance Imaging, 2002, 15(3):227–232.

[41] Kong J, Kaptchuk TJ, Webb JM, et al. Functional neuroanatomical investigation of vision-related acupuncture point specificity-a multisession fMRI study[J]. Human Brain Mapping, 2009, 30(1):31–46.

[42] Parrish TB, Schaeffer A, Catanese M, et al. Functional magnetic resonance imaging of real and sham acupuncture: noninvasively measuring cortical activation from acupuncture[J]. IEEE Engineering in Medicine and Biology Magazine, 2005, 24(2):35–40.

[43] Hu KM, Wang CP, Xie HJ, et al. Observation on activating effectiveness of acupuncture at acupoints and non-acupoints on different brain regions[J]. Zhongguo Zhen jiu, 2006, 26(3):205–207.

[44] Wu MT, Sheen JM, Chuang KH, et al. Neuronal specificity of acupuncture response: an fMRI study with electroacupuncture[J]. Neuroimage, 2002, 16(4):1028–1037.

[45] Yamauchi N, Okazari N, Sato T, et al. The effects of electrical acupuncture on human somatosensory evoked potentials and spontaneous brain waves[J]. Yonago Acta Medica, 1976, 20(2):88–100.

[46] Wei H, Kong J, Zhuang D, et al. Early-latency somatosensory evoked potentials elicited acupuncture after needling acupoint LI-4[J]. Clinical EEG (Electroencephalography), 2000, 31(3):160–164.

[47] Li AH, Zhang JM, Xie YK. Human acupuncture points mapped in rats are associated with excitable muscle/skin-nerve complexes with enriched nerve endings. Brain Research, 2004, 1012(112):154–159.

[48] Vincent C A, Richardson P H, Black J J, et al. The significance of needle placement site in acupuncture[J]. Journal of Psychosomatic Research, 1989, 33(4):489–496.

[49] Gaw AC, Chang LW, Shaw LC. Efficacy of acupuncture on osteoarthritic pain–a controlled double-blind study[J]. The New England Journal of Medicine, 1975, 293(8):375–378.

[50] Kleinhenz J, Streitberger K, Windeler J, et al. Randomised clinical trial comparing the effects of acupuncture and a newly designed placebo needle in rotator cuff tendinitis

[J]. Pain, 1999, 83(2):235-241.

[51] Hesse J, Moglevang B, Simonsen H. Acupuncture versus metoprolol in migraine prophylaxis: a randomized trial of trigger point inactivation[J]. Journal of Internal Medicine, 1994, 235(5):451-456.

[52] Lao L, Bergman S, Anderson R, et al. The effect of acupuncture on postoperative oral surgery pain: a pilot study[J]. Acupuncture in Medicine, 1994, 12(1):13-17.

[53] Farran E K, Jarrold C, Gathercole S E. Block design performance in the Williams syndrome phenotype: a problem with mental imagery[J]. Journal of Child Psychology and Psychiatry, 2001, 42(6):719-728.

[54] Pejcev V, Rassi D, Ross K J. High-resolution ejected-electron spectrum of cadmium autoionising levels following two-electron excitation by low-energy impact[J]. Journal of Physics B: Atomic, Molecular, and Optical Physics, 1977, 10(16):1629-1633.

[55] Studholme C, Constable R T, Duncan J S. Accurate alignment of functional EPI data to anatomical MRI using a physics-based distortion model[J]. IEEE Transactions on Medical Imaging, 2000, 19(11):1115-1127.

[56] Andersson JL, Hutton C, Ashburner J, et al. Modeling geometric deformations in EPI time series[J]. Neuroimage, 2001, 13(5):903-919.

[57] Freire L, Mangin JF. Motion correction algorithms of the brain mapping community create spurious functional activations[M]. M. Insana, R. Leahy. 17th international conference on information processing in medical imaging. Berlin: Springer-Verlag, 2001.

[58] Biswal B, Yetkin F Z, Haughton V M, et al. Functional connectivity in the motor cortex of resting human brain using echo-planar MRI[J]. Magnetic Resonance in Medicine, 1995, 34(4):537-541.

[59] Friston KJ, Frith CD, Frackowiak R S J. Time-dependent changes in effective connectivity measured with PET[J]. Human Brain Mapping, 1993, 1(1):69-79.

[60] Büchel C, Friston K J. Modulation of connectivity in visual pathways by attention: cortical interactions evaluated with structural equation modeling and fMRI[J]. Cerebral Cortex, 1997, 7(8):768-778.

[61] Sporns O, Chialvo D R, Kaiser M, et al. Organization, development and function of complex brain networks[J]. Trends in Cognitive Sciences, 2004, 8(9):418-425.

[62] 田丽霞. 基于功能磁共振成像的静息状态脑活动及功能连接度分析[D]. 北京：中国科学院自动化研究所，2006.

[63] Homae F, Yahata N, Sakai K L. Selective enhancement of functional connectivity in the left prefrontal cortex during sentence processing[J]. Neuroimage, 2003, 20(1):578–586.

[64] Mclntosh A R, Rajah M N, Lobaugh N J. Functional connectivity of the medial temporal lobe relates to learning and awareness[J]. The Journal of Neuroscience, 2003, 23(16):6520–6528.

[65] Peltier S J, LaConte S M, Niyazov D M, et al. Reductions in interhemispheric motor cortex functional connectivity after muscle fatigue [J]. Brain Research, 2005, 1057(1):10–16.

[66] Koshino H, Carpenter P A, Minshew N J, et al. Functional connectivity in an fMRI working memory task in high-functioning autism[J]. Neuroimage, 2005, 24(3):810–821.

[67] Lanius R A, Williamson P C, Bluhm R L, et al. Functional connectivity of dissociative responses in posttraumatic stress disorder: a functional magnetic resonance imaging investigation[J]. Biological Psychiatry, 2005, 57(8):873–884.

[68] 杨福生,洪波. 独立分量分析的原理与应用[M]. 北京:清华大学出版社,2006.

[69] Caldarelli G. Scale-Free Networks[M]. Oxford: Oxford University Press, 2007.

[70] Dorogovtsev S N, Mendes J F F. Evolution of Networks: From Biological Nets to the Internet and WWW[M]. Oxford: Oxford University Press, 2003.

[71] Sporns O, Tononi G, Edelman G M. Theoretical neuroanatomy: relating anatomical and functional connectivity in graphs and cortical connection matrices[J]. Cerebral Cortex, 2000, 10(2):127–141.

[72] Hellwig. A quantitative analysis of the local connectivity between pyramidal neurons in layers 2/3 of the rat visual cortex[J]. Biological Cybernetics, 2008, 82(2):111–121.

[73] Kötter R. Neuroscience databases: tools for exploring brain structure–function relationships[J]. Philosophical Transactions of the Royal Society of London. Series B: Biological Sciences, 2001, 356(1412):1111–1120.

[74] Watts DJ, Strogatz SH. Collective dynamics of 'small-world' networks[J]. Nature, 1998, 393(6684):440–442.

[75] Achard S, Salvador R, Whitcher B, et al. A resilient, low-frequency, small-world human brain functional network with highly connected association cortical hubs[J]. The Journal of Neuroscience, 2006, 26(1):63–72.

[76] Salvador R, Suckling J, Schwarzbauer C, et al. Undirected graphs of frequency–

dependent functional connectivity in whole brain networks [J]. Philosophical Transactions of the Royal Society of London. Series B: Biological Sciences, 2005, 360(1457):937–946.

[77] Lindquist M A, Waugh C, Wager T D. Modeling state-related fMRI activity using change-point theory[J]. Neuroimage, 2007, 35(3):1125–1141.

[78] Cox D D, Savoy R L. Functional magnetic resonance imaging (fMRI) "brain reading": detecting and classifying distributed patterns of fMRI activity in human visual cortex[J]. Neuroimage, 2003, 19(2):261–270.

[79] Kamitani Y, Tong F. Decoding the visual and subjective contents of the human brain[J]. Neuroscience, 2005, 8(5):679–685.

§3.3 基于 PET 的针刺机理研究

3.3.1 国内外研究概述

正电子发射断层扫描成像(Positron Emission Tomography, PET),简称 PET 技术,是发射型断层扫描技术的一种,采用发射正电子(+)的核素来标记化合物[1-3]。进行 PET 扫描前,将放射性同位素标记的示踪剂经静脉注射到受试者的体内,在受试者执行任务时,相应脑区的功能活动加强,使得这些脑区的血流和代谢增加,最终形成放射性核素在这些区域的浓聚。由放射性核素衰变产生的正电子和体内的电子结合后发生湮灭,产生两个背对背光子(γ 射线),体外的探测器可以检测到这些成对的 γ 光子的产生,提供正电子的位置信息,用图像重建软件进行处理后,就可以得到二维 / 三维的 PET 扫描图像。

PET 技术的发展包括了 PET 扫描仪、回旋加速器及显像剂的发展,经历了近一个世纪的缓慢过程。1976 年,第一台商业化 PET 扫描仪(ECAT)面市。20 世纪 90 年代后,多环探测器、模块化晶体、3D 结构等多种新技术及新型的晶体材料锗酸铋(BGO)的应用,使 PET 的射线探测能力和分辨率都有了明显的提高,能更好地满足临床的需要,从而促使了 PET 的临床应用的推广。在扫描仪发展的同时,回旋加速器的研制和正电子显像剂的临床应用也同样取得了进展。小型回旋加速器的自动控制、显像剂的自动合成系统的发展使正电子核素的产生及正电子显像剂的合成更加简单、方便,机器的操作更加人性化、合理化和程序化,工作人员的辐射剂量也明显降低。20 世纪 80 年代后,多种正电子显像剂的研究逐步拓展,^{18}F-FDG 在脑显像和心肌存活显像,尤其是在恶性肿瘤显像中的成功应用使 PET 逐步被临床接受,并受到青睐。20 世纪 90 年代初,PET 开始从学院性研究进入临床竞技场。1997 年,美国食品卫生管理局(FDA)批准了 ^{18}F-FDG 临床应用。1998 年,美国健康卫生财政管理局(Health Care Financing Administration, HCFA)同意将多种 ^{18}F-FDG PET 适应证纳入医保范围。

针灸疗法(Acupuncture Therapy)是中国古代人民创造的一种治疗疾病的方法。尽管针灸疗法实践已有几千年的历史,形成了完整的理论体系,但它与现代医学(Modern Medicine)是两个截然不同的体系。尽管人们一直在探究针刺疗法的现代生物学作用机制,但至今尚未能做出明晰和确定的解释。传统中医理论认为针刺穴位通过经络传导,直接或间接作用于相应的器官组织(脏腑)。近几十年来,国内外研究人员在实验的基础上对针灸的作用机理进行了探究,却发现针刺足三里可以引起下丘脑、尾状核头部、小脑部分区域以及中央后回某些区域的葡萄糖代谢率增高[6]。第一军医大学黄易等人应用 PET 技术研究了针刺治疗血管性痴呆患者与对照组引起的豆状核葡萄糖代谢率的不同,发现针刺相关穴位可以引起治疗组健侧脑内豆状核葡萄糖代谢率明显增高,而在对照组双侧豆状核葡萄糖代谢率均无明显变化[7]。此外,他们在另外一项应用 PET 技术考察针刺治疗偏瘫伴随血管性痴呆患者的研究中发现,除了健侧豆状核葡萄糖代谢率增高外,还伴有同侧前额叶、丘脑和颞叶某些区域的葡萄糖代谢率升高[8]。上述研究表明了穴位特异性的两个方面:一方面,针刺穴位和非穴位引起的脑内某些区域的葡萄糖代谢率是不同的,说明了这些区域对真穴位针刺和非穴位刺激响应的不同的反应,这可能是穴位相对于非穴位具有治疗作用的神经机制之一。另一方面,针刺不同的穴位,引起的脑内响应区域也是不同的,提示针刺不同穴位可以治疗不同疾病具有其内在神经生物学机制。穴位特异性是针灸理论的一个基本原理,应用 PET 技术得到的结论与众多其他脑功能成像方法的结论一致。

在对大脑对针刺刺激响应模式的研究中,许多应用脑功能成像方法对针刺作用机理的研究显示,针刺不同的穴位可以在脑内的复合区域中引发一些共同脑区的响应,如大脑皮层、皮质下结构/边缘系统和脑干的某些区域,提示针刺可能调制了脑内的一个分布式神经网络系统。这些区域包括大脑皮质的第一/第二感觉区(SⅠ/SⅡ)和边缘系统(如下丘脑、杏仁核、扣带回及海马)。SⅠ和 SⅡ感觉皮质为针刺感觉信息进行最初的定位和定性,杏仁核和海马被认为与学习和记忆有关,而且杏仁核在情绪调控中起了重要作用[9]。海马、杏仁核和下丘脑在结构上都与脑干直接相连,下丘脑在神经内啡肽和神经激素释放中发挥着重要的作用。Hsieh 等人应用 PET 技术,通过测量局部脑区血流量的变化考察针刺引起的大脑响应模式[10],发现 2Hz 频率针刺合谷穴(LI 4)时相对非穴位针刺激活了下丘脑、岛叶和扣带回前部。合谷穴是临床上用来针刺镇痛的最常用的穴位之一,他们认为这些相关脑区的激活可能在针刺镇痛中起了关键的调节作用。岛叶被认为在分辨内脏疼[11]和治疗方面起了重要作用。有研究者通过应用 PET 技术考察针刺引起的大脑响应模式也可以得出相同的结论[12,13]。由以上应用 PET 技术及其他脑功能成像技术对针刺神经作用机制的研究可以看出,针刺刺激可能调控了皮质、皮质下结构及小脑等由广泛区域形成的一个分布式神经网络,从而对身体各方面机能进行调节。

在对针刺镇痛机制的研究中,针刺镇痛是针刺疗法最为可靠的治疗效果之一,其作用机理也是国内外研究者饶有兴趣的一个课题。大量的动物实验数据表明,针刺镇痛

PET。2006 年，我国首台小型正电子发射断层扫描仪——E-PLUS166 型专用小动物 PET 扫描仪在中国科学院高能物理研究所研制成功，初步实验结果表明技术指标基本达到设计要求，空间分辨率为 1.8mm，达到国际先进水平，近几年已成功承担了多项科研课题的动物 PET 扫描任务。小动物 PET 技术的出现，使得应用 PET 技术进行小型动物的针刺机理研究成为可能。其优点不言而喻，可以完成许多在人体不能或难以完成的研究，将成为研究针刺作用机制的有力武器。

4. PET 图像处理

利用 PET 技术研究针刺机制获得的扫描图像需要经过一定的图像处理，才可以得到有统计学意义的结果。这些图像处理方法与其他应用 PET 技术进行研究获得的图像处理方法一致，主要包括感兴趣区（ROI）技术、统计参数图（SPM）及图像融合技术。关于 ROI 技术，MRIcro 软件可以人工或半自动画出研究者所感兴趣的脑区。该软件通常可以提供所画区域的最大吸收值、最小吸收值及像素的数和像素值（半定量），并可以进行不同区域的对比。另外，该软件还可采用用户定义模板实现可视化分析。统计参数图——SPM，是由英国伦敦大学认知神经生物学实验室开发的一种用于处理脑功能成像数据的软件。SPM 不但可以将 PET、SPECT 或 fMRI 数据图像标准化到 Talairach 标准脑空间，而且可以逐像素为基础进行组间统计分析，已成为进行脑功能成像数据处理的通用软件之一。PET 或 fMRI 获得的图像信息反映的功能定位并不能精确地反映其结构定位，通过图像融合技术将功能图像重新配准至 3-D 标准结构空间，已经成为功能图像分析的重要组成部分，为功能信息提供精确的结构定位。

正电子发射断层扫描仪（PET）是目前最先进的核医学成像设备，已被广泛用于医疗诊断、药物开发和基础研究中。它利用正电子核素标记的放射性药物对生物体内的生理或生化过程进行示踪，通过断层成像的方式无创地获得生物体内的功能信息。利用 PET 技术，可以从多方面研究针刺作用机制，目前还有很多未知的领域需要探索。随着越来越多的特异性同位素标记的示踪剂化合物的出现，PET 技术必将在针刺作用机制的研究中大有作为。

参考文献

[1] 唐孝威. 脑功能成像[M]. 合肥:中国科学技术大学出版社,1999.

[2] 唐孝威. 核医学和放射治疗技术[M]. 北京:北京医科大学出版社,2001.

[3] 包尚联. 现代医学影像物理学[M]. 北京:北京大学医学出版社,2004.

[4] Yin L, Jin X, Qiao W, et al. PET imaging of brain function while puncturing the acupoint ST36[J]. Chin Med J : English, 2003, 116(12):1836–1839.

[5] Huang Y, Chen J, Lai XS, et al. Effects of needling in Baihui (DU20), Shuigou (DU26) and Shenmen (HT7) on glucose metabolism in the lentiform nucleus in patients with vascular dementia[J]. Di Yi Jun Yi Da Xue Xue Bao, 2005, 25(11):1405–1407.

[6] Huang Y, Chen J, Htut WM, et al. Acupuncture increases cerebral glucose metabolism in human vascular dementia[J]. Int J Neurosci, 2007, 117(7):1029–1037.

[7] Zald D H. The human amygdala and the emotional evaluation of sensory stimuli[J]. Brain Res Rev, 2003, 41(1):88–123.

[8] Hsieh JC, Tu CH, Chen FP, et al. Activation of the hypothalamus characterizes the acupuncture stimulation at the analgesic point in human: a positron emission tomography study[J]. Neurosci Lett, 2001, 307(2):105–108.

[9] Peyron R, Laurent B, Garcia-Larrea L. Functional imaging of brain responses to pain: A review and meta-analysis(2002)[J]. Neurophysiol Clin, 2000, 30(5):263–288.

[10] Biella G, Sotgiu M L, Pellegata G, et al. Acupuncture produces central activations in pain regions[J]. Neuroimage, 2001, 14(1):60–66.

[11] Pariente J, White P, Frackowiak R S, et al. Expectancy and belief modulate the neuronal substrates of pain treated by acupuncture[J]. Neuroimage, 2005, 25(4):1161–1167.

[12] Zhang WT, Jin Z, Cui GH, et al. Relations between brain network activation and analgesic effect induced by low vs. high frequency electrical acupoint stimulation in different subjects: a functional magnetic resonance imaging study [J]. Brain Research, 2003, 982 (2):168–178.

[13] Zeng F, Song WZ, Liu XG, et al. Brain areas involved in acupuncture treatment on functional dyspepsia patients: a PET-CT study[J]. Neurosci Lett, 2009, 456(1):6–10.

[14] Dougherty D D, Kong J, Webb M, et al. A combined [^{11}C] diprenorphine PET study and fMRI study of acupuncture analgesia[J]. Behav Brain Res, 2008, 193(1):63–68.

[15] Boumezbeur F, Besret L, Valette J, et al. Glycolysis versus TCA cycle in the primate brain as measured by combining ^{18}F-FDG PET and ^{13}C-NMR[J]. J Cereb Blood Flow Metab, 2005, 25(11):1418–1423.

§ 3.4 针刺防治中枢神经系统重大疾病的研究

3.4.1 中枢神经系统重大疾病国内外研究概述

针灸起源于古代中国，距今已有 3 000 多年历史，是中国医学的重要组成部分，早在《黄帝内经》中就有详细记载。作为一种治疗手段，针灸现在已经逐渐被许多国家所接受，其临床疗效也得到了国际社会的公认。针灸包括针法和灸法，针刺属于针法的一种。近年来，随着脑科学的不断发展与进步，中枢神经系统重大疾病针刺治疗研究已成为热点课题。针刺治疗以体针和电针为主，其次为头针和穴位注射，这些被称为单纯针刺疗法。在单纯针刺疗法的基础上，结合应用穴位埋线、中药、音乐疗法等，可以取得双重或多重治疗效果，被称为综合疗法。目前伴随着多学科技术的综合应用，针刺治疗中枢神经系统重大疾病的手段多样化，针刺研究的设计正不断深入并逐步规范。

3.4.1.1 针刺治疗阿尔茨海默病

阿尔兹海默病（Alzheimer's Disease, AD）是一种慢性大脑退行性疾病，患者主要表现为进行性记忆力和认知功能减退、言语障碍、精神运动异常等症状。由于该病病因未明，迄今为止尚无有效治疗药物，而临床及实验研究资料显示针刺疗法对 AD 有一定效果。中医理论认为老年痴呆的基本病因是虚、痰、瘀，以虚为本，痰、瘀为标，与心、肝、脾、肾四脏的关系密切，与三焦和胆脏相关，而 AD 是最常见的老年痴呆。针刺具有疏通经络、调畅气血、调和脏腑阴阳之效，对老年痴呆有良好的治疗作用。针刺治疗 AD 的临床报道以体针和电针多见，其次为头针和穴位注射，可取单经或多经穴。针刺手法有常规刺法和透刺法等特殊刺法。补泻手法一般使用捻转、提插手法，或补或泻，也可平补平泻。许建阳 等[1]取合谷、太冲为主穴，进针深度均为 2cm，施以平补平泻的捻转手法，捻转频率为 60 次 /min，持续捻转 5min，间歇 1min，留针 20min，治疗每日 1 次，10 次为 1个疗程，治疗后患者的简易精神状态量表（Mini Mental State Examination, MMSE）评分明显提高，治疗前后的差异具有显著意义（$P<0.01$）。此外，针刺也经常与拔罐、点穴、药氧、音乐疗法、艾灸、中药、穴位埋线等疗法相结合，取得双重或多重治疗效果。

3.4.1.2 针刺治疗血管性痴呆

血管性痴呆（Vascular Dementia, VD）是由于各种脑血管疾病引起的痴呆综合征，包括认知能力、计算能力、社会生活能力减退，以及情感、性格的改变。近年来，VD 的发病率及死亡率逐年上升，是导致老年性痴呆的第二位原因，约占所有痴呆的 10%～50%。中医认为血管性痴呆病位在脑，涉及心、肝、脾、肾，病理机制为本虚标实，其中肾虚为 VD 的重要发病基础，由虚、瘀、痰等所致，最终导致脑络瘀塞、髓海失养、灵机失用而成痴呆[2]。近年来，针刺治疗血管性痴呆的研究取得较大进展。针刺可从多方面、多途径发挥作用，具有安全性高、疗效显著的特点。VD 的针刺基本治疗原则为调神、补虚、化痰、祛瘀，疗法有传统体针、头针、特殊针法（眼针、舌针、嗅三针、智三针、透穴、耳穴贴压）、电针等。头部穴位、督脉穴位对治疗神志病有特殊疗效，百会、风池、四神聪、神庭、本神、人中的使用频率也较高。

3.4.1.3　针刺治疗脑血管病

脑血管疾病是临床常见病、多发病，其病死率与致残率均居高不下。在北京市居民死亡死因中，中风曾长期居首位，自 2008 年后才退居第二位，仅次于全部恶性肿瘤。在脑血管疾病中，最常见的是缺血性中风，约占全部病例的 75%～80%，60 岁以上老年人的发病率高达 30%～45%，尤其是 30%～50%的幸存者留有后遗症，而且其复发率高，给家庭和社会带来沉重负担。中医应用针刺治疗缺血性中风已有悠久历史，包括应用头针、体针、电针、灸法、眼针、耳针等多种针灸方法。针对中风的基本病机（主要为淤血、肝风、痰浊等所致蒙蔽脑窍，引起“窍闭神匿，神不导气”），石学敏[3]提出“醒脑开窍”的治疗原则和针刺方法。该方法有别于传统取穴和针刺方法，在选穴上以阴经和督脉穴为主，并强调针刺手法量学规范。治疗主穴为内关（手厥阴心包经）、人中（督脉）、三阴交（足太阴脾经）；辅穴为极泉（手少阴心经）、委中（足太阳膀胱经）、尺泽（手太阴肺经）；配穴为吞咽障碍加风池、翳风、完骨，手指握固加合谷，语言不利加上廉泉、金津、玉液放血，足内翻加丘墟透照海。以“醒脑开窍”针刺法治疗，大大提高了脑血管病的治愈率，降低了致残率，减少了死亡率。在临床上将针刺与现代康复理论和手法相结合，对脑血管病的偏瘫、失语、吞咽困难等疗效非常显著。

3.4.1.4　针刺治疗癫痫

癫痫是大脑神经元突发性异常放电导致短暂大脑功能障碍的一种慢性疾病。癫痫发作是指脑神经元异常和过度超同步化放电所引起的临床表现。其特征是突然出现一过性症状，主要是意识短暂丧失和抽搐。由于异常放电神经元所处大脑的部位不同，可产生多种多样的临床表现，严重影响患者的工作和日常生活能力。西药对控制其发作有较好疗效，但是长期服用，药物的副作用较大，并逐渐产生耐药性，导致用药剂量逐渐加大而药物的毒副反应加重，癫痫的复发率很高。临床和实验研究均表明针刺治疗癫痫疗效显著，而且具有操作简单、安全、无毒副作用和价格低廉等显著优点。目前，针刺治疗癫痫多以体针为主，治疗原则为理脾胃、化痰浊、平肝风、宁心神、通调阴阳，因此通常选任督二脉、足厥阴肝经、足太阴脾经、足少阴肾经、手少阴心经等。通常在癫痫发作间歇期,仅取主穴,采用平补平泻手法,留针30min;在癫痫发作期,加申脉穴,使用强刺激手法,不留针[4]。头针法是近年兴起的治疗癫痫的有效疗法,利用对大脑皮层头皮投射区的刺激,达到调节脑神经功能、抑制癫痫发作的功效。电针疗法是在辨证选穴的基础上,在脑电图出现异常波形的头皮部位给予微电流治疗,有利于患者脑电图恢复正常。

3.4.1.5 针刺治疗帕金森病

帕金森病(Parkinson's Disease, PD)是中老年人常见的中枢神经系统变性疾病,主要病理改变是中脑黑质致密部多巴胺能神经元选择性地凋亡,使黑质—纹状体通路多巴胺释放减少,从而导致基底节神经调节功能紊乱。该病起病缓慢,呈慢性进行性发展,以静止性震颤、肌强直、运动减少和姿势步态异常为主要表现。中医认为本病的病位主要在脑,病变性质为本虚标实,以肝肾亏虚、气血不足为本,在本虚的基础上形成内风痰火瘀等病理改变。针刺有疏通经络、调和阴阳、扶正祛邪的作用,"脑为髓之海",所以针刺头穴有益精填髓的作用,同时还应配合体针辨证选穴,头针与体针结合,达到标本兼治、缓解症状的目的,尤其是早期患者的治疗效果更佳[5]。

总之,针刺治疗神经系统重大疾病的疗效可靠,在临床得到了广泛应用。由于其疗效确切、操作简单、价格便宜、便于普及,与其他治疗方法比较具有明显优势。但是,其针灸机制尚不清楚,缺少现代医学的客观证据认证其疗效,存在操作不能标准化等方面的问题,制约了其发展。在今后的研究中,应该采用现代医学的多中心、大样本、随机对照的研究方法来评价针刺的疗效,进而建立评价疗效的客观体系,规范治疗方案,结合针灸自身特色,逐步建立新的研究体系,搭建数据共享平台,使针灸治疗进一步国际化。

3.4.2 针刺的中枢神经系统作用机制研究

有关针刺机制的研究一直是中外医学科学家关注的热点。针灸机制研究在20世纪90年代以前主要为动物实验[6]。1976年,日本学者石井陶臼提出"经络中枢"的论述,认为经络中枢的部位在脑。随着现代医学的发展,多数学者认为针刺与神经密切相关,因为首先针刺是一个外来刺激,通过刺激穴位启动相应的中枢神经系统功能,再进一步由中枢神经系统调整神经、内分泌、体液参与,继而影响脏腑器官的功能。迄今为止,对针刺机制尚不能给出确切的科学解释。经络学说主要基于传统中医经典著作,缺乏客观的可视性依据。近年来,以基于血氧水平依赖技术的功能磁共振成像为主要研究方法,在针刺的脑功能研究方面取得了巨大进展,有可能开辟针刺机制研究的新篇章。

3.4.2.1　fMRI研究针刺治疗的优势

由于针刺作用机制有不同的学说，而且客观阐明针灸经络、穴位的有效性也是中国医学所面临的难题，因此现代针灸学研究领域正越来越多地引入影像学的知识、技术和方法，即利用影像学手段解决针灸学及其经络、穴位等研究所面临的一些问题[7]。fMRI是目前研究脑部活动最常用的技术之一。当脑特定功能中枢被激发活动时，局部血流量迅速增加，含氧血红蛋白含量增多，而去氧血红蛋白减少，fMRI 便利用血液中的氧合血红蛋白和脱氧血红蛋白的差异来检测有功能活动的脑区。fMRI 具有无射线辐射危害、无创伤、图像的软组织对比度极高、图像的时间和空间分辨力最佳、结果的重复性好等优点，已被广泛应用于各种脑功能的研究。由于研究经络的对象是人，因此 fMRI 具有独特优势。应用 fMRI 研究针刺机制，对揭示经络本质、针刺的经络和穴位特异性、穴位配伍、针刺手法对脑功能区的作用，以及探讨针刺治疗疾病的作用机制都具有重要价值。

3.4.2.2　fMRI在针刺机制研究中的应用

1. 关于视觉功能的研究

Yoshida 等[8]于 1995 年提出利用 fMRI 探讨针刺机制的可能性。1998 年，Cho 等[9]报道针刺视觉相关穴位的 fMRI 研究，从而开启了 fMRI 在针刺研究领域应用的先河。他们的研究发现，针刺足太阳膀胱经的至阴穴和直接眼部刺激对视皮层的激活极为相似，从而证实针刺视觉相关穴位可以引起视觉中枢的激活。

2. 关于针刺镇痛的研究

应用 fMRI 进行针刺镇痛机制的研究较为深入。Wu 等[10]从事针刺合谷和足三里的 fMRI 研究，结果显示针刺激活了下丘脑和伏隔核，而使前扣带回嘴侧、杏仁核、海马结构呈现负激活，但是对下肢表浅部位的针刺则未见这种激活和负激活。国内早期报道针刺 fMRI 研究也集中在镇痛方面，显示中脑导水管周围灰质和左侧豆状核的信号强度增加，而双侧前扣带回和双侧枕叶的信号强度降低，因此认为这些改变可能与针刺镇痛有关[11]。针刺镇痛的 fMRI 研究为阐明针刺麻醉的中枢机制以及人脑痛觉环路的调制奠定了基础。同时表明，可以通过局部 fMRI 信号的变化来反映不同针刺方式下大脑皮层对神经信息的加工过程，这为针刺治疗 AD 的 fMRI 研究铺平了道路。

3. 关于穴位特异性的研究

Hui 等[12]比较针刺合谷穴与表面触觉刺激的 fMRI 结果，显示二者均引起感觉运动皮层激活，但是针刺还引起海马旁回 / 梭状回、岛叶、颞中回和中央前回的负激活，并认为针刺所致边缘系统和皮层下核团的负激活起调节作用。Yoo 等[13]比较针刺内关穴、针刺假穴位，以及对内关穴进行触觉刺激，结果发现针刺内关穴选择性激活左侧额上回、前扣带回和丘脑背外侧核团，并特异性激活小脑（包括小脑坡、结节、蚓部的小舌、方叶、小脑扁桃体和半月小叶的上部)，认为与该穴位的功能有关。Yan 等[14]对针刺太冲和合谷穴，以及各自假穴位进行 fMRI 研究，与针刺假穴比较，针刺太冲穴特异性激活中央后回、后扣带回、海马旁回和 BA7/9/14 区，而引起额下回、前扣带回和 BA17/18 区的负激活；针刺合谷穴特异性激活颞极，而引起中央前回、颞上回、枕叶和 BA8/9/45 区的负激活，并认为针刺产生的不同激活模式可能与疗效有关。以假穴位作为对照，可以发现针刺不同穴位可引起特定脑区的激活反应，说明针刺特定穴位与相应脑皮层功能区之间存在相关性。

4. 针刺 fMRI 研究结果的可重复性

周诚 等[15]对正常被试者进行足三里和阳陵泉的重复针刺试验，2 次不同时间针刺所获 fMRI 大脑激活区高度一致，认为其实验结果的可靠性和重复性很高。尹岭 等[16]针刺足三里进行 PET 与 fMRI 的对照研究，结果显示针刺右侧足三里引起同侧视丘下部、室旁核和双侧颞叶的葡萄糖代谢和脑血流量增加，与针刺足三里治疗胃肠疾病和改善精神及睡眠状态的疗效密切相关，同时也说明针刺的 fMRI 与 PET 检查的结果相符合。

5. 关于针刺后效应的研究

许建阳 等[17]进行针刺右侧合谷穴的 fMRI 检查，发现在拔针后大脑皮层仍然保持针刺时的兴奋或者抑制状态，但是程度较弱，这与针灸学的后效应现象相吻合。研究结果显示，针刺太冲穴后效应期激活脑区包括双侧小脑、前额叶、顶上和顶下小叶、枕叶、豆状核、海马旁回，同侧颞极、海马、岛叶和丘脑，还有对侧尾状核头、胼胝体，以及前、后扣带回(见图 3.4.1)[18]。因此确定上述针刺后效应的表现对针刺研究的 fMRI 设计具有重要意义。

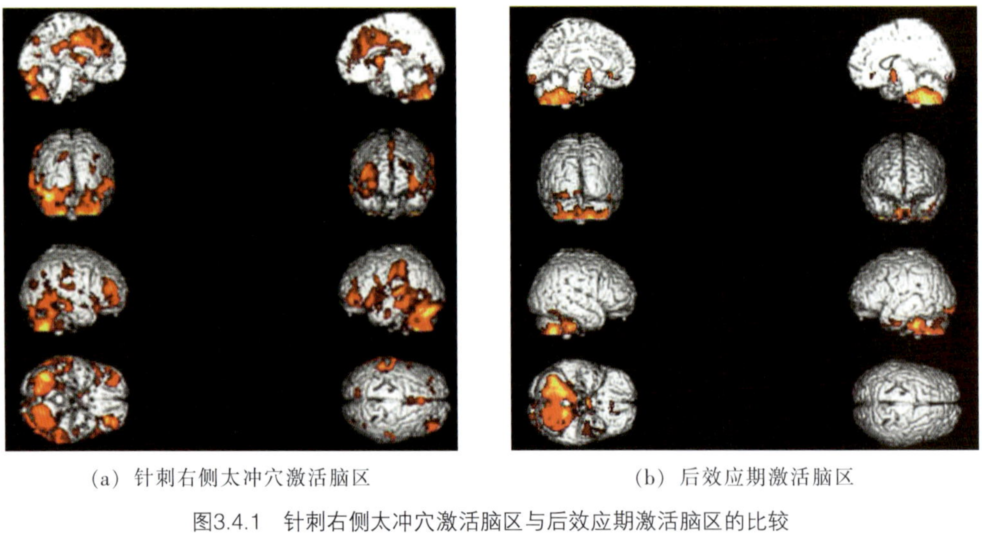

(a) 针刺右侧太冲穴激活脑区　　(b) 后效应期激活脑区

图3.4.1　针刺右侧太冲穴激活脑区与后效应期激活脑区的比较

6. 不同频率电针的比较研究

采用脑 fMRI 观察不同频率电针反应的研究表明，对相同穴位给予不同频率的电针刺激，均激活初级和次级躯体感觉区，而频率特异性激活出现在与运动相关的脑区、丘脑、边缘系统和联络皮层，提示不同频率电针针刺可能激活不同神经通路，从而产生不同的中枢效应。金氏[19]和 Zhang 等[20]分别应用 2Hz 和 100Hz 的电针针刺左足三里和三阴交穴，同时进行 fMRI 检查，结果提示 2Hz 和 100Hz 电针针刺可能激活不同神经通路，从而分别发挥不同的作用。特定脑区激活可能与电针刺激所致的止痛效应有关，并且具有频率依赖性，提示彼此不同但又相互重叠的大脑网络，分别调节低频和高频电针刺激所致的镇痛效应。

有关研究已经表明，针刺具有特定神经中枢机制和穴位特异性，在相同脊髓节段进行穴位针刺，产生的神经中枢反应不同，而应用不同频率电针针刺可激活不同神经通路，从而产生不同的神经中枢效应。针刺特定穴位引起的脑激活与患者的临床症状密切相关。伴随着 fMRI 技术的飞速发展，联合应用 MRI 与 fMRI、PET、物理学、电子学、计算机科学、神经科学、心理学和生物统计学等方法进行针刺机制研究，具有强大的生命力，可能成为揭示针刺机理和经络实质的重要研究手段。

3.4.3　针刺防治老年痴呆研究新进展

随着人类寿命的延长及世界人口的老龄化，阿尔兹海默病即老年性痴呆的发病率呈逐年上升趋势，成为继心脏病、恶性肿瘤、中风之后威胁人类健康的第四大疾病，是目前医学界广泛关注的热点。

3.4.3.1　针刺治疗阿尔兹海默病的方法

通过对有关针灸文献进行分析，发现中医针刺治疗 AD 以补肾填精、健脑益智为原则，经常选择的穴位为神门、百会、心俞、间使、上星等，以足太阳经和督脉为主要取穴经脉，临床具体应用时再进行辨证施治并随证加减腧穴[21]。取百会、四神聪、风池、大椎穴以醒脑通督开窍，选神门、内关穴以宁心调神，取太溪、肾俞穴以补肾填精，选足三里、三阴交穴以健脾益智，以上诸穴合理配合，能取得改善智能、延缓衰老的疗效。其中，头部腧穴（如百会）是治疗 AD 的主穴，其位居巅顶，又称“三阳五会”，深部又为大脑额叶所在，针刺该穴具有调节情志、醒神开窍的功效。

3.4.3.2　针刺治疗阿尔兹海默病的作用机制研究

近年来有基础和临床研究表明，针刺对 AD 的治疗效应是通过多条途径相互作用而实现的。其主要作用机制为：①调节中枢胆碱能系统功能，即通过激活大脑海马、内嗅皮层、扣带回、颞叶和额叶等与认知、记忆、智能密切相关脑区，来增加上述脑区乙酰胆碱受体的数量，提高乙酰胆碱转移酶的活性，从而改善患者的记忆功能[22]。②增进大脑对葡萄糖的利用率，提高大脑能量代谢水平。由于AD患者出现大脑能量代谢障碍，进而导致大脑老年斑生成和胶质增生增多。神经元纤维缠结和神经元丢失，而研究发现针刺可以提高葡萄糖代谢水平，增强脑功能活性，改善患者的脑血流量[23]。③增强机体清除自由基的能力。针刺能减少自由基代谢产物，阻止其对脑组织的损害，达到延缓脑老化的目的[24]。

3.4.3.3 针刺治疗阿尔兹海默病机制的fMRI研究

1. 单穴位针刺的 fMRI 研究

内关穴为手厥阴心包经的腧穴。中医理论认为，心主神明，心包经的生理功能和病理变化与人的精神意识思维活动有关(即与脑功能关系密切)。内关穴定位在曲泽与大陵穴的连线之上，腕横纹上 6.6cm、掌长肌腱与桡侧腕屈肌腱之间，常与其他穴位联合应用以治疗AD。黄泳 等[25]对内关穴进行皮肤浅针刺和常规针刺的 fMRI 研究，结果显示常规针刺激活双侧颞叶、左侧枕叶和右侧小脑，而皮肤浅针刺则激活右侧枕叶和左侧小脑，均能发挥该穴位对心、胸和胃的治疗作用。但是，常规针刺相对集中地激活双侧颞叶，而颞叶与听觉、视觉、记忆等功能高度相关，并参加情感调节，因此有治疗 AD 的作用。张贵峰 等[26]进行针刺内关穴与非穴位的 fMRI 研究，结果显示针刺内关穴的脑激活以左侧脑区为主(包括顶叶、额叶、颞叶和枕叶)，还特异性激活左侧海马和双侧脑桥。付平等[27]应用电针进行 AD 患者针刺内关穴的 fMRI 研究，结果发现两侧大脑半球的额叶、颞叶(包括海马)显著激活，但是在刺激前臂其他穴位时，其激活区与之不同，提示海马激活是针刺内关穴治疗 AD 的中枢神经基础。另外，付平 等[28]还对针刺健康人与 AD 患者内关穴进行 fMRI 的对照研究，结果显示两组被试者脑区激活的程度和范围有所不同。健康对照组针刺引起两侧额叶和颞叶的不同程度激活，激活范围左侧大于右侧；AD 组除上述区域外，还激活了扣带回和小脑，其中 1 例 AD 患者的双侧海马均被显著激活，说明针刺对健康人和 AD 患者的作用途径不完全相同，针刺具有双向良性调节作用，通过激活和负激活可调整功能紊乱，使之恢复平衡状态。

神门穴为手少阴心经的腧穴，位于掌侧腕屈肌腱的桡侧缘，腕横纹上 1.7cm 之处，是临床治疗老年痴呆的主要常用穴位。针刺正常人神门穴的 fMRI 研究显示，针刺该穴主要激活右侧中央后回、左侧额下回，其次为右侧顶下小叶、右侧额下回、左侧颞上回和右侧岛叶，这些脑区均与认知功能相关，换言之就是与中医的“神”相关[29]。付平 等[30]应用电针针刺 AD 患者的右侧神门穴，fMRI 结果显示额中回、颞上回、颞横回、扣带回及中央前后回被激活，其中前额叶(额中回)在语义记忆、工作记忆、情节记忆方面发挥非常重要的作用，而颞上回、颞横回和扣带回激活则与记忆功能密切相关，揭示了针刺心经的神门穴对AD确有治疗作用，符合中医“心主神明”理论，并且为阐述针刺治疗AD的机理提供了一定的客观依据。

2. 针刺穴位配伍的fMRI研究

按照传统中医理论，一个穴位与另一个穴位的配伍并不是单纯叠加效应，而是引起复杂的叠加效应，选取多个穴位配伍针刺把多种刺激同时作用于机体，能产生综合效应，进而达到特殊治疗效果。例如，合谷为手阳明大肠经之原穴，具有清泄阳明、疏风镇痛、通经开窍的治疗作用，太冲为足厥阴肝经之腧穴和原穴，具有泄肝理气、调经和血、镇惊熄风的作用，临床上常取双侧合谷配双侧太冲穴治疗AD。因这4个穴位均位于四肢歧骨之间，犹如关隘而命名，其中足背第1～2跖骨结合部之前凹陷处为太冲穴，第2掌骨桡侧中点处为合谷穴，古代将之称为“四关穴”。“四关穴”具有疏肝解郁、安神定志和开窍醒神之功效。正常老年人针刺“四关穴”的fMRI研究显示，双侧小脑半球、小脑蚓部、左侧额中回、双侧额下回、双侧旁中央小叶、双侧丘脑、前后扣带回激活。这些被针刺激活的脑区，并非是单独针刺太冲穴和合谷穴的激活脑区的简单叠加（见图3.4.2）。针刺正常老年人“四关穴”，可激活后扣带回和额叶，可能是针刺治疗精神类疾病的中枢神经机制[31]。针刺AD患者“四关穴”所致额、颞叶和后扣带回的激活程度强于正常老年人，而针刺AD患者“四关穴”所激活的左侧顶下小叶、右侧顶上小叶、颞顶交界区和枕叶，在正常老年人上却没激活（见图3.4.3）。所有这些激活脑区都是AD患者的典型受累部位（低代谢和低血流区），提示针刺可使这些脑区的血流增加，改善病变脑区的功能状态并调节其代谢，从而发挥对AD患者脑功能的调节（治疗）作用。许建阳 等[1]报道针刺合谷穴可引起额叶和枕叶血流量增加，针刺太冲穴可引起颞叶血流量增加，针刺合谷配太冲穴可同时导致额叶和颞叶血流量增加。目前的研究表明，针刺不同穴位引起相应特定脑区激活，而采取两个以上穴位配伍，则导致脑激活区重新分布，这为针刺“四关穴”以及进行多穴位配伍治疗疾病的中枢调节机制提供了有力的客观依据。针刺AD患者“四关穴”的功能成像研究显示，比较治疗前后的PET图像，发现针刺治疗后额、颞叶的葡萄糖代谢增加，而针刺后的fMRI显示，额、颞叶血流量和血容量均显著增加，这些治疗后的改变为针刺的治疗效应。

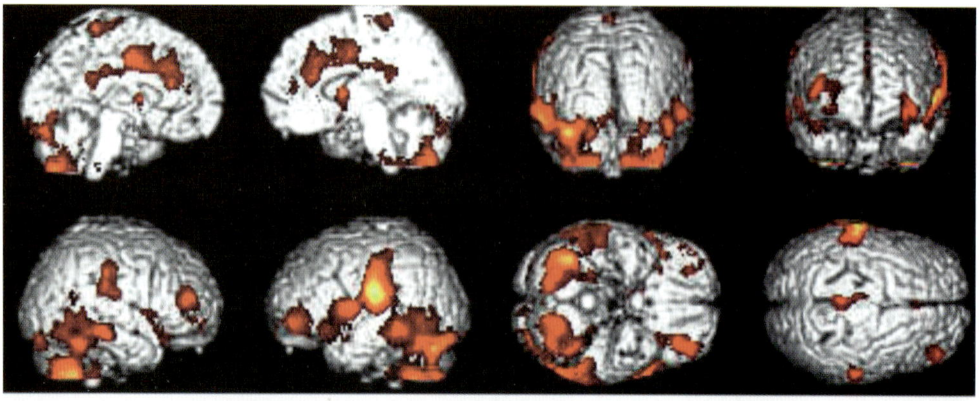

(a) 针刺正常老年人右侧太冲穴激活脑区

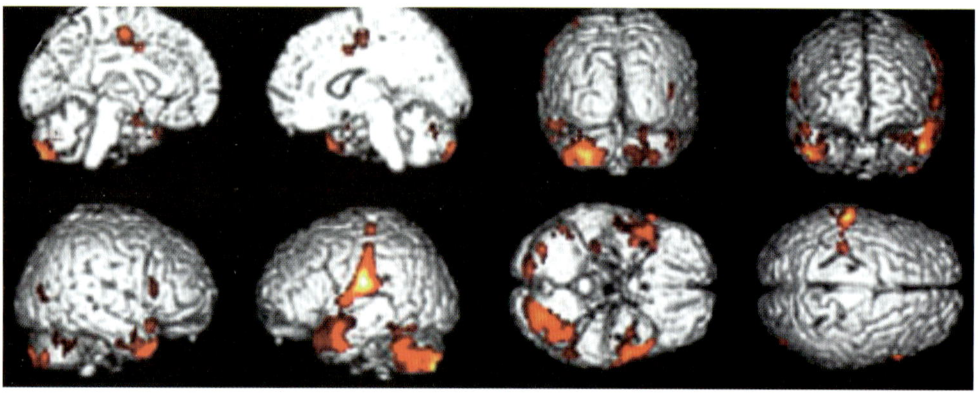

(b) 针刺正常老年人合谷穴激活脑区

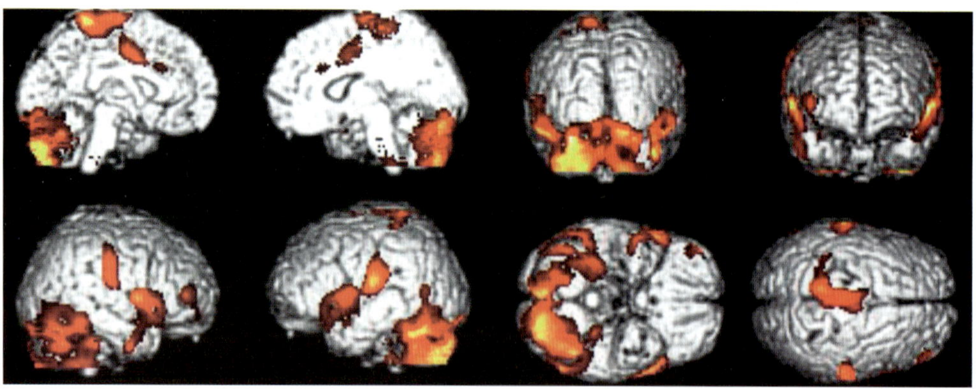

(c) 同时针刺正常老年人右侧太冲穴和合谷穴激活脑区

图3.4.2 针刺正常老年人右侧太冲穴、合谷穴以及同时针刺右侧太冲穴和合谷穴激活脑区的三维fMRI脑图

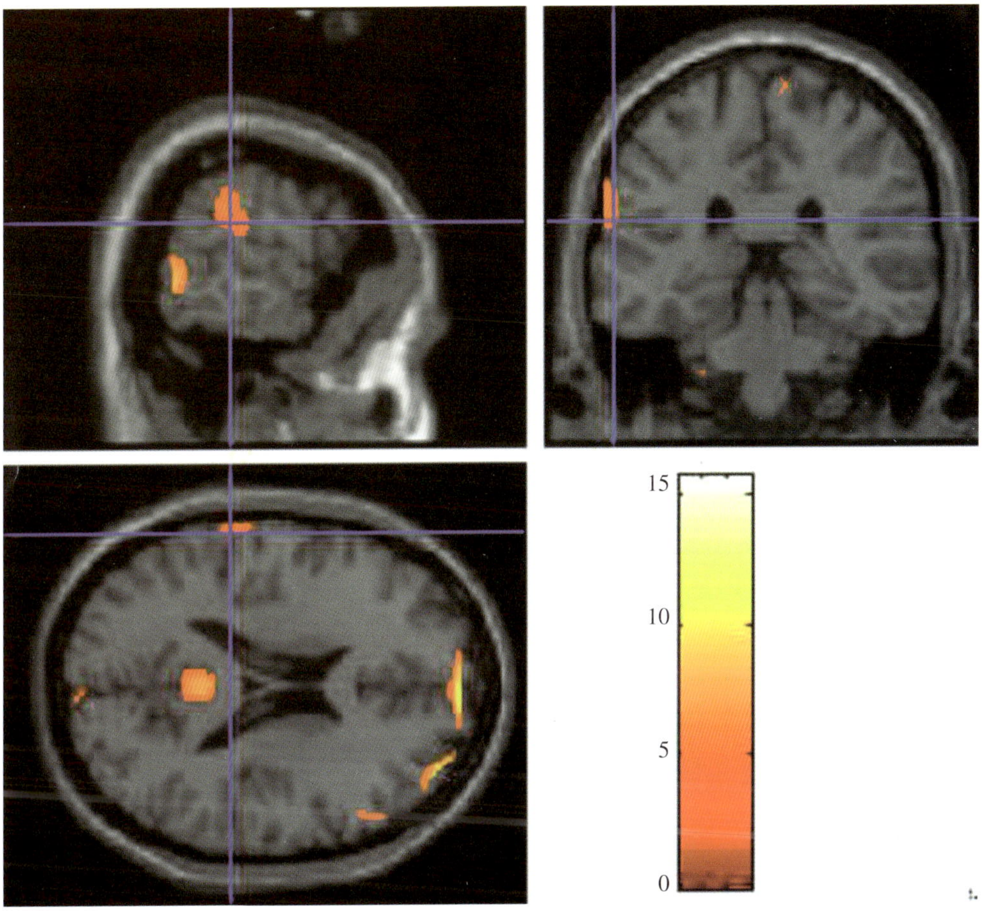

图3.4.3　针刺AD患者“四关穴”颞顶交界区被激活

综上所述，针刺治疗AD的fMRI研究对揭示针刺作用机制具有独特优势。因此，有理由认为fMRI为研究针刺治疗机制提供了崭新的途径，有助于客观地评价针刺的疗效，筛选有效的穴位配伍方案，以及进行AD的早期治疗。然而，目前有关针刺治疗AD的fMRI研究尚处于起步和探索阶段，还需要在建立科学的针刺方法，进行合理的fMRI研究设计，以及选择适当的数据后处理方法等方面进行规范。只有这样，才能推动针刺治疗AD机制的研究逐步深入，使针刺这一古老的治疗方法在世界范围内逐渐得到认可和广泛应用，以造福全人类[32,33]。

参考文献

［1］许建阳，王发强，单保慈，等. 针刺治疗老年性痴呆的认知能力及其脑功能成像的研究——附10例临床报告［J］. 中国中西医结合影像学杂志，2004，2（2）：85–87.

［2］宫洪涛. 肾精亏虚是血管性痴呆发生的根本［J］. 浙江中医杂志，2005，40（11）：470–472.

［3］石学敏. "醒脑开窍"针刺法治疗中风病9005例临床研究［J］. 中医药导报，2005，11（1）：3–5.

［4］李玉竹，庄礼兴. 针灸治疗癫痫的临床研究进展［J］. 针灸临床杂志，2007，23（10）：47–48.

［5］李军艳，杨明会，窦永起，等. 帕金森病的中医药治疗［J］. 北京中医药，2008，27（4）：300–302.

［6］王本显. 国外对经络问题的研究［M］. 北京：人民卫生出版社，1984.

［7］赵凌，游自立，唐勇，等. 运用功能磁共振成像观察大脑中的针刺效应［J］. 时珍国医国药，2009，20（6）：1343–1345.

［8］Yoshida T, Tanaka C, Umeda M, et al. Non-invasive measurement of brain activity using functional MRI: toward the study of brain response to acupuncture stimulation［J］. Am J Chin Med, 1995, 23（314）：319–325.

［9］Cho ZH, Chung SC, Jones JP, et al. New findings of the correlation between acupoints and corresponding brain cortices using functional MRI［J］. Proceedings of the National Academy of Sciences of the United States of America, 1998, 95（5）：2670–2673.

［10］Wu MT, Hsieh JC, Xiong J, et al. Central nervous pathway for acupuncture stimulation: localization of processing with functional MR imaging of the brain–preliminary experience［J］. Radiology, 1999, 212（1）：133–141.

［11］侯金文，黄蔚皓，王青，等. 针刺镇痛的脑功能MRI研究［J］. 中华放射学杂志，2002，36（3）：206–210.

［12］Hui KK, Liu J, Makris N, et al. Acupuncture modulates the limbic system and subcortical gray structures of the human brain: evidence from fMRI studies in normal subjects［J］. Human Brain Mapping, 2000, 9（1）：13–25.

［13］Yoo S S, Teh E K, Blinder R A, et al. Modulation of cerebellar activities by acupuncture stimulation: evidence from fMRI study［J］. Neuroimage, 2004, 22（2）：932–

940.

[14] Yan B, Li K, Xu J, et al. Acupoint-specific fMRI patterns in human brain[J]. Neuroscience Letters, 2005, 383(3):236-240.

[15] 周诚,王嘉洲,陈敏,等. 针刺穴位与大脑皮层之间关系的脑功能 MRI 表现[J]. 中华放射学杂志,2005,39(3):252-255.

[16] 尹岭,金香兰,石现,等. 针刺足三里穴 PET 和 fMRI 脑功能成像的初步探讨[J]. 中国康复理论与实践,2002,8(9):523-524.

[17] 许建阳,闫镔,王葳,等. 针刺合谷穴后效应的脑功能成像研究[J]. 上海针灸杂志,2005,24(10):33-35.

[18] 王葳,李坤成,单保慈,等. 针刺太冲穴的脑功能 MRI 研究[J]. 中华放射学杂志,2006,40(1):29-35.

[19] 金真,张蔚婷,罗非,等. 人脑对不同频率穴位电刺激反应的功能性磁共振成像[J]. 生理学报,2001,53(4):275-280.

[20] Zhang WT, Jin Z, Cui GH, et al. Relations between brain network activation and analgesic effect induced by low vs. high frequency electrical acupoint stimulation in different subjects: a functional magnetic resonance imaging study[J]. Brain Research, 2003, 982(2): 168-178.

[21] 唐青青,董勤,沈梅红. 针刺治疗阿尔茨海默病用穴规律探析[J]. 山东中医药大学学报,2009,33 (5):374-375.

[22] 曾宪锋,范铁锤,王梅康,等. 针刺"四关穴"对老年痴呆模型大鼠学习能力影响的研究[J]. 武警医学,2008,19(9):781-784.

[23] 肖玺琪,赵凌,张虹. 针刺治疗轻度认知功能障碍的临床思路[J]. 时珍国医国药,2009,20(4):807-809.

[24] 李东红,段灿灿,郝石磊,等. 针刺合谷、太冲对老年痴呆模型大鼠行为学及氧自由基的影响[J]. 北京中医药,2010,29 (4):311-313.

[25] 黄泳,宋远斌,赖新生,等. 内关穴皮部浅刺和常规针刺脑的功能磁共振成像比较[J]. 山东中医药大学学报,2009,5(3):243-245.

[26] 张贵锋,赖新生,黄泳,等. 针刺内关穴与非穴的 fMRI 脑功能成像研究[J]. 辽宁中医杂志,2009,36(5):810-812.

[27] 付平,贾建平,闵宝权. 针刺内关穴对阿尔茨海默病脑功能磁共振成像的影响[J]. 中华神经科杂志,2005,38(2):118-119.

[28] 付平,贾建平,朱江,等. 针刺内关穴对机体不同功能状态下 fMRI 脑功能成

像的影响[J]. 中国针灸,2005,25(11):784-786.

[29] 陈尚杰,刘波,符文彬,等. 针刺神门穴和养老穴激活不同脑功能区的功能性磁共振成像研究[J]. 针刺研究,2008,33(4):267-271.

[30] 付平,贾建平,王敏. 针刺神门穴对阿尔茨海默病患者脑功能磁共振成像的影响[J]. 中国临床康复,2005,9(1):120-121.

[31] 王葳,李坤成,单保慈,等. 针刺正常老年人“四关穴”的脑功能 MRI 研究[J]. 中国医学影像技术,2006,22(6):829-832.

[32] 田捷,秦伟,艾琳,等. 基于功能磁共振的针刺机制初步研究——从问题到方法[J]. 首都医科大学学报,2007,28(6):683-687.

[33] 彭红芬,张东友. 针灸影像学研究进展[J]. 中国中西医结合影像学杂志,2007,5(4):287-290.

第四章

基于影像学的针刺组学方法研究

§ 4.1 针刺影像学研究的新方法

4.1.1 基于功能连接度分析的脑网络研究

近十几年来，功能磁共振成像技术在认知神经科学以及临床神经科学等领域的应用已经取得了巨大的成就。fMRI 信号的数据分析主要集中在以下两个方面：一是脑功能区定位[1-4]；二是脑区连接分析[5-8]。

脑功能区定位也称为激活区检测，其目的就是根据某些算法，找到与外在刺激任务有关的激活脑区，有时会进一步对激活区内部的时间序列曲线的变化情况进行定量分析，以研究各激活脑区活动期间的信号变化情况。脑区的激活区检测算法大体上可以分为两类，即模型驱动（Model-Driven）的算法[1,3]和数据驱动（Data-Driven）的算法[9-14]。在模型驱动的算法中，通常将脑区看做一个线性时不变系统，然后利用刺激序列的先验知识来检测激活脑区，比如相关分析、一般线性模型和反卷积模型等。数据驱动的算法则是完全基于数据本身的信息，并不考虑刺激序列的先验知识，常用方法有主成分分析、独立成分分析等。从数据所包含的信息量来看，数据驱动的算法比模型驱动的算法利用了更多的信息，而模型驱动的算法在理论框架上看起来更完美。但是在实际情况中，由于某些复杂的刺激序列和某些脑区（特别是从事高级脑活动的脑区）的神经元活动并不是完全与刺激序列相对应的，因此很难服从线性系统的假设和利用先验的刺激序列[15]。

根据不同的研究目的，脑区连接分析可以从以下几个方面来讨论：从研究脑区来划分，脑区连接分析可以划分为脑区间的连接和脑区内的连接，脑区间的连接主要是针对不同的脑区之间的关系的研究，脑区内的连接主要是指在不同的情况下度量脑区的活动情况；从如何衡量脑区之间的关系来划分，脑区连接可以分为功能连接和有效连接，这两种连接的定义与区别将在下文中详细叙述；从是否存在外在的刺激任务来划分，脑区连接可以分为任务状态下的脑区功能连接和静息状态下的功能连接[15]。

人类大脑是一个大约由 10^{12} 个神经元组成的极其复杂的信息处理系统。根据细胞结构学研究，人们把大脑大约分成 50 多个有明显功能的区域。人脑通过多个脑区的协调工作来对信息进行加工、融合，以完成高级功能，这些不同的皮层功能区是通过神经纤维网络连接起来的。脑区间的连接随着外界条件的变化会表现出不同的特点，比较典型的例子是学习对脑区间连接的影响[5]、因疾病引起某些连接的增强或减弱[7,8]等。脑半球之间的连接异常，如胼胝体发育不全，导致“失连接症”，又可引发运动、视觉、听觉以及更高的认知功能如语义功能的损害[16]。此外，有研究发现精神分裂症患者在静息状态下，前额叶与扣带回连接存在异常[17]。因此，测量人类大脑皮层之间的连接度，在理解正常和疾病状态下的大脑功能中具有极其重要的作用。

4.1.1.1 功能连接的基本定义

脑功能连接的概念最早出现在电生理的研究中。20 世纪 90 年代初期，英国 Welcome 实验室的 Friston 教授等人将其扩展到功能影像领域，并将其分为功能连接度[18]（Functional Connectivity）和有效连接度[9]（Effective Connectivity）。功能连接度度量了空间上的脑区间的统计依赖关系，而有效连接度研究了一个脑区是如何对另一个脑区进行作用的。功能连接度度量了脑区间是否存在连接关系，常用的算法有相关分析[6]、主成分分析[18]等；有效连接度度量了脑区间的关系是如何进行传播的，常用的算法有结构方程模型[19,20]、动态因果模型[21,22]等。一般来说，前者度量的是不同脑区之间是否存在功能联系，而不考虑相互作用的方向性；后者考虑脑区间相互作用的方向性，即脑区间信息是如何传递的问题。2004 年，Sporns 进一步给出了功能连接更精确的定义：“在解剖连接限定的范围内，神经元或神经元团的非线性动态活动引起的统计依赖模式。”[23] Sporns强调了功能连接所具有的4个特性：首先，它是以解剖连接作为物质基础的；其次，相对解剖连接的稳定性，它是动态的；再次，它是一种依赖模式，体现的是一种相互关系；最后，它的存在与否是统计意义上的。

目前流行的功能连接度分析方法主要有以下两种：一种是选择一个与研究问题密切相关的核团，用这个核团的平均时间序列作为参考序列，然后用这个参考序列与全脑其他的核团的对应时间序列作相关分析。我们定义一个阈值，认为大于这个阈值的相关核团就与参考核团在功能上存在相关性，因此这些核团就构成了一个脑网络来执行相应的功能，这种方法就是种子点相关分析方法。另一种功能连接度分析方法不需要事先选定参考核团，大多采用PCA、ICA等多元分析方法[24]。

4.1.1.2　功能连接度分析的一般步骤

目前，时域下的种子点相关性是应用最为广泛的度量脑区之间是否存在相互依赖关系的重要指标之一[25-29]。功能连接度分析的一般步骤是首先选取某一感兴趣区（Region of Interest, ROI）作为种子点，得到这个脑区的BOLD响应时间序列 $x(i), i=1,2,\cdots,n$，其中 n 为时间序列长度；然后采用相关的方式，计算该种子区体素平均时间序列与全脑其他体素时间序列 $y(i), i=1,2,\cdots,n$ 的相关性。具体的步骤如下：

1. 数据预处理

由于前文已叙述了功能磁共振数据的预处理方法，此处不再赘述。

2. 感兴趣区的选取

在功能连接度分析中，种子点的选择是十分重要的问题，一般根据解剖知识或激活区来选取[25,27,30]，也可以根据某个强先验假设的实验，在得到大脑激活区的基础上，提取感兴趣的种子点。首先，对每个被试者的fMRI数据进行标准的一般线性模型分析，得到每个被试者的激活图；其次，进行被试组内激活图之间的随机效应分析，以确定组内的显著激活区；再次，得到 t 值最大的体素，选择该体素与其周围若干体素一起组成了组的感兴趣区；最后，将组的感兴趣区作为MASK，在每个被试者的 t 图上的MASK内确定最大的 t 值体素，作为该被试者的峰值体素，再根据ROI大小的需要，选择该峰值体素周围若干体素组成该被试者的感兴趣区。

3. 相关性分析

对于每个被试者，用ROI内的参考时间序列与全脑其他体素作相关性分析，相关性计算公式如下：

$$r=\frac{\sum_{i=1}^{n}(x_i-\bar{x})(y_i-\bar{y})}{\sqrt{\sum_{i=1}^{n}(x_i-\bar{x})^2}\sqrt{\sum_{i=1}^{n}(y_i-\bar{y})^2}}$$

式中，x_i 为参考时间序列；y_i 为给定的时间序列；$\bar{x}$和$\bar{y}$分别为参考时间序列和当前时间序列的均值。可设定一个阈值，如果计算出的 r 值超过该阈值，则认为这两个核团存在功能连接；如果 r 值低于该阈值，则认为这两个核团没有功能连接。

fMRI 时间序列包含时间和空间相关信息。由于图像采集方法是内源和空间相关性的原因，故期望相关系数的分布具有一定的特点。在相关分析中，这个分布可能因所选择的 ROI 不同而有异，也可能与不同的空间采样频率以及不同的心机耦合、呼吸或其他的生理原因所引起的原因相关。为使分布正态化，对上述相关性公式计算出的相关系数 r 图通过以下的 Fisher 变换公式标准化为近似的正态分布，这些正态分布再通过 Lowe 提出的方法转换为标准正态分布[27]。由于各个时间点之间的数据是不独立的，因此再通过 Bartlett 定理对自由度进行校正，然后对每个被试的相关图进行随机效应分析（单点 t 检验），得到组意义下的与种子点显著相关的体素：

$$F=\frac{1}{2}\ln\frac{1+r}{1-r}$$

4.1.1.3 功能连接度分析在神经科学研究中的应用

功能连接分析对神经科学具有重要的意义，目前基于功能磁共振成像的功能连接分析已经广泛应用于人脑感觉、认知、情感机制以及功能网络组织结构的研究中。例如，Koshino 等人发现孤独症患者在工作记忆任务下表现工作记忆网络内部连接的普遍减弱[31]；Lanius 等人发现创伤后应激障碍患者较正常对照在创伤想象任务下自身状态知觉网络节点之间表现更强的功能连接，这一结果提示自身状态知觉异常可能是创伤后应激障碍患者潜在的病理基础[32]；Homae 等人发现人脑在进行语句处理时前额叶的左侧额下回和左侧中央前回的功能连接较词义处理时增强，这一结果说明前额叶可能对整合词义信息起到关键的作用[33]；Mclntosh 等人发现额中回与背侧前额叶、额叶内侧回的功能连接对于人在觉醒状态下识别事物具有重要的作用[34]；Peltier 等人发现人脑左右半脑的MI的功能连接在执行肌肉疲劳任务后显著减弱[35]。此外，功能连接度分析方法也广泛应用于解释诸如阿尔茨海默氏症[36]、多发性硬化症[37]、癫痫[38]等神经精神疾病的病理也许是由于相应脑区之间在功能连接上发生了异常。

4.1.1.4 功能连接度分析在针刺研究中的应用

目前，脑功能研究主要是对基于某种外部刺激下相应脑区的响应变化，即激活区的检测问题。针刺的主要研究也涉及作用某个穴位后相应脑区的激活问题。但是，在某种刺激任务中往往会引起多个脑区的激活，这些脑区在时间上是否存在相关性?它们之间是通过怎样的相互作用构成一个神经网络来执行相应的功能的？一般意义上认为某个脑区有其特定的功能，但为什么在多种针刺条件下都会引起它们的激活?这些都是利用功能连接度分析在针刺研究中所要解决的问题。

4.1.2　独立分量分析方法

独立分量分析方法(Independent Component Analysis, ICA)是 20 世纪 90 年代后期在信号处理领域中发展起来的一种新的分析方法。顾名思义,该方法需要把信号分解成若干个相互独立的成分。若信号由若干独立信源混合而成,那么理想的状况就是这些信源恰好能被分解开。从原理上说,仅靠单一通道观察不可能实现这样的分解,必须借助于一组能把这些信源按不同的混合比例组合起来的多通道同步观察。换句话说,ICA 是一种多通道信号处理方法。但是,把一组观察信号分解成若干独立成分,分解结果肯定不唯一,因此需对分解施加一些约束条件,使分解出的成分接近于所期望的结果。ICA 是近年来由盲信源分离技术发展而来的一种数据驱动的信号处理方法,它不同于传统的相关分析、统计检验等数据处理方法。由于 ICA 不仅可在没有任何有关时间序列先验模型假设的条件下有效地探测出一些其他方法不能得到的以及人们所未曾预料到的激活区域,而且也可有效地分离出静息状态下的多个功能脑网络,因此它是一种很有发展前途的 fMRI 数据处理方法。

4.1.2.1　独立分量分析方法的原理

ICA 的发展与盲信源分离(Blind Source Separation, BSS)密切相关[39]。BSS 的含义如图 4.1.1 所示,它仅根据多通道系统的输出数据 X 来判断其输入函数 S 和系统传递函数 H。所谓“盲”,是指在原理上它不要求 S 和 H 具有先验知识。但是,实际上任务的解答显然不唯一。因此,一般至少需假设多通道输入 S 中各分量互相独立,均值为零且方差为 1。不难看出,BSS 问题的提法和 ICA 十分接近,只是前者的研究范畴更广泛,处理手段也更多些。

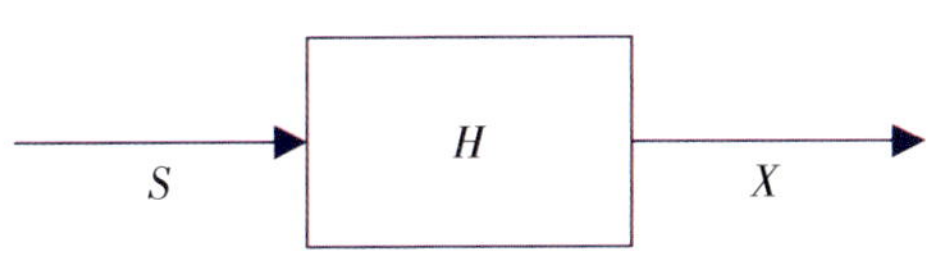

图4.1.1　盲信号分解简释[1]

在以往的信号处理领域中,对多通道信号分解主要采用两种技术,即主分量分析(Principal Component Analysis, PCA)和奇异值分解(Singular Value Decomposition, SVD)。这两种方法都基于线性代数理论,其本质是统一的,含义大致如下:

设 $\boldsymbol{X}$ 为由 M 个通道观察值(每通道 N 点采样数据)组成的数据矩阵。根据矩阵分

解原理,$\boldsymbol{X}$在满足一定条件的前提下,可将其分解为如下形式:

$$\underset{M\times N}{\boldsymbol{X}} = \underset{M\times M}{\boldsymbol{U}} \underset{M\times N}{\Sigma} \underset{N\times N}{\boldsymbol{V}^T} \tag{4.1.1}$$

式中,$\boldsymbol{U}$和$\boldsymbol{V}$都是正交归一阵,即$\boldsymbol{UTU}=\boldsymbol{UUT}=\boldsymbol{IM}$,$\boldsymbol{VTV}=\boldsymbol{VVT}=\boldsymbol{IN}$($\boldsymbol{I}$表示单位阵)。$\Sigma$是准对角阵,在$M<N$的情况下,

$$\Sigma=\begin{bmatrix}\sigma_1 & & & & \\ & \cdots & & & \\ & & \cdots & & \\ & & & \cdots & \\ & & & & \sigma_M\end{bmatrix} \text{(}M\text{行}N\text{列的准对角阵)}$$

不失一般性,通常假设$\sigma_1 \geqslant \sigma_2 \geqslant \cdots \geqslant \sigma_M \geqslant 0$,$\sigma_i$为奇异值。

记$\boldsymbol{U}=[u_1,u_2,\cdots,u_M]$,$\boldsymbol{V}=[v_1,v_2,\cdots,v_N]$,则(4.1.1)式又可写为:

$$\boldsymbol{X}=\sum_{m=1}^{m}\sigma_m \boldsymbol{u}_m \boldsymbol{v}_m^T \tag{4.1.2}$$

式中,$\boldsymbol{u}_m$、$\boldsymbol{v}_m$是维数为M和N的矢量,分别称为左、右奇异矢量。因此,$M\times N$维原始数据矩阵可被分解为维数相同的两个子矩阵,这就是奇异值分解。如果将该分解与真实数据相联系,M代表体表电极的数目,则$\boldsymbol{u}_m$反映分解出的第m个成分在各电极位置处的空间模式,$\boldsymbol{v}_m$则反映该模式随时间变化的过程,即时间模式。

对$\boldsymbol{X}$求协方差阵(假设各通道记录的均值皆为0),则有:

$$\mathbf{C}_X=\boldsymbol{XX}^T=\boldsymbol{U}\Sigma \boldsymbol{V}^T\boldsymbol{V}\Sigma^T\boldsymbol{U}^T=\boldsymbol{U}\Lambda\boldsymbol{U}^T \tag{4.1.3}$$

式中,$\Lambda=\Sigma\Sigma^T=\mathrm{Diag}[\sigma_1^2,\sigma_2^2,\cdots,\sigma_M^2]=\mathrm{Diag}[\lambda_1,\lambda_2,\cdots,\lambda_M]$,$\lambda=\sigma_M^2$,为特征值;$\boldsymbol{U}$的每一列为与特征值相对应的特征矢量。(4.1.3)式可以对$\mathbf{C}_X$的主分量进行分解。

对于SVD或PCA这两种方法,分解出的分量都按能量的大小进行排序($\sigma_1 \geqslant \sigma_2 \geqslant \cdots \geqslant \sigma_M \geqslant 0$,因此$\lambda_1 \geqslant \lambda_2 \geqslant \cdots \geqslant \lambda_M \geqslant 0$)。另外,如果原始数据的秩小于$M$(即$M$维数据线性相关),则某些奇异值和特征值为0。因此,SVD和PCA作为数据压缩和去除噪声的工具非常有意义。

虽然基于SVD和PCA原理的分解能够保证分解得到的各分量互不相关,但并不能够保证这些分量相互独立(不包括高斯过程,对高斯信号而言,不相关等价于独立)。这就使得分解缺少实际(生理)意义,从而降低了所提取特征的典型性。在许多电生理数据的测量中,观察值实际上是由若干相对独立的信源加权而成的。如胎儿心电记录中的胎儿心电(FECG)、母亲心电(MECG)和肌电;脑电记录中的自发脑电、诱发脑电及其他干扰成分(如快速眼动REM、头皮肌电、工频干扰);心脏阻抗信号中的呼吸干扰等。在上述条件下,如果采用ICA分解先将源信号分解为独立分量,再从各独立分量中提取有关特征,这些特征可表征一定的生理意义,有助于进一步的模式识别方法的应用。因此,

ICA 技术的发展引起了生物医学工程界的广泛关注。在通信领域中，针对码分多址(CDMA)通信建立的模型符合含噪 ICA 模型的基本假设，通常采用 ICA 技术把各用户码分解开来；在经济领域中，可利用 ICA 进行数据处理来预测经济动向。此外，旋转电机检测、地震预报以及地质勘探、图像处理、遥测遥感等领域也都有 ICA 成功应用的报道。

图 4.1.2 所示为 ICA 的说明框图[39]。$\boldsymbol{X}$ 由多个信源 S 经混合矩阵 $\boldsymbol{A}$ 组合而成($\boldsymbol{X}=\boldsymbol{A}S$)。现在的目标是：在 S 与 $\boldsymbol{A}$ 均未知的条件下，求取解混矩阵 $\boldsymbol{B}$，使得 $\boldsymbol{X}$ 通过 $\boldsymbol{B}$ 后所得输出 $Y(Y=\boldsymbol{BX})$ 是 S 的最优逼近。

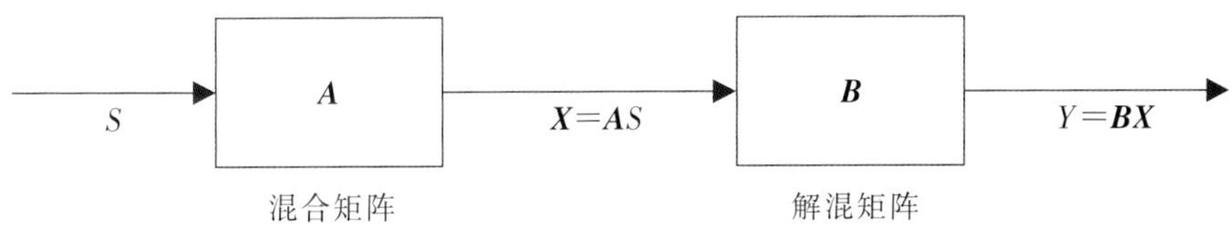

图4.1.2　ICA简单原理图说明[1]

由中心极限定理得，一定条件下相互独立的随机变量之和趋向于高斯分布，因此两个相互独立的随机变量之和比任意一个参与求和的随机变量更接近于高斯分布。这样，最后求出的非高斯性最大的组合，即距离高斯分布最远的随机变量 Y 就可以认为是 $\boldsymbol{X}$ 的一个独立成分。这种使估计值之间相互独立的方法称为非高斯最大化方法。除此以外，还可用很多其他方法来定义这种接近程度，如基于信息论的最小化互信息法和最大似然估计法。也可对 ICA 进行估计，由此亦发展衍生出很多 ICA 算法，如最大(小)化一些相关的代价函数、基于随机梯度的自适应算法，还有现在常被采用的快速 ICA 算法以及 Infomax 算法等[40]。在处理 fMRI 数据时，一般采用 Infomax 算法寻找解混矩阵，该方法能有效地分离多个超高斯信号的源信号。

Infomax 算法是 A. J. Bell 和 T. J. Sejnowski 提出的一种基于信息最大化传输的单层前反馈神经网络算法[41]，其基本思想是利用了似然函数极大法中待估计 x 的独立性最大等价于估计 x 的某一非线性函数独立性这一准则。其主要特点是：引入非线性函数 $f(\cdot)$，使得新向量 $\boldsymbol{y}=f(u)$ 的熵极大化等价于 u 各分量独立性的最大化法。A. J. Bell 和 T. J. Sejnowski 在该算法中选用了 Sigmoid 函数作为 $f(\cdot)$。Sigmoid 函数具有超高斯信号概率分布函数(p.d.f.)的性质，能有效地分离多个超高斯分布的源信号。

所谓信息最大化传输，就是使输入 v 和输出 y 的互信息最大。互信息定义为：

$$I(y,v)=H(y)-H(y/v) \tag{4.1.4}$$

式中，$H(y)$ 为输出信号的边缘熵；$H(y/v)$ 为条件熵。为求 $I(y,v)$ 的最大值，将等式两边对 $\boldsymbol{W}$ 求导，得：

$$\frac{\partial}{\partial \boldsymbol{W}} I(y, v)=\frac{\partial}{\partial \boldsymbol{W}} H(y) \tag{4.1.5}$$

条件熵 $H(y/v)$ 不依赖于混合矩阵 $\boldsymbol{W}$。输出熵 $H(y)$ 定义为：

$$H(y)=-E[\ln f_y(y)]=-\int_{-\infty}^{+\infty} f(y) \ln f_y(y) \mathrm{d} y \tag{4.1.6}$$

式中，$f_y(y)$ 为 y 的概率密度，它可由输入 v 的概率密度 $f_y(y)$ 计算得到：

$$f_y(y)=\frac{f_v(v)}{|J|} \tag{4.1.7}$$

式中，J 为雅可比行列式。将式(4.1.7)代入式(4.1.6)，可得：

$$H(y)=E[\ln |J|]-E[\ln f_v(v)] \tag{4.1.8}$$

将式(4.1.8)代入式(4.1.5)，可得：

$$\frac{\partial H(y)}{\partial \boldsymbol{W}}=\frac{\partial}{\partial \boldsymbol{W}} E[\ln |J|] \tag{4.1.9}$$

$E[\ln f_v(v)]$ 不依赖于混合矩阵 $\boldsymbol{W}$。为了实时分离各独立源，用瞬时值代替均值，得到：

$$\frac{\partial H(y)}{\partial \boldsymbol{W}}=\frac{\partial}{\partial \boldsymbol{W}} \ln |J| \tag{4.1.10}$$

选用 Sigmoid 函数作为非线性单元，即 $f(u)=(1+\mathrm{e}^{-u})^{-1}$，$y=f(u)$，$u=Wv+w_0$，将公式代入上述各式，可得：

$$\Delta \boldsymbol{W} \propto\{(\boldsymbol{W}^T)^{-1}+(1-2y) \boldsymbol{v}^T\} \tag{4.1.11}$$

为避免对矩阵求逆，可用自然梯度来代替常规梯度，得到：

$$\Delta \boldsymbol{W}=\mu[I+(1-2y) \boldsymbol{u}^T] \boldsymbol{W} \tag{4.1.12}$$

判断 Infomax 算法是否收敛的判断标准为：

$$E=\sum_{i=1}^{n}\left(\sum_{j=1}^{n} \frac{|p_{ij}|}{\max_k |p_{ik}|}-1\right)+\sum_{j=1}^{n}\left(\sum_{i=1}^{n} \frac{|p_{ij}|}{\max_k |p_{kj}|}-1\right) \tag{4.1.13}$$

式中，

$$P=(p_{ij})=\boldsymbol{WA}$$

综上所述，Infomax 算法的步骤概括如下：

（1）初始化解混矩阵 $\boldsymbol{W}$（随机数）。

（2）对所有样本矢量 $\boldsymbol{v}_i$，$i=1,2,\cdots,m$，

①计算解向量 $\boldsymbol{u}_i=\boldsymbol{W}\boldsymbol{v}_i$ 和网络输出 $y_i=[1+\exp(-\boldsymbol{u}_i)]^{-1}$。

②计算权值增量 $\Delta \boldsymbol{W}=\mu \dfrac{\partial H(y)}{\partial \boldsymbol{W}}=\mu[I+(1-2y)\boldsymbol{u}^T]\boldsymbol{W}$。

③更新权值 $\boldsymbol{W}=\boldsymbol{W}+\Delta\boldsymbol{W}$。

（3）判断收敛条件 $E<\varepsilon$ 是否得到满足，若是，则算法结束；否则，回到算法第(2)步。

4.1.2.2　独立分量分析方法在fMRI数据处理中的应用

McKeown 等人于 1998 年首次将 ICA 方法用于 fMRI 信号分析中[42]。在该研究中，源信号被分离成人们感兴趣的持续任务相关、瞬时任务相关信号，以及不感兴趣的头动、呼吸、心跳信号。文中假设各个独立成分间相互独立，各成分分别对应不同的脑功能活动。该方法称为空间 ICA（Spatial ICA, sICA）算法。若假设每次采集的时间信号相互独立，则基于此假设的 ICA 算法为时间 ICA 算法（Temporal ICA, tICA）。

空间 ICA 算法和时间 ICA 算法的应用在选择上仍存在着广泛的争议[43,44]。McKeown 等人采用信息最大化的方法分析 fMRI 数据集，支持空间独立假设[45]，但时间 ICA 算法也同样可以分离出有意义的独立分量[45]。Calhoun 等人则对时间 ICA 和空间 ICA 的模型选择问题进行了深入的探讨[46]。下面首先来介绍两种模型的原始数据排列方式。

（1）时间独立成分分析是将同一个体素在 L 个时间点采得的数据作为一个混合成分的，因此全脑数据由 M(体素个数)个混合成分组成。将全脑数据进行独立成分分析，得到一系列独立的时间序列和相应的脑图。tICA 数据矩阵的行向量代表图像各像素 BOLD 信号的时间变化过程，是反映 fMRI 图像各像素随时间变化趋势的图像序列，可将其排列成二维矩阵[45]，如图 4.1.3(b)所示。对该矩阵 $\boldsymbol{X}1$ 作 ICA 分解：$\boldsymbol{C}1=\boldsymbol{W}1\boldsymbol{X}1$ 或

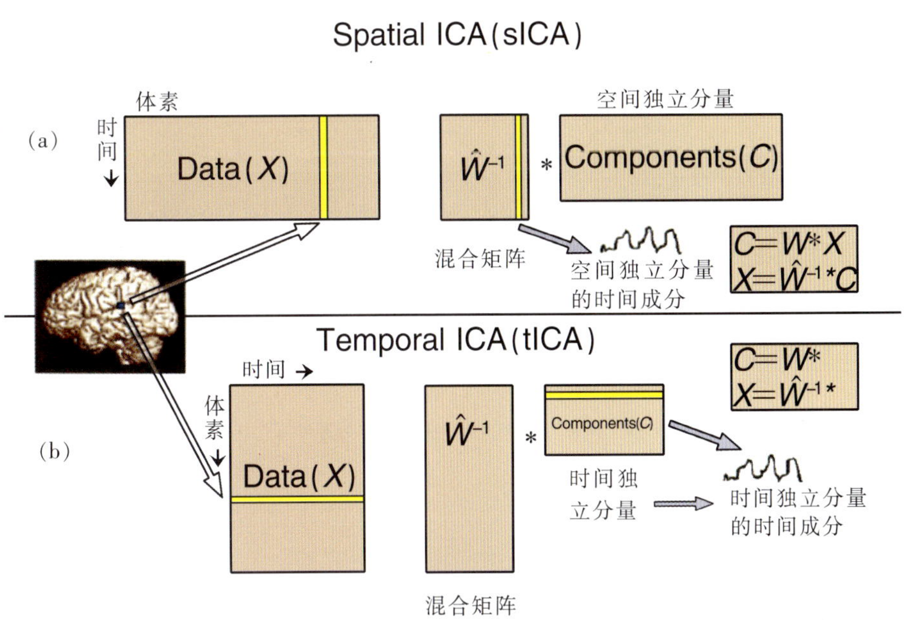

图4.1.3　时间ICA和空间ICA在fMRI数据处理中的应用[9]

$\boldsymbol{X}1=\boldsymbol{W}1^{-1}\boldsymbol{C}1$,矩阵 $\boldsymbol{C}1$ 的各行为分解出的时间维度上相互独立的分量,而权重矩阵的逆矩阵 $\boldsymbol{W}1^{-1}$ 的每一列代表相应分量的固定空间模式。

（2）空间独立成分分析则将每个时间点对应的图像数据作为一个混合成分,将所有时间点的数据作为 L(时间点)个混合成分,对其进行独立成分分析,得到一系列独立图像以及与该图像相对的时间序列。这些独立图像表示源信号引起的脑功能激活区域,相应的时间序列反映激活脑区的神经元激活强度随时间变化的趋势。sICA 组成数据矩阵 $\boldsymbol{X}2$ 是 $\boldsymbol{X}1$ 的转置[47],即 $\boldsymbol{X}2$ 的列向量为像素随时间变化的趋势,如图 4.1.3(a)所示。对其作 ICA 分解,可得:$\boldsymbol{C}2=\boldsymbol{W}2\boldsymbol{X}2$ 或 $\boldsymbol{X}2=\boldsymbol{W}2^{-1}\boldsymbol{C}2$,$\boldsymbol{C}2$ 的行向量为由图像序列分解得到的互相独立的空间分量，权重矩阵的逆矩阵 $\boldsymbol{W}2^{-1}$ 的各列则代表各独立空间分量的固定时间模式。

由于 fMRI 图像的像素个数远大于时间采样点数（fMRI 图像为多个断层切片组成的三维图像,其像素数高达上万,而时间采样点数一般只有数百),若采用 tICA 方法作 ICA分解,运算量远高于采用 sICA 方法,因此目前多数研究均采用 sICA 方法[43,44,48]。

在 ICA 处理 fMRI 数据的过程中，还包括很多预处理步骤（除必需的中心化和白化,还包括用于降维的主成分分析算法、用于时间滤波的滑动平均算法)。此外,也有很多其他可供选择的步骤及可供实施的算法。Calhoun V 等人给出了 fMRI 数据的空间独立成分分析模型[46],如图 4.1.4 所示。该模型可分为两部分,即数据产生阶段(Data Generation)和数据后处理阶段(Data Processing)。

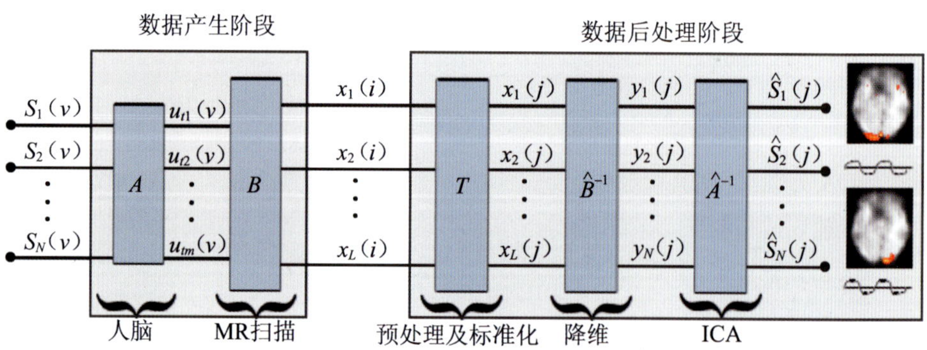

图4.1.4 fMRI数据的sICA模型[46]

1. 数据产生阶段

假设大脑中有一些独立的源信号,$s_i(v)$表示位置 v 处的第 i 个源信号,源信号可表示为:

$$s(v)=[s_1(v),s_2(v),\cdots,s_N(v)]^T \tag{4.1.14}$$

式中，$s(v)$是 v 的连续函数，且各分量空间独立。这 N 个源信号按各自的权重进行混叠，可得每个体素点上的信号，记为：

$$u(v)=[u_{t1}(v),u_{t2}(v),\cdots,u_{tm}(v)]^T \tag{4.1.15}$$

这里，$t1$，$t2$，tm 为混合源信号的样本。显然 $u(v)$中的各元素不相互独立。$u(v)$是关于 v 的连续函数。用磁共振扫描仪扫描时，得到 L 个离散的时间点（假设 $L\geqslant N$），并对人脑进行空间离散取样，位置用 i 表示，记为：

$$x(i)=[x_1(i),x_2(i),\cdots,x_L(i)]^T,i=1,2,\cdots,V \tag{4.1.16}$$

式中，V 表示磁共振扫描仪采样的体素个数。

2. 数据后处理阶段

对扫描获得的数据进行头动校正、空间标准化和平滑，得到的数据记为：

$$x(j)=[x_1(j),x_2(j),\cdots,x_L(j)]^T,j=1,2,\cdots,M \tag{4.1.17}$$

式中，M 表示空间标准化后的体素个数。对数据进行 PCA 降维，将数据维数由 L 维降为 N 维，并以此作为 ICA 的输入，记为：

$$y(j)=[y_1(j),y_2(j),\cdots,y_N(j)]^T \tag{4.1.18}$$

对 y 进行 ICA 处理，得到空间独立的各成分，记为：

$$\hat{s}(j)=[\hat{s}_1(j),\hat{s}_2(j),\cdots,\hat{s}_N(j)]^T \tag{4.1.19}$$

上述过程就是独立成分分析对 fMRI 数据建模和分析的过程，用矩阵表示如下：

$$\boldsymbol{X}=\boldsymbol{A}S \tag{4.1.20}$$

式中，$S=[S_1,S_2,\cdots,S_j,\cdots S_N]^T$，$S_j$ 为第 j 个源信号空间分布图；混合矩阵为 $\boldsymbol{A}=[A_1,A_2,\cdots,A_j,\cdots,A_N]$，$A_j$ 为第 j 个源信号对应的时间序列。在成分空间图和激活体素的时间序列均未知的条件下，求解 $\boldsymbol{A}$ 和 S 是一个盲源分离问题，可通过寻找解混矩阵 $\boldsymbol{W}$，满足

$$S=\boldsymbol{WX} \tag{4.1.21}$$

S 即为 ICA 分离得到的空间独立成分。

虽然独立成分分析方法不需要任何关于神经活动和噪声模型的先验假设，能够有效地分离与功能实验设计相关的功能信号成分及各种噪声成分，但是，应用 ICA 需要考虑的一个重要问题是估计的独立成分的可靠性不可知。应用 ICA 算法处理得出指定数量的独立成分后，并不知道哪个成分值得进一步分析与讨论。在应用 ICA 分析一个有限集的 fMRI 数据时，每次作 ICA 处理后估计的成分都会有差异。这是因为：首先，对于统计方法，有限的采样数据容易在估计中引入统计上的误差，实际的数据并不完全满足 ICA模型的统计独立性；其次，在标准的 ICA 算法中，独立成分的个数被假定为体素×时间数据矩阵的秩（通常是时间点的个数，因为空间维数大于时间维数）。这个假设对于 fMRI 来说并不合适，因为 fMRI 中信号源的个数总是要比时间点的个数少得多[49]。

尽管一些ICA分解算法允许更少的成分，但是成分个数需要提前指定，这就造成结果的稳定性依赖于成分个数的选择[50]。最后，ICA算法具有随机性特点，大多数ICA算法都是对目标函数求解最优化，其基本原理是选取某个初值，并沿着目标函数下降的方向进行迭代，直到找到目标函数的极值点。因此，算法初值选取的随机性以及加性噪声等因素都会令目标函数陷入局部极值点，难以找到全局最优值。

Himberg等于2003年发表了对ICA算法可靠性评估的文章[51]，开创了该领域的研究先河。Himberg在文献[52]中指出，可利用Bootstrap算法和不同的初值选取分别研究独立成分的统计可靠性和算法可靠性。Bootstrap算法是一种常用的统计推断方法，无先验性，计算过程中只需要实际的测量数据，可方便用于实际数据处理。多次运算可获得多个估计值，根据互相似性对这些估计值进行聚类。对所得数据的分级聚类距离策略则采用未加权对群法(Unweighted Pair Group Method with Arithmetic, UPGMA)，通过计算聚类的紧密度和聚类优劣的指标来表示盲分离的可靠性，并进一步研究盲分离的估计值与类的关系。但是，Bootstrap算法本身的计算特性限制了自助样本的生成范围，即只能从原样本再采样，使得自助分布产生偏离，无法接近于真实情形。这有待研究人员对Bootstrap算法进行改进，以更好地消除ICA算法的统计可靠性问题，提高分离结果的精确性和稳健性。

ICA的成分个数的估计问题也将影响独立成分的可靠性。McKeown 等[53]使用极大似然观测法来估计成分的个数。Beckmann等提出了一种概率ICA(Probabilistic ICA, PICA)方法[49]，该方法基于概率PCA估计ICA的个数。PICA模型的建立基于加性高斯噪声假设，对于非加性噪声或非高斯噪声难以奏效。估计源信号的个数常应用信息论中的空间谱信号源数算法AIC(Akaike Information Criterion)或MDL(Minimum Description Length)。虽然大量算法被应用于寻找独立成分个数这一问题，但成分个数的确定仍没有达成共识。针对标准ICA算法不能提供分解的成分个数，对成分的有效性没有评估，以及使用梯度优化算法时初始值设置的随机性可能引入误差等问题，Yang Zhi 等[54]提出了一种根据可复制性排序RAICAR(Ranking and Averaging Independent Component Analysis by Reproducibility)确定成分个数的方法。该算法重复作ICA分解，依据稳定独立成分分离的可重复性，通过相关方法对稳定独立成分进行排序、选择和计算个数。该方法的优点是强调了结果的可复制性或者可靠性。它主要用于数据探索性分析，适用于多组块实验设计。然而，对于分析复杂而又不稳定的BOLD信号(如癫痫信号)，可复制性数值较低，排序十分靠后，结果并不是很理想。

4.1.2.3 独立分量分析方法与传统方法的比较

信号根据需要可分为感兴趣信号和不感兴趣信号两大类[55]。感兴趣信号包括任务相关、功能相关以及瞬时任务相关等信号，其中任务相关信号较为容易理解。如组块设计中通常使用一种类似方波的信号，用其与血液动力学函数作卷积，然后与信号作相关分析，即可确定其是否任务相关。而功能相关的信号则表现在，大脑中具有同一功能的区域，其时间序列具有相似性，例如脑内其中一侧的运动皮层信号会与对侧的皮层信号有高度的相关性[25]。如果在实验的过程中，一些脑区在一段时间内参与任务，而在其他时段并不参与任务，则称这些脑区的信号为瞬时任务相关信号。不感兴趣的信号包括与生理相关的一些干扰信号，如呼吸、心跳等就是一些不可避免的、由生理活动所产生的信号干扰（在 fMRI 研究中用一个回归参数来描述该生理噪声[56]）。除此之外，被试者在扫描的过程中由头动产生的伪影也会对扫描结果产生很大的影响，与产生激活信号的组织空间位置较为接近的血管也对扫描结果有干扰[57]。

基于上述 fMRI 信号特征，采用传统的模型假设相关分析（见图 4.1.5）等方法只能找出那些信号变化模式与刺激模型相符合的激活区域，而对其他信号变化模式探测力度不够敏感。因此，模型驱动方法的应用局限性在于无法得出与模型不相关的信号，如

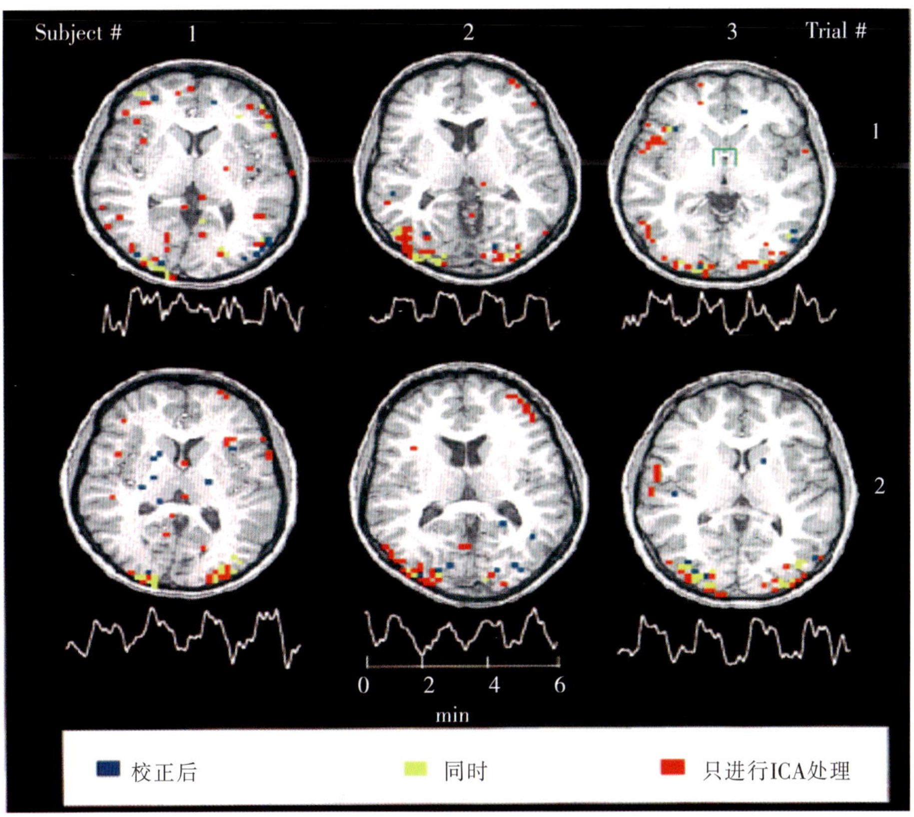

图4.1.5　在Stroop Color-naming任务下，采用ICA方法探索出相关分析没有发现的激活区域[42]

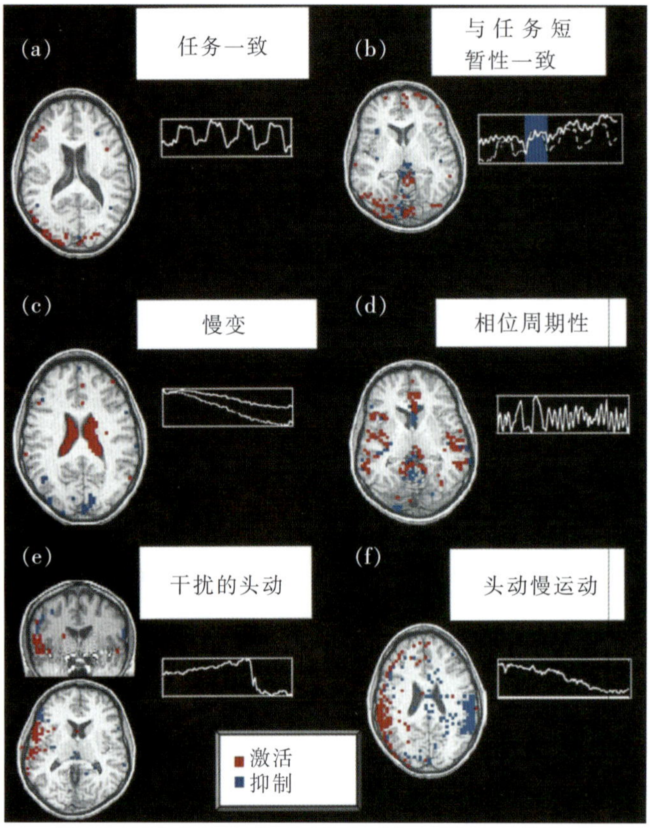

图4.1.6　采用空间ICA方法处理得到的大脑激活图像[48]

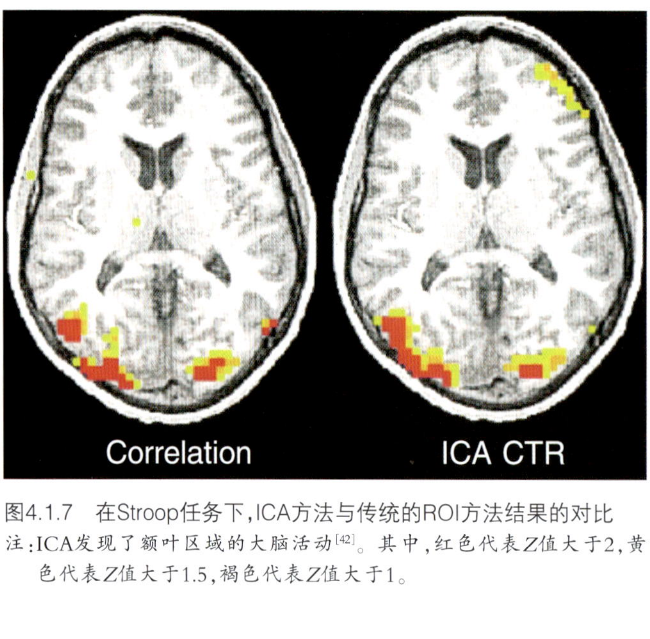

图4.1.7　在Stroop任务下，ICA方法与传统的ROI方法结果的对比
注：ICA发现了额叶区域的大脑活动[42]。其中，红色代表Z值大于2，黄色代表Z值大于1.5，褐色代表Z值大于1。

瞬时任务相关、准周期相关，或突然头动等。在模型假设方法中，这些信号均被认为是噪声信号，因此在最后的结果中并没有得到体现。从与典型的模型驱动的方法——相关分析的比较中也可以看出（见图4.1.6），ICA方法不但能够探测与持续任务相关的脑区，如得出一些包括相关分析结果的、稍大些的区域（左侧顶叶枕叶交汇区域和布鲁德曼18、19区），而且也能够探测一些与其他任务相关的激活区域（前额叶和颞叶皮层）。

此外，与大多只能探索脑区定位的传统算法相比，在相同阈值的条件下，ICA方法不仅能够探测比传统ROI算法更明显的脑激活，而且在无需任何先验假设的前提下，还可探索各脑区之间的相互联系，如图4.1.7所示。由此可见，作为一种探索性分析方法，ICA较传统模型相关分析方法探测力度更为敏感，较适合脑影像数据分析。

[[[4.1.3　复杂网络(Graph Theory)方法]]]

现实世界中的很多系统都是由高度相互作用的动力学系统构成的，研究系统的全局特性的一种方法就是将这些系统用复杂网络(Graph Theory)模型进行分析，即将动力学的子系统作为网络节点，子系统之间的相互作用用网络的边来表示。复杂网络模型是对复杂系统的近似刻画，它与传统方法的不同之处在于，复杂网络模型更多关心的是子系统间的相互作用，忽略了子系统本身的结构和子系统本身进行的动力学过程；主要关心子系统间有无相互作用，而忽略了相互作用随时间、空间的变化以及其他的细节。

近十几年来，现代网络理论中最令人惊讶的发现是网络拓扑性质的普遍性：许多真实的网络系统，从电力网络[58]到全球交通网络[59]，从科研合作网络[60]到各种经济、政治、社会关系网络等都收敛于类似的结构，而与它们存在的方式和规模等没有关系。正是这种普遍性的存在，容许来自于不同学科的研究者可以通过同一种范式研究网络理论。对网络系统类似的拓扑特性这一关键科学问题的研究兴趣，从蛋白质分子相互作用网络到社会网络，从组成万维网的相互联系的文件链接网络到它们背后的互联网硬件网络，都已经确立起来。这个根据不仅来自于好的结构图和数据库，而且来自于经验数据和能够预测网络结构的模型分析之间的一致性[61,62]。

4.1.3.1　网络的描述和常用参数

复杂网络可以用图来进行描述，如图 4.1.8 所示。图 $G(V,E)$由两个集合构成：节点(Vertex 或 Node)的集合 V 和边(Edge 或 Link)的集合 E。其中节点集合 V 的大小 N 表示网络的规模，节点集合的元素的同质与否反映了网络中节点的性质是否相同。边的集合 E 中的元素 $Link_{ij}$ 是节点集合中某两个元素(i,j)的组合，表示节点 i,j 间有边相连，或者说两个节点是邻居节点。如果(i,j)为有序对，则表示网络为有向网络，否则为无向网络。若 E 中每一个元素对应一个不同的值，表示网络是加权网络；反之，为无权网络。一般 E 中不存在不经过其他节点而与自身直接相连的边，即不存在(i,j)的组合；无向

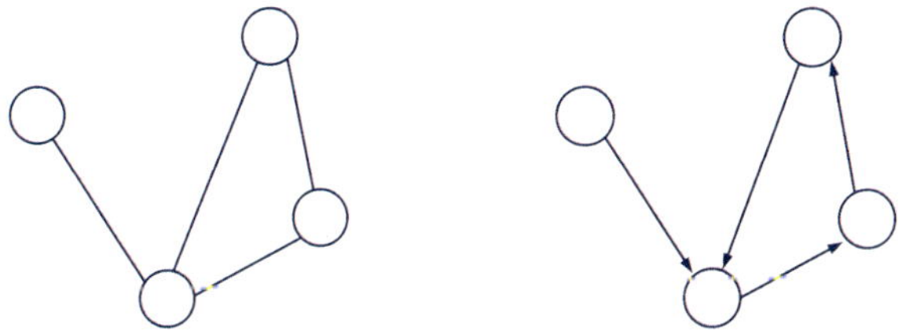

(a) 无向网络　　(b) 有向网络

图4.1.8　不同种类网络示意图

网络中两个不同的节点之间只有一条直接相连的边,没有重复的边。

网络中，从一个节点到达另一个节点所通过的节点和边的不重复的序列定义为两个节点之间的路径(Path)。路径的长度定义为序列中边的长度之和。路径长度最短的称为特征路径(L)。如果网络中的任意两个节点之间都有路径能够到达,那么这个网络为连通网络;如果网络不能在整体上连通,通常研究网络中的最大连通子集。

网络中任意一个节点 i 的度值 k_i 指的是与此节点直接相连的节点的总数，可由邻接矩阵第 i 行(或列)元素求和得出,即 $k_i=\sum_{j\in v}a_{ij}$。如果网络是有向网络,那么节点的度分为两个部分:入度 $k_i^{in}=\sum a_{ij}$,出度 $k_i^{out}=\sum a_{ij}$,总的度值为 $k_i=k_i^{in}+k_i^{out}$。度值的大小表征了节点在网络中邻居的多少,反映了节点在网络中的作用和地位。

网络最基本的一个性质是度分布 $P(k)$,它表示在网络中随机选取度值为 k 的节点的概率。在实证分析中，一般用网络中的度值为 k 的节点数占总节点数的比例近似表示。研究表明，由 Erdos 和 Renyi 的 ER 模型产生的随机网络的度分布为泊松分布,即 $P(k)\sim e^{-<k>}\frac{<k>^k}{k!}$,而很多由实际系统抽象而来的复杂网络,比如科学家合作网络、酵母蛋白质相互作用网络和食物链网络,它们的度分布均为幂律分布,即 $P(k)\sim k^{-a}$。

特征路径长度(Characteristic Path Length)是用于描述网络内部结构的一个很重要的参数,它对网络的信息传输和通信起着重要的作用[62,63],能够反应网络全局尺度上传导信息的效率。特征路径长度提供了网络中某一节点的信息到达另一节点的最优路径,通过特征路径可以更快地传输信息,节省系统资源。可以用特征路径长度矩阵来描述网络中任意两个节点的特征路径长度 l_{ij}。定义网络的直径为网络中最长的特征路径长度。网络平均特征路径长度 L 描述了网络中任意两个节点的特征路径长度的平均值,即 $L=\frac{1}{N(N-1)}\sum_{i,j\in V,i\neq j}l_{ij}$。通常,特征路径长度矩阵在某一个连通模块中进行运算,因为如果网络中存在不连通的节点，那么这两个节点的特征路径长度为无穷大，所以 Newman 等人提出了用调和平均数的倒数作为平均特征路径长度的一种度量方法[64]。

集群度(Clustering Coefficient)是度量网络性质的另一个重要参数,用于度量某一节点的相邻节点互为邻居的可能性[65]。某一节点 i 的集聚系数 C_i 的值等于它的相邻节点之间存在的边的数目 e_i 与它们之间所有可能的边数 $\frac{k_i(k_i-1)}{2}$ 的比值，即 $C_i=\frac{2e_i}{k_i(k_i-1)}=\frac{\sum_{j,m}a_{ij}a_{jm}a_{mj}}{k_i(k_i-1)}$。网络中所有节点的集群度的平均值为网络的集群度,即 $C=<C_i>=\frac{1}{N}\sum_{i\in V}C_i$,易知 $0\leqslant C\leqslant 1$。

网络的重要参数还有网络的全局效率(Global Efficiency)E_{glob}，即 $E_{glob}=\frac{1}{N(N-1)}\sum_{i,j\in V,i\neq j}\frac{1}{l_{ij}}$，其中 N 为网络的节点数，l_{ij} 为网络中两点之间的特征路径长度；网络的成本(the Cost of the Network)K_{cost}，即 $K_{cost}=\frac{1}{N(N-1)}\sum_{i\in G}K_i$，其中 N 为网络的节点数，K_i 为节点 i 的度值。

4.1.3.2　小世界网络与无尺度网络的拓扑性质

在大量真实网络的基础上，人们把复杂网络抽象为两种："小世界"网络(Small-World Network)[66]和无尺度网络(Scale-Free Network)[67]，即具有小世界特性和无尺度特性的网络。现实世界中的复杂网络大多数都同时具有这两种特性，当然也有一些网络只具有其中的一种，或者都不具备。

"小世界"网络模型是由 Watts 和 Strogatz 于 1998 年在 Nature 上首次提出的。"小世界"网络是一种介于规则网络和随机网络之间的网络，它的提出引起了科学界的轰动。

在一个规则网络中，任意两个节点之间的特征路径长度随着网络规模的增大而增长，但网络的集群度并不会随着网络规模的增大而减小。在完全随机网络中，节点间的特征路径长度很短，网络的集群度同样很小。对现实网络的动力学过程的研究发现，网络中存在很多捷径(Shortcuts)和一些连接不同区域的边，这就使得相距较远的两节点之间的信息传输或通信变得快捷。尽管网络的规模很大，但任意两点之间的特征路径长度相对很短，网络的平均特征路径长度 L 随着网络规模 N 的增大呈对数增长，即 $L\propto\log(N)$。同时，实际网络的集群度要明显大于完全随机网络。社会心理学家 Stanley Milgram 通过对实验统计数据的分析，于 1967 年提出了"六度分离"的概念[68−71]。六度分离理论认为，在社交网络中，任何两个陌生人都可以通过有限的几个熟人建立起联系，在世界上找到一个素不相识的人平均仅需要六步，世界并不像我们想象的那么大。因此，这种现象被形象地称为"小世界现象"。小世界现象在很多其他网络中同样出现[72,73]，它的平均特征路径长度与相应的随机网络相近。与随机网络不同的是，具有小世界性质的网络具有较大的集群度。Watts 和 Strogatz 在他们的工作中开创性、定量地刻画了小世界性质，即定义这种具有与相应的随机网络相近的较短的平均特征路径长度和较大的集群度的网络为小世界网络，可用两个比例表示：$\gamma=\frac{C_{net}}{C_{rand}}>>1$，$\lambda=\frac{L_{net}}{L_{rand}}\sim1$（其中，rand 表示随机网络；net 表示实际网络）。通过定义可以发现，具有小世界特性的网络具有高效的信息处理机制——既可以进行局部模块化的信息处理，又可以在整个网络内进行分布式的交互处理，即网络在局部和全局都能非常有效地传递信息[74]。

无尺度网络的概念由 Barabási 和 Albert 于 1999 年在 Science 上首次提出。Barabasi 和 Albert 发现,许多现实世界的网络的度分布都服从幂律分布,包括 Internet、科学家合作网络、新陈代谢网络、电话网络等。在这些网络中,由于平均度不能作为网络的特征标度,因此他们把这些网络命名为无尺度网络,并把节点的度服从幂律分布称为网络的无尺度特性。

幂函数是一条下降相对缓慢的曲线,这就允许度很大的节点可以在网络中存在。这些节点即网络的枢纽节点,它们会对网络的性质和功能产生重大的影响。就像铁路系统中的大站和电力系统中的中枢发电站,如果它们出现问题,就会对整个系统造成极大的影响。

此外,虽然许多网络的度分布都呈现出幂律分布,但事实上现实世界中的网络的度分布是多种多样的,有些服从幂律分布,有些服从指数分布,有些介于幂律分布和指数分布之间,还有些服从高斯分布。

4.1.3.3 复杂网络方法在脑科学上的应用

大脑是自然进化中最神奇的产物,也是目前所知的最复杂、最完善的动态信息处理系统。它能够产生最复杂的方程,也可以创作最优美的音乐。以往很多研究集中于考察局部脑区,并且一致认为,大脑皮层是由局部功能特异性的神经群组成,这些脑区的神经群在不同的认知活动下动态地相互作用并且形成不同的回路[75],大脑功能在广泛分布的局部的功能特异化和脑区间的相互作用之间,即功能的分化和整合之间,达到了很好的平衡。神经解剖学和电生理的实验也得到了大量大脑在大尺度上的皮层间通道数据[76,77],但是关于大脑复杂功能网络的全局组织结构,以及这样的复杂网络组织结构是如何使得人脑极为高效、灵活地实时处理来自于外界及人脑内部的各种复杂信息的,目前仍然知之甚少。这就要求我们使用新的计算方法来分析和研究大量的大脑连接信息。复杂网络分析可以从全局的角度来研究脑网络的组织原则和特性,从而可以从宏观的角度来揭示脑对各种信息的处理和加工机制,为研究者从全局的角度来考察人脑功能提供了新的研究视角,这样可以进一步加深对人脑功能活动的空间—时间模式的理解。

复杂网络的研究在社会、自然、工程、生物等领域都已经蓬勃开展起来,而针对复杂脑网络的研究目前还处于起步阶段,这方面的研究还不是太多。已有的研究大多将大脑在认知任务中的活动看做是大脑不同的脑区相互作用的结果,将大脑的各个不同的脑区看成是复杂网络中的节点,将各个脑区之间的相互关系和功能相关性看成是网络的边,将大脑按照复杂网络的模型进行了描述,构建了在不同认知任务中的脑网络。

Watts 和 Strogatz 使用复杂网络的方法研究神经系统,明确地提出神经网络具有小世界特性。他们应用复杂网络的量化方法,对 C. elegans 的神经网络进行了研究,即将每个神经元作为网络中的一个节点，突出连接作为网络的边，建立了一个由 282 个节点、2 462 条边构成的有向网络。研究发现，此网络的拓扑结构既不是随机网络，也不是规则网络，而是一个小世界网络。

Salvador 等[78]率先将复杂网络方法用于脑功能磁共振成像的分析。他们将整个大脑按照脑区结构分割成了 90 个感兴趣区域（每个半球 45 个，覆盖整个大脑皮层），通过计算静息态下的任意两个脑区 BOLD 信号之间的相关程度，构建大脑功能网络，并分析网络集聚系数和平均特征路径长度得到结论：大脑功能网络在静息态下具有小世界特性。通过聚类分析，他们还发现大脑功能网络内还存在子网络，子网络与子网络之间存在着长距离的功能连接。Achard 等[79]利用小波变换研究了不同频段上脑网络的性质，发现脑网络的小世界性质在低频（0.03～0.06Hz）时最为显著，同时还发现脑网络的度分布服从截断的幂律分布，并且在脑网络中存在相当数目的枢纽节点（Hubs）。Fair 等利用复杂网络方法对人脑的发育过程进行了一系列研究，主要成果有：人脑的发育过程伴随着脑网络结构的重建[80]；脑网络中模块的分离和合并同时存在，并且在发育过程中网络中的短边减少而长边增多[81]。此外，默认网络相关脑区之间的连接随人脑的发育越来越紧密[82]。以上的研究都是将一个脑区的信息作为网络的节点。van den Heuvel 等[83]在体素水平上对脑网络进行了研究。研究表明，体素水平上的脑网络同样具有小世界性质，说明脑网络具有很强的鲁棒性，但体素水平上的脑网络的度分布服从幂律分布，与脑区水平上的脑网络的度分布不同。

近几年，复杂网络方法也开始应用在研究患者的脑网络异常方面。在对老年痴呆症的研究中，Supekar 等[84]发现患者脑网络的小世界性质出现了退化，表现在患者脑网络的集群度较正常人变小，并且发现这一变化可以作为区分正常人和患者的一个指标；He 等[85]对结构脑网络的研究提供的结果指出，患者脑网络的集群度和特征路径长度都比正常人明显变大，同时患者脑网络中的枢纽节点也较正常人发生了比较大的变化。Liu 等[86]利用复杂网络方法对精神分裂症患者进行了研究，发现患者脑网络集群度变小，网络效率变小，特征路径长度增加。Wang 等[87]对多动症（Attention-Deficit/Hyperactivity Disorder）患者的研究发现，患者脑网络的局部效率增加而全局效率不变。另外，Liu 等[88]研究了海洛因成瘾者脑网络的变化，发现海洛因成瘾者的脑网络同样具有小世界性质，但同非成瘾者相比表征小世界性质的参数（γ 等）有明显的减小。

4.1.3.4　复杂网络方法在针刺研究中的应用

自 2009 年以来，Qin 等[89,90]发表了利用复杂网络方法研究针刺机理的文章，对针刺穴位和假穴的两组被试者的脑网络进行了比较，发现：针刺后脑网络的连接会随时间发生变化，证明了针刺持续性效应的存在；同时，针刺组和对照组的脑网络连接模式存在差异,前脑岛在针刺后脑网络的连接中起了重要的作用。在未来的针刺机理研究中,复杂网络方法将在脑区协同作用机制、信号在脑区之间加工传导的效率以及针刺治疗疾病的研究方面起重要的作用。

[[[4.1.4 基于变点理论的时序状态分析算法简介]]]

目前,在功能核磁共振成像(fMRI)研究中广泛采用的是基于假设驱动的广义线性模型(General Linear Model, GLM)分析方法。该算法旨在考察特定脑区神经响应信号的动态特征是否符合已知的输入函数(实验设计响应脉冲序列卷积血液动力学函数)[91−93],这要求对由刺激引起的神经响应信号变化的起始时间及持续时间有较为准确的把握。然而,由于针刺效应较为复杂,引起的动力学响应函数难以事先确定,这种基于假设驱动的模型分析方法就不再适用[94],需要引入新的统计模型来深入分析针刺的 fMRI 时间序列状态改变,尤其应适用于开始时间、信号时域变化形态以及结束时间均未知的生理数据。

本节主要介绍基于层次指数加权滑动平均(Hierarchical Exponentially Weighted Moving Averages, HEWMA)的时间序列状态分析算法[95]。该方法源于经典的质量控制理论(算法原理框图如图 4.1.9 所示),可用于分析 fMRI 时间序列,检测其状态变化,估计变化的发生时刻及持续时间,特别适用于对动力学函数未知的生理、心理加工过程神经响应机制的考察,在脑功能成像领域中拥有广阔的应用前景。这种基于数据驱动的动态特征信息检测算法,为解密不同的大脑核团在针刺效应不同阶段的动态响应特征模式提供了全新的研究途径。不仅如此,针刺效应的发挥通常与个体机能差异密切相关,因此常会面临个体差异大、统计力度低等问题。分层指数加权滑动平均的又一显著优势就在于,通过引入指数加权组分析模型,可有效地克服个体差异对分析结果造成的影

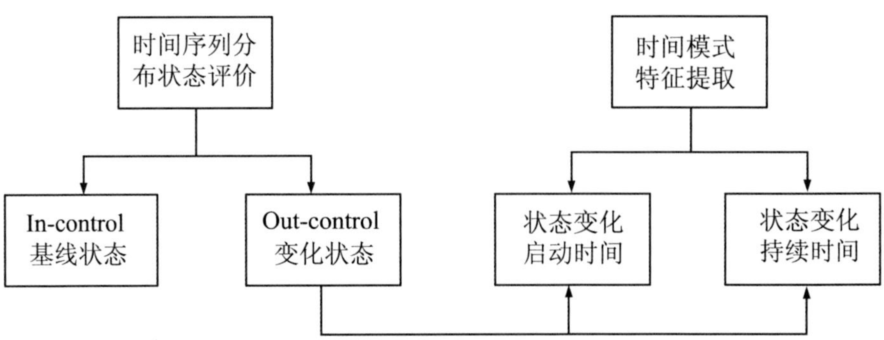

图4.1.9 基于变点理论的时间序列分析算法原理框图[5]

响，有效地克服针刺个体差异大这一问题。在本节的研究中，采用该方法对针刺神经响应的启动时间及响应持续时间等动态特征信息进行提取。

4.1.4.1　HEWMA模型

假设 fMRI 神经响应的时间序列满足以下两种数据分布形式：基线状态 $X_0 \sim N(\theta_0, \sigma^2)$和激活状态 $X_1 \sim (\theta_1, \sigma^2)$。这两种状态分布的均值不同。从基线状态到激活状态的状态改变所对应的时间点 τ 即为 HEWMA 分析中的“变点”（见图 4.1.10）。在 T 时刻，fMRI 时间序列的状态发生改变，如新的生理状态引起的大脑皮层神经活动的增强或减弱，进而使时间序列中的数据从均值为 θ_0 转变到均值为 θ_1 的分布状态。

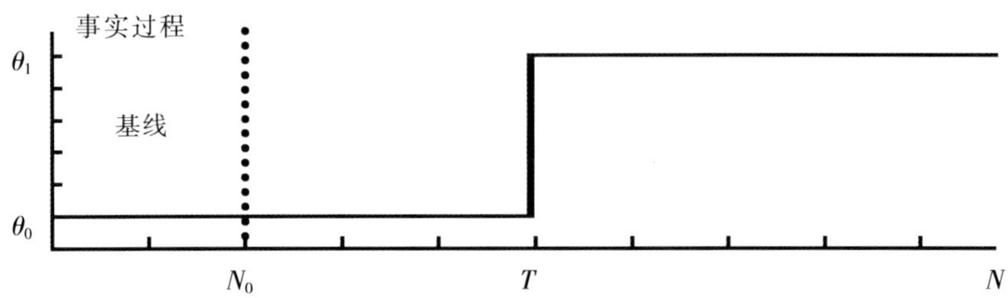

图4.1.10　fMRI时间序列状态改变模型[95]

该模型具有如下形式：

$$X_t^i = S_t^i + \varepsilon_t^i \tag{4.1.22}$$

$$S_t^i = S_t^{pop} + \boldsymbol{\eta}_t \tag{4.1.23}$$

ε_t^i是第 i 个个体在 t 时刻个体水平下的噪音项，$\boldsymbol{\eta}_t$ 代表时间序列中 t 时刻个体水平之间差异引起的噪音项，且 S_t^{pop} 满足：

$$S_t^{pop} = \begin{cases} \theta_0, t = 1, \cdots, \tau \\ \theta_1, t = \tau + 1, \cdots, n \end{cases} \tag{4.1.24}$$

可将式(4.1.22)和式(4.1.23)改写成矩阵的表达形式，得到：

$$\vec{\boldsymbol{X}}^i = \vec{\boldsymbol{S}}^i + \vec{\boldsymbol{\varepsilon}}^i \tag{4.1.25}$$

$$\vec{\boldsymbol{S}}^i = \vec{\boldsymbol{S}}_{pop} + \vec{\boldsymbol{\eta}} \tag{4.1.26}$$

随机变量$\vec{\boldsymbol{\varepsilon}}^i$和$\vec{\boldsymbol{\eta}}$分别服从均值为 0、协方差为$\Sigma_i$、$\Sigma_B$ 的正态分布：

$$\vec{\boldsymbol{\varepsilon}}^i \sim (0, \Sigma_i), \vec{\boldsymbol{\eta}} \sim (0, \Sigma_B) \tag{4.1.27}$$

可将式(4.1.25)和式(4.1.26)写为：

$$\vec{\boldsymbol{X}}^i = \vec{\boldsymbol{S}}_{pop} + \vec{\boldsymbol{\eta}} + \vec{\boldsymbol{\varepsilon}}^i = \vec{\boldsymbol{S}}_{pop} + \vec{\boldsymbol{\xi}}^i \tag{4.1.28}$$

$\vec{\xi}^{i}$服从均值为0、方差为$\Sigma_i+\Sigma_B$的正态分布：

$$\vec{\xi}^{i} \sim (0, \Sigma_i + \Sigma_B) \tag{4.1.29}$$

分层指数加权移动平均算法基于HEWMA统计量$\vec{z}_{pop}$，$\vec{z}_{pop}$满足：

$$\vec{z}_G = \boldsymbol{G}\vec{z}_{pop} + \vec{\xi}_{pop} \tag{4.1.30}$$

式中，$\vec{z}_G$是由所有个体的HEWMA统计量组成的向量：

$$\vec{z}_G = [\vec{z}^{1^T} \ \vec{z}^{2^T} \cdots \vec{z}^{m^T}]^T \tag{4.1.31}$$

$\boldsymbol{G}=[I_n I_n \cdots I_n]^T$是行数为$m$、列数为$n$的矩阵，$\boldsymbol{I}_n$是单位矩阵。$\vec{\xi}_{pop}$是协方差矩阵，服从均值为0、方差为$\boldsymbol{V}_G^*$的正态分布。

$$\boldsymbol{V}_G^* = \begin{bmatrix} \boldsymbol{V}_1^* & & 0 \\ & \boldsymbol{V}_2^* & \\ & & \ddots & \\ 0 & & & \boldsymbol{V}_m^* \end{bmatrix} \tag{4.1.32}$$

$\boldsymbol{V}_i^*$是相应于第i个个体的协方差，即：

$$\boldsymbol{V}_i^* = \wedge \boldsymbol{V}_i \wedge^T = \wedge \Sigma_i \wedge^T + \wedge \Sigma_B \wedge^T = \Sigma_i^* + \Sigma_B^* \tag{4.1.33}$$

HEWMA统计量$\vec{z}_{pop}$可由最小二乘法计算，得到：

$$\vec{z}_{pop} = (\boldsymbol{G}^T \boldsymbol{V}_G^{*-1} \boldsymbol{G})^{-1} \boldsymbol{G}^T \boldsymbol{V}_G^{*-1} \boldsymbol{G}) = [\sum_{i=1}^{m} \boldsymbol{V}_i^{*-1}]^{-1} \sum_{i=1}^{m} \boldsymbol{V}_i^{*-1} \vec{z}^{i} \tag{4.1.34}$$

相应的协方差矩阵为：

$$\boldsymbol{V}_{pop}^* = (\boldsymbol{G}^T \boldsymbol{V}_G^{*-1} \boldsymbol{G})^{-1} = [\sum_{i=1}^{m} \boldsymbol{V}_i^{*-1}]^{-1} \tag{4.1.35}$$

由此可见，$\vec{z}_{pop}$和$\boldsymbol{V}_{pop}^*$的求解依赖于$\boldsymbol{V}_i^*$的确定。这里采用和spm2相同的处理方法(EM-algorithm)，经过数次迭代可得$\boldsymbol{V}_i^*$，进而求得$\vec{z}_{pop}$和$\boldsymbol{V}_{pop}^*$。

4.1.4.2 HEWMA模型激活状态的统计推断

基于HEWMA统计模型，通过对数据分布形式加以判断，就可以判断当前时间序列信号的状态是否发生变化(正激活或是负激活)。为此作出如下假设：零假设为只存在一种均值状态μ(μ为常数)，即信号状态没有发生改变；备择假设为存在两种状态(基线状态与激活状态)，均值μ对应不同值，即：

$$\begin{aligned} &H_0: \mu=\theta_0 \quad \text{for} \quad t=1,\cdots,n \\ &H_1: \mu=\theta_0 \quad \text{for} \quad t=1,\cdots,\tau \text{ and} \\ &\mu=\theta_1 \quad \text{for} \quad t=\tau+1,\cdots,n \end{aligned} \tag{4.1.36}$$

我们的目的是为了估计数据服从零假设分布H_0的概率。定义假设检验统计量T为:

$$T_i=\frac{z_{\text{pop}_t}-\theta_0}{\sqrt{Var(z_{\text{pop}_t})}} \tag{4.1.37}$$

式中,$Var(z_{\text{pop}_t})$为 HEWMA 统计量在 t 时刻的方差。检验统计量 T 服从自由度为 d 的 t 分布,每个 t 值相对应一个统计推断 p 值。控制阈限(Control Limits,即置信度区间)定义为:

$$\theta_0 \pm t^{*}\sqrt{Var(z_{\text{pop}_t})} \tag{4.1.38}$$

一旦统计量超过阈限,则表明状态发生改变,拒绝零假设,接受备择假设。

4.1.4.3　时间维度校正与空间维度校正

由上可知,fMRI 时间序列中的每个时间点都对应着一个 p 值。为了遍历整个时间序列,需对 p 值进行校正。Bonferroni 校正是现今较为常用的一种校正方法,但由于其基于各时间点数据相互独立的前提假设,因此过于保守而不适用。这里采用蒙特卡罗模拟方法(Monte Carlo Integration),在零假设前提下,检验统计量序列$\vec{T}=(T_1,T_2,\cdots,T_n)$服从自由度为 d、协方差矩阵为 $\boldsymbol{V}_{\text{pop}}^{*}$的 t 分布。时间维的 Family-Wise Error Rate(FWER)控制由从 $t(\boldsymbol{V}_{\text{pop}}^{*},df)$分布随机产生 n 维 t 值向量,用其最大值对最大零假设 t 值的分布进行估计。

4.1.4.4　变点估计

如果状态发生改变,还需要对状态改变的时刻作出准确的估计,即对参数 τ 作出估计[96]。参数 τ 被看做统计量第一次超过阈限的时间点,需满足下式:

$$\hat{\tau}=\max\{t \mid t\leqslant N^{ooc},\ \mid z_{\text{pop}_t} \mid \leqslant\theta^{0}\} \tag{4.1.39}$$

动态特征信息不但包含状态变化的起始时刻，而且还应对状态变化的持续时间作出相应的估计。这里,采用高斯混合模型对状态变化的持续时间加以推测:

$$X=(1-\Delta)X_0+\Delta X_1 \tag{4.1.40}$$

其中,Δ 的概率为 p;X 的密度函数为:

$$f_x(x)=(1-p)f_{x_0}(x)+pf_{x_1}(x) \tag{4.1.41}$$

据此,时间序列上的数据点属于激活状态的概率为:

$$P(\text{active}/x_1)=pf_{x_i}(x_i)/f_x(x_i) \tag{4.1.42}$$

如果满足 $P(\text{active}/x_1)>0.5$,则该时间点被判定为激活状态。将所有处于激活状态的时间点数相加,便可获得对状态变化持续时间的相应估计。

4.1.4.5　实验材料与方法

1. 被试者

为了减少被试者之间教育程度的差异,16 名被试者全部为在校大学生。16 名被试者(男、女各8名,平均年龄22.5岁,标准差为1.8岁)身体状况良好,经Edinburgh利手问卷调查均为右利手[97];本人及一级亲属无精神病史,头部无损伤,近一个月内无药物服用经历;未接受过针刺治疗以及针刺相关研究实验,且无任何fMRI扫描禁忌;在向被试者详细说明实验的具体实施步骤后,被试者自愿签订实验知情同意书。

2. 实验设计

按照实验的双盲原则,一方面,所有被试者对即将接受的扫描实验类型以及实验实施顺序并不知情;另一方面,严格遵循研究者、实验实施者、数据处理者三分离的原则,研究者并未直接参与实验实施过程,实验实施者由研究者以外的人员担任,数据处理工作由非实验参与人员完成。

目前,fMRI针刺研究大都采用多组块的实验设计模式[92,98,99],即在较短的时间内针刺刺激会重复几次,但这种实验设计并不适用于针刺神经动态响应模式的考察,很难区分大脑激活模式是由捻针刺激还是由针刺持续性效应引起的。在这项研究中,采用了非重复事件相关的实验设计模式[100]。非重复事件相关的实验设计包括15min的扫描:1min的基线、1.5min的捻针刺激和12.5min的刺激后静息扫描(见图4.1.11)。目前,fMRI针刺研究包含不同类型的对照组[101-104]。为了有效地评价针刺穴位点的特异性,本研究选取针刺假穴作为对照组。因此,每个被试者需完成两次实验扫描:针刺足三里穴以及针刺假穴。两次扫描实验的实施顺序完全为随机,且在所有被试者间达到完全平衡。为了避免针刺后效应的影响,两次实验之间至少相隔48h。

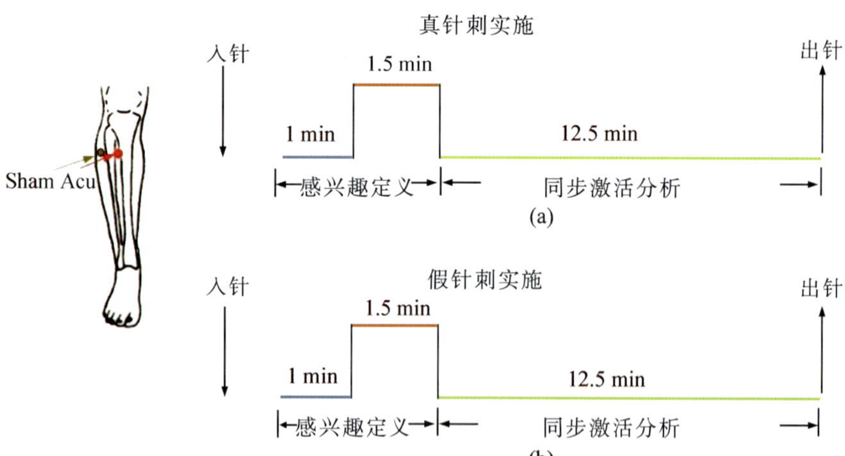

图4.1.11 非重复事件相关的实验设计模式[10]

针刺组选取右腿足三里穴。该穴被广泛用于临床针刺镇痛以及内脏调节,是针刺机理研究中普遍采用的主要穴位。针刺操作过程选用无菌、一次性的不锈钢针(直径为

0.2mm，长为 40mm）；入针深度为 2～3cm，针刺刺激采用“提拉捻转，平补平泻”的手法[100]，旋转频率为 60Hz；所有被试者的针刺过程均由一名具有专业资格的中医针灸师来完成。针刺假穴组，采用与真针刺组完全相同的刺激手法以及刺激强度，假穴的选取方法为足三里穴旁开 2～3cm。在实验进行的过程中，要求被试者闭眼休息，以避免被试者观察到正在实施的刺激类型；在扫描期间，要求被试者尽量保持身体特别是头部静止，且不要有太多的思绪。

在针刺实验结束后，每个被试者要求对实验过程中所经历的得气感按以下几个维度进行打分（10 分 VAS 量表）：酸、麻、胀、冷、热、尖锐痛、钝痛、重、麻刺感、痒、持续疼、挤压感[99]。打分量表的评定标准为：1～3 为轻度；4～6 为轻度不适；7～8 为不适；9 为极度不适；10 为无法忍受。尖锐痛被认为是由于操作不当引起的[99]，因此在接下来的分析中将体验该感觉的被试者数据予以排除。结果 16 名接受针刺刺激的被试者均未曾体验尖锐痛。

4.1.4.6 脑功能磁共振成像

实验采用美国通用电气公司（General Electric Company, GE）公司的 3.0T 核磁共振扫描仪。结构像扫描采用 T1 加权像：重复时间（TR）/ 回应时间（TE）=2 700ms/3.39ms，有效摄影视野（FOV）=256mm×256mm，matrix 为 256×256，回转角度（FA）=7°，in plane resolution 为 1mm×1mm，slice thickness 为 1mm。功能图像采用 BOLD 对比梯度回旋脉冲序列（Gradient Echo Pulse Sequence），扫描参数如下：TR =1 500ms，TE=30ms，matrix 为 64×64，FOV=240mm×240mm，FA =90°。

4.1.4.7 数据预处理与统计分析

数据预处理与统计分析均采用统计参数图分析软件（Statistical Parametric Mapping 5, SPM5）。首先，采用最小二乘法对功能数据进行头动校正（所有被试者的头动平移未超过 1mm，旋转角度未超过 1°）；其次，对校正后的数据利用 12 参数的仿射变换将平均图像配准到 MNI（Montreal Neurological Institute）标准模板，并将体素重切为 3mm×3mm×3mm 的大小；最后，采用 6mm FWHM（Full Width Half Maximum）高斯核函数对数据进行平滑，以达到降低噪声、提高信噪比的目的。

考虑到针刺具有持续性效应，选取针刺捻针刺激前的静息状态作为基线水平[99]，采用广义线性模型分析方法对针刺刺激引起的大脑响应信号变化进行估计（P<0.005，非校正）。根据激活结果，对于针刺足三里穴，选择后顶叶（Posterior Parietal Cortex, PPC）、下丘脑（Hypothalamus）、海马（Hippocampus）、杏仁核（Amgydala）等感兴趣区域（Region of Interest, ROI）作为进一步分析的对象；对针刺假穴，选择前额叶皮层（Prefrontal Cortex, PFC）、第一体感区（Primary Somatosensory Cortex, SI）、第二体感区（Secondary Somatosensory Cortex, SII）等区域为感兴趣区域。

4.1.4.8 基于层次指数加权的滑动平均检测算法的动态响应特征提取

基于层次指数加权的滑动平均检测算法可以实现对大脑感兴趣区域动态响应特征的有效提取。首先,采用广义线性模型的分析方法确定针刺效应的感兴趣区域。考虑到针刺持续性效应的影响,选取针刺捻针刺激前的静息状态作为基线水平[99],用于衡量针刺刺激引起的大脑响应信号变化,进而确定针刺效应相关的感兴趣区($P<0.005$,未校正)。对于双侧激活的大脑核团,只取激活强度较高的一侧作为代表。接着,将感兴趣区域的时间序列进行平均,得到的时间序列进行变点检测算法分析(详细参见 http://psych.colorado.edu/~tor/)。

基于层次指数加权的滑动平均检测算法可用于提取大脑时间响应的特征信息,通过应用过零算法以及高斯混合模型,可以对大脑核团响应状态变化的具体时刻以及状态改变的持续时间作出估计。组分析采用了指数加权的方法(权值反比于个体方差),用于克服个体在神经响应起始时间以及延迟上出现的差异。在该研究中,还采用 AR 模型估计检测算法的统计量,计算出的方差可以有效地降低 fMRI 周期性噪声(因呼吸、心跳引起的脉搏运动)对分析结果造成的影响。

4.1.4.9 生理数据结果

图 4.1.12(a)对被试者所报告的 12 种得气感类型的频率以及强度进行统计,图 4.1.12(b)展示了每种感觉的平均强度。相较于针刺假穴,麻、胀、酸在针刺足三里穴中出现的频率较高(Fisher 检验,$^{*}P<0.01$,$^{**}P<0.005$);针刺足三里穴以及针刺假穴所引发得气感的平均强度基本相等(足三里穴 2.4 ± 1.7;假穴 2.2 ± 1.9)。

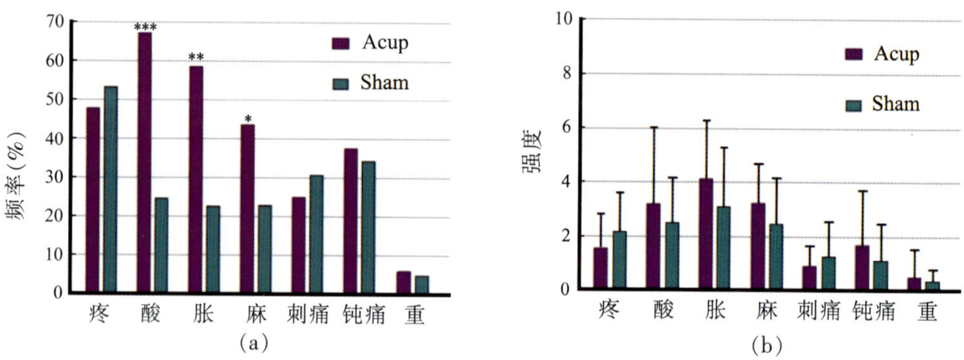

图4.1.12 得气感行为数据结果

4.1.4.10 动态神经响应结果

在针刺捻针阶段,基于广义线性模型的分析结果为:针刺足三里穴,可引起大脑广泛区域的正激活响应模式,这些区域包括边缘系统、小脑以及皮层下结构($P<0.005$,未

校正)，具体包括杏仁核、海马、前侧前扣带回、丘脑、后脑岛、体感区、前脑岛、前额叶、辅助运动区、中脑导水管周围灰质、网状结构、下丘脑以及小脑(见表 4.1.1)。针刺假穴，同样可引起大脑区域的正激活响应，相较于针刺足三里穴，激活强度较低，范围也十分有限(见表 4.1.2)，包括丘脑、体感区、运动区、前额叶、前脑岛以及小脑区域。

对于针刺足三里穴以及假穴，经指数加权的滑动平均检测算法估计所得到的神经响应起始时间主要分布于 25*TR*～91*TR*(见表 4.1.1)，并且大多数核团的神经响应起始时刻都集中出现在刺激开始的前后(43*TR*～63*TR*)。值得注意的是，有些核团(顶叶后侧、中扣带回以及脑岛)其响应起始时刻略早于针刺刺激的开始时刻[105]。

表4.1.1　基于指数加权的滑动平均检测算法的针刺足三里穴神经动态响应结果

($d.f.=13$，$P<0.005$，未校正，$t=3.01$，L为左半球，BA为布莱德曼区)

时变神经响应		Hem/BA	针刺足三里穴					
			坐标			*t*值	起始时间*TR*	持续时间*TR*
			x	*y*	*z*			
短暂性响应								
中扣带回		R/32	3	19	35	7.62	29	40
后扣带回		R/29	6	−46	16	4.58	51	35
丘脑	腹中侧联合体	R	15	−20	7	4.71	31	37
	腹后侧背侧核	R	6	−20	4	11.31	27	48
	腹后侧核	L	−15	−17	6	9.31	33	29
后侧顶叶		R/7	22	−49	63	5.88	32	36
第一体感区		R/2	65	−22	23	9.03	34	41
双模态响应								
前侧前扣带回		R/32	3	44	9	5.15	43	216
杏仁核		L	−21	−4	−17	4.30	38	250
海马		R	27	−15	−12	5.15	54	243
后脑岛		R	56	−34	21	8.90	28	243
壳		L	−21	−5	−9	10.45	49	175
屏状核		L	−36	−18	8	7.89	57	144
顶下小叶		R/40	62	−34	24	12.23	91	239

续表

时变神经响应	Hem/BA	针刺足三里穴					
		坐标			t值	起始时间TR	持续时间TR
		x	y	z			
双模态响应							
楔前叶	R/31	15	－57	28	8.68	62	245
枕叶中回	L/19	－56	－64	－4	3.63	57	176
后侧小脑	L	－9	－83	－21	11.71	42	232
间歇式响应							
尾状核	R	12	1	14	8.44	66	89
红核	L	－6	－18	－2	8.76	47	122
黑质	L	－6	－12	－9	8.31	81	73
中脑导水管周围灰质	R	－3	－30	－12	5.83	75	162
网状结构	R	－6	－26	－38	5.23	77	156
下丘脑	R	3	－3	－7	5.36	57	148
运动前区	R/6	4	－16	54	4.68	45	131
颞上回	R/42	62	－34	21	14.75	54	82
持续性响应							
前脑岛	R/13	42	17	－1	10.25	34	332
第二体感区	L/40	－65	－25	21	8.63	37	241
前额叶	L/47	－36	17	－6	10.43	31	254

表4.1.2　基于变点检测算法的针刺假穴神经动态响应结果

（$d.f.=13$，$P<0.005$，未校正，$t=3.01$，L为左半球，BA为布莱德曼区）

时变神经响应	Hem/BA	针刺假穴					
		坐标			t值	起始时间TR	持续时间TR
		x	y	z			
短暂性响应							
壳	L	－24	－3	－5	3.15	34	42
腹后侧中背侧核丘脑	R	20	－20	5	3.64	37	78

续表

时变神经响应	Hem/BA	针刺假穴					
		坐标			t值	起始时间 TR	持续时间 TR
		x	y	z			
短暂性响应							
第二体感区	R/40	56	-14	17	3.59	25	62
后侧顶叶	L/7	-18	-46	63	3.13	27	27
颞上回	R/42	68	-31	21	3.64	42	54
双模态响应							
第一体感区	L/2	-56	-24	40	4.15	15	370
运动前区	R/6	24	-7	45	3.16	68	202
顶下小叶	R/40	65	-30	32	3.95	57	133
枕叶中回	R/19	33	-81	21	3.68	76	147
小脑后侧	L	-12	-69	-32	4.62	44	112
持续性响应							
前脑岛	R/13	34	22	5	3.76	32	270
前额叶	L/9	-59	13	27	4.51	13	245

指数加权的滑动平均检测算法的估计结果表明，针刺足三里穴可引发大脑核团随时间变化的复杂响应模式[106]（如图 4.1.13 所示，上下两条虚线分别代表正、负激活阈限，红色标记部分为激活状态，绿线为响应起始时间）。神经响应模式大体上呈现以下 4 种类型：短暂性激活（持续时间大约为 35*TR*～48*TR*）、持续性激活（持续时间大约为 241*TR*～332*TR*）、间歇式激活（持续时间大约为 73*TR*～162*TR*）和双模态激活（持续时间大约为 144*TR*～250*TR*）。短暂性激活主要分布在扣带回中部（Middle Cingulate Cortex）和后顶叶，如图 4.1.13（a）所示，神经响应在短时间内达到最大值，随着针刺刺激的结束，立即回到基线水平。中脑导水管周围灰质（Periaqueductal Gray）和下丘脑，虽然也表现为短暂性激活，但是可以在整个扫描时间段内重复几次，如图 4.1.13（b）所示。持续性响应模式主要分布在前脑岛（Anterior Insula）和第二体感区，如图 4.1.13（d）所示。尽管有些核团也表现出持续性响应的激活模式，但是这些核团在针刺作用的不同阶段表现为显著不同的激活模态——针刺刺激阶段表现为正激活，而在针刺刺激结束后（后效应阶段）主要表现为负激活。这些区域主要分布在杏仁核和海马，如图 4.1.13（c）所示。

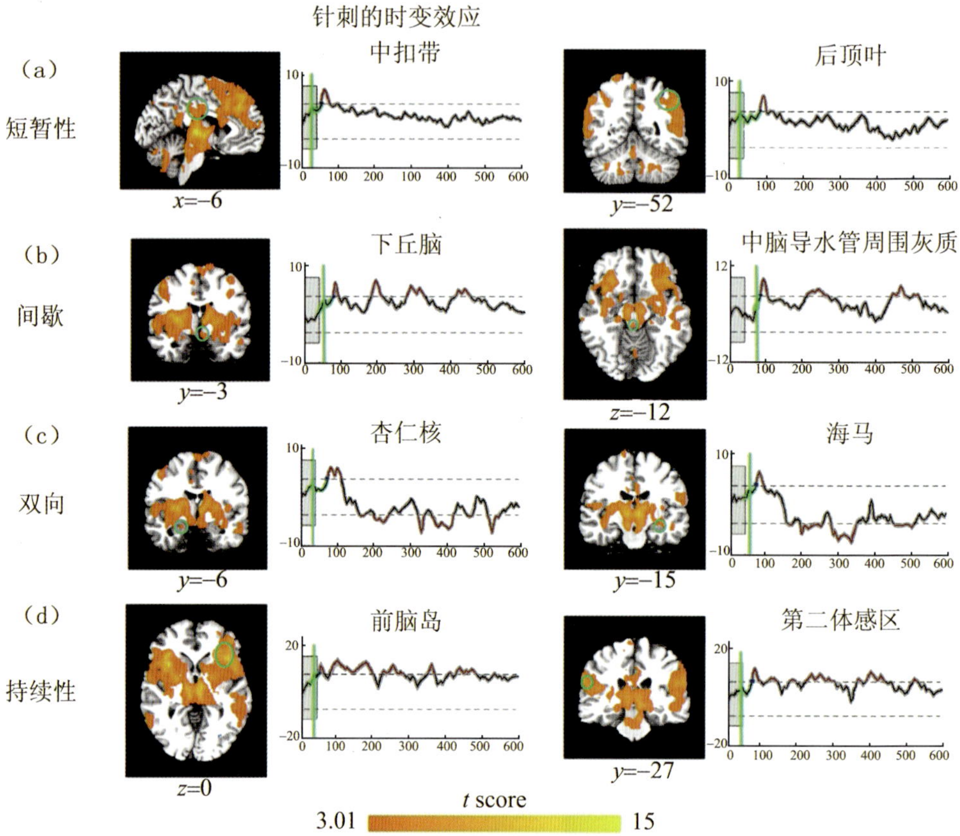

图4.1.13　针刺足三里穴时变响应结果

4.1.4.11　针刺穴位与假穴动态响应对比结果

相较于针刺足三里穴，针刺假穴仅激活了有限的大脑区域，且激活强度较低（见表4.1.2）。短暂性激活模式主要位于后顶叶和第二体感区，如图4.1.14（a）所示；双模态激活模式主要位于运动区和第一体感区，如图4.1.14（b）所示；持续性神经响应模式主要分布在前脑岛（Anterior Insula）和前额叶（Prefrontal Cortex），如图4.1.14（c）所示。针刺足三里穴与针刺假穴，除了激活范围和激活强度存在差别外，即使对于同一大脑核团，二者在激活模式上也表现出一定的差异。例如，针刺足三里穴后第二体感区表现为持续性正激活，但这一区域在针刺假穴后却表现为短暂性激活；针刺足三里穴可引起第一体感区的短暂性激活，而这一区域在针刺假穴后却表现为双模态的持续性激活模式，并且随着时间的推移负激活模式占据主导地位。

4.1.4.12　讨论

本研究系统性地分析了针刺持续性效应的具体神经加工机制表象。研究结果表明，

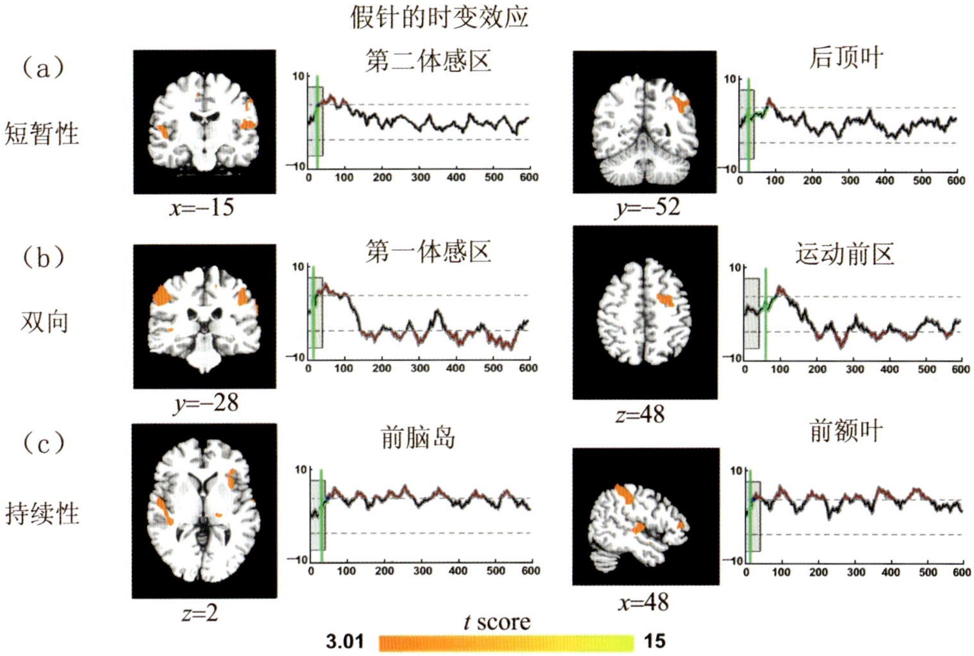

图4.1.14　针刺假穴神经时变响应结果

针刺中枢神经具有明显的随时间变化的动态响应特征。在针刺刺激阶段，大脑神经响应表现出一致性较高的正激活。随着时间的推移，在针刺持续性效应阶段，神经激活模式呈现出复杂的时变响应特征，大体可分为以下 4 种基本模式(见图 4.1.13)。

（1）短暂性激活模式主要位于扣带回中部和后顶叶，这些区域与预示外部刺激和威胁、依据外部信息作出相应的决策密切相关[107]。

（2）双向激活模式主要表现在杏仁核、海马以及旁海马，这些区域在痛情绪的编码过程中起重要的作用。

（3）间歇式响应模式主要分布于中脑导水管周围灰质、网状结构以及下丘脑，这些核团是疼痛下行抑制通路的重要节点，并且与疼痛引发的自主神经系统调节作用相关。

（4）持续性激活模式则主要分布于前脑岛与前额叶，这些核团不仅可以在针刺的整个作用过程中施加持续性控制，而且可以协调大脑多个核团之间的交互作用。综上所述，针刺效应的发挥可能涉及复杂多系统效应，即不是依靠单个脑区，而是包含了多个中枢神经调节系统之间的协同加工作用过程。

随着针刺持续性效应在临床上的广泛应用，目前已有一些 fMRI 针刺研究开始关注针刺持续性效应对大脑网络的调节作用[105,108,109]。但是，很少研究可以系统性地评价针刺不同作用阶段的神经响应模式，即无法真正意义上地将针刺刺激与针刺后效应引起的大脑激活响应模式相分离。为了解决这一问题，采用了与非重复事件相关的实验设计范式[100]，用于考察针刺不同阶段的大脑神经响应。结果表明，针刺刺激主要引起大脑广泛区域的正激活模式，针刺刺激过程通常包含了对深层组织的刺戳以及组织受到伤害时的生化反应，类似于大脑对于疼痛刺激的响应，因而主要引发大脑的正激活响应模式；由于针刺效应需要一段时间的慢变发展过程，因此针刺的复杂响应模式将随着时间的推移逐渐展现出来。

相较于针刺假穴，针刺足三里穴会引起范围较广以及激活程度较强的大脑复杂响应模式（见表 4.1.1 和表 4.1.2）。例如，针刺足三里穴所引起的间歇式神经响应模式主要分布在脑干（中脑导水管周围灰质、黑质以及网状结构）和下丘脑。在电生理的研究中，针刺可引起这些核团的广泛激活，推测与针刺参与下行镇痛传导通路的调节作用相关[109−111]。中脑导水管周围灰质和网状结构是下行抑制通路的重要核团，主要负责将大脑控制信号传至背角神经[112]，在疼痛控制系统的传出通路中起重要的调节作用。

针刺足三里穴还可引起大脑部分核团的双模态激活模式。杏仁核、海马、前扣带回前侧这些核团，在针刺刺激阶段主要呈现正激活响应模式，但随着时间的推移，这些核团则呈现出以负激活为主导的响应模式。由结果可以看出（见图 4.1.13），杏仁核响应的启动时间略早于刺激的施加时刻，这一现象与该核团对迫近负性事件所引发的焦虑情绪的加工机制有关。除此之外，该核团在针刺作用的不同阶段表现出较为灵活的双向激活模式。据此可以推测，该核团不仅参与了针刺刺激引发的疼痛效应的表达，而且还可能参与了针刺下行抑制通路的调节过程。该假设在前人的研究中也可得到部分佐证，如针刺可以引发杏仁核 BOLD 响应信号的显著降低，而该信号降低的幅度与被试者痛阈的升高呈现明显的正相关[113]。

以往的 fMRI 针刺研究旨在考察针刺神经激活模式的空间分布信息，即仅关注针刺即时效应的神经表象。研究也表明，仅依靠空间一维模式信息，难以获得针刺特异性的神经表象[92,114,115]。由于针刺效应的发挥需要一段时间的发展变化，大致呈现慢起慢落的基本形式，因此推测针刺特异性神经表象可能在时间维度信息上呈现出来。正如研究结果所体现的，在捻针刺激阶段，针刺足三里穴与针刺假穴均可引起体感区一致的正激活响应，但随着时间的推移，体感区域的神经响应模式在两种条件下逐渐呈现出分化的趋势。第二体感区在针刺足三里持续作用阶段，主要表现为稳定的持续性正激活，而在针刺假穴中表现为不激活。同样，第一体感区仅在针刺假穴后表现为持续性负激活，而在针刺足三里后表现为不激活。在两种条件下，刺激的施加方式和强度完全相同，可以推测体感区对于两种刺激表现为异质性的响应模式，这些差异可能是由于刺激点解剖结构以及神经元分布的不同导致的。大量的实验证据表明，第一体感区的激活响应与痛感的持续时间和刺激强度呈现正相关[116,117],而它表现出的负激活可能与强烈机械刺激的作用相关[118−120]。对于第二体感区,除了参与疼痛刺激的强度位置编码外,还参与认知—决策(像学习、识别与记忆)及与痛相关信息的高级加工过程[121,122]。有一些研究也表明,第二体感区神经响应信号与针刺镇痛效应水平呈现显著正相关[123]。据此可以推测,第二体感区在针刺的过程中发挥了关键作用,不仅参与了对外周刺激感觉信息的编码，而且参与了针刺镇痛通路的调节过程。体感区对于不同刺激所表现的时变响应特征,也为进一步了解穴位点(相较于非经非穴点)感觉信息的传导方式提供了一定的理论依据。

4.1.4.13　小结

本研究采用非重复事件相关的实验设计模式以及指数加权的滑动平均检测算法,对针刺持续性效应中枢神经的动态响应模式进行了研究。研究结果表明,针刺效应可引发随时间变化的复杂神经响应模式，这些大脑核团的激活模式会沿时间维度实现以功能为导向的多层次分化,推测与针刺镇痛穴涉及多个神经通路的参与有关。足三里穴作为主要的镇痛穴,不但抑制了痛情绪编码大脑核团的神经响应,而且可以有效地增强镇痛下行抑制通路核团的激活响应;脑岛作为内脏调节的中枢,在针刺的整个作用过程中发挥了控制与协调的作用，这也初步表明了针刺穴位—脏腑调节之间的交互作用。由此可以看出,针刺效应的作用涉及中枢神经多个系统之间的协同加工作用机制。以往的 fMRI 研究仅关注针刺神经激活模式的空间维度信息,由于旨在考察针刺的即时效应，真针刺与假针刺引发的激活模式在空间分布上存在一定的重叠，因此得出针刺不存在穴位功能特异性的结论。由于穴位特异性是针刺理论的核心,穴位特异性理论的否定也一度使得针刺机理研究陷入尴尬境地。本研究将针刺神经空间特征信息(即时效应)与时间响应信息(持续性效应)进行联合分析,重新验证了针刺穴位功能特异性的存在理论，为进一步地探索穴位—大脑整合—脏腑调节提供了全新的研究思路。

4.1.5　基于模式分类的分析算法简介

认知神经科学研究领域中的一项重要内容就是研究大脑的认知活动是如何反映在大脑的神经激活模式上的。fMRI 是一种以高空间解析度(毫米级)来观察整个大脑的神经活动的成像技术,为探索大脑神经活动提供了一种有效手段。一般情况下,一个被试者接受 20min 的 MRI 扫描后会得到一组三维图像数据，每幅图像都包括将近 15 000 个体素,每秒采集一次图像,最终会得到数以百万计的 fMRI 数据(维数灾难)。相对于单个体素上的信号激活，因针刺刺激引起的神经激活更多地表现为多个体素的共同激活，即体素的信号时间序列变化模式表现出一定的共性。传统的广义线性模型（General Linear Model, GLM）是基于单个体素的分析方法，没有将大脑的神经激活模式作为一个整体加以考虑，忽略了体素之间的相关信息。因此，亟需新的数据研究方法来处理如此庞大的 fMRI 数据，充分挖掘并整合数据所包含的信息，以期对某一具体时刻被试大脑中的信息进行解码，得到与刺激相应的大脑神经激活模式。

在针刺机理的研究领域中，Hui 领导的研究组提出了针刺负激活边缘系统理论的假说，并发表了大量高水平的学术论文[98,99]。该假说理论指出，针刺刺激会引起大脑广泛区域，特别是边缘系统—小脑神经响应信号的显著降低，并推测针刺作用涉及复杂的多系统效应相关。因此，更应该关注在针刺刺激条件下大脑神经激活模式在空间分布上的特点，这需要整体考虑可能包含在激活区中的体素。多体素模式分析（Multi-Voxel Pattern Analysis, MVPA）恰恰为实现这样的目的提供了一条解决途径。

多体素模式分析算法作为一种基于数据驱动的分析方法，将 fMRI 的数据分析手段进一步地提升和推进至分析神经激活模式的层次，而不仅仅局限在体素级。该方法更关注如何通过整合多体素的信息来提高提取神经响应激活区的能力。下面简要介绍一下多体素模式分析方法的基本步骤。

（1）如图 4.1.15(a)所示为多组块试验设计的实例。在 fMRI 扫描过程中，被试者接受两种类型的视觉刺激，一类是瓶子的图片，另一类是鞋子的图片。实验目的是为了考察对于实验扫描过程中的特定时间点，能否根据被试者当前时刻的 fMRI 图像中大脑皮层核团各体素的灰度值来判断被试者此时接受的是哪一类的视觉刺激。因此，特征提取需要完成的就是选定一组体素，这组体素的灰度值将用于构成当前大脑激活模式的特征向量，而这些特征向量将用于完成下一步的模式分类，以达到对当前大脑激活状态进行分类的目的。

（2）如图 4.1.15(b)所示，对实验中采集的 fMRI 数据进行重新组合，即根据实验设计中的两种刺激条件，将每一个被试的全脑 fMRI 时间序列按照不同的刺激时间段截断分组，并重新组合。图 4.1.15 所示为特征向量矩阵，其中特征向量为已选体素组的体素在特定时间点的信号值，且已知各特征向量对应的刺激条件。为此，需要进一步将特征数据分为训练集和测试集。

（3）如图 4.1.15(c)所示，训练集用于训练分类机，得到分类判决式，输入新的特征向量时，就可以判断此特征向量的类别。

（4）如图 4.1.15(d)所示为已训练的分类机定义的高维体素模式空间（为了显示的目的，压缩到二维空间）。红色虚线为分类边界，图中的每一点对应于一个特征向量，即

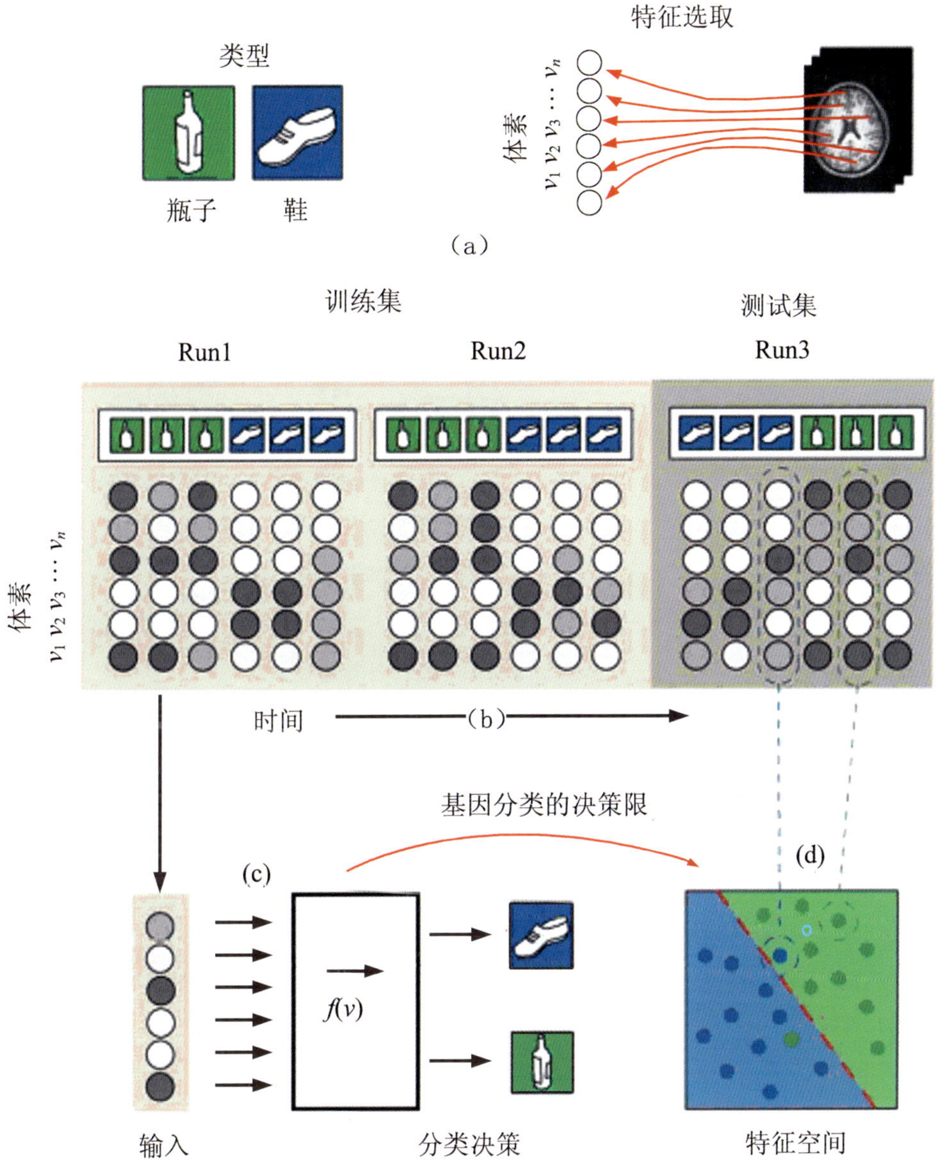

图4.1.15　MVPA分析基本步骤[3]

为特定时间点的大脑激活模式(蓝色与绿色分别对应于两类刺激条件)。图中的背景色表示了分类机所决定的处于该区域内的特征向量对应模式的所属类别。图中包括了一个被正确分类的属于瓶子这一类的激活模式(绿色虚线标示出的),以及一个把本应属于鞋子这一类的激活模式错分到了瓶子的一类。

值得注意的是,为了避免信号缺失,应用该算法时,在 fMRI 数据预处理步骤中通常省略体素信号空间平滑这一步骤。其原因在于虽然空间平均可以有效地减少噪声,但它可能同时也减少了两种有意义的激活信号：第一种是激活强度较弱但包含判决信息的信号;第二种是空间模式的一些细微纹理特征,空间平滑可能会模糊掉这些特征,进而减少了可以区分不同刺激条件所对应的激活模式的有意义的信息。

分类机的选择也是应用多体素模式分析算法的一个重要方面。机器学习理论(Machine Learning Theory)为多体素模式分析提供了种类丰富的分类算法。在目前的 fMRI 研究中,多体素模式分析方法主要采用了线性判别机,如神经网络(Neural Network, NN)、线性判别分析(Linear Discriminant Analysis, LDA)、支持向量机(Support Vector Machine, SVM)等。这些分类算法大都采用计算体素灰度加权平均值的方式,先将此加权平均值作为一个判别方程输入，然后根据一个有效的阈值来确定当前特征归属的类别。虽然传统的模式分析理论表明非线性训练机比线性训练机适用的范围更广,但是在多体素模式分析研究中并没有得到非线性机比线性判别机更适用的明确结论[123]。与此同时,有研究表明由非线性分类器得到的一些结果要比由线性分类器得到的更难理解[124]。因此,可以采用线性支持向量机作为分类器来研究针刺引起的神经响应激活模式。与先前的研究一样[92,98,123],可以采用多组块的实验设计,选取光明穴与其旁开假穴作为对照穴,分别应用 GLM 方法和多体素模式分析方法对 fMRI 数据进行分析,并比较结果的异同。

4.1.5.1 空间特征提取

特征选取是模式分类研究中十分关键的一步，模式分类的最终结果在很大限度上依赖于该步骤。因此,需要提取能够反映中枢神经激活模式空间分布的特征向量,即需提取特定的时间点下大脑皮层可能包含在激活区内的体素灰度值向量。选取神经激活模式特征向量的方法主要分为以下两种：

(1)根据生理解剖的先验信息,确定哪些大脑皮层的核团可能会在特定的条件下激活,从而选定感兴趣区域。例如,若试验由单一的视觉刺激组成,研究人员可能主要关注大脑枕叶区域(主要处理视觉信息加工的皮层)的神经激活模式,因此可选择处于枕叶皮层的体素来生成特征向量。

(2)根据基于广义线性模型统计分析结果。应用广义线性模型分析方法处理数据后,可得到统计参数图。在统计参数图中,每个体素都对应着相应的 t 值,t 值用于反映体素的激活程度。因此,可以根据 t 值的大小来设定合适的阈值,将 t 值大于此阈值的体素划入用于提取特征向量的体素组。概括来说, 就是在传统的 fMRI 数据分析方法中,任何体素组的统计量都可用于作为特征体素选取的依据。

但是,基于广义线性模型方法的特征选取存在许多问题。即使在选取过程中设定很低的阈值,但如果将没被选中的体素作为整体考虑,这些区域可能也包含因刺激引起的神经激活模式的相关信息。因此,可以选择用多体素特征选取方法替代单一体素特征选取方法。多体素特征选取方法将一组体素作为整体来考察其所含的信息量。当然,由于整个大脑皮层的体素数目庞大,若考虑全脑的体素,势必会带来庞大的计算量。通常情况下, 研究者更关心的是特定体素所包含的信息能否将对应于不同实验刺激条件的神经激活模式区分开来。因此,对于每一个体素,需要提取可表征其当前所处神经激活模式的特征向量。考虑到结构上相邻体素间存在功能上的联系,可应用“Searchlight”的特征选取方法[125]。

由于在每一次 fMRI 扫描过程中被试者仅接受一种类型的针刺刺激(光明穴或旁开假穴),因此不需要对 fMRI 数据进行时间维度上的重新整合,每个体素的一个 fMRI 时间序列属于同一个针刺刺激类型。可对除了位于脑脊液、灰质中的体素外的所有体素进行特征提取与模式分类。对于体素 v_i,其具体的特征选取方法如下:

(1)以体素 v_i 为球心,定义一个半径为 6mm 的球体“Searchlight”(发表的研究表明,当球体半径为 6mm 时,所得平均分类正确率最高[125]),即定义了一个包含 33 个体素的球体 mask。

(2)提取出该 mask 所覆盖的包括 v_i 在内的 33 个体素的 fMRI 时间序列,构成中心体素为 v_i 的特征数据矩阵。其中,每一维的特征用 X_{tj} 来表示,即为 t 时刻体素 j 处的灰度值。

(3)这样,就得到了数据矩阵 $\boldsymbol{X}=T\times V$。式中,T 代表 fMRI 时间序列的时间点数量;V 代表该球体 mask 中包括的体素的个数。

(4)应用奇异值分解(Singular Value Decomposition,SVD)对提取的数据矩阵进行特征向量提取,选取 $\boldsymbol{X}$ 的最大特征值对应的特征向量作为体素 v_i 的特征向量。

试验中包括两组共 22 名被试者的 fMRI 实验数据,体素 v_i 最终得到分别对应于两种刺激的 22 个特征向量。

4.1.5.2 模式分类

由于不需要对实验数据进行时间维度上的重新整合,下一步可直接将这 22 个特征向量划分为训练集与测试集。这里采取交叉验证的策略,共完成 $K=22$ 次训练和分类。

对于第 k($k=1,2,\cdots,22$)次交叉验证,选取该体素的第 k 个特征向量作为测试集数据,其余 21 个特征向量构成训练集。用训练集数据对分类机进行训练,训练完成后对测试集中的特征向量进行分类,并记录分类结果。

已有研究结果表明,SVM 适用于高维数据特征分类问题[123-125]。这里选用线性支持向量机来完成分类,并用 LIBSVM 工具包实现 SVM 算法。SVM 分类机需要提供形如 $\langle x,y\rangle$ 的样本来训练分类机。其中,x 表征多维特征空间的一点,它对应于某个体素的特征向量;y 是类别标签(针刺组:$y=1$;针刺假穴组:$y=-1$)。

交叉验证完成后即可得到体素 v_i 的预测类别标签,然后分别将 22 次预测的结果进行分类正确率的计算(正确率即为 22 次预测中其类别标签被正确预测的次数所占的百分比),即可得到全脑中每个体素所对应的分类正确率。将全脑体素的分类正确率保存为一个三维大脑图像(Volume),图中大脑的每个体素的灰度值代表着分类正确率。对于体素 v_i,通过其在交叉验证完成后的平均分类正确率来衡量此体素所含信息在两种刺激条件下的分类效果。

4.1.5.3 实验材料与方法

1. 被试者

考虑到被试者教育程度的差异有可能对实验结果造成影响,因此 22 名参加实验的被试者全部选为在校大学生,且身体状况良好。经 Edinburgh[97]利手问卷调查均为右利手;视力或矫正视力均正常;本人及一级亲属无精神病史,头部无损伤,近一个月内无药物服用经历;未接受过针刺治疗以及针刺相关的研究实验,且无任何 fMRI 不适应证。在向被试者详细说明实验的具体实施步骤后,被试者个人自愿签订实验同意协议书。

2. 实验设计与步骤

按照实验的双盲原则:一方面,所有被试者对即将接受的扫描实验类型及实验实施顺序并不知情;另一方面,严格遵循研究者、实验实施者和数据处理者三分离的原则,研究者并未直接参与实验实施过程,实验实施者由研究者以外的人员担任,数据处理工作由非实验参与人员来完成。

本实验采用的多组块实验设计(如图 4.1.16 所示)包括:1min 的基线扫描、2 次针刺刺激(每次刺激时间为 30s)、两次刺激之间的 50s 静息扫描以及刺激结束后的 50s 静息扫描。22 名被试者被随机分成两个组,其中 11 名为针刺组(Acup-group),另外 11 名属于针刺假穴组(Sham-group),每个被试者只参与其中一组的实验扫描。

针刺组选取光明穴。临床上光明穴是一个非常有效的治疗多种眼部疾病的穴位点,比如白内障、夜盲症和视神经萎缩等,它是针刺机理研究中普遍采用的主要穴位。针刺操作过程选用无菌一次性不锈钢针(直径为 0.2mm,长为 40mm);入针深度为 2～3cm,

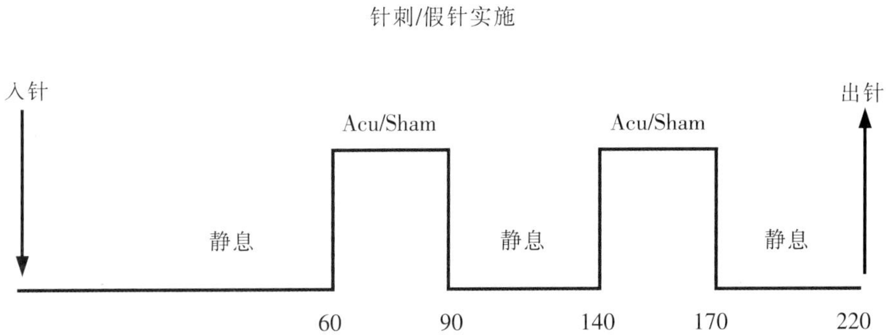

图4.1.16　实验设计示意图

针刺刺激采用“提拉捻转，平补平泻”的手法，旋转频率为 60Hz；所有被试者的针刺过程均由一名具有专业资格的中医针灸师来完成。针刺假穴组，采用与真针刺组完全相同的刺激手法以及刺激强度，假穴的选取方法为光明穴旁开 2～3cm。在实验进行的过程中，要求被试者闭眼休息，以避免被试者观察到正在实施的刺激类型；在扫描期间，要求被试者尽量保持身体特别是头部静止，且保持思绪平和。

针刺实验结束后，要求每个被试者对实验过程中体验的得气感按针刺得气感量表（Subjective Acupuncture Sensation Scale, SASS）[126]进行打分，主要包括：酸、麻刺感、胀、冷、热、尖锐痛、钝痛等。打分量表的评定标准为：1～3 为轻度；4～6 为轻度不适；7～8 为不适；9 为极度不适；10 为无法忍受。

3. 脑功能磁共振成像及数据预处理

实验采用美国通用电气公司的 3.0 T 核磁共振扫描仪。功能图像采用 BOLD 对比梯度回旋脉冲序列（Gradient Echo Pulse Sequence）成像方式，成像参数为：TE＝30ms，TR＝2 000ms，FA ＝90°，matrix size＝64×64，FOV ＝240mm×240mm，平面分辨率为 3.75mm×3.75mm。

数据预处理基于统计参数图分析软件（Statistical Parametric Mapping 5，SPM5）平台。首先，采用最小二乘法对功能数据进行头动校正，以剔除头动过大的图像（本实验中所有被试者的头动平移均未超过 1mm，旋转角度未超过 1°）；其次，对校正后的数据利用 12 个参数的仿射变换将平均图像配准到 MNI 标准模板，并将体素重切为 3mm×3mm×3mm 的体素。在预处理部分中，值得注意的一点是并没有用高斯核函数对数据进行平滑，因为对于数据驱动的 fMRI 数据分析，空间平滑可能会导致有意义信息的丢失。后面的基于广义线性模型以及基于多体素模式分析算法的数据分析均采用相同的预处理后的实验数据。

4.1.5.4 生理数据分析结果

根据得气感量表,可统计针刺组与针刺假穴组中 7 种得气感的体验频率,即各组被试者中有某种类型的得气感的被试者占的比例大小,如图 4.1.17(a)所示。统计分析表明,针刺组和假穴组在得气感的体验频率上没有差异(配对 t 检验,$P>0.05$)。此外,还得到了针刺组与针刺假穴组中 7 种得气感强度的均值与方差,如图 4.1.17(b)所示。相较于针刺假穴组,酸、胀、钝痛这 3 种感觉在针刺光明穴后出现的频率较高,而麻刺感在假穴组中的体验频率较高。得气感的强度在整体上都集中在比较低的水平(细微感觉到中等感觉),同时针刺组和假穴组在所有类型得气感的平均值上没有明显差异。

在针刺机理研究领域中,已发表的研究提出一种换算方法,即将被试者在针刺过程中报告的多种类型得气感的得分换算成一个 MASS(the Massachusetts General Hospital Acupuncture Sensation Scales)指数值,以更好地评价在不同强度条件下的针灸刺激带给被试者得气感之间的差异[99]。该 MASS 指数计算方法如下:

首先将每个被试者的得气感量表中的 7 种得气感的强度值按由大到小的顺序排列,然后按公式(4.1.43)计算该被试者的 MASS 指数。其中,n 为得气感种类数目,在本章研究中 $n=7$;R 为各得气感对应的强度值(按从大到小的顺序排列)。

$$\text{MASS}-\text{Index}=\frac{\sum_{i=1}^{n}\left(\frac{1}{2}\right)^{i}R_i}{1-\left(\frac{1}{2}\right)^{n}} \tag{4.1.43}$$

由此计算得到针刺组与针刺假穴组共 22 名被试者的 MASS 指数值。通过 Two-sample t 检验可知,两组的得气感强度的 MASS 指数并无明显的差异。

4.1.5.5 基于广义线性模型的数据分析

统计分析涉及个体分析与组分析层面。在个体分析层面, 可定义两组对照: Acu-Resting 和 Sham-Resting(见图 4.1.17),可以得到代表大脑体素特定条件相对于基线水平的神经激活响应统计参数图。得到所有被试者的个体统计图后,进入随机效应分析阶段(t 检验),得到组分析统计图(统计阈值为 $P<0.005$,非校正)。得到针刺组和针刺假穴组的组分析结果后,对两组结果进行两组样本的 t 检验。最后,将 t 检验分析统计图功能数据的坐标由 MNI 坐标系转换为 Talairach 坐标系,并完成数据分析结果统计。

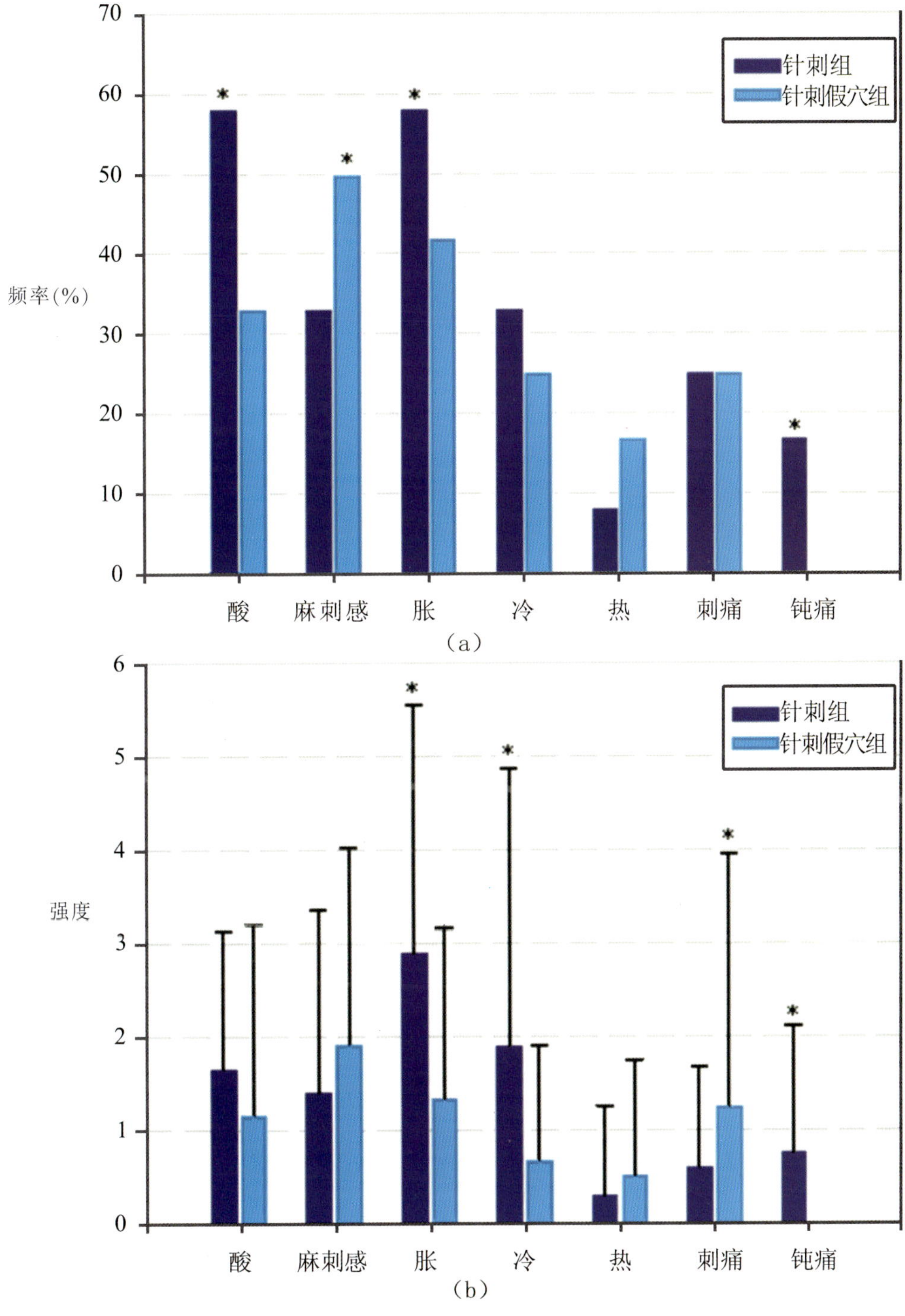

图4.1.17　得气感各指标分析结果

注:* 为 $P<0.05$。

4.1.5.6 多体素模式分析结果

对大脑皮层的每个体素应用多体素模式分析算法，经过交叉验证得到平均分类正确率。取分类正确率的阈值为65%(大于随机概率50%)，可以得到对应于小脑—边缘系统、枕叶、体感区等核团的体素的分类正确率(见表4.1.3)。如图4.1.18所示为分类正确率大于65%的体素空间分布。这些脑区包括枕叶下回(Inferior Occipital Gyrus, IOG)、双边舌回（Lingual Gyrus, LG)、枕叶中回（Middle Occipital Gyrus, MOG）和梭状回(Fusiform Gyrus, FG)。小脑—边缘系统的相应脑区的体素也得到了较高的分类正确率，相关核团包括脑岛(Insula)、前扣带回喙部(Rostral Anterior Cingulate Cortex, rACC)、前扣带回膝部(Perigenual Anterior Cingulate Cortex, pACC)、脑桥(Pons)、杏仁核、小脑后叶的前叶山坡(Culmen in Anterior Lobe)以及小脑舌蚓小叶(Declive of Vermis)。此外，位于体觉皮层的一些体素也得到了较高的分类正确率(*J*)。

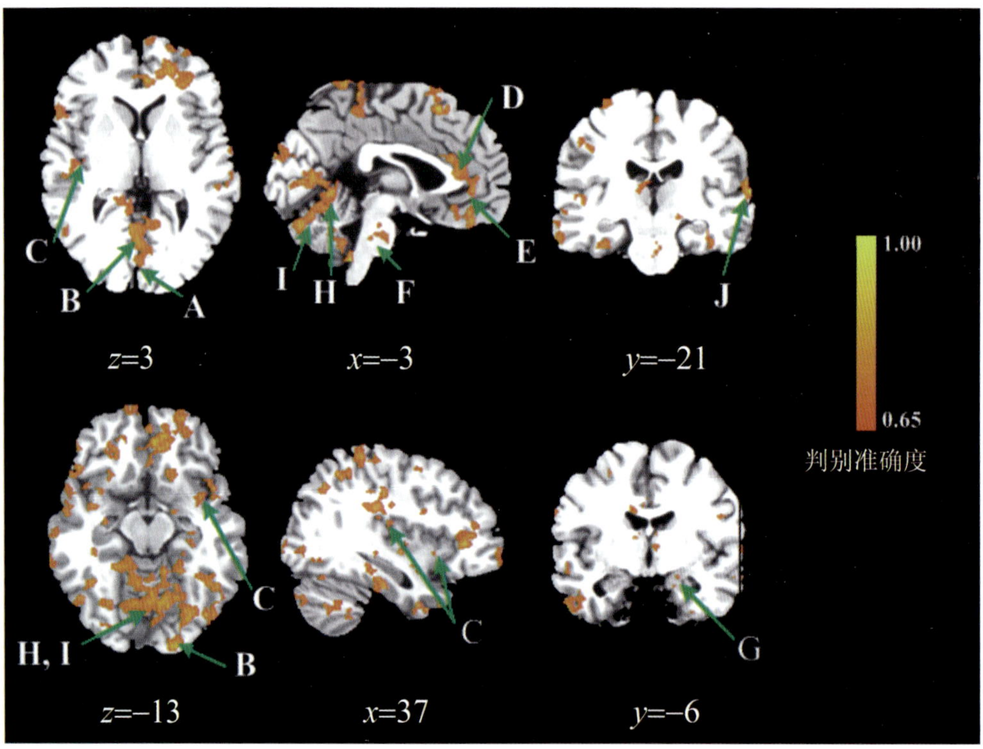

图4.1.18 分类正确率的空间分布

注：A，B—双边舌回；C—脑岛；D—前扣带回喙部；E—前扣带回膝部；F—脑桥；G—杏仁核；H—前叶山坡；I—舌蚓小叶。

表4.1.3　Acu与Sham Two-sample t检验结果(t=2.85,P< 0.005,未校正)

		Talairach			t	N			Talairach			t	N
		x	y	z					x	y	z		
边缘系统							颞叶						
PH	L						BA 37/39	L	－36	－60	28	3.27	3
BA 30/36	R	30	－38	－8	3.76	6		R	45	－67	9	3.24	3
MCC/PCC	L						Parietal Cortex						
BA 24	R	12	－10	39	3.14	5	IPC/Precuneus	L	－48	－28	24	4.11	9
脑岛	L	－45	－34	21	3.41	3		R	42	－45	38	3.64	5
BA13	R	42	0	－5	4.75	4	枕叶						
皮层下							Cuneus	L	－3	－77	29	3.30	5
丘脑	L	－12	－26	1	3.52	4	BA18	R					
	R	15	－20	15	3.61	3	IOG/LG	L	－36	－79	－4	3.26	4
脑干							BA19	R					
Pons	L	－15	－27	－21	3.33	2	小脑						
	R	9	－22	－24	3.09	2	Culmen	L	－6	－47	2	3.38	9
感觉运动区								R	36	－45	－20	3.37	10
SI	L	－48	－27	40	3.84	8	Declive	L	－27	－59	－15	3.82	17
	R							R					
SMA	L												
BA6	R	3	－3	53	3.10	3							

注:BA—Brodmann Area; PH—Parahippocampus,旁海马;MCC—Middle Cingulate Cortex,中扣带回;PCC—Posterior Cingulate Cortex, 后扣带回;SI—第一体感区;SMA—辅助运动区;IPC—Inferior Parietal Cortex—前顶叶;IOG—Inferior Occipital Gyrus—枕叶下回;LG—舌回;N—脑区激活体素个数;t—N个体素中最大的t值。

4.1.5.7 讨论

Cho 在 1998 年发表的研究中首次利用 fMRI 成像技术研究 4 个传统中医中用于治疗眼部疾病的穴位和一个假穴。通过比较影像学结果，发现只有针刺视觉相关穴位才能激活视觉皮层[127]。但 2009 年 Kong 等人通过电针针刺昆仑穴（UB 60）、光明穴（GB 37）和假穴，都得到了大脑视觉皮层激活，且在两种刺激条件下的大脑神经激活模式的空间分布存在较多的重叠，该研究结果并不支持视觉穴位具有特异性[92]。

本节研究采用了多组块的实验设计，分别应用广义线性模型和多体素模式分析方法来研究针刺视觉相关穴位及旁开假穴引起的大脑中枢神经激活空间分布模式，并比较两者的差异。Two-sample t 检验的统计结果表明（见表 4.1.3），位于边缘系统、枕叶等核团的若干体素得到了激活。这与 Kong 等研究者于 2009 年发表的研究结果一致[92]。因此，广义线性模型分析方法探测能力不够敏感，并不能够区分不同刺激条件对应的大脑神经激活空间分布模式差异。与此同时，多体素模式分析结果表明，大脑皮层的一些特定脑区所包含的体素信息可以实现对刺激类别的正确划分（基于一定的分类正确率阈值），这些脑区包括视觉皮层颞叶、小脑—边缘系统核团以及体觉区。具体结果如下：

（1）如表 4.1.4 和图 4.1.18 所示，枕叶皮层的多个核团都得到了较高的分类正确率。其中，位于左楔叶的体素分类正确率高达 91%，舌回、枕叶中回以及梭状回等脑区体素的分类正确率较低，但仍高于 65%（分类正确率阈值）。以上数据分析结果表明，针刺光明穴和旁开假穴引起的大脑皮层神经激活模式不完全相同。

（2）如表 4.1.4 和图 4.1.18 所示，在小脑—边缘系统皮层，包括脑岛、前扣带回喙部、前扣带回背部、脑桥、杏仁核、小脑后叶的前叶山坡以及小脑舌蚓小叶等多个核团的体素上均得到了较高的分类正确率。小脑—边缘系统（包括扣带回、海马旁回、海马和齿状回、杏仁核、隔区、下丘脑、背侧丘脑的前核和中脑被盖）主司体觉运动、内脏调节、情绪反应、免疫系统功能等[99]。麻省总医院 Hui 所领导的课题组，先后于 2000 年和 2005 年发表高水平研究论文，探讨针刺镇痛穴对中枢神经加工通路的影响[98,99]。结果发现，针刺镇痛穴可引起边缘系统和脑皮层下结构的信号强度显著降低，由此提出了针刺参与镇痛通路学说——负激活边缘系统理论。该理论研究成果指出，针刺刺激会引起大脑广泛区域，特别是边缘系统—小脑神经响应信号的显著降低。随后也有一些研究结果支持该理论学说[91,128,129]。以上表明，针刺效应与小脑—边缘系统的调节作用机制紧密联系。多体素模式分析方法的结果表明，位于小脑—边缘系统的一些体素可以对针刺刺激种类进行正确的分类。因此，可进一步得到结论：针刺视觉相关穴位与针刺旁开假穴对小脑—边缘系统起到的调节作用是不同的，为视觉穴位特异性提供了强有力的依据。

（3）如表 4.1.4 和图 4.1.18 所示，第二体感区部分体素的分类正确率达到 82%。虽

表4.1.4　分类正确率(Acup vs. Sham)

		Talairach			*DA*	*N*			Talairach			*DA*	*N*
		x	*y*	*z*					*x*	*y*	*z*		
边缘系统					0.72		感觉运动区						
杏仁核	R	21	-7	-15	0.86	5	SⅡ	L					
PH/Hipp	L	-18	-47	-5	0.77	30		R	65	-20	15	0.82	5
	R	24	-47	-10		14	枕叶						
dACC	L				0.82		Cuneus	L	-3	-67	9	0.91	53
BA 24/32	R	6	33	18	0.77	10	BA17	R	21	-83	37	0.82	49
pACC	L	-6	32	-4	0.95	21	IOG/LG	L	-6	-64	3	0.82	17
BA24/32	R	6	38	-2	0.95	54	BA18	R	21	-97	-8	0.86	46
MCC/PCC	L	-6	-42	33	0.82	47	MOG/FG	L	-24	-89	21	0.82	36
BA32/23	R	9	-45	38	0.82	38	BA19	R	27	-94	-13	0.82	26
脑岛	L	-48	-34	18	0.82	15	小脑						
BA13	R	42	-43	19	0.82	9	Culmen	L	0	-59	-7	0.91	124
脑干								R	24	-42	-16	0.95	153
脑桥	L	-18	-33	-29	0.95	63	Declive	L	-6	-56	-12	0.86	50
	R	6	-27	-21	0.82	36		R	42	-68	-22	0.95	101

注：*DA*—分类正确率；*N*—体素个数；PH/Hipp—旁海马；dACC—背侧前扣带回(Dorsal Anterior Cingulate Cortex)；pACC—前扣带回膝部(Perigenual Anterior Cingulate Cortex)；MCC/PCC—中扣带回/后扣带回(Middle Cingulate Cortex/Posterior Cingulate Cortex)；SⅡ—第二体感区；IOG/LG—枕叶下回/舌回(Inferior Occipital Gyrus/ Lingual Gyrus)。

然广义线性模型的组分析结果显示针刺组与针刺假穴组都会引起第二体感区的激活，但配对 t 检验统计分析(Two-sample t test)表明，该区域对应于两种刺激条件的激活差异并不明显。在所有的实验过程中，针刺操作均由一名具有专业资格的中医针灸师来完成，并采用完全相同的刺激手法和刺激强度。针刺假穴不会产生针刺效应，但类似于体表的尖锐刺激可以引起体感区神经激活。在已发表的研究中没有得到针刺刺激与针刺假穴刺激条件下体觉区神经激活模式上的差异。然而，应用多体素模式分析的结果表明，第二体感区的部分子区域可以有效地将针刺组与针刺假穴组区分开来，且分类正确率较高。这证实了第二体感区在针刺刺激条件与针刺假穴刺激条件下所引起的神经激活是存在差异的。

至此，将多体素模式分析的结果与基于广义线性模型的分析结果进行对比可以发现，前者为针刺穴位特异性提供了更有意义的依据。基于广义线性模型的统计分析方法虽然可以得到针刺组与针刺假穴组的各自的神经激活模式，但是该方法不够敏感，并不能够探测不同刺激条件对应的神经激活空间分布模式的差异。相对而言，多体素模式分析方法得到了较多有意义的差异脑区，其所包含的体素分类正确率均大于 65%。由此可以认为，多体素模式分析方法能够更好地以较高的统计力度得到针刺组和针刺假穴组的神经激活模式空间分布差异。

参考文献

[1] Bandettini P A, Jesmanowicz A, Wong E C, et al. Processing strategies for time-course data sets in functional MRI of the human brain[J]. Magnetic Resonance in Medicine, 1993, 30(2):161-173.

[2] Friston K J, Jezzard P, Turner R. Analysis of functional MRI time-series[J]. Human Brain Mapping, 1994, 1(2):153-171.

[3] Friston K J, Holmes A P, Worsley K J, et al. Statistical parametric maps in functional imaging: a general linear approach[J]. Human Brain Mapping, 1994, 2(4):189-210.

[4] Buckner R L, Snyder A Z, Sanders A L, et al. Functional brain imaging of young, nondemented, and demented older adults[J]. Journal of Cognitive Neuroscience, 2000, 12(2):24-34.

[5] Büchel C, Coull JT, Friston KJ. The predictive value of changes in effective connectivity for human learning[J]. Science, 1999, 283(5407):1538-1541.

[6] Liu Y, Gao JH, Liotti M, et al. Temporal dissociation of parallel processing in the human subcortical outputs[J]. Nature, 1999, 400(6742):364-367.

[7] Stephan K E, Magnotta V A, White T, et al. Effects of olanzapine on cerebellar functional connectivity in schizophrenia measured by fMRI during a simple motor task[J]. Psychological Medicine, 2001, 31(6):1065-1078.

[8] Schlosser R, Gesierich T, Kaufmann B, et al. Altered effective connectivity during working memory performance in schizophrenia: a study with fMRI and structural equation modeling[J]. Neuroimage, 2003, 19(3):751-763.

[9] Friston K J, Frith CD, Frackowiak R S J. Time-dependent changes in effective connectivity measured with PET[J]. Human Brain Mapping, 1993, 1(1):69-79.

[10] McKeown M J, Makeig S, Brown G G, et al. Analysis of fMRI data by blind separation into independent spatial components. Human Brain Mapping, 1998, 6(3):160-188.

[11] McKeown M J, Jung T P, Makeig S, et al. Spatially independent activity patterns in functional MRI data during the Stroop color-naming task[J]. Proceedings of the National Academy of Sciences of the United States of America, 1998, 95(3):803-810.

[12] Stone J V, Porrill J, Porter N R, et al. Spatiotemporal independent component analysis of event-related fMRI data using skewed probability density functions[J]. Neu-

roimage, 2002, 15(2):407–421.

[13] Calhoun V D, Adali T, Pearlson G D, et al. Spatial and temporal independent component analysis of functional MRI data containing a pair of task-related waveforms[J]. Human Brain Mapping, 2001, 13(1):43–53.

[14] Beckmann C F, Smith S M. Probabilistic independent component analysis for functional magnetic resonance imaging[J]. IEEE Transactions on Medical Imaging, 2004, 23(2):137–152.

[15] 贺永. 静息状态之脑功能磁共振成像的方法学及临床应用研究[D]. 北京:中国科学院自动化研究所,2005.

[16] Quigley M, Cordes D, Turski P, et al. Role of the corpus callosum in functional connectivity[J]. American Journal of Neuroradiology, 2003, 24(2):208–212.

[17] Zhou Y, Liang M, Jiang T, et al. Functional dysconnectivity of the dorsolateral prefrontal cortex in first-episode schizophrenia using resting-state fMRI[J]. Neuroscience Letters, 2007, 417(3):297–302.

[18] Friston K J, Frith C D, Liddle P F, et al. Functional connectivity: the principal-component analysis of large (PET) data sets[J]. Journal of Cerebral Blood Flow and Metabolism, 1993, 13(1):5–14.

[19] Mclntosh A R, Gonzalez-Lima F. Structural equation modeling and its application to network analysis in functional brain imaging[J]. Human Brain Mapping, 1994, 2(112):2–22.

[20] Büchel C, Friston K J. Modulation of connectivity in visual pathways by attention: cortical interactions evaluated with structural equation modelling and fMRI [J]. Cerebral Cortex, 1997, 7(8):768–778.

[21] Friston K J, Harrison L, Penny W. Dynamic causal modelling[J]. Neuroimage, 2003, 19(4):1273–1302.

[22] Mechelli A, Price C J, Noppeney U, et al. A dynamic causal modeling study on category effects: Bottom-up or top-down mediation[J]. Journal of Cognitive Neuroscience, 2003, 15(7):925–934.

[23] Sporns O, Chialvo D R, Kaiser M, et al. Organization, development and function of complex brain networks[J]. Trends in Cognitive Sciences, 2004, 8(9):418–425.

[24] 田捷,秦伟,艾琳,等. 基于功能磁共振的针刺机制初步研究——从问题到方法[J]. 首都医科大学学报,2007, 28(6):683–687.

[25] Biswal B, Yetkin F Z, Haughton V M, et al. Functional connectivity in the motor cortex of resting human brain using echo-planar MRI[J]. Magnetic Resonance in Medicine, 1995, 34(4):537–541.

[26] Xiong J, Parsons L M, Gao JH, et al. Interregional connectivity to primary motor cortex revealed using MRI resting state images[J]. Human Brain Mapping, 1999, 8(213):151–156.

[27] Lowe M J, Mock B J, Sorenson J A. Functional connectivity in single and multislice echoplanar imaging using resting-state fluctuations[J]. Neuroimage, 1998, 7(2):119–132.

[28] Hampson M, Peterson B S, Skudlarski P, et al. Detection of functional connectivity using temporal correlations in MR images[J]. Human Brain Mapping, 2002, 15(4):247–262.

[29] Greicius M D, Krasnow B, Reiss A L, et al. Functional connectivity in the resting brain: a network analysis of the default mode hypothesis[J]. Proceedings of the National Academy of Sciences of the United States of America, 2003, 100(1):253–258.

[30] Cordes D, Haughton V M, Arfanakis K, et al. Mapping functionally related regions of brain with functional connectivity MR imaging[J]. American Journal of Neuroradiology, 2000, 21(9):1636–1644.

[31] Koshino H, Carpenter P A, Minshew N J, et al. Functional connectivity in an fMRI working memory task in high-functioning autism[J]. Neuroimage, 2005, 24(3):810–821.

[32] Lanius R A, Williamson P C, Bluhm R L, et al. Functional connectivity of dissociative responses in posttraumatic stress disorder: a functional magnetic resonance imaging investigation. Biological Psychiatry, 2005, 57(8):873–884.

[33] Homae F, Yahata N, Sakai K L. Selective enhancement of functional connectivity in the left prefrontal cortex during sentence processing[J]. Neuroimage, 2003, 20(1):578–586.

[34] Mclntosh A R, Rajah M N, Lobaugh N J. Functional connectivity of the medial temporal lobe relates to learning and awareness[J]. The Journal of Neuroscience, 2003, 23(16):6520–6528.

[35] Peltier S J, LaConte S M, Niyazov D M, et al. Reductions in interhemispheric motor cortex functional connectivity after muscle fatigue[J]. Brain Research, 2005, 1057(1–2):10–16.

[36] Stam C J, Jones B F, Nolte G, et al. Small-world networks and functional connectivity in Alzheimer's disease[J]. Cerebral Cortex, 2007, 17(1):92–99.

[37] Cader S, Cifelli A, Abu-Omar Y, et al. Reduced brain functional reserve and altered functional connectivity in patients with multiple sclerosis[J]. Brain, 2006, 129(2):527–537.

[38] Matsumoto R, Nair D R, LaPresto E, et al. Functional connectivity in the human language system: a cortico-cortical evoked potential study[J]. Brain, 2004, 127(10):2316–2330.

[39] 杨福生，洪波. 独立分量分析的原理与应用[M]. 北京：清华大学出版社，2006.

[40] Hyvärinen A, Karhunen J, Oja E. Independent component analysis[M]. New York: John Wiley & Sons INC, 2001.

[41] Bell A J, Sejnowski T J. An information-maximization approach to blind separation and blind deconvolution[J]. Neural Computation, 1995, 7(6):1129–1159.

[42] McKeown M J, Makeig S, Brown G G, et al. Analysis of fMRI data by blind separation into independent spatial components[J]. Human Brain Mapping, 1998, 6(3):160–188.

[43] Friston K J. Modes or models: a critique on independent component analysis for fMRI[J]. Trends in Cognitive Sciences, 1998, 2(10):373–375.

[44] McKeown M J, Makeig S, Brown G G, et al. Modes or models: a critique on independent component analysis for fMRI-reply to commentary by Prof Friston[J]. Trends in Cognitive Sciences, 1998, 2(10):375.

[45] McKeown M J, Jung T P, Makeig S, et al. Spatially independent activity patterns in functional MRI data during the stroop color-naming task[J]. Proceedings of the National Academy of Sciences of the United States of America, 1998, 95(3):803–810.

[46] Calhoun V, Adali T, Pearlson G, et al. A method for making group inferences from functional MRI data using independent component analysis[J]. Human Brain Mapping, 2001, 14(3):140–151.

[47] Moritz C H, Haughton V M, et al. Whole-brain functional MR imaging activation from a finger-tapping task examined with independent component analysis[J]. American Journal of Neuroradiology, 2000, 21(9):1629–1635.

[48] Biswal BB, Ulmer J L. Blind source separation of multiple signal sources of fMRI data sets using independent component analysis[J]. Journal of Computer Assisted Tomography, 1999, 23(2):265–271.

[49] Beckmann C F, Smith S M. Probabilistic independent component analysis for functional magnetic resonance imaging [J]. IEEE Transactions on Medical Med Imaging, 2004, 23(2):137–152.

[50] Kiviniemi V, Kantola J H, Jauhiainen J, et al. Independent component analysis of

nondeterministic fMRI signal sources[J]. Neuroimage, 2003, 19(2):253–260.

[51] Himberg J, Hyvärinen A. Icasso: software for investigating the reliability of ICA estimates by clustering and visualization[J]. In Proc. 2003 IEEE Workshop on Neural Networks for Signal Processing(NNSP), 2003: 259–268.

[52] Himberg J, Hyvärinen A, Esposito F. Validating the independent components of neuroimaging time series via clustering and visualization [J]. Neuroimage, 2004, 22(3): 1214–1222.

[53] McKeown M J, Sejnowski T J. Independent component analysis of fMRI data: examining the assumptions[J]. Human Brain Mapping, 1998, 6(516):368–372.

[54] Yang Z, LaConte S, Weng X, et al. Ranking and Averaging Independent Component Analysis by Reproducibility(RAICAR)[J]. Human Brain Mapping, 2008, 29(6):711–725.

[55] 李可,闫镔,单保慈. 功能磁共振图像处理的 ICA 方法综述[J]. 中国图象图形学报:A 辑,2005, 10(5):561–566.

[56] Krüger G, Glover G H. Physiological noise in oxygenation-sensitive magnetic resonance imaging[J]. Magnetic Resonance in Medicine, 2001, 46(4):631–637.

[57] Gao JH, Miller I, Lai S, et al. Quantitative assessment of blood inflow effects in functional MRI signals[J]. Magnetic Resonance in Medicine, 1996, 36(2):314–319.

[58] Faloutsos M, Faloutsos P, Faloutsos C. On power-law relationships of the Internet topology[J]. Acm Sigcomm'99 Conference: Applications, Technologies, Architectures, and Protocols for Computer Communications, 1999, 29(4):251–262.

[59] Guimera R, Mossa S, Turtschi A, et al. The worldwide air transportation network: Anomalous centrality, community structure, and cities' global roles[J]. Proceedings of the National Academy of Sciences of the United States of America, 2005, 102(22):7794–7799.

[60] Caldarelli G. Scale-free networks: complex webs in nature and technology[M]. Oxford: Oxford University Press, 2007.

[61] Dorogovtsev S N, Mendes J F F. Evolution of networks: From biological nets to the internet and WWW[M]. Oxford: Oxford University Press, 2003.

[62] Pastor-Satorras R, Vespignani A. Evolution and structure of the internet: a statistical physics approach[M]. Cambridge: Cambridge University Press, 2004.

[63] Reijneveld J C, Ponten S C, Berendse H W, et al. The application of graph theoretical analysis to complex networks in the brain [J]. Clinical Neurophysiology, 2007, 118 (11):2317–2331.

[64] Newman M E J. The structure and function of complex networks[J]. Siam Re view, 2003, 45(2):167–256.

[65] Watts D J. Small worlds: the dynamics of networks between order and randomness [M]. Princeton: Princeton University Press, 1999.

[66] Watts D J, Strogatz S H. Collective dynamics of 'small-world' networks[J]. Nature, 1998, 393(6684):440–442.

[67] Barabási A L, Albert R. Emergence of scaling in random networks[J]. Science, 1999, 286(5439):509–512.

[68] Milgram S. The small-world problem[J]. Psychology Today, 1967, 1(1):61–67.

[69] Travers J, Milgram S. An experimental study of the small-world problem[J]. Sociometry, 1969, 32(4):425–443.

[70] Dodds P S, Muhamad R, Watts DJ. An experimental study of search in global social networks[J]. Science, 2003, 301(5634):827–829.

[71] Korte C, Milgram S. Acquaintance networks between racial groups:Application of the small world method[J]. Journal of Personality and Social Psychology, 1970, 15(2): 101–108.

[72] Latora V, Marchiori M. Efficient behavior of small-world networks[J]. Physical Review Letters, 2001, 87(19):198701.

[73] Latora V, Marchiori M. Economic small-world behavior in weighted networks [J]. The European Physical Journal B, 2003, 32(2):249–263.

[74] Stanley HE. Introduction to phase transitions and critical phenomena[M]. Oxford: Oxford University Press, 1971.

[75] Sporns O, Tononi G, Edelman G M. Theoretical neuroanatomy: Relating anatomical and functional connectivity in graphs and cortical connection matrices[J]. Cerebral Cortex, 2000, 10(2):127–141.

[76] Hellwig B. A quantitative analysis of the local connectivity between pyramidal neurons in layers 2/3 of the rat visual cortex[J]. Biological Cybernetics, 2000, 82(2):111–121.

[77] Kotter R. Neuroscience databases: tools for exploring brain structure-function relationships[J]. Philosophical Transactions of the Royal Society of London Series B-Biological Sciences, 2001, 356(1412):1111–1120.

[78] Salvador R, Suckling J, Coleman M R, et al. Neurophysiological architecture of functional magnetic resonance images of human brain [J]. Cerebral Cortex, 2005, 15(9):

示。为了去除大脑生理噪声对真正所关心信号的影响，将对每个感兴趣脑区的时间序列进行时域滤波。由于本研究关注的是针刺后静息状态下的大脑信号，由前人研究可知，静息态下大脑信号主要集中在 0.01～0.1Hz 波段[40]。同时，此波段以外的信号主要是以呼吸、心跳为主[40]。为了提高信噪比，同时为了减少其他干扰因素的影响，可采用 0.01～0.1 的带通滤波器对时域信号进行滤波。在滤波结束后，由于得到的实际信号中包括了脑脊液、白质的影响，故进行了线性滤波。通过构建出一小块白质脑区，并通过其提取大脑的白质信号，在后续得到的每个体素的时间序列中去除这部分信号的影响。脑脊液信号的去除采用同样的处理方法。按照上一小节中所提到的采用复杂网络的方法构建大脑功能网络的方式，构建了针刺后静息状态不同时间段的大脑功能网络。

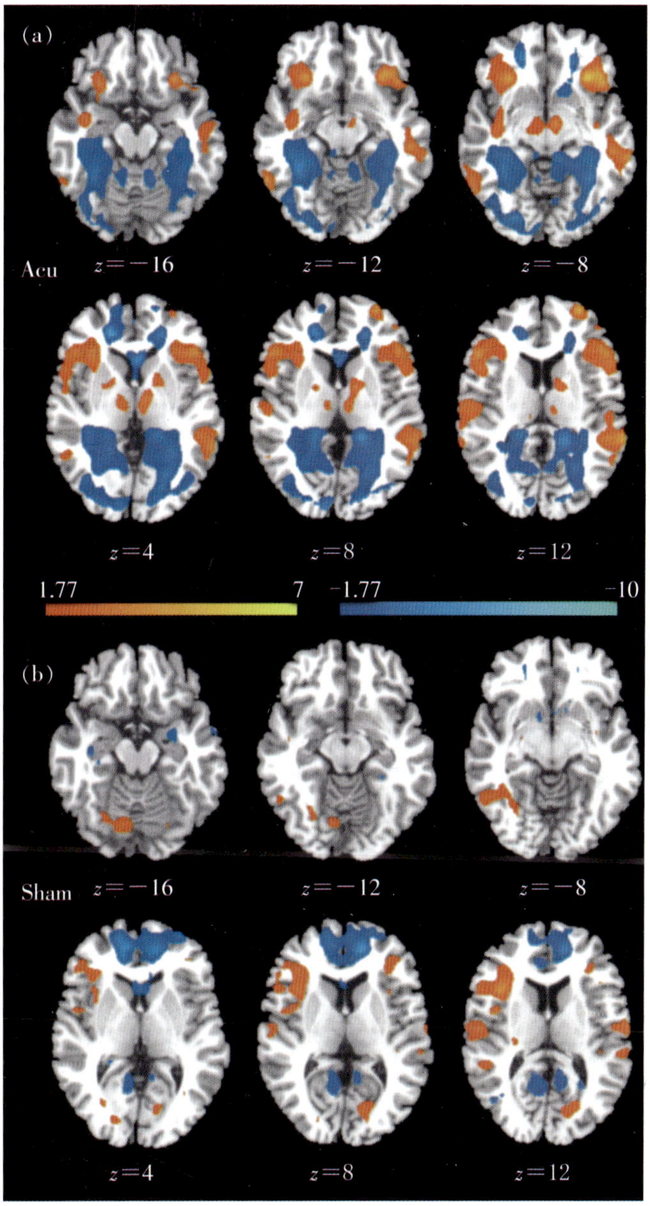

图4.2.7　捻针阶段大脑BOLD信号空间响应

2. 结果

针刺足三里穴捻针阶段组分析发现，针刺会引起大脑边缘系统、旁边缘系统、脑干和小脑脑区 BOLD 信号的显著改变，如图 4.2.7 所示。通过之前所述，获得了 63 个感兴趣的脑区，见表 4.2.2。

表4.2.2 基于针刺即时效应结果，网络分析中的所有感兴趣脑区及其坐标

感兴趣脑区		坐标		
		x	*y*	*z*
腹外侧前额叶（vlPFC）	L	-30	20	-4
	R	45	26	-9
额叶前部（aPFC）	L	-15	49	-5
	R	30	59	5
背外侧前额叶（dlPFC）	L	-53	27	10
	R	9	51	28
前额叶框回（OFC）	L	-24	43	-7
	R	24	43	-10
扣带回前侧（ACC）	L	-12	46	-5
体感皮层（SI）	L	-59	-19	26
	R	65	-19	29
旁海马（PH）	L	-30	-35	-6
	R	36	-44	-5
扣带回后侧（PCC）	L	-9	-64	11
	R	12	-52	8
枕叶中部（MCG）	L	-53	-59	-5
	R	15	30	26
扣带回中部（MCC）	L	-15	-18	40
	R	9	25	32
顶下小叶皮层（IPL）	L	-59	-39	27
	R	62	-22	29
第二体感区皮层（SⅡ）	L	-62	-22	18
	R	56	-23	15
初级运动区皮层（MI）	L	-62	-8	22
	R	65	-5	20

续表

感兴趣脑区		坐标 x	坐标 y	坐标 z
顶上小叶皮层(SPL)	L	-18	-47	60
	R	27	-62	50
颞上回(STG)	L	-53	-40	21
	R	65	-34	18
颞中回(MTG)	L	-53	-58	-2
	R	59	-1	-15
上缘板皮层(SUP)	L	-56	-39	30
颞下回(ITG)	L	-56	-61	-4
	R	45	-67	1
颞横沟(TRA)	L	-56	-14	12
	R	65	-17	12
前脑岛(a-insula)	L	-39	20	2
	R	36	20	3
后脑岛(p-insula)	L	-43	-15	-2
	R	42	-14	-5
黑质(SN)	L	-6	-12	-9
	R	9	-15	-7
底丘脑核(STN)	L	-12	-15	-4
	R	9	-12	-4
红核(RN)	L	-6	-18	-2
楔叶	L	-9	-58	6
	R	18	-81	10
舌回	L	-9	-59	3
	R	27	-67	1
屏状核	L	-33	9	0

续表

感兴趣脑区		坐标		
		x	*y*	*z*
尾状核	L	-6	-17	-1
	R	6	17	-1
梭状回	L	-30	-33	-16
	R	30	-41	-11
脑桥	R	0	-39	-28
壳	L	-18	3	0
	R	18	3	0
乳状体	L	-3	-12	-7
	R	3	-12	-7
丘脑	L	-9	-27	7
	R	6	-14	9
楔前叶	L	-18	-50	55
	R	27	-75	20

3. 讨论与分析

为了进一步地阐明针刺持续性效应对多个神经系统之间交互关系的调节作用，采用了复杂网络的方法，在针刺后静息不同时间段构建大脑功能网络，深入分析针刺中枢神经的时间相应特征信息。研究结果表明，在不同的时间段，针刺足三里穴网络在不同时间段大脑功能连接的模式不同，考察针刺穴位点特异性问题应综合其时空二维特征信息。

许多针刺研究均表明脑干在内源性单胺和阿片系统中的重要作用[11,26,41]。从网络分析的结果可以看出，在捻针结束初期，无论是针刺真穴还是假穴，脑干内核团彼此连接复杂。这与本章第一小节中的研究结果类似，即针刺后静息状态大脑中脑干的神经活动与针刺即时效应有关。通过比较真穴组网络和假穴组网络的拓扑结构可以发现，两组网络连接模式在不同的时间段演化方式完全不同。一方面，在 R2 阶段，在真穴组中，由脑干、基底神经节、丘脑和前脑岛组成网络且连接复杂，而这种复杂的连接模式在 R3 阶段依然维持稳定结构，如图 4.2.8(a)所示；另一方面，在假穴组中，网络连接随着时间的变化越来越稀疏，这与针刺真穴组的结果完全不同，如图 4.2.8(b)所示。这些研究结果与 Bai 等人的研究结果一致，即针刺可引起大脑更加复杂的功能连接模式[15]。脑干核团

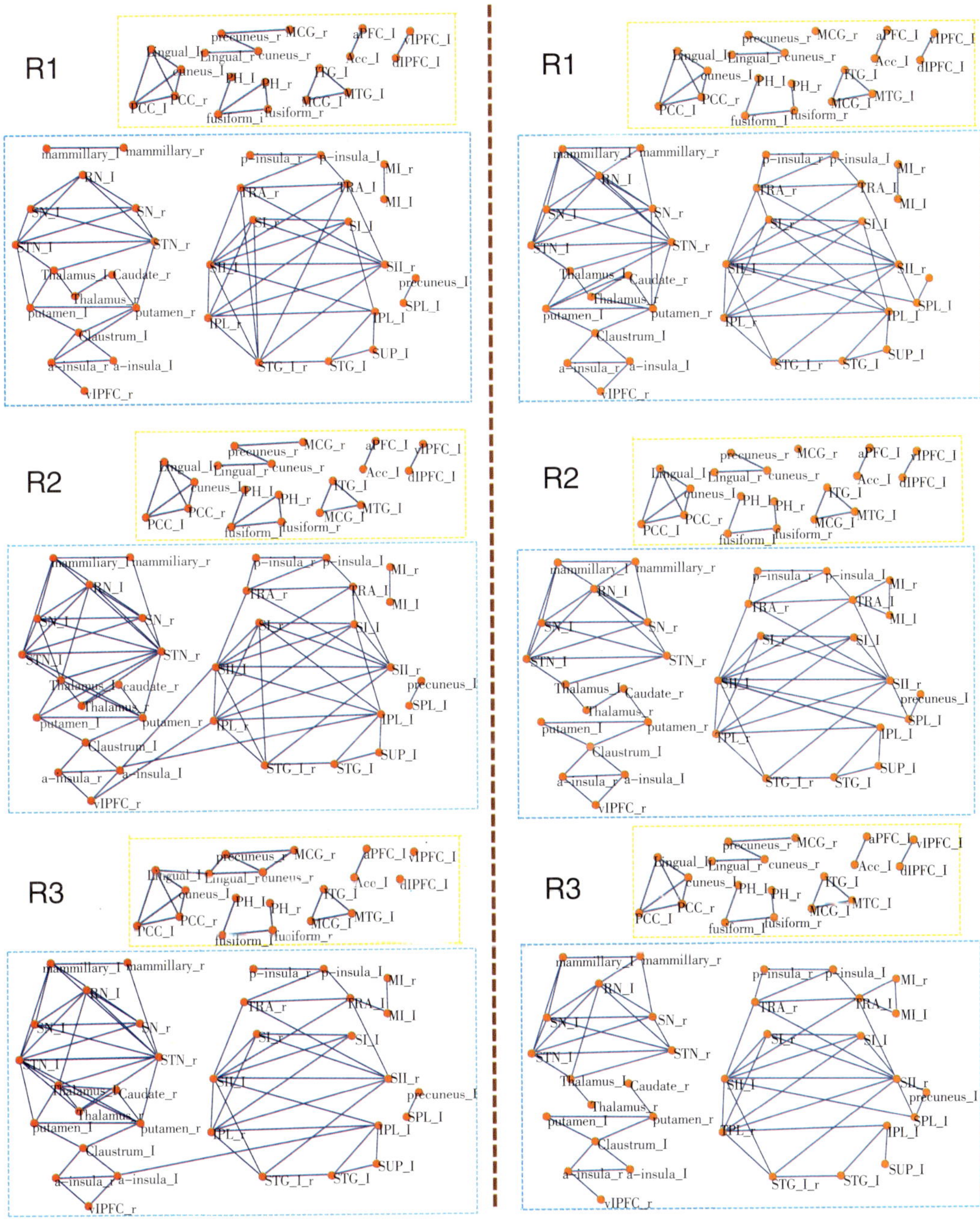

（a）PARS　　　　　　　　（b）PSRS

图4.2.8　两组网络连接模式在不同的时间段的演化方式完全不同

之间逐渐复杂的连接模式表明，针刺捻针结束后，存在后效应且持续很长时间。结果表明，脑干在针刺中枢神经系统镇痛通路中起到了十分关键的作用[26]。而在针刺真穴组与假穴组中，脑干内核团呈现不同的连接模式可能与穴位功能导向特异性有关。

在网络结果中，前脑岛起到了信息传递枢纽的作用，它组织大脑针刺相关功能网络中核团的信息相互传递，而这一现象却未在假穴组中出现，这表明了前脑岛在针刺调节机体器官中的重要地位。许多研究都表明前脑岛在任务的执行过程中起到了核心作用[42,43]。Mesulam 和 Mufson 指出，边缘系统和大脑皮层之间丰富的功能连接和功能交互，使脑岛在接收和分配体感信息方面占据了独特的地位[44]。鉴于针刺引起机体的自我控制、自我调节来支配神经生理学系统，可以推测前脑岛皮层参与并监控针刺效应在器官内部的作用方式与调控模式。

在网络分析结果中，有 19 个感兴趣脑区分布在枕叶皮层和部分缺省网络中。这一子网络在不同的时间段中呈现稳定的结构，如图 4.2.6 所示。由于在整个针刺过程中所有的针刺刺激都是由同一针灸师采用相同的手法来完成的，即对所有被试者的刺激量相同，而这一部分大脑核团与反映大脑低频振荡和内源性的协调关系有关，反映的是整个神经系统的变化，因此网络在整个针刺过程中呈现稳定状态。

本研究结果为针刺持续性后效应提供了直接证据，针刺效应作用于大脑的复杂过程，在不同的时间影响了大脑中的不同神经网络，而这种针刺的持续性效应或许正是针刺临床疗效的重要体现。

4.2.3 针刺的持续性效应时间维度分析

在利用 fMRI 对针刺机理研究的众多问题中，穴位点相对特异性的神经表象一直是争论的焦点。一方面，依据传统中医理论记载，穴位作用功能存在显著的差异性。一些影像学研究支持了这一观点。然而，有些学者重复支持穴位特异性的相关实验时，所得到的结果令人失望。结果并没有与以往的研究取得一致性，特别是视觉穴位特异性的研究。很多研究者开始怀疑穴位特异性存在的真实性。因此，针刺特异性的神经表象至今仍无确切的定论。另一方面，依据中国传统中医理论可知，针刺具有持续性效应，即在针刺捻针停止后的数分钟乃至几个小时内，针刺效应仍然存在。因此，有必要对针刺的持续性效应进行进一步的分析，这可能有助于揭示穴位特异性的问题。

本小节基于这一研究目的，利用 fMRI 对视觉相关的 GB 37（光明）穴位和非视觉相关的 KI 8（交信）穴位的特异性及持续性展开研究，并结合时间、空间二维信息，对针刺后大脑的模式进行探讨。

1. 实验设计

图 4.2.9 所示为实验设计模式。

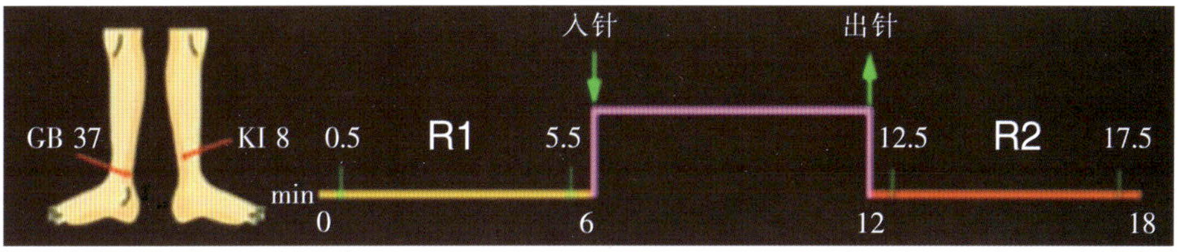

图4.2.9　实验设计模式

注：在本次实验中，选取左腿上的GB 37和KI 8两个穴位。经过6min静息扫描后，用电针(EAS)进行针刺治疗，R1、R2表示针刺前后静息的5min扫描。箭头表示进针和拔针的时间点。

2. 主要结果

从空间模式上可以发现，这两个穴位的刺激诱发的空间模式是不同的，但是却有重叠的相同激活脑区——楔前叶和后扣带回(PCC/pC)。可以选择重叠处的楔前叶和后扣带回位置作为感兴趣区域，利用功能连接度方法进行时间维度上的分析。时间维度的结果表明，两个穴位对针刺前静息状态的调节模式是不同的，分别产生了反向的调节作用。进一步比较这两个穴位针刺后的状态更能得出，不同穴位点的针刺刺激所诱发的脑区是由这个穴位本身的特性决定的。

图 4.2.10 所示为针刺 GB 37 和 KI 8 后的静息状态下的大脑低频震荡的空间模式。

图 4.2.11 所示为针刺 GB 37 和 KI 8 所诱发的不同时间维度模式的比较。

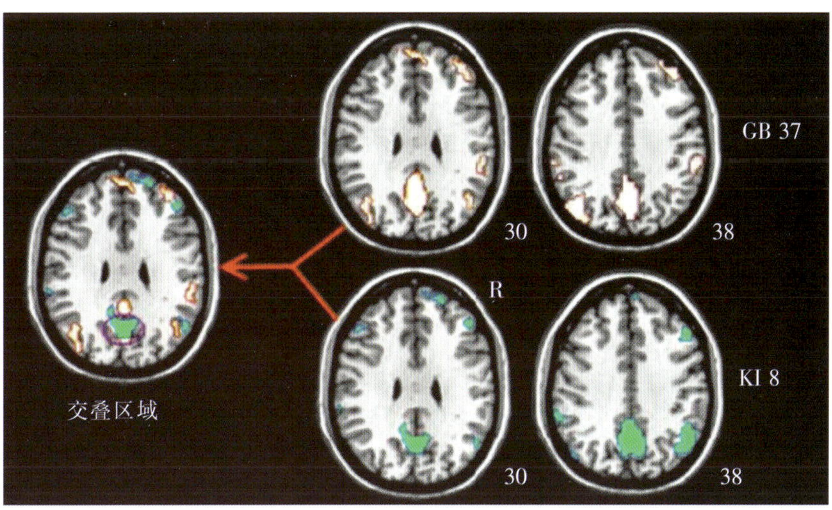

图4.2.10　针刺GB 37和KI 8所诱发的不同的空间维度模式

注：重叠的大脑脑区(PCC/pC)用紫色的圆圈标注。

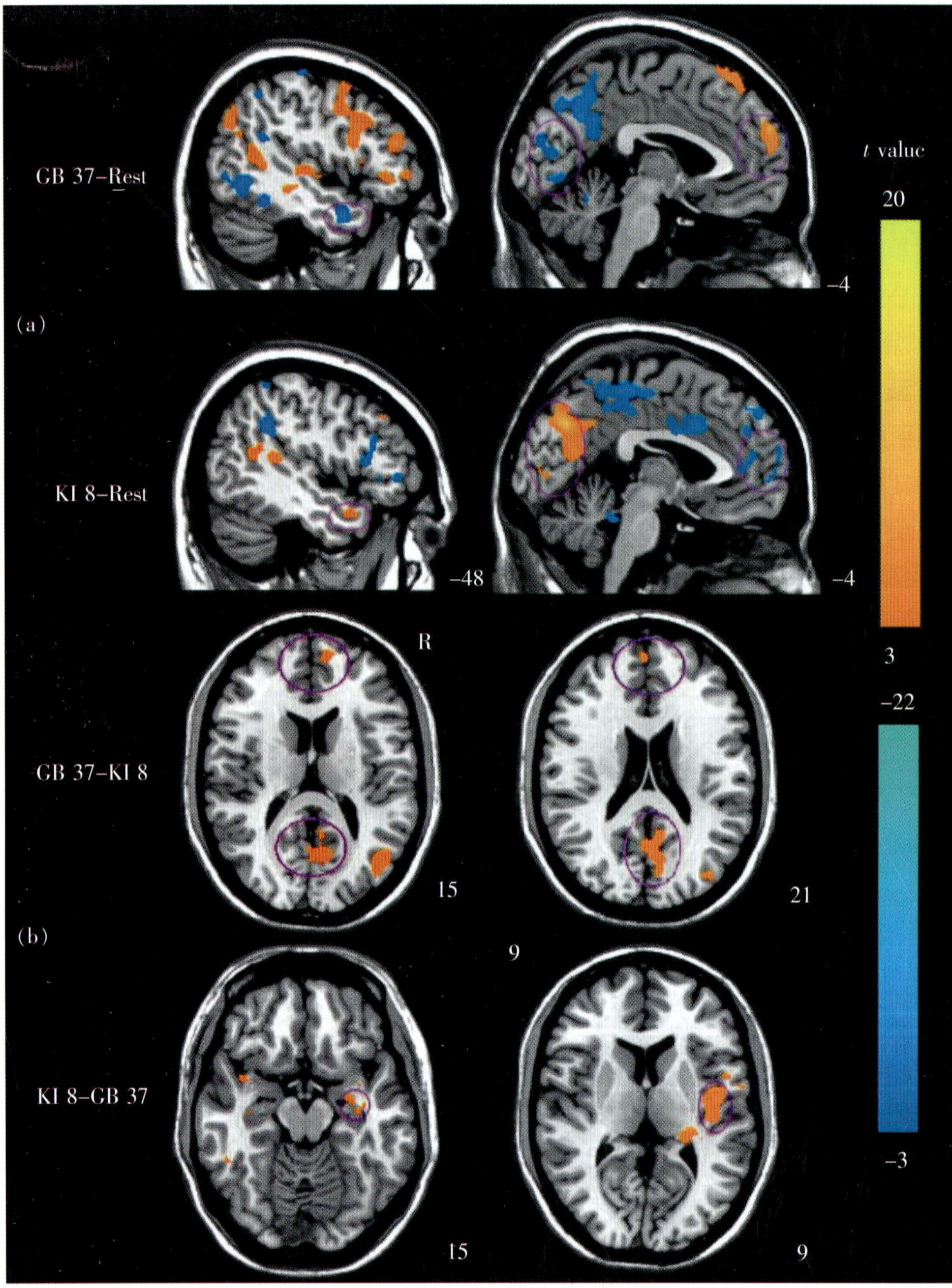

图4.2.11 针刺GB 37和KI 8所诱发的不同时间维度模式的比较

注：图4.2.11(a)中所示，在组分析中，通过配对样本的t检验来检验视觉相关的GB 37与非视觉穴位KI 8对静息状态的大脑网络的调节模式，用紫色圆圈标注的是GB 37和KI 8刺激在大脑网络中的反向调节模式。如图4.2.11(b)所示，在组分析中，通过两个独立样本的t检验来检验GB 37与KI 8的组间差异，得出表征不同穴位特异性的大脑网络，并用紫色圆圈标注出来。组分析的显著性的阈限水平$P<0.005$。

4.2.4 针刺持续性效应调节反相关脑网络

大量的神经影像学研究表明，针刺可引发大脑某些区域BOLD响应信号的显著降低，这些区域主要分布在颞中回（杏仁核、旁海马和海马）、后扣带回、中侧前额叶以及部分顶叶区域。这些表现为负激活的大脑区域，在空间分布上与大脑“缺省模式”网络部分重叠。相反地，脑岛、脑干和体感运动区，无关针刺穴位与刺激模态，都表现出稳定的正激活响应模式。据此推测，针刺可引发大脑激活模式的相应分化。这一现象也许与静息态大脑网络的分化模式类似。

最近的一项研究表明，作为内感受器——自主神经系统重要核团的前脑岛，可能在任务切换的认知过程中发挥了关键性作用，特别是在大脑执行网络与缺省模式网络的信息交换过程中起重要的控制作用。由于针刺存在持续性效应，可推测该效应将对静息态大脑网络产生持续性的调节作用。鉴于前脑岛在脑网络信息交换中所发挥的重要作用，本研究采用同步动态脑网络分析方法，着重探讨针刺持续性效应对前脑岛同步动态变化脑网络的调节模式。

1. 实验设计

14名被试者分别完成3次fMRI扫描：针刺足三里穴、针刺假穴和纯静息态。针刺实验采用非重复事件相关的实验设计（见图4.2.12），扫描时间为15min，包括1min的基线、1.5min的捻针刺激以及12.5min的刺激后静息扫描；纯静息扫描时间为12.5min。

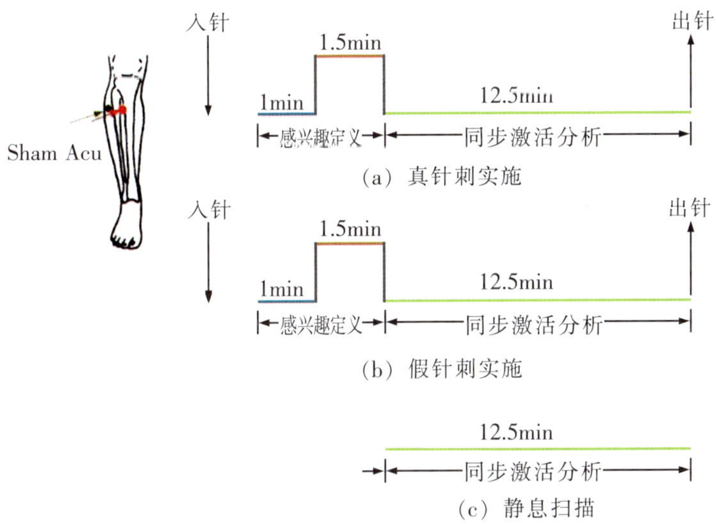

图4.2.12 非重复事件相关的实验设计和纯静息态扫描实验

2. 生理数据结果

图 4.2.13(a)呈现了每种感觉的出现频率,图 4.2.13(b)呈现了每种感觉的平均强度。相较于针刺假穴,麻、胀、酸在针刺足三里穴中出现的频率较高(Fisher 检验,$^{*}P<0.01$, $^{**}P<0.005$);针刺足三里穴与针刺假穴所引发得气感的平均强度基本相等(足三里穴 2.4±1.7;假穴 2.2±1.9)。

MASS 指数与区域激活强度(激活体素比例)的 Pearson 相关关系分析结果表明,针刺足三里穴后右侧前脑岛的激活强度与得气感存在显著正相关($r=0.64$, $P<0.05$)。

3. 同步动态脑网络结果

对于针刺足三里穴后的静息状态,与前脑岛同步正激活和负激活的区域与纯静息状态基本一致($P<0.005$,FDR 校正,如图 4.2.14 所示),但是相较于纯静息,某些核团的激活强度和范围均出现了变化($P<0.01$,FDR 校正,如图 4.2.15 所示)。同步正激活显著

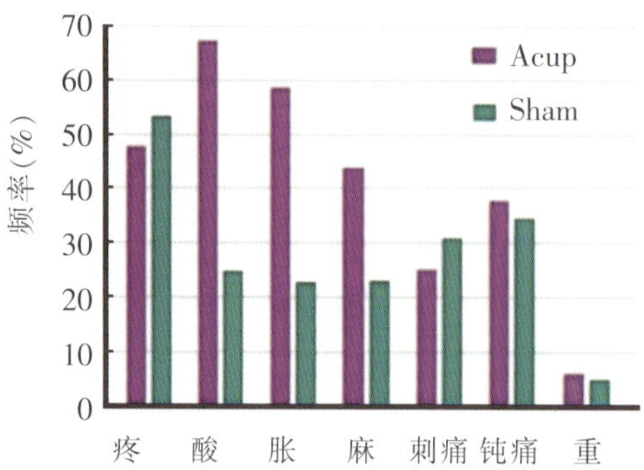

(a)

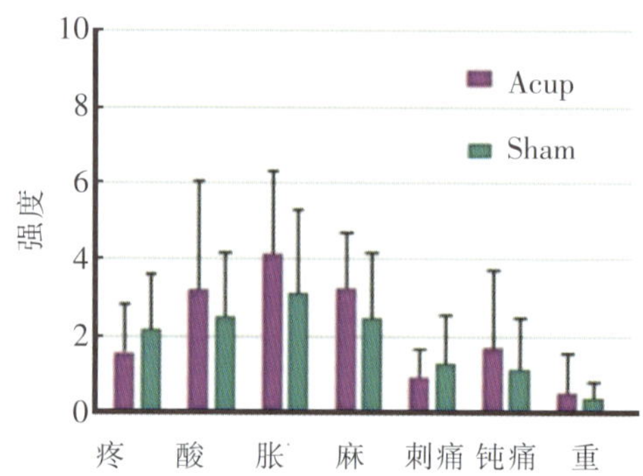

(b)

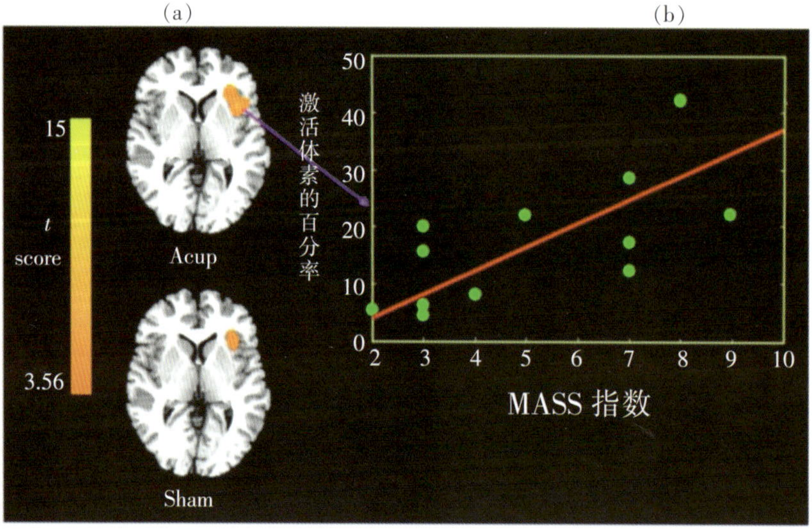

(c)

图4.2.13 得气感行为数据结果

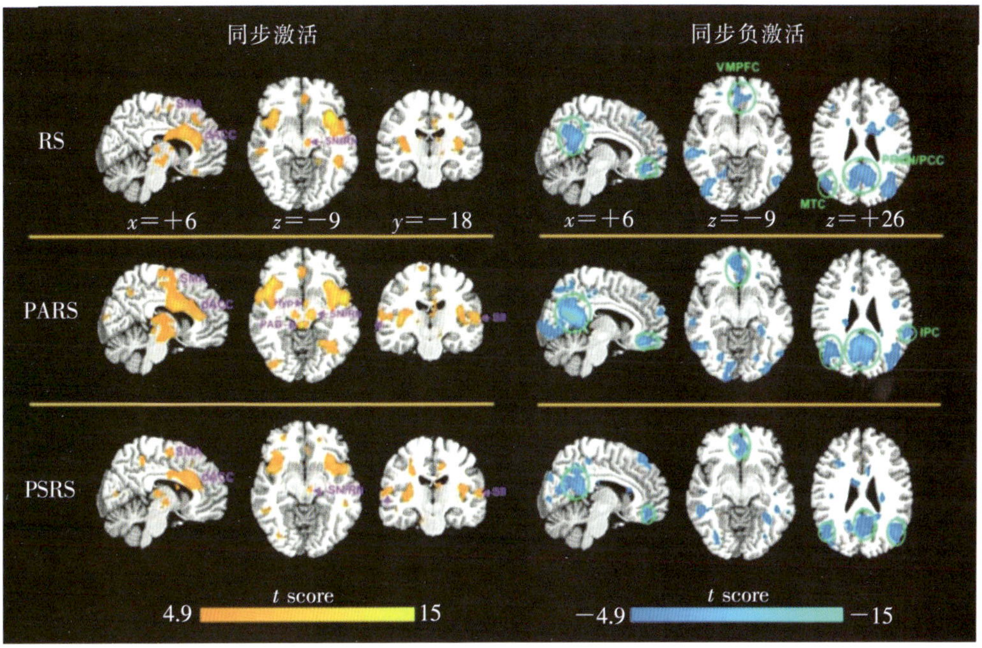

图4.2.14　针刺后静息和纯静息前脑岛同步动态脑网络

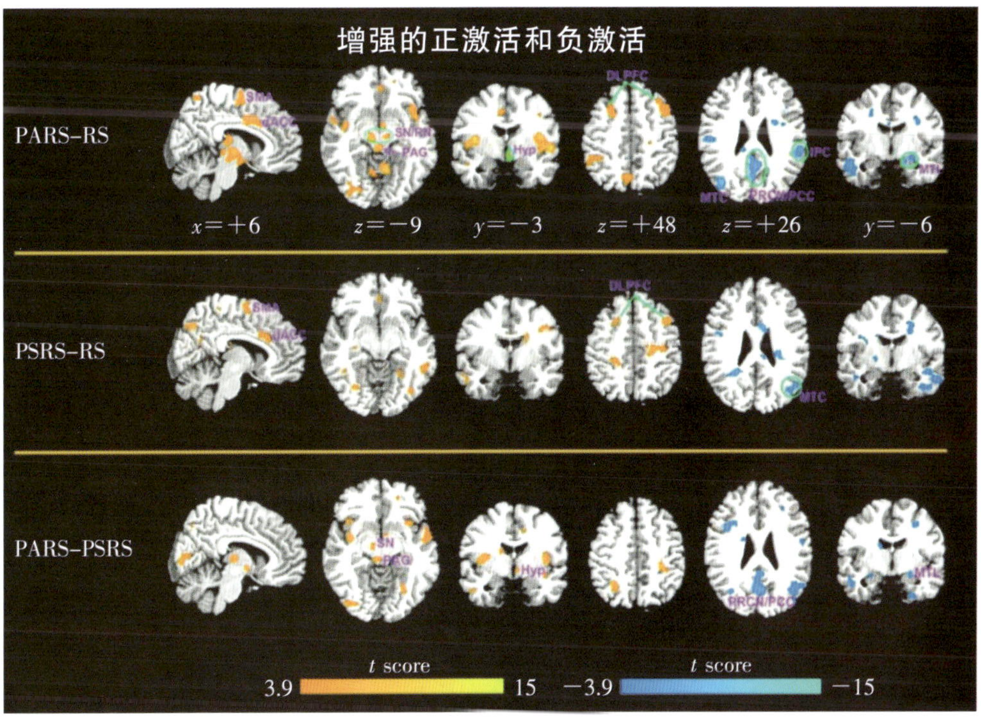

图4.2.15　针刺对前脑岛同步动态脑网络的调节

增强的区域包括大脑执行网络的背外侧前额叶、辅助运动区、后侧顶叶和第二体感区；同步负激活显著增强的区域主要分布在缺省脑网络的后扣带回、楔前叶、腹正中前额叶和颞中回。值得注意的是，调节模式变化最大的区域体现在内感受——自主神经系统网络的脑岛、背侧前扣带回、下丘脑、丘脑、中脑导水管周围灰质、黑质以及红核。

4. 结论

区别于以往仅关注针刺即时效应的大脑神经表象，本研究从脑网络核团组织模式角度，深入地分析了针刺持续性效应对大脑网络的调节模式。结果发现，针刺足三里穴，相较于假穴，可引起脑网络反相关组织模式的进一步分化。更重要的是，针刺持续性效应可显著增强内感受——自主神经系统脑网络核团的同步动态响应变化，推测这可能与针刺作用过程内源性镇痛系统的参与有关。

目前，占针刺主导地位的理论为负激活边缘系统理论解说，而这一假说的提出仍然是依据基于模型的多组块实验分析方法。在前述研究中发现，以往的研究由于忽略了针刺持续性效应而违背了多组块实验的基本假设，进而导致分析结果产生偏差，尤其是会导致边缘系统某些重要核团的激活模式向相反方向发展。在本研究中，再次证明针刺持续性效应对边缘系统产生了反相关调节模式，而不是单向负激活，因此可以对占针刺主导地位的负激活边缘系统理论提出质疑。

参考文献

[1] Achard S, Salvador R, Whitcher B, et al. A resilient, low-frequency, small-world human brain functional network with highly connected association cortical hubs [J]. The Journal of Neuroscience, 2006, 26(1):63–72.

[2] Hagmann P, Cammoun L, Gigandet X, et al. Mapping the structural core of human cerebral cortex[J]. PLOS Biology, 2008, 6(7):e159.

[3] Achard S, Bullmore E. Efficiency and cost of economical brain functional networks [J]. PLOS Computational Biology, 2007, 3(2):e17.

[4] Dhond RP, Yeh C, Park K, et al. Acupuncture modulates resting state connectivity in default and sensorimotor brain networks[J]. Pain, 2008, 136(3):407–418.

[5] Albert R, Jeong H, Barabási A L. Error and attack tolerance of complex networks [J]. Nature, 2000, 406(6794):378–382.

[6] Buckner R L, Sepulcre J, Talukdar T, et al. Cortical hubs revealed by intrinsic functional connectivity: mapping, assessment of stability, and relation to Alzheimer's disease [J]. The Journal of Neuroscience, 2009, 29(6):1860–1873.

[7] Bullmore E, Sporns O. Complex brain networks: graph theoretical analysis of structural and functional systems[J]. Nature Reviews Neuroscience, 2009, 10(3):186–198.

[8] Chialvo D R. Critical brain networks[J]. Physica A: Statistical Mechanics and its Applications, 2004, 340(4):756–765.

[9] Fair D A, Cohen A L, Power J D, et al. Functional brain networks develop from a "local to distributed" organization[J]. PLOS Computational Biology, 2009, 5(5):e1000381.

[10] Wang L, Li Y, Metzak P, et al. Age-related changes in topological patterns of large-scale brain functional networks during memory encoding and recognition [J]. Neuroimage, 2010, 50(3):862–872.

[11] Hui KK, Liu J, Marina O, et al. The integrated response of the human cerebro-cerebellar and limbic systems to acupuncture stimulation at ST 36 as evidenced by fMRI[J]. Neuroimage, 2005, 27(3):479–496.

[12] Qin W, Tian J, Bai LJ, et al. fMRI connectivity analysis of acupuncture effects on an amygdala-associated brain network[J]. Molecular Pain, 2008, 4(55):1–17.

[13] 张香桐. 针灸针麻研究[M]. 北京:科学出版社,1986.

[14] Beijing S. Nanjing Colleges of Traditional Chinese Medicine. Essentials of Chinese Acupuncture[M]. Beijing: Foreign Language Press, 1980.

[15] Bai L J, Qin W, Tian J, et al. Time-varied characteristics of acupuncture effects in fMRI studies[J]. Human Brain Mapping, 2009, 30(11):3445–3460.

[16] Zhang Y, Qin W, Liu P, et al. An fMRI study of acupuncture using independent component analysis[J]. Neuroscience Letters, 2009, 449(1):6–9.

[17] Salvador R, Suckling J, Coleman M R, et al. Neurophysiological architecture of functional magnetic resonance images of human brain [J]. Cerebral Cortex, 2005, 15(9):1332–1342.

[18] Eguiluz V M, Chialvo R, Cecchi G A, et al. Scale-free brain functional networks [J]. Physical Review Letters, 2005, 94(1):18102.

[19] Fang J, Jin Z, Wang Y, et al. The salient characteristics of the central effects of acupuncture needling: Limbic-paralimbic-neocortical network modulation[J]. Human Brain Mapping, 2009, 30(4):1196–1206.

[20] Kong J, Kaptchuk T J, Webb J M, et al. Functional neuroanatomical investigation of vision-related acupuncture point specificity–A multisession fMRI study[J]. Human Brain Mapping, 2009, 30(1):38–46.

[21] Napadow V, Dhond R P, Kim J, et al. Brain encoding of acupuncture sensation-Coupling on-line rating with fMRI[J]. Neuroimage, 2009, 47(3):1055–1065.

[22] Gusnard D A, Raichle M E. Searching for a baseline: functional imaging and the resting human brain[J]. Nature Reviews Neuroscience, 2001, 2(10):685–694.

[23] Mayer D J. Biological mechanisms of acupuncture[J]. Progress in Brain Research, 2000, 122: 457–477.

[24] 白丽君. 针刺持续性神经响应特性研究[D]. 西安:西安电子科技大学,2009.

[25] Liu P, Qin W, Zhang Y, et al. Combining spatial and temporal information to explore function-guide action of acupuncture using fMRI[J]. Journal of Magnetic Resonance Imaging, 2009, 30(1):41–46.

[26] Bai LJ, Qin W, Tian J, et al. Acupuncture modulates spontaneous activities in the anticorrelated resting brain networks[J]. Brain Research, 2009, 1279(7):37–49.

[27] Liu J X, Qin W, Guo Q, et al. Distinct brain networks for time-varied characteristics of acupuncture[J]. Neuroscience Letters, 2010, 468(3):353–358.

[28] Zhang Y, Liang J, Qin W, et al. Comparison of visual cortical activations induced

by electro-acupuncture at vision and nonvision-related acupoints[J]. Neuroscience Letters, 2009,458(1):6–10.

[29] Li L, Qin W, Bai L J, et al. Exploring vision-related acupuncture point specificity with multivoxel pattern analysis[J]. Magnetic Resonance Imaging, 2010, 28(3):380–387.

[30] Qin W, Tian J, Pan X, et al. The correlated network of acupuncture effect: a functional connectivity study[J]. Conf Proc IEEE Eng Med Biol Soc, 2006, 1: 480–483.

[31] Kong J, Gollub R, Huang T, et al. Acupuncture de qi, from qualitative history to quantitative measurement[J]. The Journal of Alternative and Complementary Medicine, 2007, 13(10):1059–1070.

[32] Friston K J, Ashburner J, Frith C D, et al. Spatial registration and normalization of images[J]. Human Brain Mapping, 1995, 3(3):165–189.

[33] Fox M D, Snyder A Z, Vincent J L, et al. The human brain is intrinsically organized into dynamic, anticorrelated functional networks[J]. Proceedings of The National Academy of Sciences of the United States of America, 2005, 102(27):9673–9678.

[34] Buckner R, Andrews-Hanna J, Schacter D. The brain's default network[J]. Annals of The New York Academy of Sciences, 2008, 1124: 1–38.

[35] Harris R E, Zubieta J K, Scott D J, et al. Traditional Chinese acupuncture and placebo (sham) acupuncture are differentiated by their effects on mu-opioid receptors(MORs)[J]. Neuroimage, 2009, 47(3):1077–1085.

[36] Helmchen C, Mohr C, Erdmann C, et al. Differential cerebellar activation related to perceived pain intensity during noxious thermal stimulation in humans: a functional magnetic resonance imaging study[J]. Neuroscience Letters, 2003, 335(3):202–206.

[37] Price DD. Psychological and neural mechanisms of the affective dimension of pain[J]. Science, 2000, 288(5472):1769–1772.

[38] Ploghaus A, Tracey I, Gati J S, et al. Dissociating pain from its anticipation in the human brain[J]. Science, 1999, 284(5422):1979–1981.

[39] Manning B H, Mayer D J. The central nucleus of the amygdala contributes to the production of morphine antinociception in the rat tail-flick test[J]. The Journal of Neuroscience, 1995, 15(12):8199–8213.

[40] Fox M D, Raichle M E. Spontaneous fluctuations in brain activity observed with functional magnetic resonance imaging[J]. Nature Reviews Neuroscience, 2007, 8(9):700 711.

[41] Han SH, Yoon SH, Cho YW, et al. Inhibitory effects of electroacupuncture on stress responses evoked by tooth-pulp stimulation in rats[J]. Physiology & Behavior, 1999, 66(2):217–222.

[42] Braver T S, Barch D M. Extracting core components of cognitive control[J]. Trends in Cognitive Sciences, 2006, 10(12):529–532.

[43] Dosenbach N U F, Visscher K M, Palmer E D, et al. A core system for the implementation of task sets[J]. Neuron, 2006, 50(5):799–812.

[44] Mesulam M M, Mufson E J. Insula of the old world monkey. Ⅲ: Efferent cortical output and comments on function[J]. Journal of Comparative Neurology, 1982, 212(1): 38–52.

§ 4.3 基于个体差异的针刺响应模式研究

4.3.1 针刺个体差异的基础

传统中医学通过望、闻、问、切四诊合参，结合整体观，根据患者的各种症状表现，利用不同的辨析方法，分析病机，得出诊断，并以此为依据确立针灸对个体的治则治法，以平衡阴阳、治疗病证。如《素问·至真要大论》所云："谨察阴阳之所在而调之，以平为期。"《灵枢·寿夭刚柔》云："人之生也，有刚有柔，有弱有强，有短有长，有阴有阳。"这些都说明人自从出生以后就已有体质差异，那么在各种条件相似的情况下，感受同样的外邪或精神刺激，是否引起疾病、引起什么性质的疾病等均有差异[1]。每类病证均具有其普遍性和特殊性，故中医学辨证论治在病证普遍性的基础上，结合了病证、个体、环境等因素的特殊性，综合分析，从而确立针对个体治疗最优化的治则和治法。如《四库全书总目》云："然儒有定理，而医无定法，病情万变，难守一宗。"[2]中医的辨证论治是中医的理、法、方和药运用于临床的过程，是中医认识疾病和解决疾病的过程，是中医学的基本特点之一[3]。中医学辨证论治的优势是：从整体上着眼于各种因素引起的机体反应状态，改善多个系统的功能失调，消除病理产物的复合刺激，调动机体抗病能力和适应调节能力，恢复内稳态[4]，且强调了体质的差异和体质的可调性[5]。

针刺作为传统中国医学的重要组成部分，蕴含了深刻的中国古代哲学思想，强调整体观念、辨证施治观念以及因人而异观念[6]。其也是根据疾病在发展过程中各个阶段的具体情况，考虑到外界和自身对病证的影响，在全面地综合分析后进行的针刺治疗[7]。但对不同的个体，即使病证、环境和病因相同，针刺方法也会不同。如《灵枢·行针》："余闻九针于夫子，而行之于百姓，百姓之血气，各不同形……各不同形，愿闻其方。"[8]《灵枢·根结》："以此观之，刺布衣者，深以留之；刺大人者，微以徐之。"《灵枢·寿夭刚柔》："刺布衣者，以火焠之；刺大人者，以药熨之。"[9]《灵枢·论痛》称："筋骨之强弱，肌肉之坚脆，皮肤之厚薄，腠理之疏密，各不同其于针石。"《灵枢·官能》曰："用针之理，必知形气之所在，左右上下，阴阳表里，血气多少，行之逆顺，出入之合，谋伐有过。"《灵枢·顺逆肥瘦》曰："年质壮大，血气充盈……刺此者，深而留之，多益其数也；瘦人者，其血清气滑……刺此者，浅而疾之；婴儿者，其肉脆……刺此者以毫针，浅刺而疾发针。"以上经文表明，根据个体的不同，针刺皆有不同。所以，针刺治疗必须根据个体而异，唯有如此，方可达效。

经研究和临床观察，发现针刺效应具有显著的个体差异，且与临床治疗效果密切相关[6]。在针刺临床上，常常根据病证和患者的情况采用辨证取经、辨证取穴、辨证取法的方法[10]。由于针刺疗法在论治思维方面与中药疗法有明显的差异，故针刺疗法更应该突出其施治要点：经络理论、应用方法以及手法[11]。现发现，在干扰因素相似的情况下，随着针刺选穴、配伍、深度、手法、刺激量等的不同，针感和疗效也会不同。故在针刺治疗时，应根据病因病性、三因制宜（因人、时间和地域）、标本缓急（急则治其标，缓则治其本），对患者选用不同的针具、穴位和手法，结合其自身的临床表现，在针刺基础穴位的同时适当配予其所需并适应的穴位、配伍、深度和手法，以达到最优的个体化治疗的目的。

从神经科学的角度来看，针刺作为一种有效的治疗方式，影响机体的诸多器官，而且起到协调大脑不同活动的过程，以达到治疗疾病的目的[6,12−16]。更为重要的是，针刺疗法是在"针刺刺激能够起到双向调节和平衡机体系统"这样的理论框架下发展起来的[16]。这种"双向调节"需要广泛的大脑系统和诸多子系统共同参与完成。此外，一个任务的复杂程度越高，完成它所需要调用的大脑系统和过程就越多，因此就会表现出更大程度的个体差异[17]，甚至完成任务所对应的特异性或目标性脑区在被试者间不再相同。所有这些复杂的过程应该会以个体差异的方式表现在一组被试者对相同针刺刺激的响应上，因此针刺刺激诱发的 BOLD 响应可能表现了针刺效应基于人的状态的一种"因人而异"的调节方式[6,16]。

4.3.2 针刺响应的个体差异现象

近几年来，fMRI 成为研究针刺神经生物学机理的重要手段[12,18−24]。这些研究中的绝大多数采用 Block 模式的实验设计，基于广义线性模型分析 fMRI 数据，并且基于统计平均得到组分析结果。因此，研究者大多基于组分析结果建立关于针刺响应的理论[12,22−25]。然而，近来的一些研究表明，针刺刺激诱发的 BOLD 响应具有较手指运动刺激任务下显著得多的个体差异[13]。总的来说，前人研究中存在明显的组分析结果和个体分析结果不一致的现象，即一方面，组分析的结果表明某个核团得到激活（或负激活），但是少于半数的个体结果表现出该核团的响应[26]；另一方面，组中个体结果表现出明显的双向响应模式[27]。可以以针刺中的个体差异问题作为关注点[28]，首先系统地总结之前的针刺研究中的个体差异现象，进而量化地评价针刺刺激诱发的 BOLD 响应的个体差异程度[26]。在表明针刺刺激任务的个体差异程度远大于视觉刺激任务的个体差异程度后，可以进一步地检测可能存在的奇异点并评价奇异点对组分析结果的影响。总之，针刺刺激诱发的 BOLD 响应的显著个体差异是必须引起重视的问题，分析和评价这种显著个体差异产生的原因和基础，以及对现有的基于组分析的针刺研究的影响，应该成为针刺研究者的研究重点之一。

4.3.3　评价针刺的个体差异程度及其对组分析结果的影响

近年来，随机效应分析被视为神经影像研究组分析的金标准[29]。它能够结合个体内和个体间的变化信息寻找到组中一致性响应的核团[30-32]。随机效应分析服从这样的假设：被试者（样本）是独立、同分布的且来自于相同的均匀总体[32]。基于这样的假设，希望被试者具有接近于样本均值的效应，并且这些均值同时也接近于总体真实的均值[33]。也就是说，被试者的个体差异程度应该被限制在一个较小的范围内。综上所述，随机效应分析结果的可靠性依赖于组中个体差异的程度，即样本集合的同质性。特别地，随机效应分析结果的可靠性对奇异点十分敏感。因此，有必要评价针刺刺激诱发的 BOLD 响应的个体差异程度、样本集合的同质性以及是否存在奇异点，进而评价上述结果对随机效应组分析结果的影响。

本研究以评价针刺刺激诱发的 BOLD 响应的个体差异程度为目的，并进一步分析其对组分析结果的影响。

1. 被试者

本实验的被试者为 16 名来自高校的健康学生，男、女各 8 名（21.9± 1.2 岁）。全部被试者均为右利手且具有矫正后的正常视力。被试者都未经历过针刺且对强磁场环境没有不良反应。被试者本人及一级亲属无精神病史，在实验前的一个月中被试者没有服用过药物。被试者要求在至少实验前的 48h 内不能饮酒，并且向被试者说明实验的过程，签署同意实验协议。

2. 实验设计

本实验采用了两种刺激任务，一种是翻转闪烁棋盘格的视觉刺激任务，另一种是针刺刺激任务。采用视觉刺激任务是为了将其与针刺刺激任务进行对比。被试者在进行视觉刺激的扫描后 3 天进行针刺刺激的扫描。

在视觉刺激任务中，可以采用经典的 Block 实验模式，如图 4.3.1(b)所示。整个 fMRI扫描持续 5min：第 1min 为静息状态；第 2min 和第 4min 为视觉刺激；第 3min 和第 5min 为静息状态。在静息状态扫描期间，要求被试者注视屏幕中心呈现的一个红点；在视觉刺激阶段，棋盘格以 8Hz 的频率闪烁，要求被试者尽量不要眨眼。由计算机控制的投影仪将刺激图像投影至距被试者 3.4m 处的屏幕上，并通过一个反光镜投射至被试者眼前（视角为 10°×15°）。

在针刺刺激任务中，采用非重复事件相关的 fMRI 实验设计模式(NRER-fMRI)，如图 4.3.1(a)所示。fMRI 扫描前，先将针刺入穴位，但不进行任何后续操作。1min 左右后，开始 fMRI 扫描。整个 fMRI 扫描持续 15min：第 1min 为静息状态，之后捻转刺针(捻针刺激)1.5min，停止捻针刺激后留针扫描 12.5min。在针刺刺激时，选用直径为 0.2mm、长为 40mm 的一次性针灸用针，由同一位专业的中医针灸师操纵刺针并采用“提拉捻转，平补平泻”手法，以 60 次 /min 的频率进行刺激。刺激穴位为右脚足三里(ST36)穴位，入针深度为 2～3cm。ST36 是临床上最常用的镇痛穴之一，同时也是动物针刺研究和人体针刺研究的常用穴位之一[6,12]。

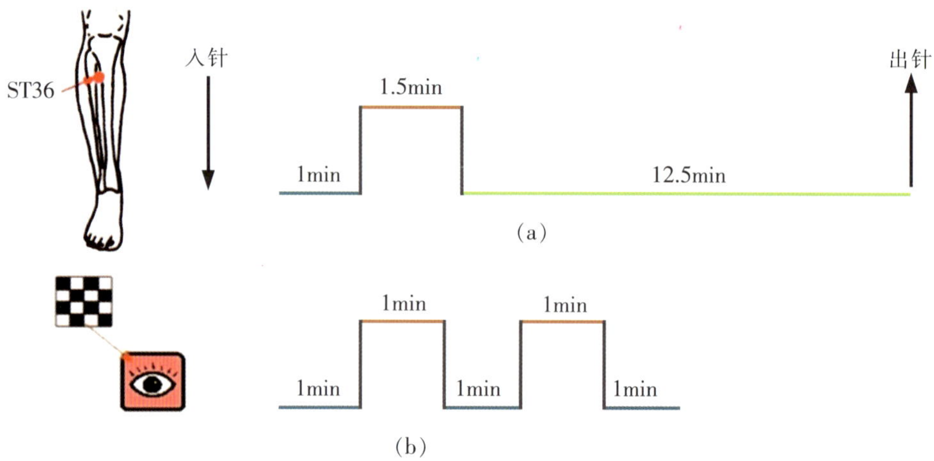

图4.3.1　实验设计

在针刺刺激任务扫描后，要求被试者量化他们在针刺刺激过程中的感觉。这种感觉的量化通过采用一种 10 分 11 个等级的视觉模拟尺度(VAS)得到。需要被试者量化的感觉分为酸(Aching, Soreness)、麻(Numbness)、胀(Fullness)、重(Heaviness, Pressure)、冷(Coolness)、热(Warmth)、震颤(Tingling)、钝痛(Dull Pain)和锐痛(Sharp Pain)[2]。打分量表的评定标准为：1～3 为轻度；4～6 为轻度不适；7～8 为不适；9 为极度不适；10 为无法忍受。尖锐痛被认为是由操作不当引起的[12]，因此在接下来的数据分析中对体验到该感觉的被试者数据予以排除。全部这些感觉都用于评价被试者的得气(Deqi)程度，而是否得气在针刺的临床治疗中至关重要[6]。

为了定量地整合上述多个表示得气程度的感觉指标，得到可以表征被试者得气程度的单一指标，并采用 VAS 指标[34]。它是将上述多个感觉指标进行指数平滑加权平均。在后续的分析中，将研究由 VAS 指标表示的个体得气程度与由平均距离表示的个体差异程度之间的联系。

3. 功能图像获取

实验采用 GE 公司的 3.0T 核磁共振扫描仪（GE Signa Excite System, American）和标准 GE 公司 EPI 功能头线圈进行脑功能数据采集。fMRI 扫描采用 Gradient echo-EPI 序列，32 层、5mm 厚轴面无间隔扫描，所选参数为：$FA=90°$，$TR=1\,500ms$，$TE=30ms$，$FOV=240mm\times240mm$，分辨率为 64×64。同时，还采集了每个被试者的 T1 结构像，所选参数为：$FA=7°$，$TR=2.7ms$，$TE=3.39ms$，$FOV=256mm\times256mm$，分辨率为 256×256。为了减少头动带来的影响，在被试者头部与扫描线圈之间添加了海绵块。为了减少噪音的影响，用棉花填充被试者的耳朵。另外，在针刺实验时，还为每位被试者佩戴了眼罩，并被告知闭眼、放松心情、不要想任何事情。

4. 数据的预处理

所有数据的预处理都基于 SPM5（Statistical Parametric Mapping 5, http: //www.fil.ion.ac.uk/spm）软件平台。为了保证数据状态的稳定性，删除了最开始的 5 个时间点的数据[19,26]。之前的研究发现了针刺效应的时变特性，这一特性将严重影响对 Block模式的针刺刺激任务的分析。具体来说，就是在时变特性影响下采用 GLM 分析方法估计出的符合 Block 模式的参数将不再可靠[19]。因此，在本研究中，只对捻针操作之前的静息状态和捻针操作阶段的数据进行分析，而将捻针停止后的静息数据排除在分析之外（一共 100 个时间点的数据）。基于假设，相对于针刺捻针停止后的静息阶段来说，针刺捻针操作阶段的 BOLD 响应表现出的个体差异相对较小。另外，数据越短，受头动的影响也越小。首先，对这 100 个时间点的数据进行头动校正。采用最小二乘算法，将各时间点的数据对齐到所分析的数据的第一个 Volume 上。随后，对运动校正后的数据进行人工检查，如果平移超过 1mm 和旋转超过 1°就排除掉，不予分析。全部被试者都满足了设定的条件，因此没有被试者因为头动过大而被剔除。其次，每个被试者的数据被归一化到 0~1 000 的范围，以达到消除不同被试者间由于核磁机器带来的 BOLD 信号强度差异。然后，对校正后的数据利用 12 个参数的仿射变换将平均图像配准到 MNI（Montreal Neurological Institute）标准模板[35]，重切为 3mm×3mm×3mm 的体素，并采用 MBU 提供的算法将 MNI 坐标系变换到 Talairach 坐标系。最后，采用 6mm FWHM（Full Width Half Maximum）的高斯核函数平滑数据，以达到降低噪声、提高信噪比的目的。

5. 数据的统计分析

第一步，对每位被试者的视觉刺激和针刺刺激两个任务，分别计算了固定效应分析的结果。将估计得到的全脑三维的 Beta 图作为后续分析的基础。对于某位被试者来说，Beta 图可以认为是由每个体素的响应水平组成的全脑响应模式。

第二步，基于 Beta 图计算被试者间的全脑响应模式的相似度。如果 a_i 和 b_i 分别表

示两个被试者在某个体素的Beta值,那么被试者a和被试者b的全脑响应模式的相似度可以通过以下欧几里得距离得到:

$$D_{ab}=\sqrt{\sum_{n=1}^{n}(a_i-b_i)^2}$$

式中,n表示全脑的体素个数。如果距离D_{ab}越小,意味着a、b两个被试者的响应模式越相似。在两两计算了被试者间的距离后,得到了一个由距离D_{xy}组成的距离矩阵。这个距离矩阵是一个被试人数乘以被试人数的对称矩阵,并且主对角线上的元素为0。因此,可对视觉刺激任务和针刺刺激任务分别得到这样的距离矩阵。这个距离矩阵类似于前人研究中由RV系数组成的矩阵[26],而且相对于它计算更加简单、意义更加直观。

第三步,通过可视化将两种任务的响应模式的相似度直观地呈现出来。为此,可采用多尺度比例缩放(Multidimensional Scaling, MDS)的方法。对每种任务的距离矩阵进行多尺度比例缩放运算,得到一个散点图。散点图上的每个点表示一位被试者,点的分布和位置分别表示点所代表的被试者相对于组中其他被试者的分布和位置。经过投影,散点图在二维空间中近似地表示了一种任务下不同被试者之间的相似程度,也就是个体差异程度。多尺度比例缩放是一种简便的可视化方法,它可以清楚地显示这一组被试者在这一特定任务下是否呈现出特殊的分布特性(不再是一个较为均匀的样本),例如存在子组(Subgroup)或者奇异点(Outliers)[36]。在这个研究中,可分别计算:① 包括奇异点的针刺刺激任务组;② 剔除奇异点的针刺刺激任务组;③ 视觉刺激组的多尺度比例缩放的散点图。而在结果中只呈现了②和③的散点图。

第四步,为了评价个体差异程度以及检测可能存在的奇异点,需要找到合适的测度和统计检验手段。首先,计算出距离矩阵中每一行的平均值。每一个均值表示所在行对应的被试者与组中其他被试者的相似程度的平均水平。将这些均值定义为个体差异程度。其次,基于这些均值来评判一个被试者是否可以算做奇异值。如果这个组是同质的,组中的这些均值应该大体上是相近的。如果这个组是异质的(存在奇异值),这些均值中的一个或者某几个将显著大于其他的均值。为了从统计学上检验某个均值是否能够被认为是奇异值,需要找到一种合适的统计检验方法。许多统计检验方法可以用于检验奇异值,例如Grubb's或Dixon检验、Cook距离[37]、频率分布、Chauvenet's准则、Q检验和BOXPOLT。在本研究中,采用BOXPOLT方法来检测奇异值。BOXPOLT能够在不对测度的潜在统计分布进行假设的情况下有效地显示组中个体的差异情况。

最后,采用随机效应模型来分别计算包括奇异值和剔除奇异值的组分析结果。

6. 结果

图4.3.2(a)和图4.3.2(b)分别显示了在视觉刺激任务和针刺刺激任务中由二维尺

度比例缩放散点图表示的组中同质性(在针刺刺激任务中剔除了一个奇异值)。比较这两个散点图后发现，相对于视觉刺激任务，针刺刺激任务的散点图表现出更分散的分布,这表明针刺刺激任务表现出更显著的个体差异。图 4.3.2(c)显示了两种任务的平均距离,针刺刺激任务的平均距离显著大于视觉刺激任务的平均距离($P<0.05$),这也说明了针刺刺激任务诱发的响应模式具有更大的个体差异。

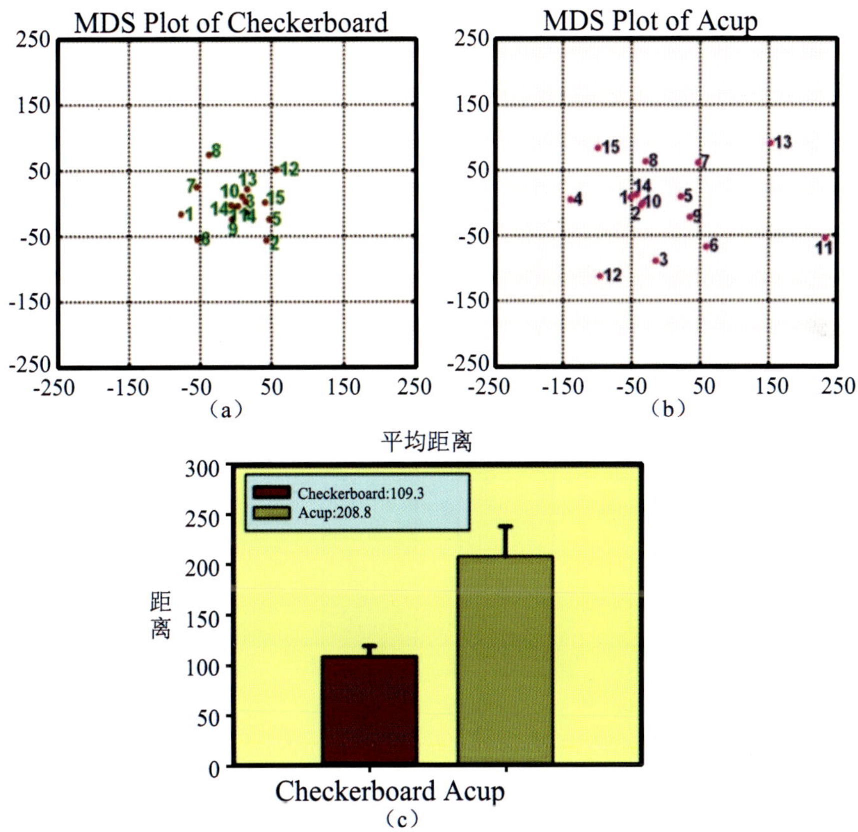

图4.3.2　实验设计多尺度比例缩放散点图和平均距离

分别检测视觉刺激任务和针刺刺激任务中的奇异点是否存在。如图 4.3.2(a)所示，视觉刺激任务是一个较为同质的样本集合,并不存在奇异点。而针刺刺激任务的二维尺度比例缩放散点图表明有一个被试者明显远离其他的被试者(未剔除奇异点的针刺刺激任务的二维尺度比例缩放散点图并未显示在图中)。在检测奇异点时,这个被试者被归为奇异点,从而剔除在图 4.3.2(b)和计算随机效应组分析结果之外。图 4.3.3(a)按降序排列呈现了针刺刺激任务下的每个被试者的平均距离。可以发现第五个被试者的平均距离达到了 470,远远大于其他被试者的平均距离。图 4.3.3(b)显示了相应于图 4.3.3(a)BOXPLOT

分析结果。结果表明,在这样的统计框架下,第五个被试者被归为奇异点。

图 4.3.3(c)对比了包括奇异点(第五个被试者)和剔除奇异点两种情况下针刺刺激任务诱发响应的随机效应组分析的结果。组分析结果采用 $P<0.005$(未校正)的阈值。在剔除奇异点的组分析结果中,右侧框额回、右侧额上叶中部、右侧额下叶三角部、右侧额下叶背盖和右侧前脑岛表现出了响应。虽然这些区域同样在未剔除奇异点的组分析结果中得到表现,但是相比剔除奇异点的组分析结果强度和范围都不够显著。更值得注意的是,在右侧额下叶的框回、左侧前脑岛、脑干和右侧丘脑这些核团只包括在同质组(剔除奇异点)的组分析结果中。

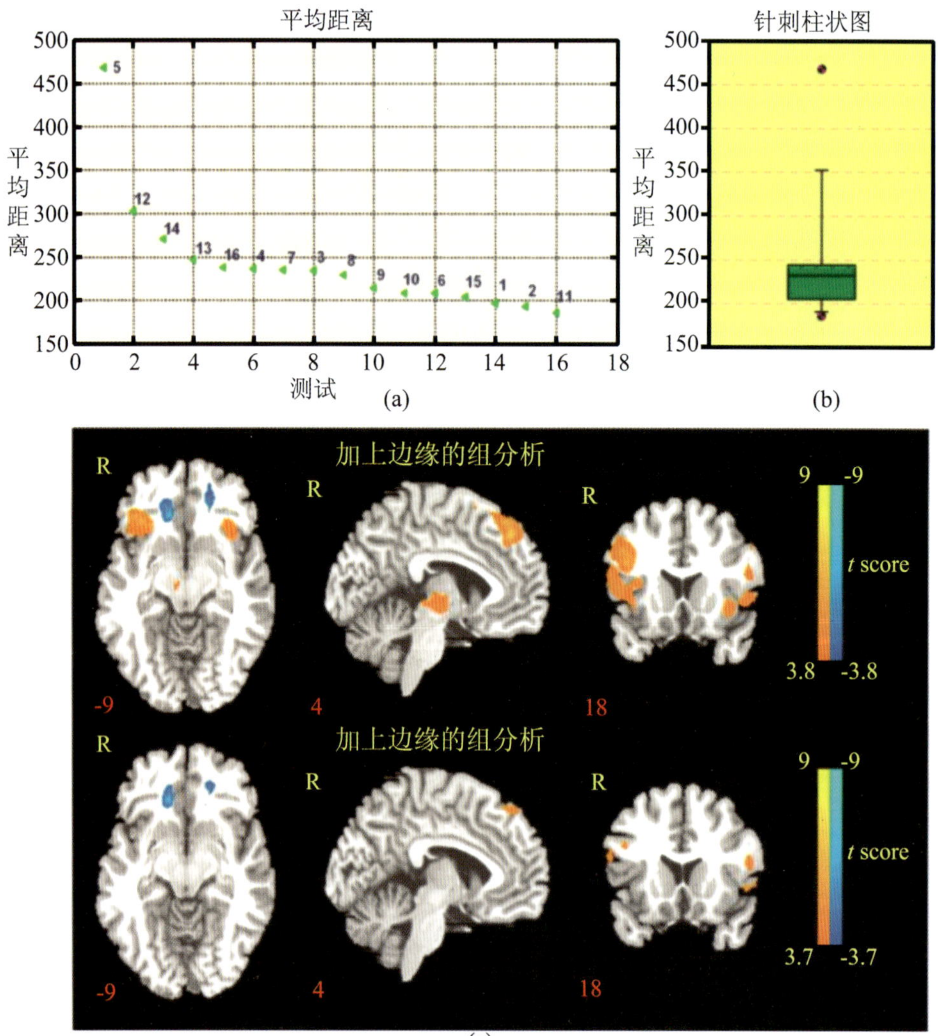

图4.3.3 平均距离、BOXPLOT和随机效应组分析

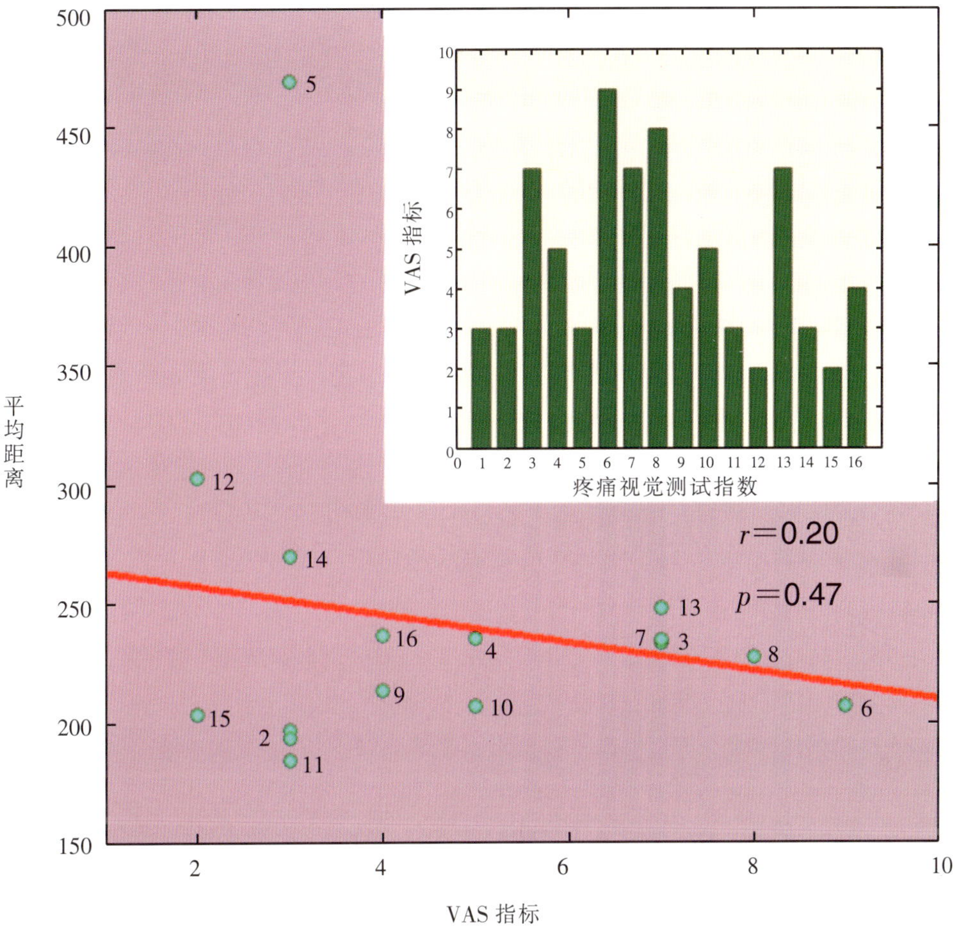

图4.3.4 得气与平均距离的相关性

图 4.3.4 显示了代表得气程度的 VAS 指标与平均距离之间的皮尔森相关系数和回归直线。结果表明，两者的相关性并不显著（$r=0.20$, $P=0.47$）。另外，每个被试者的得气程度（VAS 指标）也画在了图中。结果表明，因过大的平均距离而被归为奇异点的第五个被试者的得气程度并不存在显著异于其他被试者的差异。

7. 讨论与分析

在本研究中，首次在 fMRI 针刺研究中引入了一种新颖的评价组分析同质性的测度。采用这种测度，评价了针刺刺激任务诱发响应的个体差异程度，并检测了奇异点是否存在。一方面，可认为同质样本集合（剔除奇异点）表现出的更加敏感和有意义的组分析结果表明了其对于探测实际的针刺效应的重要意义。有意思的是，被归为奇异点的第五个被试者的得气程度并未相异于其他被试者。这说明在针刺刺激任务下该被试者表现出的响应模式的奇异性并不是由于得气感觉导致的。另一方面,由于得气程度是决定针刺是否在临床上起效的基本因素之一，可以认为这个被归为奇异点的被试者并不能够简单地被排除在研究之外。因此,可以认为在保证样本集合的同质性的前提下,采用组分析(对于同质样本集合)结合个体分析(对于奇异点)的策略将能够更加全面、客观和有效地认识针刺诱发的BOLD响应,而且这里提出的研究策略(框架)应该被推广到其他一些存在显著个体差异的fMRI研究领域,例如记忆研究等。

许多基础fMRI认知任务下的BOLD响应的可靠性通过Test-retest的分析方法得到了证实,例如手指运动、视觉刺激、听觉Oddball刺激、工作记忆和学习任务[38-42]。这些研究表明个体差异对这些认知任务来说并不显著，即存在研究者间和被试者间一致性的大脑核团(空间位置)对认知任务做出响应。然而,一些研究指出,对针刺刺激任务中BOLD响应的个体差异的影响应该加以分析和讨论[13]。这篇研究评价了视觉刺激任务和针刺刺激任务诱发的BOLD响应的个体差异程度的差异。图4.3.2(a)和图4.3.2(b)显示了视觉刺激任务下的BOLD响应的相似程度明显大于针刺刺激任务下的BOLD响应的相似程度。图4.3.2(c)显示了视觉刺激任务下基于BOLD响应计算出的平均距离显著小于针刺刺激任务下的相应距离。这些结果都表明针刺刺激任务下被试者集合表现出的同质性低于视觉刺激任务下的同质性。可以认为,针刺刺激任务下表现出的这种较差的同质性可能是由于针刺本身的特性导致的。因为传统中医理论指出,不同的个体可能对相同的针刺刺激产生不同的反应[43,16],而这一观点能够较好地解释所得的结果。图4.3.3(a)和图4.3.3(b)清楚地呈现了第五个被试者与其他被试者距离很远,因此被归为奇异点[需要注意的是,图4.3.3(a)中的第五个被试者和图4.3.2(b)中的第五个被试者并不相同,因为后者呈现的是剔除了奇异点后的结果]。图4.3.3(c)中上下两行结果之间的差异是显著的($P<0.05$)。具体来说,剔除奇异点的同质性集合下得到的组分析结果相对于未剔除奇异点的完全被试者集合下得到的组分析结果，在右侧框额回、右侧额上叶中部、右侧额下叶三角部、右侧额下叶背盖和右侧前脑岛等核团的响应更加显著。在右侧额下叶的框回、左侧前脑岛、脑干、右侧丘脑和次级体感皮层等核团的响应,只有在同质性集合的组分析结果中得以呈现。两个组分析结果的这些响应差异表明，采用传统方法得到的组分析结果的敏感性远低于来自于同质性集合的组分析结果。

对于脑岛核团的激活,以前的针刺研究有过许多的论述[44-46]。这些结果也与电生理研究和临床研究相一致[47],表明脑岛包括在感情处理(恐惧、焦虑等)和上行脏象通路中[48]。这些结果也与另一个理论假设相一致,那就是针刺通过前脑岛来调节大脑的执行网络和默认网络[18]。针刺刺激任务的BOLD响应包括脑岛,也与传统中医的观点相一致,即针刺通过脑岛内脏的反馈通路调节机体的紊乱[18,19,6]。脑干的激活在同质性集合的组分析结果中十分显著。已有一些针刺研究强调了脑干在内源性的单胺能系统和阿片肽系统中的重要作用[18,12]。次级体觉皮层和丘脑的激活可以认为是大脑对躯体某个位置的感觉次级的响应[49]。此外,丘脑也是疼痛神经核心网络中的重要部分[50,51]。综上所述,当奇异点被剔除后,组分析结果变得更加敏感,而且更具生理意义。

个体差异是针刺研究中的一个常见问题。以前的针刺研究采取了许多方法来减轻和消除由于个体差异带来的影响。一些研究者采用固定效应模型来得到组分析结果[23,24],然而固定效应模型不能将所得的结果推广到总体。一些研究者提倡采用大样本和多次重复的扫描来获得更具统计力度和更高可靠性的结果[24,13]。这样的策略是积极和有效的,但它并不是容易实现和经济的选择。此外,有研究者将全部被试者的 BOLD 信号平均后计算平均响应[22]。这样的做法值得怀疑,因为并没有数学上的证据表明被试者的响应模式完全满足平均所需要的假设。还有研究者依据经验剔除某个被试者,因为它在针刺刺激任务下没有任何激活[27]。这种方法由于缺少定量的测度而并不合理。总而言之,现有的减轻和消除个体差异影响的策略都不值得推荐。本书介绍的这一方法直接地评价了个体差异的程度,简便地确定了样本集合的同质性,而且有效地探测出奇异点。更为重要的是,这种方法能够推广到其他领域的存在显著个体差异现象的 fMRI 研究中,例如记忆任务研究。

得气在针刺的临床治疗上具有确定性的重要作用,而不同被试者在针刺刺激任务中感受到的得气程度是不同的,因此会产生这样的问题:得气感觉的个体差异与 BOLD 响应的个体差异之间是否具有某种确定性的关系呢? 具体来说,结果中的平均距离和 VAS 指标之间的关系是什么? 被视为奇异点的被试者是否在得气程度上也与其他被试者相异?结果表明,平均距离和 VAS 指标之间并不存在明显的线性相关。因此,可以说 BOLD 响应的个体差异与得气感觉的个体差异并不相关,而且也可以认为根据 BOLD 响应确定的奇异点并非由得气感觉的奇异性而导致。结果也表明,第五个被试者(奇异点)的得气感觉不具有任何奇异性。然而,考虑到得气感觉在临床上判断针刺治疗是否有效方面具有确定性的地位,文中被归为奇异点的被试者不能被简单地排除在研究之外,而需要独立于组分析之外单独分析,因此组分析结合个体分析的研究策略对于获得客观、全面的针刺研究结果是十分必要的。然而,由于本次研究只是初步的,因此是什么原因导致了奇异点表现出的显著差异的 BOLD 响应并不清楚,需要在今后的研究中投入更大的努力来找到这一问题的答案。此外,为了更加科学地理解针刺效应,其他一些个体水平的信息,例如行为数据、生化指标,甚至基因信息,需要结合在今后的 fMRI 针刺研究中。

4.3.4 从个体差异的角度认识针刺的中枢神经响应机制

从针刺的传统中医学理论，到长期的临床实践，再到近年来的影像学研究结果，都表明针刺刺激诱发的响应存在显著的个体差异。因此，有必要将个体差异作为针刺的特性之一来理解。在今后的 fMRI 针刺研究中，一方面，应该基于个体差异这一针刺的特点调整和规划实验设计、数据分析方法以及对结果的解释；另一方面，需要在 fMRI 水平验证针刺刺激诱发的 BOLD 响应显著个体差异的客观性，从而逐步揭示个体差异的神经机制，为针刺临床治疗提供帮助。

参考文献

[1] 茹克亚·吐尔洪. 浅谈《黄帝内经》内伤病因及体质差异致病特点[J]. 中国民族医药杂志,2006,(4):68-69.

[2] 孟庆云. 论辨证论治[J]. 山西中医,2005,21(2):1-2.

[3] 刘琳,李明. 浅谈辨证论治与辨病论治[J]. 亚太传统医药,2007(5):22-24.

[4] 赵益业,吴焕林,邓铁涛. 论辨证论治的整体观内涵[J]. 辽宁中医杂志,2000,27(7):300-301.

[5] 赵益业,杨利,邓铁涛. 辨证论治和整体观的现代诠释[J]. 中国中医基础医学杂志,2007,13(7):481-484.

[6] Beijing S. Nanjing Colleges of Traditional Chinese Medicine. Essentials of Chinese Acupuncture[M]. Beijing: Foreign Language Press, 1980.

[7] 吴耀,张楠. 论针灸治法[J]. 安徽中医学院学报,2002,21(2):1-2.

[8] 李雪青,马树祥,崔建美,等.《黄帝内经·阴阳二十五人》针刺的思考[J]. 时珍国医国药,2010,21(4):965-966.

[9] 赵爱秋,赵明山. 论《黄帝内经》中的人物与中国古代医学[J]. 辽宁中医杂志,1997,24(9):396-397.

[10] 刘伍立,朱文锋. 针灸辨证论治之特色[J]. 针灸临床杂志,1998,14(10):3-6.

[11] 何金森. 针灸临床辨证论治的思考[J]. 中国针灸,2008,28(9):685-686.

[12] Hui KK, Liu J, Marina O, et al. The integrated response of the human cerebrocerebellar and limbic systems to acupuncture stimulation at ST 36 as evidenced by fMRI[J]. Neuroimage, 2005, 27(3):479-496.

[13] Kong J, Gollub R L, Webb J M, et al. Test-retest study of fMRI signal change evoked by electroacupuncture stimulation[J]. Neuroimage, 2007, 34(3):1171-1181.

[14] Dhond R, Kettner N, Napadow V. Do the neural correlates of acupuncture and placebo effects differ[J]. Pain, 2007, 128(112):8-12.

[15] Dhond R, Kettner N, Napadow V. Neuroimaging acupuncture effects in the human brain[J]. The Journal of Alternative and Complementary Medicine, 2007, 13(6):603-616.

[16] Yang JS, Cao YM. Acupuncture Point[M]. Shanghai: Shanghai Science and Technology Press, 1987.

[17] Mesulam M M. Patterns in behavioral neuroanatomy: association areas, the limbic

system, and hemispheric specialization. Principles of behavioral neurology. Philadelphia: F. A. Davis, 1985, 125–168.

[18] Bai L J, Qin W, Tian J, et al. Acupuncture modulates spontaneous activities in the anticorrelated resting brain networks[J]. Brain Research, 2009, 1279(7):37–49.

[19] Bai L J, Qin W, Tian J, et al. Time-varied characteristics of acupuncture effects in fMRI studies[J]. Human Brain Mapping, 2009, 30(11):3445–3460.

[20] Qin W, Tian J, Bai L J, et al. fMRI connectivity analysis of acupuncture effects on an amygdala-associated brain network[J]. Molecular Pain, 2008, 4(55):1–17.

[21] Li G, Huang L, Cheung R T F, et al. Cortical activations upon stimulation of the sensorimotor-implicated acupoints[J]. Magnetic Resonance Imaging, 2004, 22(5):639–644.

[22] Kong J, Kaptchuk T J, Webb J M, et al. Functional neuroanatomical investigation of vision-related acupuncture point specificity–A multisession fMRI study[J]. Human Brain Mapping, 2009, 30(1):38–46.

[23] Wu MT, Shen JM, Chuang KH, et al. Neuronal specificity of acupuncture response: an fMRI study with electroacupuncture[J]. Neuroimage, 2002, 16(4):1028–1037.

[24] Napadow V, Makris N, Liu J, et al. Effects of electroacupuncture versus manual acupuncture on the human brain as measured by fMRI[J]. Human Brain Mapping, 2005, 24(3):193–205.

[25] Hui KK, Liu J, Makris N, et al. Acupuncture modulates the limbic system and subcortical gray structures of the human brain: evidence from fMRI studies in normal subjects [J]. Human Brain Mapping, 2000, 9(1):13–25.

[26] Li G, Cheung R T F, Ma QY, et al. Visual cortical activations on fMRI upon stimulation of the vision-implicated acupoints[J]. Neuroreport, 2003, 14(5):669–673.

[27] Cho ZH, Chung SC, Jones J P, et al. New findings of the correlation between acupoints and corresponding brain cortices using functional MRI[J]. Proceedings of the National Academy of Sciences of the United States of America, 1998, 95(5):2670–2673.

[28] Sun JB, Qin W, Dong MH, et al. Evaluation of group homogeneity during acupuncture stimulation in fMRI studies [J]. Journal of Magnetic Resonance Imaging, 2010, 32(2):298–305.

[29] Seghier M L, Lazeyras F, Pegna A J, et al. Group analysis and the subject factor in functional magnetic resonance imaging: analysis of fifty right-handed healthy subjects in a semantic language task[J]. Human Brain Mapping, 2008, 29(4):461–477.

[30] Penny W D, Holmes A P. Random effects analysis [M]// Frackowiak R S J, Friston K J, Frith CD, et al. Human brain function Ⅱ. Oxford: Elsevier, 2003.

[31] Friston K J, Holmes A P, Price C J, et al. Multisubject fMRI studies and conjunction analyses[J]. Neuroimage, 1999, 10(4):385–396.

[32] Petersson K M, Nichols T E, Poline J B, et al. Statistical limitations in functional neuroimaging Ⅱ. Signal detection and statistical inference[J]. Philosophical Transactions of the Royal Society of London. Series B: Biological Sciences, 1999, 354(1387):1261–1281.

[33] Brammer M J, Bullmore E T, Simmons A, et al. Generic brain activation mapping in functional magnetic resonance imaging: a nonparametric approach[J]. Magnetic Resonance Imaging, 1997, 15(7):763–770.

[34] Kong J, Gollub R, Huang T, et al. Acupuncture de qi, from qualitative history to quantitative measurement[J]. The Journal of Alternative and Complementary Medicine, 2007, 13(10):1059–1070.

[35] Friston K J, Ashburner J, Frith C D, et al. Spatial registration and normalization of images[J]. Human Brain Mapping, 1995, 3(3):165–189.

[36] Kherif F, Poline J B, Mériaux S, et al. Group analysis in functional neuroimaging: selecting subjects using similarity measures[J]. Neuroimage, 2003, 20(4):2197–2208.

[37] Cook R D, Weisberg S. Residuals and influence in regression[M]. New York: Chapman and Hall, 1982.

[38] Aron A R, Gluck M A, Poldrack R A. Long-term test-retest reliability of functional MRI in a classification learning task[J]. Neuroimage, 2006, 29(3):1000–1006.

[39] Havel P, Braun B, Rau S, et al. Reproducibility of activation in four motor paradigms[J]. Journal of Neurology, 2006, 253(4):471–476.

[40] Marshall I, Simonotto E, Deary I J, et al. Repeatability of motor and working-memory tasks in healthy older volunteers: assessment at functional MR imaging[J]. Radiology, 2004, 233(3):868–877.

[41] Wagner K, Frings L, Quiske A, et al. The reliability of fMRI activations in the medial temporal lobes in a verbal episodic memory task[J]. Neuroimage, 2005, 28(1):122–131.

[42] Yoo S S, Wei X, Dickey C C, et al. Long-term reproducibility analysis of fMRI using hand motor task[J]. International Journal of Neuroscience, 2005, 115(1):55–77.

[43] Xue K, Lu X. Essentials of Chinese acupuncture[M]. Beijing: Foreign Languages

Press, 1993.

[44] Hsieh J C, Tu CH, Chen FP, et al. Activation of the hypothalamus characterizes the acupuncture stimulation at the analgesic point in human: a positron emission tomography study[J]. Neuroscience Letters, 2001, 307(2):105–108.

[45] Pariente J, White P, Frackowiak R S J, et al. Expectancy and belief modulate the neuronal substrates of pain treated by acupuncture[J]. Neuroimage, 2005, 25(4):1161–1167.

[46] Zhang WT, Jin Z, Cui GH, et al. Relations between brain network activation and analgesic effect induced by low vs. high frequency electrical acupoint stimulation in different subjects: a functional magnetic resonance imaging study[J]. Brain Research, 2003, 982(2):168–178.

[47] Nagai M, Kishi K, Kato S. Insular cortex and neuropsychiatric disorders: A review of recent literature[J]. European Psychiatry, 2007, 22(6):387–394.

[48] Shelley B P, Trimble M R. The insular Lobe of Reil–its Anatamico-Functional, behavioural and Neuropsychiatric attributes in humans-a review [J]. World Journal of Biological Psychiatry, 2004, 5(4):176–200.

[49] Davis K D, Kwan C L, Crawley A P, et al. Functional MRI study of thalamic and cortical activations evoked by cutaneous heat, cold, and tactile stimuli[J]. Journal of Neurophysiology, 1998, 80(3):1533–1546.

[50] Biella G, Sotgiu M L, Pellegata G, et al. Acupuncture produces central activations in pain regions[J]. Neuroimage, 2001, 14(1):60–66.

[51] Ingvar M, Hsieh J C. The image of pain[M]//Wall P D, Melzack R. Textbook of Pain. New York: Churchill Livingstone, 1999, 215–234.

§4.4 新方法在针刺机理研究中的应用

4.4.1 引言

通过总结前人的针刺研究，可以发现大多数研究首先采用多 Block 或者是单 Block 的实验设计模式，然后通过统计分析得到针刺刺激诱发的大脑响应的空间激活模式。这种“on-off”的 Block 设计模式最初来源于心理学的减法原理，基本法则为大脑响应模式完全依赖于实验设计控制，即刺激停止的同时大脑的相应响应状态也可以迅速恢复到初始状态。例如，经典的棋盘格（Checkboard）视觉刺激实验就完全符合实验设计模式。虽然多 Block 的实验范式已经成功用于评价经典的视觉刺激以及简单的运动效应，但它是否也适合针刺研究呢？最近，本研究组采用了基于传统多 Block 实验设计和经典的广义线性模型方法，对多 Block 设计不同阶段的针刺神经响应模式进行了比较和分析。结果发现，针刺神经响应模式存在明显的持续性，不符合多 Block 假设的神经响应模式，而且 Block 实验设计模式还会造成某些核团激活的假阳性，严重地影响了统计效果。随后，又采用独立分量分析的方法，结果再次支持本研究组的结论。这两项研究如图 4.4.1 和图 4.4.2 所示。

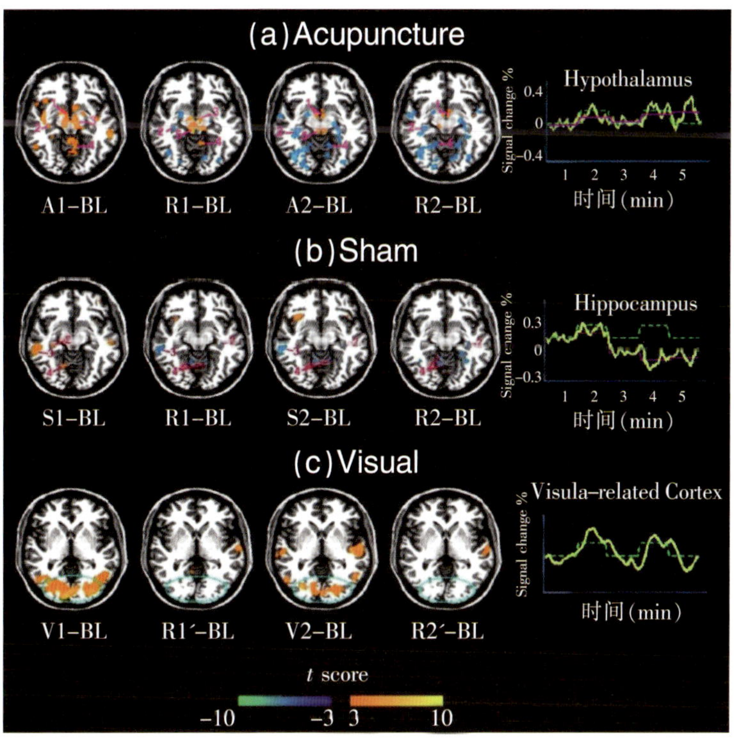

图4.4.1　采用广义线性模型方法研究针刺时变特性[1]

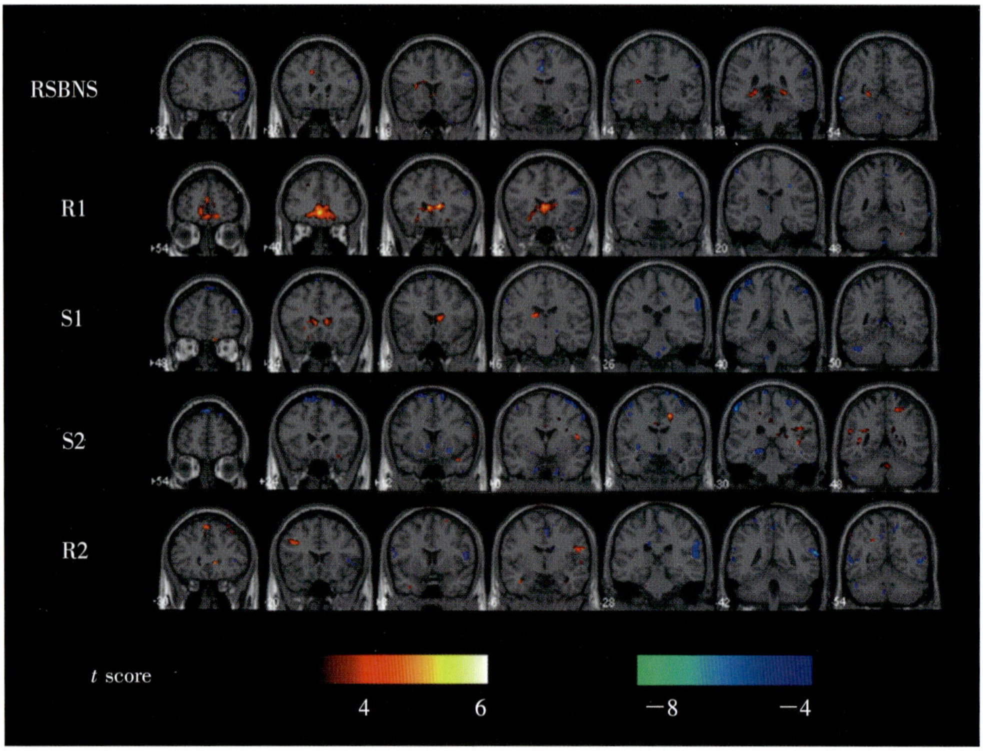

图4.4.2 采用独立分量分析方法研究针刺时变特性[2]

依据中国传统的中医理论可知,针刺具有持续性效应,即针刺捻针停止后的数分钟乃至几个小时内,针刺效应仍然存在。就如前面所讲到的在针刺的 fMRI 研究中,大多数的研究者都使用经典的 Block 在短暂的时间间隔捻针,而对于静息态的研究比较少。本研究组几乎同时和 Dhond 等[3]的研究组研究了针刺持续性效应对大脑功能网络的调节模式。

那么,如何科学地研究针刺,更好地揭示针刺的神经表象呢?下面将介绍几种方法,分别对针刺在操作过程和针刺后效应过程中的大脑神经表象进行分析。这些方法的提出,可能会为针刺机理研究提供一条新的数据处理思路。

4.4.2 混合 GLM-ICA 方法

以往的针刺研究主要是针对针刺的操作效应(或者称之为操作过程),对于针刺的持续性研究不足,且研究不够深入。如何在考虑针刺持续性的情况下更好地揭示针刺的神经表象,是研究人员面临的一个难题。本节提出一种结合广义线性模型与独对立成分分析的方法（混合 GLM-ICA 方法），对针刺操作阶段和针刺效应持续阶段进行分析。这种方法的思路是：首先利用经典的 GLM 模型分析针刺操作阶段的大脑反应模式的空间分布，然后将空间分布的模板置入利用 ICA 方法分析的针刺效应持续阶段，以此探寻针刺持续性效应对大脑反应模式的影响。

1. 实验设计与材料

（1）被试者。18 名健康被试者（9 男、9 女）参加了本次实验。被试者的纳入标准为：右利手，视力正常，年龄 24.2±2.9 岁，没有针刺治疗或功能核磁扫描经历，不存在任何神经或精神病史。被试者要求在至少实验前的 48h 内不能服用任何药物或者饮酒。同时，该实验得到了当地道德伦理委员会的允许。

（2）实验设计。本次研究采用的实验范式如图 4.4.3 所示。在针刺治疗中选用直径为 0.2mm、长为 40mm 的一次性针灸用针，在右脚足三里（ST36）穴位入针，深度为 2～3cm。针刺组每个被试者首先经历一次 1min 的静息扫描，随后由专业的中医针灸师操纵针刺针，采用“提拉捻转，平补平泻”手法，以 60 次 /min 的频率进行治疗。治疗结束后，被试者还要再经历一次 6min 的针刺后静息态扫描。另外，还选取了一个对照穴位（Sham）作为对照组，Sham 的位置选在 ST36 旁开 2～3cm 处。对于对照组的操作与 ST36 穴位组是一致的，并由同一名针灸师完成治疗过程。考虑到针刺的持续性问题，被试者经历 ST36 和 Sham 穴位的治疗间隔为 24h。

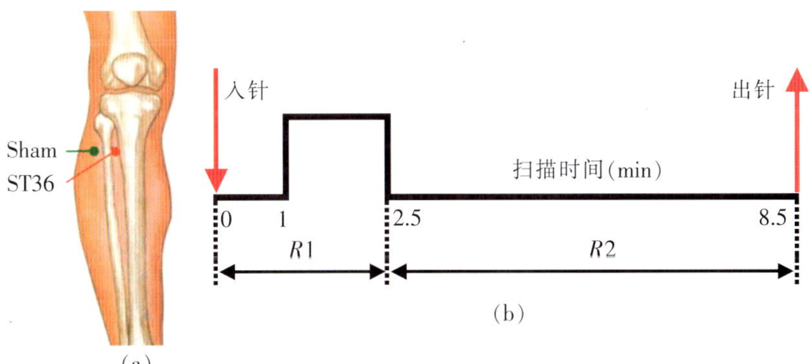

图4.4.3　穴位点位置与实验设计

（3）功能图像的获取。利用 GE 公司出品的 3.0T 的磁共振扫描仪（GE Signa Excite System, American）和标准 GE 公司 EPI 功能头线圈进行脑功能数据采集。fMRI 扫描采用 Gradient echo-EPI 序列，32 层、5mm 厚轴面无间隔扫描，所选参数为：$FA=90°$，$TR=1\,500$ms，$TE=30$ms，$FOV=240$mm×240mm，分辨率为 64×64。同时，还采集了每个被试者的 T1 结构像，所选参数为：$FA=7°$，$TR=2.7$ms，$TE=3.39$ms，$FOV=256$mm×256mm，分辨率为 256×256。

为了减少头动所带来的影响，在被试者头部与扫描线圈之间添加了海绵块。为了减少噪音的影响，用棉花填充被试者的耳朵。另外，在针刺实验时，每位被试者佩戴了眼罩并被告知闭眼、放松心情、不要想任何事情。

（4）生理数据的获取。在整个核磁扫描结束后，由针灸师向被试者询问是否在实验的过程中始终保持清醒，以及对针刺的生理感觉，包括酸、麻、胀、冷、热、刺痛、钝痛，并且通过0～10级评判标准，被试者可以主观地评价在针刺治疗过程中的上述感觉（0：没有感觉；1～3：轻微；4～6：中度；7～8：高度；9～10：难以忍受）。

2. 数据处理

（1）fMRI数据预处理。功能图像的分析使用Matlab（the Mathworks Inc. USA）环境下的统计参数（影射）映射软件包（SPM5, Wellcome Department of Imaging Neuroscience, London, UK; http: //www.fil.ion.ucl.ac.uk/spm）。在预处理中，每个被试者的图像序列首先与其第一张图像对齐，进行运动校正，然后标准化到标准EPI模板，以消除个体的脑部形状差异，并被重新分割为3mm×3mm×3mm的分辨率。最后，用半高宽为6mm的高斯核函数进行平滑。

紧接着，截取前一段$R1$，数据点：0～2.5min；针刺后一段$R2$，数据点：2.5～8.5min，对这两段数据进行后续分析。

（2）广义线性模型处理分析。对于数据段$R1$，每个被试者的图像首先利用广义线性模型（GLM）进行分析。广义线性模型中的回归变量由设计矩阵中的针刺（或者Sham刺激）刺激条件下呈现序列卷积典型血液动力学反应函数（Haemodynamic Response Function, HRF）得到。同时，运动校正得到的参数也作为广义线性模型的回归变量，用来估计由于运动产生引起的参差。对每个被试者全脑的每个体素建立广义线性模型进行参数估计。通过比较针刺刺激条件的回归变量的参数，得到不同刺激反应的比较图。利用独立样本t检验对针刺刺激所引起的激活进行分析。基于独立样本t检验的组分析统计图像需满足显著性的阈限水平为$P<0.005$（非校正），体素簇大于3个。此外，将在针刺ST36和Sham的组分析所得到的激活图做成二值掩膜，用于后续评价针刺持续性的研究。

（3）独立成分处理分析。将预处理后的$R2$段数据送入GIFT软件包（Group ICA of the fMRI Toolbox）。在分析过程中，用基于Akaike信息准则的信息极大化ICA算法将每个被试者的数据分为20个成分。然后，对于数据$R2$的成分选取，利用在广义线性模型分析中得到的掩膜来提取每个被试者最佳拟合的相关成分。随后，用SPM5来剖析针刺后静息态的组分析结果。用独立样本t检验来检测每个穴位组的激活情况（显著性的阈限水平$P<0.005$，未校正）。

3. 结果

（1）生理数据结果。具体的得气感强度如图 4.4.4 所示，用每组被试者的平均值±标准差来表示。酸、麻、胀是本次实验中主要的感觉，而且根据中医理论，酸、麻、胀是主要的得气感。但是在两针刺组中，并没有被试者报道他们有刺痛、持续痛和挤压的感觉。酸的感觉在 ST36 组中的出现率是 60.00%，在 Sham 组中的出现率是 33.33%。麻的感觉在

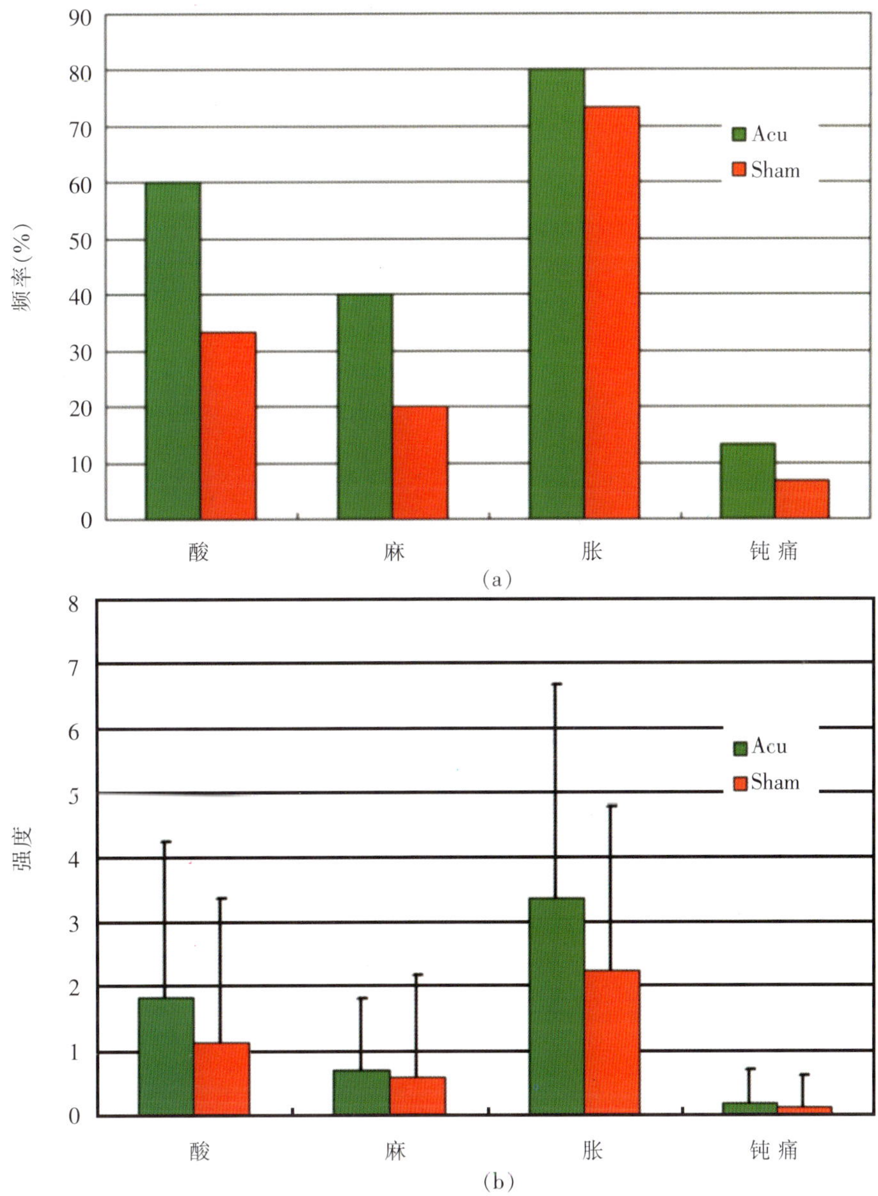

图4.4.4 得气感柱状图

ST36组中的出现率是40.00%,在Sham组中的出现率是20.00%。胀的感觉在ST36组中的出现率是80.00%,在Sham组中的出现率是73.33%。酸的感觉强度在ST36组中为1.82($S.D.$=2.40),在Sham组中为1.12($S.D.$=2.23)。麻的感觉强度在ST36组中为0.71($S.D.$=1.10),在Sham组中为0.59($S.D.$=1.58)。胀的感觉强度在ST36组中为0.71($S.D.$=1.10),在Sham组中为0.59($S.D.$=1.58)。通过针刺组与控制组的比较可知,每种感觉在两组中并没有显著的差异(酸:P=0.38;麻:P=0.29;胀:P=0.80)。

(2)fMRI数据结果。利用GLM方法对于针刺操作过程的分析结果为:针刺ST36穴位,诱发了大脑皮层中的前扣带喙部、前扣带背部、腹外侧前额叶、辅助运动区以及中脑信号的显著提升,诱发初级运动区皮层、第二运动区皮层以及部分枕叶区的信号下降,如图4.4.5所示。

利用ICA方法分析针刺持续性效应阶段结果为:通过选取最佳成分,比较分析得出ST36的持续性效应诱发脑岛、尾状核、壳核、丘脑以及中脑的信号提升,而降低了初级运动区皮层、第二运动区皮层以及部分枕叶区的信号,如图4.4.5所示。

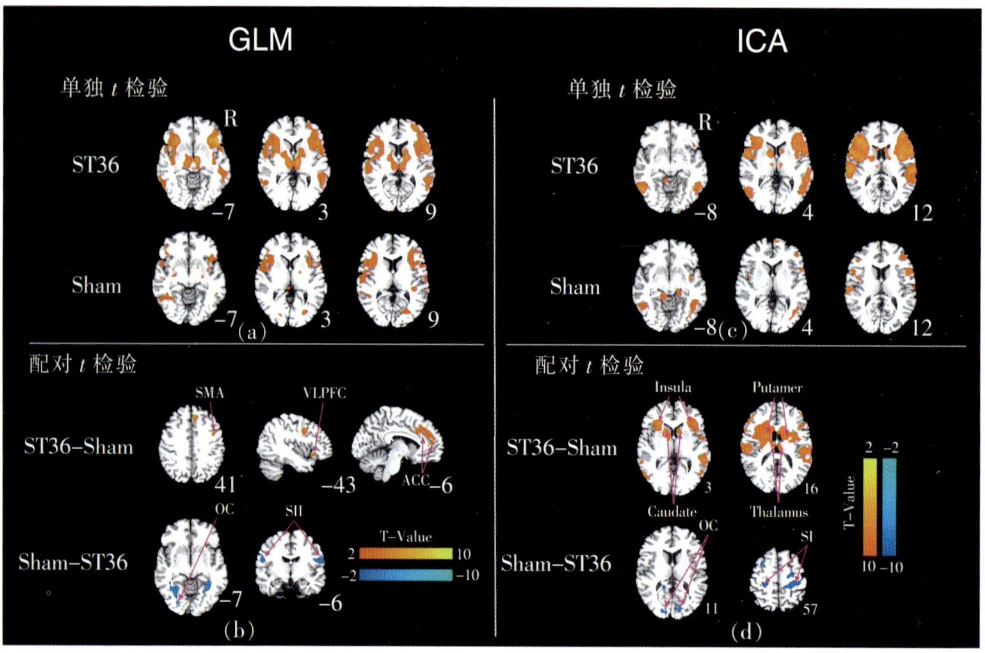

图4.4.5 GLM-ICA的分析结果

4. 讨论

在本节中,利用混合GLM-ICA的方法探究了针刺ST36和对照穴位在操作阶段和持续性阶段对中枢神经系统的反应机制。通过研究发现,针刺镇痛穴位ST36主要诱导有显著 fMRI 信号，显著激活的脑区有前扣带、腹外侧前额叶和辅助运动区，而显著负激活的脑区有初级运动区皮层和第二运动区皮层。这些激活 / 负激活的脑区可能都参与了对于疼痛感觉感知的工作，更有可能在阿片系统中发挥重要的作用。因此，针刺的持续性效应在针刺操作后就继续发挥作用，诱发脑岛、尾状核、壳核和丘脑的显著激活。而这些脑区的发现可能与 ST36 镇痛的神经调节机制有关。

神经影像研究表明，腹外侧前额叶参与如疼痛感觉、预判以及疼痛经历的自上而下疼痛抑制网络的活动。Lieberman 研究组发现，肠道易激综合征疼痛指数的降低可能与右侧腹外侧前额叶的激活有关[4]。Salomons 研究组发现，在预判针刺疼痛级别上，腹外侧前额叶起到了很大的作用[5]。ST36 作为一个镇痛穴位，被广泛应用于临床上[6,7]。因此，可以猜测 ST36 的镇痛机制可能与腹外侧前额叶抑制疼痛感觉有关。

对于内阿片类物质的调节可能是针刺镇痛的重要手段，这一说法目前得到了广泛的认可。通过对一些疼痛机理、安慰剂效应研究可知，前扣带喙部是一个参与阿片镇痛的重要脑区之一。Petrovic 及其同事利用 PET 技术论证了前扣带喙部和中脑参与了阿片和安慰剂镇痛[8]。前扣带喙部也与认知调节疼痛的处理、疼痛的经历有关，还与对不悦的生理痛的感知有关[4,9,10]。由此可以进一步推测 ST36 的镇痛可能还与高级认知网络以及阿片系统有关。

通过与对照穴位相比较，ST36 诱发初级运动区、第二运动区负激活。痛的感觉是通过脊髓经丘脑至初级运动区、第二运动区的，而且它们也参与了对于疼痛处理的感觉方面的任务，同时它们也是疼痛感觉网络的组成部分[11]。因此可以推断初级运动区、第二运动区的负激活很可能是对于痛感觉的调节已达到 ST36 的镇痛效果。

更有意思的是，在针刺的持续性阶段，脑岛和更多的皮下脑区协同参与进来。脑岛连接着皮下组织和脑干，而且脑岛的功能复杂，参与决策、行为反应、认知和疼痛的调节。近几年，fMRI 影像学研究表明，脑岛可能类似于一个开关，参与认知控制和任务的动态转换[12]。如果针刺能通过神经系统来完成自我控制和自我调节，那么脑岛可能就是通过针刺持续性来完成一系列的调整工作的重要节点。另外，一些皮下组织的激活也与对针刺 ST36 镇痛的机制有关。如壳核，它可以整合各种感觉信息，也与痛刺激有关[13,14]。尾状核已被证实参与多巴胺的释放[15]，丘脑可以加工和延迟感觉信息，并选择性地输送到大脑皮层某些区域[16]。这些在针刺 ST36 时的发现说明皮下组织的激活可能会调节疼痛、延迟疼痛感觉的信息传输，这可能是 ST36 镇痛的另一个原因。

本节介绍了一种混合 GLM-ICA 方法研究针刺，并利用这种方法研究了针刺 ST36 的神经机理。现在的结果指出，ST36 的镇痛效果是一个复杂的生理和心理过程。另外，目前的针刺机理尽管还没有明确的定义，但是如何利用合适的方法研究针刺也是很重要的。因此,现在的结果在某种程度上也反映了混合 GLM-ICA 方法的重要性及其所做出的贡献。

4.4.3 偏相关方法

大脑默认功能网络(或称为大脑缺省模式网络)主要由后扣带回皮层、楔前叶、背内侧前额叶皮层、背侧前扣带回及角回组成。自 1995 年以来,研究显示大脑静息状态下左右半脑主运动区 BOLD 信号的慢波振荡(0.01～0.08Hz)显示出一种显著的功能连接特性。对于这一现象的研究,科学家们给予了足够的热情,从正常人的大脑默认功能网络到与疾病的相关研究都取得了令人欣喜的结果。然而,对于针刺效应与静息态之间的研究却比较少。本研究组几乎同时和 Dhond 等[3]的研究组研究了静息态下针刺对大脑功能网络的调节模式。由于针刺的治疗效果是可以持续一段时间的,那么如何利用大脑静息态下的反应模式来研究针刺效应就是大家应该关注的, 而且这一问题的研究仍处于起步阶段。

在本节中, 将介绍利用偏相关方法研究针刺不同穴位的持续性对大脑默认功能网络的调节。

1. 实验设计与材料

(1) 被试者。56 名健康被试者(28 男、28 女)参加了本次实验。被试者的纳入标准为:右利手,视力正常,年龄 23.8±2.7 岁,没有针刺治疗或功能核磁扫描经历,不存在任何神经或精神病史。被试者要求在至少实验前的 48h 内不能服用任何药物或者饮酒。同时,该实验得到了四川大学华西医院道德伦理委员会的允许。

(2) 实验设计。首先,42 名被试者参加了针刺组的治疗。这 42 名被试者被随机地分为 3 组,每组之间的男女比例和其他因素并无明显的差异。每个针刺组只接受一项相应的穴位治疗。另外,还有 14 名被试者被招募作为控制组(对照组),控制组在性别、年龄、利手、教育背景方面都与针刺组保持一致。在本次研究中,采用一种非重复事件相关的 fMRI 实验设计模式(NRER-fMRI Design)。专业的中医针灸师操纵韩氏电针治疗仪(北京大学神经科学研究中心,HANS-LH202;电流:2mA;频率:50Hz)并依据被试者的分组情况,取左腿上的 GB 37、BL 60、KI 8 或 Sham 中的一个穴位点对被试者进行针刺治疗。选用直径为 0.18mm、长为 40mm 的一次性针灸用针,入针深度为 1～1.5cm。在进行针刺刺激前,每个被试者首先在磁共振设备中扫描一个 6min 的静息状态序列,同时磁共振采集这 6min 的扫描序列;紧接着,由针灸师对被试者进行针刺治疗。在针刺治疗后,针灸师取出针刺用针。最后,被试者再经历另一次 6min 针刺后的静息扫描。一个被试者完成整个实验耗时 18min。

（3）功能图像的获取。利用 GE 公司出品的 3.0T 的磁共振扫描仪（GE Signa Excite System, American）和标准 GE 公司 EPI 功能头线圈进行脑功能数据采集。fMRI 扫描采用 Gradient echo-EPI 序列，32 层、5mm 厚轴面无间隔扫描，所选参数为：FA =90°，TR= 2 000ms，TE=30ms，FOV=240mm×240mm，分辨率为 64×64。同时，还采集了每个被试者的 T1 结构像，所选参数为：FA =12°，TR =5.7ms，TE =2.2ms，FOV =256mm× 256mm，分辨率为 256×256。

为了减少头动所带来的影响，在被试者头部与扫描线圈之间添加了海绵块。为了减少噪音的影响，用棉花填充被试者的耳朵。另外，在针刺实验时，每位被试者佩戴了眼罩并被告知闭眼、放松心情、不要想任何事情。

（4）生理数据的获取。在磁共振扫描结束后，由针灸师向被试者询问是否在实验的过程中始终保持清醒以及对针刺的生理感觉，包括酸、麻、胀、冷、热、刺痛、钝痛，并且通过 0～10 级评判标准，被试者可以主观地评价在针刺治疗过程中的上述感觉（0：没有感觉；1～3：轻微；4～6：中度；7～8：高度；9～10：难以忍受）。

2. 数据处理

在针刺前后截取了两段长度为 5min 的序列（针刺前一段 $R1$，数据点：0.5～5.5min；针刺后一段 $R2$，数据点：12.5～17.5min）。

（1）fMRI 数据预处理。功能图像的分析使用 Matlab（the Mathworks Inc. USA）环境下的统计参数图软件包（SPM5, Wellcome Department of Imaging Neuroscience, London, UK; http: //www.fil.ion.ucl.ac.uk/spm）。在预处理中，每个被试者的图像序列首先与其第一张图像对齐，进行运动校正，然后标准化到标准 EPI 模板，以消除个体的脑部形状差异，并被重新分割为 3mm×3mm×3mm 的空间分辨率。标准化的数据再经过频带为 0.01～0.1Hz 的带通滤波处理，最后采用 6mm 的高斯核函数平滑滤波后的数据。

（2）fMRI 数据分析。在大脑默认功能网络研究中，楔叶 / 楔前叶是被报道最多的脑区之一[17]，因此这里以楔叶 / 楔前叶皮层区域（MNI）为种子点。楔叶 / 楔前叶皮层区域坐标为（0，-56，25），以此点为球心作半径为 6mm 的球体作为一个感兴趣区域。首先，利用感兴趣区域的模板，提取每个被试者的 $R1$ 段数据中感兴趣区内所有体素的慢波振荡信号，并取平均值作为感兴趣区的慢波振荡信号，为后续的相关分析做准备。然后，在全脑范围内逐个体素计算该体素与感兴趣区的慢波振荡信号之间的 Pearson 相关，产生一个相关图，该相关图内每一个体素的取值代表该体素与感兴趣区的慢波振荡信号之间的相关强度。最后，通过 Fisher Z 变换将得到的相关图转换成 Z 图，从而使得到的 Z图像体素取值更接近于正态分布（近似正态分布），以便于后续的基于正态假设的统计分析。Fisher Z 变化公式如下：

$$Z=\frac{1}{2}\ln\left(\frac{1+r}{1-r}\right)$$

在统计检测分析中，采用独立样本来获取第二水平分析的相关图。为了获得更为可信的大脑默认功能网络，选用所有被试者针刺前的静息态相关图进行组分析。在进行统计分析时要求满足：显著性的阈限水平 $P<0.005$（未校正），体素簇大于 5 个。

大脑默认功能网络中的重要节点掩膜选择是在组分析的结果上，以 t 值在峰值处的坐标为球心，作半径为 6mm 的球体。

得到节点掩膜后，在每个被试者的 $R1$ 和 $R2$ 两个数据段提取掩膜相应体素的慢波振荡信号，取其均值，为大脑默认功能网络内各个节点之间的偏相关分析做准备。在偏相关分析时，原假设是：在显著性水平 $P<0.05$ 的情况下，节点两两之间没有显著的偏相关性。最后，用每组内所有被试者的大脑默认功能网络节点间偏相关系数的平均值作为第二水平意义上的节点区域间偏相关强度的度量。

（3）生理数据分析。分析生理数据时，采用方差分析（ANOVA）来评价 4 个不同穴位组之间的得气感（显著性的阈限水平 $P<0.01$）。

3. 结果

（1）生理数据结果。如图 4.4.6 所示是每个穴位组中被试者的得气感，用频率百分比来表示。每一种得气感的强度用每个穴位组被试者报道的感觉强度的平均值±标准差来表示，如图 4.4.7 所示。由图可知，酸、麻、胀是本次实验的主要得气感。评价得气感时，利用单因素方差分析（One-way ANOVA）的分析方法。本次实验研究中涉及的数据自由度（*d.f.*）是组间为 3，组内为 52。分析结果为：4 组中对于酸、胀、钝痛的得气感并没有显著的差异（酸：$F=0.81$，$P=0.49$；胀：$F=1.91$，$P=0.14$；钝痛：$F=0.50$，$P=0.69$），麻的感觉在组间还是有差异的（$F=8.29$，$P<0.01$）。

（2）fMRI 数据结果。利用功能连接度方法得到的大脑默认功能网络的内在相关图如图 4.4.8 所示。所得到的 DMN 网络包括的脑区有：双内侧前额叶（MPFC）、内侧框额回（OFC）、前扣带（ACC）、双侧颞叶中回（MTC）和楔叶 / 楔前叶（PCC/pC），这些核团将用于网络偏相关分析中。在 t 的峰值点：通过左侧 MPFC［MNI 坐标：(4，66，25)，t 值：16.42］、右侧 OFC［MNI 坐标：(5，58，−6)；t 值：11.32］、左侧 ACC［MNI 坐标：(−3，44，12)；t 值：5.38］、双侧 MTC［MNI 坐标：(−51，−66，21)；t 值：11.80；MNI 坐标：(48，−57，27)；t 值：9.70］，以及右侧的 PCC/pC［MNI 坐标：(0，−56，25)；t 值：30.63］画球形掩膜作为大脑默认功能网络的节点。

从提取掩膜相应体素的慢波振荡信号作偏相关分析的结果如图 4.4.7 所示。可知，在针刺后的静息态状态中，PCC/pC 与其他大脑默认功能网络中的节点都有很强的连

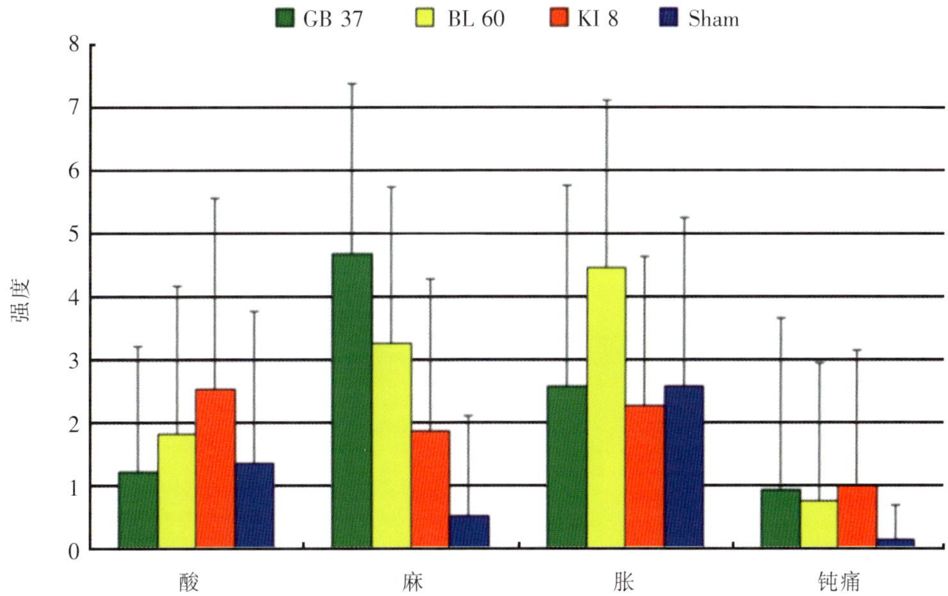

（a）

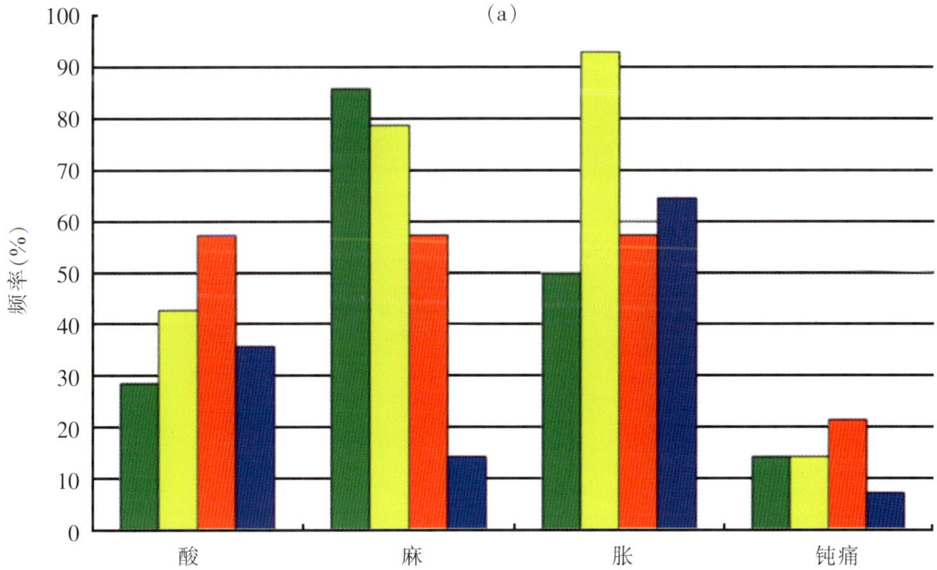

（b）

图4.4.6　得气感柱状图

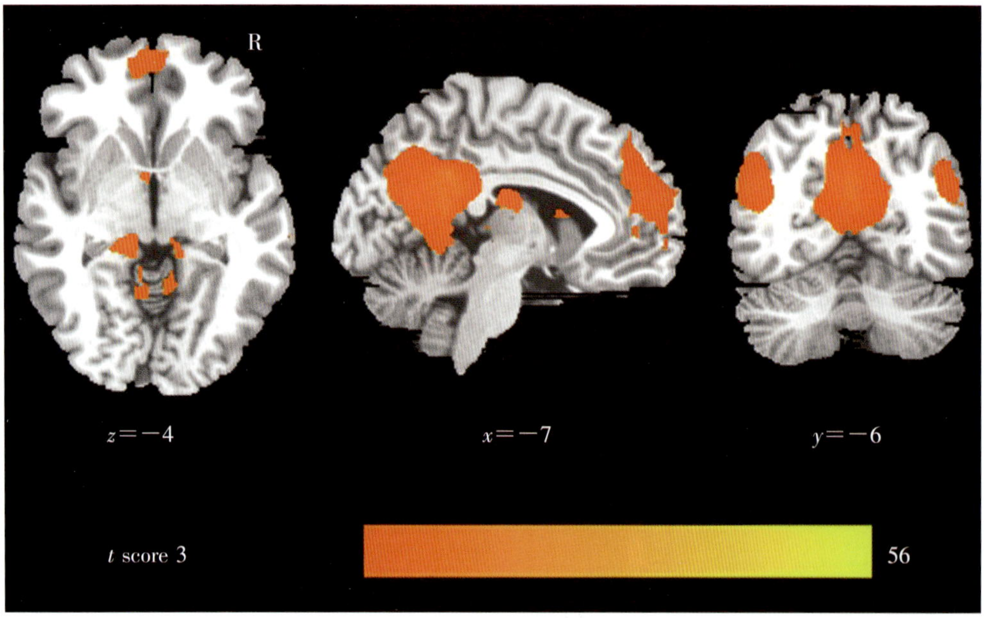

图4.4.7 以PCC/pC为种子点的功能连接图

接性。但是,在电针刺激不同穴位后的静息态状态中,可以发现不同穴位的持续性效应对大脑默认功能网络内在各个节点连接的调节模式是不同的。不过,在不同的穴位组内,PCC/pC 与其他 DMN 中的节点仍有很强的连接性。与此同时,还能观测到 OPC 与左侧的 MTC 有反向相关的特点,但这种现象在控制组内是没有被发现的。相对于右侧的 MTC,左侧的 MTC 更为广泛地与其他节点相连接。

4. 讨论

在这个探索性研究中,应用偏相关方法去探查电针刺激 GB 37、BL 60、KI 8 和一个 Sham 所产生的针刺持续效应对大脑默认功能网络固有网络的调节模式。通过研究,主要报道了上述 4 个不同穴位的持续性效应确实可以调节大脑默认功能网络大脑内在节点之间的连接,而且调节模式因穴位点的不同而有所差别。另外还发现,楔叶 / 楔前叶在针刺前后的静息状态中都能很好地与脑区其他节点有密切的相关性。同时,内侧框额回与左侧的颞叶中回有反向相关的特点,而这种特性在 Sham 针刺组内并没有被发现。相对于右侧的颞叶中回,左侧的颞叶中回更为广泛地与其他节点相连接。

在电针刺激后,GB 37、BL 60、KI 8 和 Sham 的 4 个穴位组中都发现了大脑默认功能网络的内在节点连接会在电针刺激后发生变化。据报道,在研究患者的大脑默认功能网络中,研究者通常拿患者的大脑默认功能网络与正常人(控制组)进行比较[18,19],他们发现患者组的大脑默认功能网络的平衡被打乱, 主要是由他们的大脑内的生理解剖结

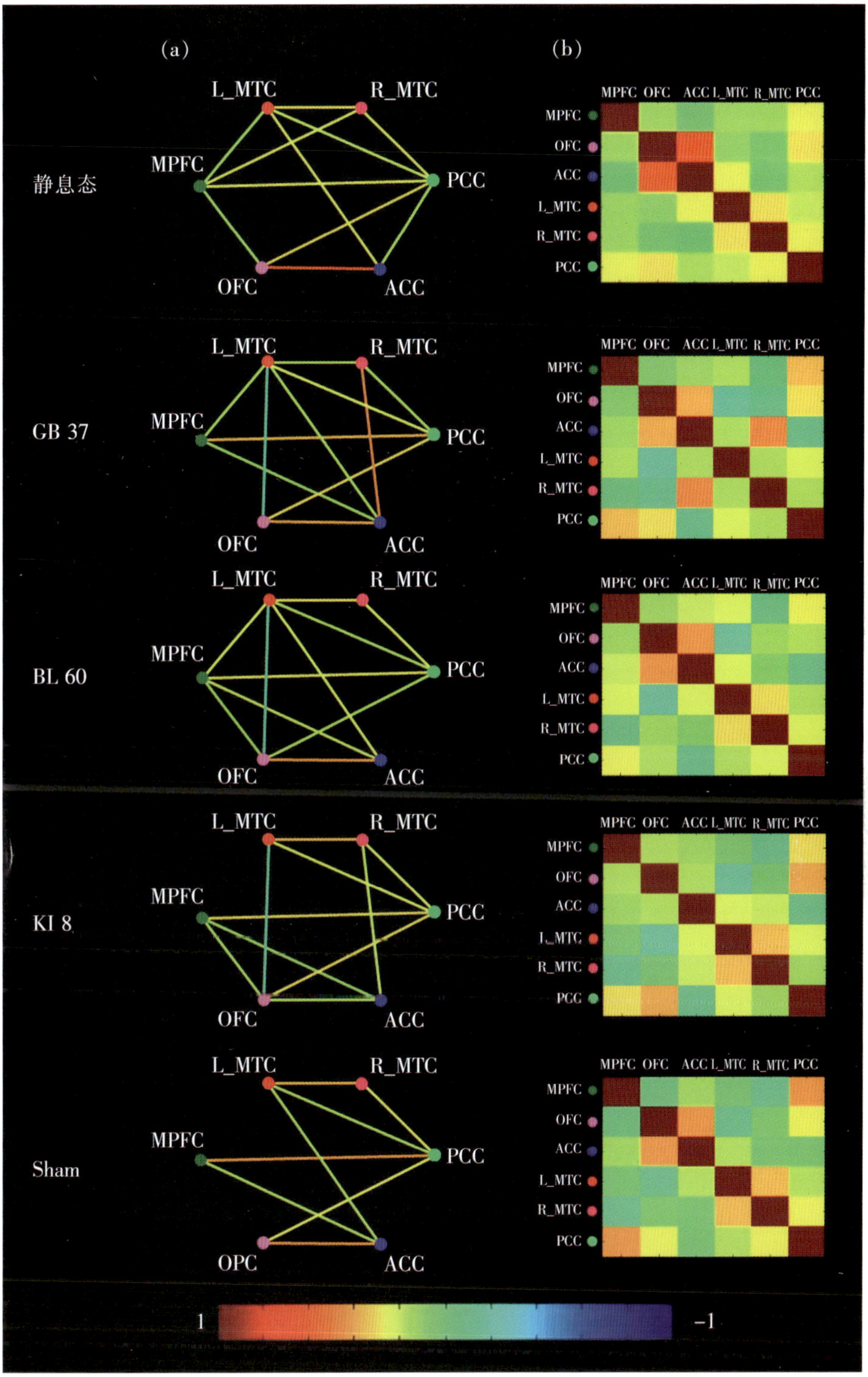

图4.4.8 用网络图形模式表示大脑默认功能网络中的6个节点的偏相关关系

构发生了变化所致。然而，在本研究组的针刺研究中同样发现了针刺效应改变或者说扰乱了大脑默认功能网络。不过，这种改变不同于患者的扰乱，针刺使大脑默认功能网络的改变更像是对大脑内部资源的整合再分配，而不是改变大脑基本的神经结构。本研究组的发现可能揭示了不同穴位有着不同的针刺疗效，由于不同穴位的功能导向使得它们能对大脑默认功能网络进行调节，且调节模式不同。

在早期的一些研究大脑默认功能网络的报道中指出，扣带回和楔叶 / 楔前叶的慢波低频振荡信号都有着很强的改变[20]。在一些病理研究中，比如精神分裂患者的大脑默认功能网络中楔叶 / 楔前叶区域的慢波低频振荡信号和正常人相比是有改变的[21]。He 等人对早期老年痴呆患者的研究中就曾发现，楔前叶位置的慢波低频振荡信号相比于正常人有所下降[22]。在本次研究中发现，楔叶 / 楔前叶与大脑默认功能网络中的其他脑区的节点有着比较强的相互作用的特性，现有的结果为楔叶 / 楔前叶在静息状态下大脑默认功能网络中扮演着关键角色提供了正面的理论依据。而且，楔叶 / 楔前叶在针刺后的静息状态仍然与其他节点相连。此外，在一些前人研究针刺的报道中，楔叶 / 楔前叶也是经常诱发激活的脑区之一[23,24]。通过前人的研究和本次研究的结果，可以推测楔叶 / 楔前叶是在针刺的后效应调解中起着重要作用的脑区。

在电针刺激后，可以发现楔叶 / 楔前叶与前扣带回的连接被打断了。解剖学表明，前扣带与丘脑相连，接受来自于延髓的“疼痛”信息[25]。前扣带脑区多与关注、情感、视觉空间功能、伤害感受的信息处理和调节有关。而且，前扣带回也是认知疼痛处理和调节的重要皮层[8,26]。与控制组相比较，针刺组的前扣带回在连接模式和强度上是不同的，而且在针刺三组间也是不同的。因此，可以猜测某些与扣带回相关的改变可能是因为扣带回参与了疼痛的高级认知。

在针刺三组中，框额回与左侧的颞中回反向连接，但 Sham 组中并没有这样的现象。目前，尽管针刺的机理仍然尚不明确，但是大家都接受：针刺能诱发内阿片类物质的分泌，从而达到镇痛的效果。Kong 等人利用 PET 技术在研究针刺镇痛机理时追踪 11-碳（^{11}C）并发现在框额回的大脑信号有明显的改变，而框额回是阿片类物质分泌的脑区之一[27]。另外，框额回涉及处理感觉的整合、自主神经反应和某些情感方面[28]。在本次研究中发现，穴位组在针刺后框额回与左侧颞中回有很强的负相关性，但在针刺后的静息状态下，控制组中却没有。这可能是针刺不同穴位都存在的普遍现象。可以进一步推测电针刺激 GB 37、BL 60 和 KI 8 这 3 个穴位可能使大脑参与了一个任务，这个任务就是调节了内阿片类物质和参与感觉 / 情绪的处理。框额回与左侧颞中回的方向连接关系可能与这有关。左侧颞中回比右侧颞中回更为广泛地与其他节点相连接，这可能与针刺在左腿有关。这可归咎于大脑功能的偏侧性。

这里还要提到的是,本次研究主要集中在 GB 37、BL 60、KI 8 和 Sham 这 4 个穴位上的电针刺激对大脑默认功能网络的调节。虽然发现了这 4 个身体位置的刺激对大脑默认功能网络的调节模式是不同的，但是并不能提供更多的关于针刺调节静息态全脑的研究信息。如果能加入更多的大脑节点参与分析,可能会得到更多的有价值的信息。这将在未来的工作中解决该问题。

在本节中,通过偏相关方法探索了大脑默认功能网络在针刺穴位(GB 37、BL 60 和 KI 8)和一个 Sham 穴位的持续性对其内在连接的调节。这个研究对针刺后的大脑默认功能网络变化和内在脑区节点之间的联系作了更进一步的分析。

4.4.4 能量谱估计分析方法

我们知道，大脑是生物体内结构和功能最为复杂的组织，是信息处理和加工的中心。人脑只占自身体重的 2%,但消耗的能量却占全身消耗能量的 20%。针刺能调节大脑的功能网络结构，那么这种调节能否改变大脑不同脑区消耗的能量占全脑能量消耗的百分比,从而反映出大脑不同的反映模式？在本节中,将从能量变化的角度客观地评价大脑对针刺穴位和非穴位反映模式的差异。

1. 实验设计与材料

本节数据来自于 4.4.3 节中的实验,其中选取 28 名健康被试者(14 男、14 女)的数据进行分析。所涉及的穴位点为光明(GB 37)和交信(KI 8),如图 4.4.9 所示。

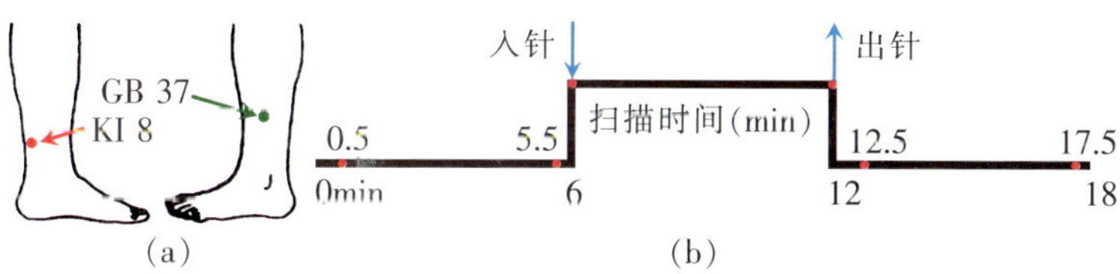

图4.4.9 穴位点位置与实验设计

(1) 功能图像的获取。利用 GE 公司出品的 3.0T 的磁共振扫描仪(GE Signa Excite System, American)和标准 GE 公司 EPI 功能头线圈进行脑功能数据采集。fMRI 扫描采用 Gradient echo-EPI 序列,32 层、5mm 厚轴面无间隔扫描,所选参数为:$FA=90°$,$TR=2\,000ms$,$TE=30ms$,$FOV=240mm\times240mm$,分辨率为 64×64。同时,还采集了每个被试者的 T1 结构像，所选参数为:$FA=12°$,$TR=5.7ms$,$TE=2.2ms$,$FOV=256mm\times256mm$,分辨率为 256×256。

为了减少头动所带来的影响,在被试者头部与扫描线圈之间添加了海绵块。为了减少噪音的影响，被试者的耳朵用棉花填塞。另外，在针刺实验时，每位被试者佩戴了眼罩并被告知闭眼、放松心情、不要想任何事情。

（2）生理数据的获取。在磁共振扫描结束后，由针灸师向被试者询问是否在实验的过程中始终保持清醒以及对针刺的生理感觉，包括酸、麻、胀、冷、热、刺痛、钝痛，并且通过0～10级评判标准，被试者可以主观地评价在针刺治疗过程中的上述感觉（0：没有感觉；1～3：轻微；4～6：中度；7～8：高度；9～10：难以忍受）。

2. 数据处理

（1）fMRI数据预处理。功能图像的分析使用Matlab（the Mathworks Inc. USA）环境下的统计参数图软件包（SPM5, Wellcome Department of Imaging Neuroscience, London, UK; http://www.fil.ion.ucl.ac.uk/spm）。在预处理中，每个被试者的图像序列首先与其第一张图像对齐，进行运动校正，然后标准化到标准EPI模板，以消除个体的脑部形状差异，并被重新分割为3mm×3mm×3mm的空间分辨率。标准化的数据再经过频带为0.01～0.1Hz的带通滤波处理，最后采用6mm的高斯核函数平滑滤波后的数据。

（2）fMRI数据分析。分别对针刺前后的数据（$R1$、$R2$）进行频谱分析，求出每个穴位点刺激前后的能量。$R1$和$R2$中每个体素0.01～0.08Hz的能量通过对相应频域内的积分计算出来。在第二水平的分析中，使用配对t检验对电针针刺前后全脑的能量进行比较，阈值$P<0.005$（FDR校正），并且体素簇大于3个体素。对于$R2$阶段针刺不同穴位点间大脑能量的变化使用独立样本t检验进行分析，阈值$P<0.005$（FDR校正），并且体素簇大于3个体素。

3. 结果

（1）生理数据结果。如图4.4.10所示是每个穴位组中被试者的得气感，用频率百分比来表示。每一种得气感的强度用每个穴位组被试者报道的感觉强度的平均值±标准差来表示。同时还可知，酸、麻、胀是本次实验的主要得气感。

（2）fMRI数据结果。在$R1$阶段，针刺两个穴位点引起的大脑功率谱密度模式没有显著的不同（$P<0.005$, FDR校正）。在$R2$阶段分析中可以发现，与电针刺激前相比，针刺不同穴位点对大脑能量分布有了显著不同的调节。针刺GB 37时，在导水管周围灰质（PAG）和枕叶皮层（OC）可以看到能量的显著增加，而在颞叶皮层可以看到能量的降低。但是，对于针刺KI8而言，在颞叶皮层出现了能量的增加，而在PAG和OC出现了能量的降低，如图4.4.11所示。针刺后静息态的独立样本t检验的结果如图4.4.12所示，能量分布模式表现出最大差异的地方在枕叶皮层、脑岛、前扣带回和内侧前额叶皮层（MPFC）。

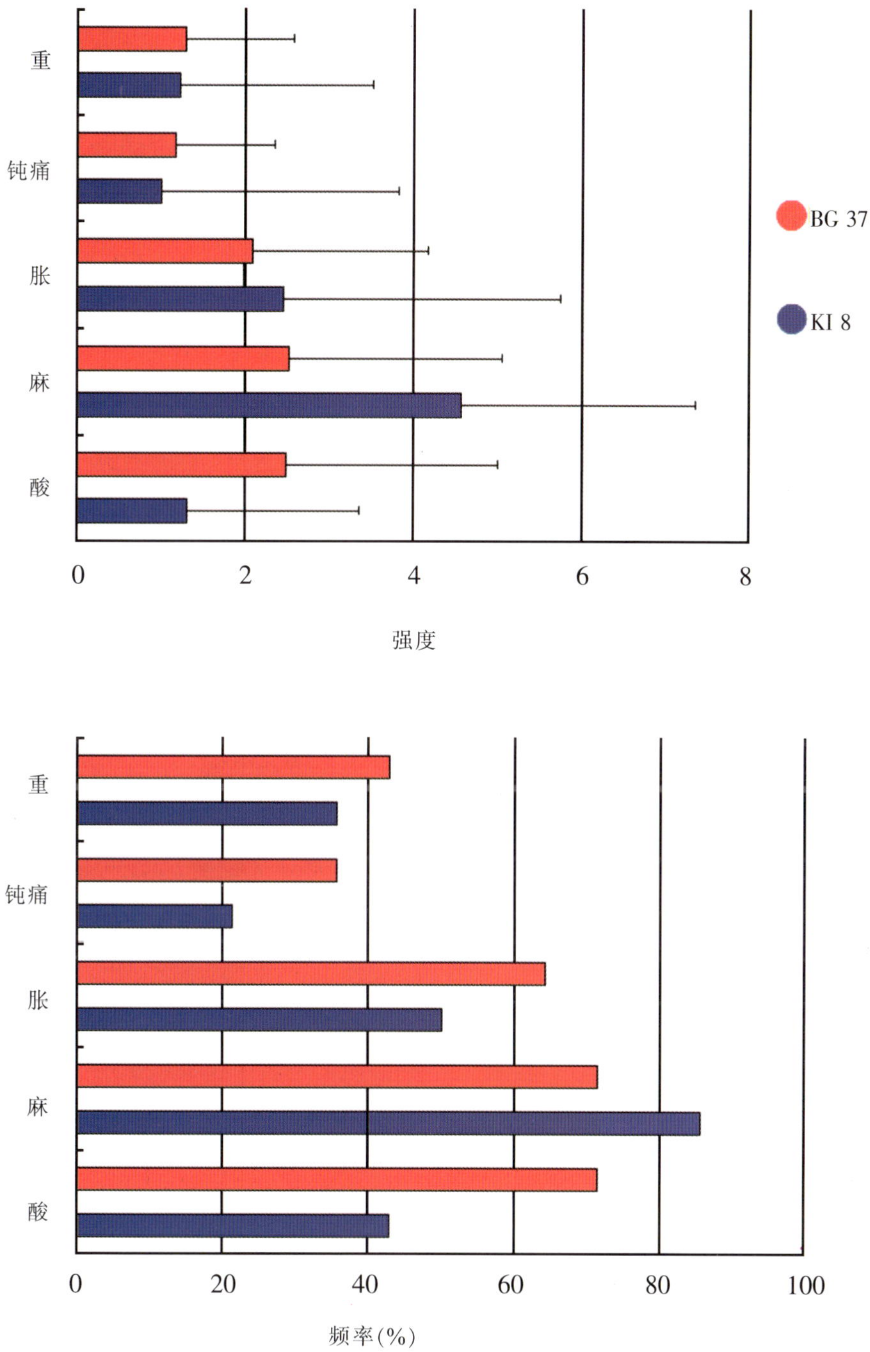

图 4.4.10　得气感柱状图

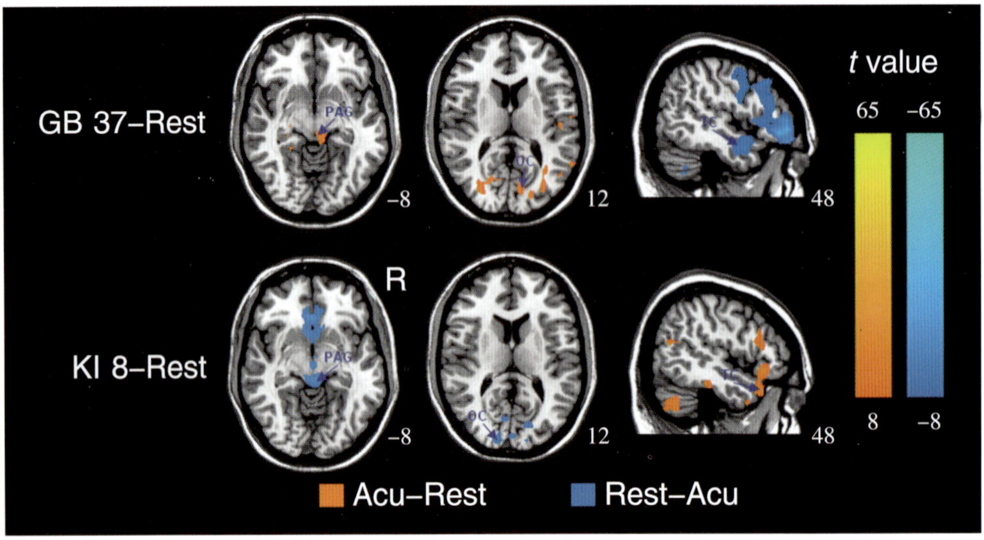

图4.4.11 针刺GB 37和KI 8大脑能量分布模式与各自对应的针刺前静息的差异

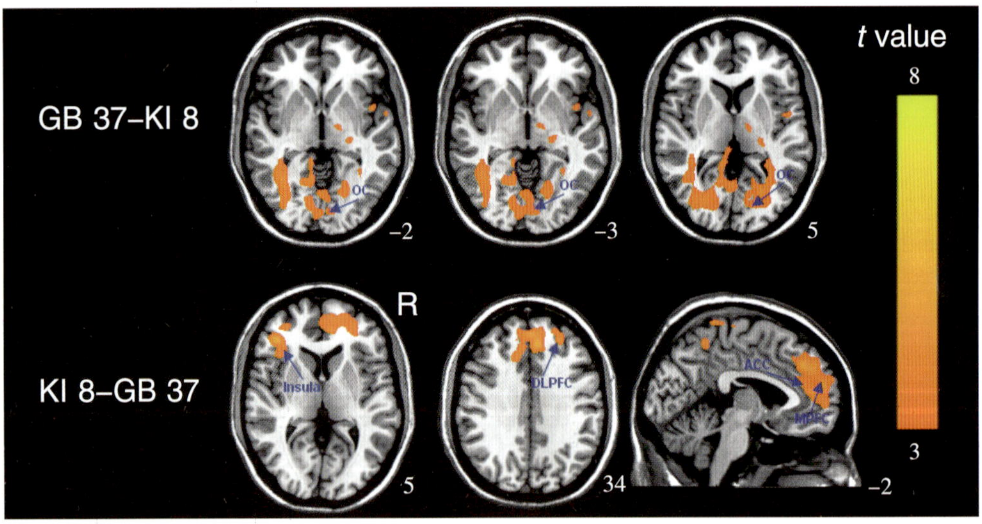

图4.4.12 针刺后静息态阶段GB 37和KI 8对应的相互之间能量存在显著差异的脑区

4. 讨论

本研究应用了全脑能量谱估计的方法探索针刺不同穴位点的针刺持续性效应。首先，针刺 GB 37 和 KI 8 会引起大脑能量分布的不同，特别是在 PAG、OC 和 TC 表现出更大能量调节方面的差异。其次，对电刺激两个穴位所诱发的能量的比较可以发现，针刺视觉相关穴位点（GB 37）时枕叶皮层变化显著，而针刺非视觉相关穴位（KI 8）时，脑岛、前扣带回、腹外侧前额叶和内侧前额叶变化显著。

在本研究中，针刺两个穴位点都诱发了 PAG 显著的能量波动，而且与静息态相比，针刺这两个穴位点对大脑有着不同的调节模式。PAG 位于中脑内大脑导水管周围，参与疼痛、恐惧和焦虑的调节。当人体感受到疼痛时，PAG 在上行疼痛传输中起到很关键的作用，它将疼痛从脊髓的疼痛神经元传入到丘脑核。动物实验研究表明，PAG、延髓吻段腹内侧部（RVM）、某些网状结构与疼痛调节系统有关[16,29]。一些慢性疼痛的研究也发现，PAG 中的阿片物质的激活可能与治疗该疼痛有关[30,31]。就现在所得的结果来看，针刺这两个穴位都改变了 PAG 的能量变化，这可能更多地反映了针刺效应的非特异性。枕叶和颞叶皮层也出现了相似的能量波动。对于这些现象，可推测针刺相关穴位的持续性效应可能导致了大脑资源的再分配。

为了探究这两个穴位的特异性，可以比较针刺 GB 37 和 KI 8 的持续性效应对大脑能量的调节模式。结果发现，一方面，与 KI 8 相比，GB 37 穴位的持续性更多地诱发了大脑枕叶皮层能量的显著变化。由于 GB 37 是一个治疗眼部疾病的常用穴位，因此这种枕叶皮层的激活可能与 GB 37 穴位治疗特异性有关。另一方面，与 GB 37 相比，KI 8 穴位的持续性则更多地诱发了脑岛、前扣带回、腹外侧前额叶和内侧前额叶。根据传统的中医理论，KI 8 是一个治疗疼痛的穴位，而 KI 8 所诱发的大部分脑区都涉及对于疼痛的调节，因此这些结果也很好地表明了 KI 8 的穴位特异性。

参考文献

[1] Bai L J, Qin W, Tian J, et al. Time-varied characteristics of acupuncture effects in fMRI studies[J]. Human Brain Mapping, 2009,30(11):3445–3460.

[2] Zhang Y, Qin W, Liu P, et al. An fMRI study of acupuncture using independent component analysis[J]. Neuroscience Letters, 2009,449(1):6–9.

[3] Dhond R P, Yeh C, Park K, et al. Acupuncture modulates resting state connectivity in default and sensorimotor brain networks[J]. Pain, 2008,136(3):407–418.

[4] Lieberman M, Jarcho J, Berman S, et al. The neural correlates of placebo effects: a disruption account[J]. Neuroimage, 2004,22(1):447–455.

[5] Salomons T, Johnstone T, Backonja M, et al. Individual differences in the effects of perceived controllability on pain perception: Critical role of the prefrontal cortex[J]. Journal of Cognitive Neuroscience, 2007,19(6):993–1003.

[6] Li Y, Tougas G, Chiverton S G, et al. The effect of acupuncture on gastrointestinal function and disorders[J]. The American Journal of Gastroenterology, 1992,87(10):1372–1381.

[7] Tsui P, Leung M. Comparison of the effectiveness between manual acupuncture and electro-acupuncture on patients with tennis elbow[J]. Acupuncture & Electro-therapeutics Research, 2002,27(2):107–117.

[8] Petrovic P, Kalso E, Petersson K, et al. Placebo and opioid analgesia-imaging a shared neuronal network[J]. Science, 2002,295(5560):1737–1740.

[9] Wiech K, Seymour B, Kalisch R, et al. Modulation of pain processing in hyperalgesia by cognitive demand[J]. Neuroimage, 2005,27(1):59–69.

[10] Rainville P, Duncan G, Price D, et al. Pain affect encoded in human anterior cingulate but not somatosensory cortex[J]. Science, 1997,277(5328):968–971.

[11] Tracey I. Nociceptive processing in the human brain [J]. Current Opinion in Neurobiology, 2005,15(4):478–487.

[12] Sridharan D, Levitin D, Menon V. A critical role for the right fronto-insular cortex in switching between central-executive and default-mode networks[J]. Proceedings of the National Academy of Sciences of the United States of America, 2008,105 (34):12569–12574.

[13] Chudler E, Dong W. The role of the basal ganglia in nociception and pain[J]. Pain, 1995,60(1):3–38.

[14] Coghill R, Sang C, Maisog J, et al. Pain intensity processing within the human brain: a bilateral, distributed mechanism[J]. Journal of Neurophysiology, 1999,82(4): 1934–1943.

[15] Strafella A, Paus T, Barrett J, et al. Repetitive transcranial magnetic stimulation of the human prefrontal cortex induces dopamine release in the caudate nucleus[J]. The Journal of Neuroscience, 2001,21(15):RC157.

[16] Wager T. The neural bases of placebo effects in pain[J]. Current Directions in Psychological Science, 2005,14(4):175–179.

[17] Greicius M D, Krasnow B, Reiss A L, et al. Functional connectivity in the resting brain: a network analysis of the default mode hypothesis[J]. Proceedings of the National Academy of Sciences of the United States of America, 2003,100(1):253–258.

[18] Garrity A G, Pearlson G D, McKiernan K, et al. Aberrant "default mode" functional connectivity in schizophrenia[J]. American Journal of Psychiatry, 2007,164(3):450–457.

[19] Greicius M D, Flores B H, Menon V, et al. Resting-state functional connectivity in major depression: abnormally increased contributions from subgenual cingulate cortex and thalamus[J]. Biological Psychiatry, 2007,62(5):429–437.

[20] Raichle M E, MacLeod A M, Snyder A Z, et al. A default mode of brain function [J]. Proceedings of the National Academy of Sciences of the United States of America, 2001,98(2):676–682.

[21] Bluhm R L, Miller J, Lanius R A, et al. Spontaneous low-frequency fluctuations in the BOLD signal in schizophrenic patients: anomalies in the default network[J]. Schizophrenia Bulletin, 2007,33(4):1004–1012.

[22] He Y, Wang L, Zang Y, et al. Regional coherence changes in the early stages of Alzheimer's disease: A combined structural and resting-state functional MRI study[J]. Neuroimage, 2007,35(2):488–500.

[23] Hui KK, Liu J, Marina O, et al. The integrated response of the human cerebro-cerebellar and limbic systems to acupuncture stimulation at ST 36 as evidenced by fMRI[J]. Neuroimage, 2005,27(3):479–496.

[24] Kong J, Ma L, Gollub R L, et al. A pilot study of functional magnetic resonance imaging of the brain during manual and electroacupuncture stimulation of acupuncture point

(LI-4 Hegu) in normal subjects reveals differential brain activation between methods[J]. The Journal of Alternative & Complementary Medicine, 2002,8(4):411–419.

[25] Vogt B, Rosene D, Pandya D. Thalamic and cortical afferents differentiate anterior from posterior cingulate cortex in the monkey[J]. Science, 1979,204(4389):205–207.

[26] Petrovic P, Ingvar M. Imaging cognitive modulation of pain processing[J]. Pain, 2002,95(112):1–5.

[27] Kong J, Kaptchuk T J, Polich G, et al. Expectancy and treatment interactions: a dissociation between acupuncture analgesia and expectancy evoked placebo analgesia[J]. Neuroimage, 2009,45(3):940–949.

[28] Verhagen J V, Engelen L. The neurocognitive bases of human multimodal food perception: sensory integration[J]. Neuroscience & Biobehavioral Reviews, 2006,30(5):613–650.

[29] Vanegas H, Schaible H. Descending control of persistent pain: inhibitory or facilitatory[J]. Brain Research Reviews, 2004,46(3):295–309.

[30] Hosobuchi Y, Rossier J, Bloom F, et al. Stimulation of human periaqueductal gray for pain relief increases immunoreactive beta-endorphin in ventricular fluid[J]. Science, 1979,203(4377):279–281.

[31] Fields H, Barbaro N, Heinricher M. Brain stem neuronal circuitry underlying the antinociceptive action of opiates[J]. Progress in Brain Research, 1988,77:245–257.

第三篇

针刺组学的基础研究进展

第五章

针刺组学的生化及内分泌研究进展

§ 5.1 针刺改善脑功能的生物学机制

5.1.1 常用血管性痴呆动物模型和评价技术

血管性痴呆是由各种脑血管因素导致脑功能障碍而引起的以高级认知功能损害为主的临床综合征。

1. 常用的动物模型制作方法

（1）四血管阻断全脑缺血模型(4－VO)。1979 年,由 Pulsinelli[1]首创,通过同时阻断双侧颈总动脉和椎动脉建立的全脑缺血模型。通常,将实验大鼠用 10%的水合氯醛 0.5ml/100g 腹腔麻醉后，在背侧颈正中切口,暴露双侧第一颈椎横突翼小孔,用直径为 0.5mm 的电凝针插入双侧横突翼小孔烧灼双侧椎动脉,造成永久性闭塞。然后,分离双侧颈总动脉,用手术线设活结,于次日动物清醒的状态下拉紧活结,致全脑缺血[2]。4–VO 是目前国际上公认的 VD 造模方法之一，被普遍认为是一种在清醒的状态下能够导致前脑严重缺血且又有高度可重复性的方法，可高度模拟 VD 的发病特点，制作过程与人类 VD 的发病机理相近,病理损害接近于人急性脑缺血的变化;缺血后生理指标稳定;海马损伤明显,模型动物记忆功能减退。其缺点是手术较复杂,实验操作的熟练程度直接影响实验效果;在非直视条件下阻断双侧椎动脉导致模型制作结果难以肯定;模型动物存活率相对较低。

（2）三血管阻断法(3–VO)。1985 年,Kameyama 等[3]首先报道 3 条血管阻断模型。该方法通过阻断动物基底动脉和双侧颈总动脉血供，制成一种慢性脑供血不足模型，在一定时间后,再解除双侧颈总动脉的动脉夹,使血流再通,形成缺血后再灌注损伤。其优点是缺血较为迅速,缺血效果好,与 4–VO 模型相似,可用于评价脑缺血易损区特别是海马神经元的损伤和保护及其机制。其缺点是手术创伤大,暴露基底动脉,在手术中对周围组织、神经牵拉较严重,夹闭基底动脉时若操作不当易损伤延髓,造成动物死亡[4]。此方法国内学者较少用[5]。

（3）两血管阻断法(2–VO)。1969 年,Levine 等[6]通过阻断大鼠双侧颈总动脉的方法制作脑缺血模型。这种方法早期可造成急性脑缺血,而后可通过基底动脉环血流调节及逐渐形成的侧支循环改善和代偿,造成一种慢性脑低灌注状态,从而使脑组织产生缺血缺氧性损害[7]。

2–VO 模型是一种慢性低灌注模型,海马 CA1 区锥体细胞丢失和脑内乙酰胆碱水平下降,使学习记忆损害程度进行性加重,在急性缺血期和慢性低灌注期等方面能较好地模拟人类脑血管病和痴呆状态，因此认为 2–VO 更适合于 VD 的研究。其制作简单,但模型动物脑缺血时间长,有时会导致缺血后抽搐、癫痫等并发症的发生;模型动物难以长期存活,不利于长时间观察。

（4）多发梗死性痴呆(Multi-Infarct Dementia,MID)动物模型。该法经颅外动脉注入栓塞物到颅内动脉,以造成模型动物脑缺血,已有 60 多年的历史,其方式也在不断改进[8]。栓子制作是该模型成功与否的关键,如栓子的大小、成分、形态和栓塞部位均会影响模型的效果。目前,常用的栓子有颈内动脉注入自体栓子、舌下静脉注入铁粉、左心室注射液体石蜡等。

下面简要介绍一下栓子注入法。Kaneko 等[9]于 1985 年建立 MID 模型,从颈外动脉逆行插管至颈内动脉起始处,推注同种血栓栓子,使之被冲入颈内动脉。与非同种栓子相比,同种血栓栓子的制作较为复杂,但却更接近于临床。它质地松软,不仅可以随着血液流动(搏动的压力)而收缩,而且还可以在栓塞形成后破裂。同种血栓栓子在脑内分布的广泛性(同侧大脑中以动脉分布区域为主)及易收缩性保证了制作理想MID模型的成功率,而栓塞后其又易于破裂消失,避免了术后出现严重的偏瘫症状,而不会影响行为学检测,以确定痴呆是否存在。同种血栓本身所具有的这种特性是其他VD造模方法所无法比拟的。陈俊抛[10]、梅建勋[11]、刘存志[12]等人采用此种方法制作的动物模型被应用于VD的研究中。

2. 常用痴呆动物模型评价技术

常用的痴呆动物模型评价技术有以下4种。

(1) Morris水迷宫实验。Morris水迷宫由Morris于1981年发明并开始用于动物的学习记忆研究中[13]。此后,Morris水迷宫逐渐成为研究学习记忆的最常用的实验方法之一。Morris水迷宫实验装置为一个盛满不透明液体的圆形水池,水池分成东南西北4个区域,在其中一个区域的中央的液面下隐藏着一个小平台,放置图像自动采集和处理系统(包括摄像机、录像机)及显示器[14]。较为经典的Morris水迷宫测试程序主要包括定位航行试验和空间探索试验两个部分。

(2) 放射状迷宫实验。放射状迷宫最先由Olton和Samuelson于1976年应用于动物的空间记忆研究中[15],后被许多学者采用,并对其进行了很多改进。它的实验装置由一个中央平台和多条放射臂组成,目前常用的放射状迷宫多为8条臂。这种迷宫是一种食物性的行为模型,在迷宫的各条臂的末端设食饵,因此本实验需要严格地控制大鼠的食物摄取量,一般应使其体重减至原体重的85%左右[16]。它的程序主要包括固定四臂取食程序和插板延迟程序。

放射状迷宫有多种变体,比如十二臂迷宫[17]、十六臂迷宫[18]、二十四臂迷宫[19]等,这些迷宫能够提高试验的精确性。还有人把放射状迷宫和水迷宫结合起来,创造了放射状水迷宫。这种迷宫利用大鼠在水中的逃生本能作为动机,既不用限制大鼠的饮食,而且大大减少了气味痕迹对试验的影响。

(3) Barnes迷宫实验。Barnes[20]于1979年首次采用Barnes迷宫来评定动物的空间记忆能力。Barnes迷宫由一个圆形平台构成,在平台的周边布满了很多穿透平台的小洞,其中一个洞的底部放置有一个盒子,作为实验动物的躲避场所;其他洞的底部是空的,实验动物无法进入其中。实验时,把实验动物放置在高台的中央,记录实验动物找到正确洞口的时间,以及进入错误洞口的次数,以反映动物的空间参考记忆能力。也可以通过记录动物重复进入错误的洞口数来测量动物的工作记忆。

(4) 回避实验。回避实验可分为主动回避实验和被动回避实验。回避实验最常见的实验方案是采用穿梭箱。除了穿梭箱以外,跳台实验和爬杆实验也是常用的主动回避和被动回避的实验方案。

5.1.2 针刺治疗血管性痴呆的作用机制研究

1. 针刺改善认知功能的研究

(1) 血管性痴呆大鼠认知损害特点的研究。穿梭箱和水迷宫实验是定量测定动物行为学改变的重要手段。其中,穿梭箱实验属于经典的联合型学习(Associative Learning)条件反射,动物通过学习能回避有害的刺激(如电击);Morris 水迷宫实验则是一种空间记忆(Spatial Memory)的标准模式,与海马的功能密切相关。

①研究方法。通过栓子注入法制作多发梗塞性痴呆模型,应用穿梭箱实验以及隐蔽平台试验、探索试验、反向试验、可视平台试验等一系列 Morris 水迷宫实验测试程序评测各组大鼠认知功能的变化。

②测定指标。包括动物的主动回避反应率和被动回避潜伏期、游泳路径和搜索策略,以及逃避潜伏期、初始角度、不同象限的停留时间和游泳路线的长度等参数。

③研究结果。与正常组相比较,模型组大鼠联合型学习、空间参考记忆能力以及分析判断能力和解决问题的能力均明显受损,在穿梭箱实验以及隐蔽平台试验、探索试验、反向试验中的学习成绩均明显下降,但多发脑梗塞大鼠的工作记忆能力没有发生明显的改变。

④结论。采用自体血栓注入方法制作的多发脑梗塞大鼠模型存在选择性记忆损害[12,21]。改进后的动物模型标准化程度和手术成功率高,动物表现以学习记忆能力下降为主,没有明显的运动系统损伤,更接近于血管性痴呆的临床特征和病理变化。

(2) 针刺对血管性痴呆大鼠认知功能的影响。中医学认为,伴随着机体衰老,最易出现气机升降出入失常的气化病变,出现气虚、气滞、气郁等,随之产生痰浊、血瘀、浊毒等病理产物,血管性痴呆正是这种气化失常的具体体现。韩景献教授基于对三焦气化功能的深刻认识,强调从调理三焦气化的角度论治血管性痴呆。取穴膻中、中脘、气海、血海和足三里治疗轻、中度血管性痴呆能够取得较好的疗效,可明显地改善患者的认知功能和生活自理能力[22]。

①研究方法。选择Ⅱ级 Wistar 健康雄性大鼠,8 月龄,体重 320～360g,随机分为栓子造模组、正常组和假手术组。栓子造模组经 Morris 水迷宫筛选后,又将痴呆鼠分为模型组、针刺组和非穴组。每天针刺 1 次,针刺 6 天,休息 1 天,3 周共治疗 18 次。

②测定指标。包括动物的主动回避反应率和被动回避潜伏期、游泳路径和搜索策略,以及逃避潜伏期、初始角度、不同象限的停留时间和游泳路线的长度等参数。

③研究结果。针刺治疗后,模型动物的逃避潜伏期明显缩短,与正常组和假手术组

无明显的差别。在搜索策略中，趋向式和直线式的出现率明显增加，优于模型组和非穴组，提示针刺对于调节大鼠寻找平台的搜索策略亦有影响（见表 5.1.1 和表 5.1.2）。同时，针刺组大鼠能较好地记住原平台所在的准确位置，在迷宫学习的过程中表现出较少的趋触性，并可增强模型大鼠的再学习能力和联合型学习能力（见图 5.1.1）。

④结论。针刺不仅可显著改善多发梗塞性痴呆模型大鼠联合型学习和空间参考记忆能力，而且能够提高动物的思维能力和分析判断能力，其改善作用具有腧穴特异性[23-25]。

表5.1.1　各组大鼠被动回避潜伏期和主动回避反应率结果比较（$\bar{x}\pm s$）

组别	鼠数	被动回避潜伏期(s)		主动回避反应率(%)	
		针刺前	针刺后	针刺前	针刺后
正常组	15	214.00±52.38△#	234.60±23.31△#	23.00±9.74△△##	27.67±8.32△△##
假手术组	15	262.00±122.23	236.00±87.61	25.33±11.57△△##	24.67±10.56
模型组	14	358.62±143.05*	349.08±120.81*	6.67±3.33**	11.28±4.62**
针刺组	15	383.00±186.08**	237.15±54.31#	11.54±5.02*	24.10±8.29△△##
非穴组	14	341.25±97.59**	332.83±85.52*	6.94±3.00**	10.81±5.33**

注：与正常组相比较，*$P<0.05$，**$P<0.01$；与模型组相比较，△$P<0.05$，△△$P<0.01$；与非穴组相比较，#$P<0.05$，## $P<0.01$。

表5.1.2　各组大鼠水迷宫测试结果比较（s，$\bar{x}\pm s$）

试验类型		时间	正常组 n=10	假手术组 n=10	模型组 n=10	针刺组 n=10	非穴组 n=9
针刺前	隐蔽平台试验	day1	60.32±17.82	51.25±23.01	54.61±24.80	53.98±23.14	45.07±24.85
		day2	37.18±23.01	36.67±14.45	36.22±14.09	46.24±21.22	37.18±11.93
		day3	25.79±3.06	32.71±15.88	32.49±16.25	41.44±8.30	34.63±10.94
		day4	19.86±3.96	24.46±11.15	31.23±13.00	36.41±8.30	32.94±9.97
		day5	12.58±1.36	14.59±3.42	32.31±16.23	32.24±9.74	36.42±13.79

续表

试验类型		时间	正常组 $n=10$	假手术组 $n=10$	模型组 $n=10$	针刺组 $n=10$	非穴组 $n=9$
针刺后	隐蔽平台试验	day1	19.25±4.94	19.96±9.23	27.00±11.57	19.38±7.21	23.70±8.17
		day2	14.75±3.34	15.10±4.23	24.85±8.83	12.26±4.51	24.27±4.92
	探索试验	day3	20.21±3.46$^{\triangle}$	19.79±6.00$^{\triangle}$	15.21±2.53*	21.01±1.55$^{\triangle\#}$	15.72±3.46
	反向试验	day4	19.04±4.27	17.91±5.68	24.21±5.79	19.21±7.45	23.85±7.67
		day5	14.75±6.68	13.78±5.11	16.05±3.83	11.90±2.39	16.11±4.98
	可视平台试验	day6	10.80±4.18$^{\triangle}$	9.64±3.77	16.22±3.23	11.43±3.75	19.37±8.45
		day7	18.14±8.12	18.98±7.39	19.10±4.09	20.46±3.51	18.22±4.11

注：与正常组相比较，$^{*}P<0.05$；与模型组相比较，$^{\triangle}P<0.05$；与非穴组相比较，$^{\#}P<0.05$。

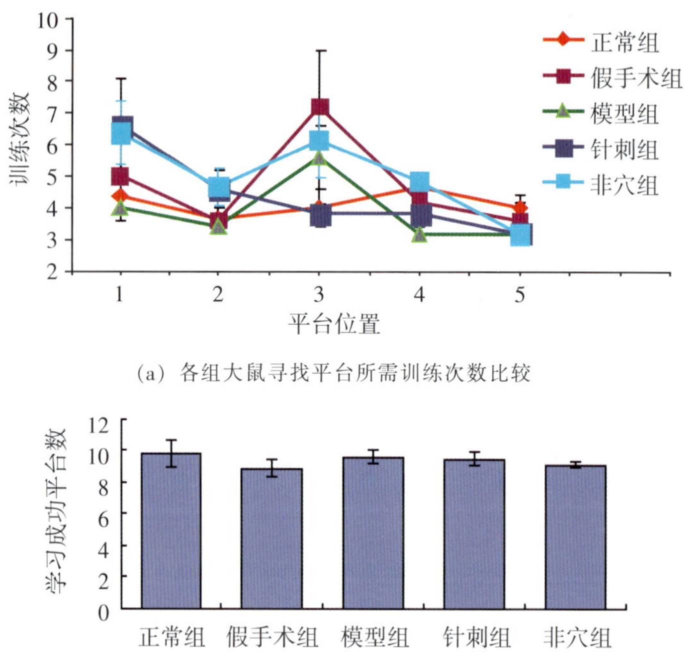

(a) 各组大鼠寻找平台所需训练次数比较

(b) 各组大鼠学习成功平台数比较

图5.1.1 工作记忆能力评价

2. 针刺抗氧化作用的研究

（1）针刺对一氧化氮（NO）/一氧化氮合酶（NOS）的影响。氧化应激与痴呆的病理生理学机制密切相关，被普遍认为是导致其神经功能损害的主要因素。NO 通过与细胞中的含巯基（-SH）中心的酶结合而使之失活，还能与超氧阴离子自由基结合生成另一具有强氧化作用的自由基——超氧亚硝基自由基而产生细胞毒性作用，造成细胞死亡和组织损伤。nNOS 的激活可介导脑内兴奋性氨基酸毒性，引起神经元毒性作用，进而造成学习记忆障碍。

①研究方法。采用比色法检测 NO、NOS 及 ET 的变化情况。同时，应用免疫组化技术检测大鼠不同脑区 CuZnSOD 和 nNOS 的蛋白表达情况。

②测定指标。血清和不同脑区（皮层、海马和纹状体）NO 含量、NOS 活性以及不同脑区 nNOS 的蛋白表达水平。

③研究结果。与正常组相比较，模型组大鼠血清、皮质和海马 NO 含量升高，海马和纹状体 NOS 活性升高，各脑区 nNOS 蛋白表达增强。针刺可抑制 MID 大鼠 nNOS 的过度表达，降低 NOS 活性，减少 NO 的产生，从而通过 NO/NOS 途径起到一定的神经保护作用（见表 5.1.3 和表 5.1.4）。

表5.1.3　各组大鼠血清和脑组织NO含量、NOS活性的比较（$\bar{x}\pm s$）

指标	单位	正常组 $n=9$	假手术组 $n=9$	模型组 $n=9$	针刺组 $n=9$	非穴组 $n=9$
血清 NO	μmol/L	$19.41\pm5.30^{\triangle\triangle\#\#}$	$24.24\pm5.54^{\triangle\#\#}$	$33.82\pm6.58^{**}$	$19.12\pm6.58^{\triangle\triangle\#\#}$	$38.24\pm6.15^{**}$
皮层 NO	μmol/gProt	0.68 ± 0.27	0.84 ± 0.18	1.54 ± 0.49	1.01 ± 0.48	0.77 ± 0.29
海马 NO	μmol/gProt	$0.89\pm0.18^{\triangle}$	1.03 ± 0.32	$1.33\pm0.30^{*}$	$0.90\pm0.23^{\triangle}$	0.97 ± 0.35
纹状体 NO	μmol/gProt	1.22 ± 0.28	1.01 ± 0.34	1.29 ± 0.34	0.99 ± 0.41	1.11 ± 0.16
血清 NOS	U/ml	32.12 ± 4.14	32.05 ± 2.72	31.30 ± 1.66	30.45 ± 2.66	29.56 ± 4.17
皮层 NOS	U/mgProt	0.35 ± 0.07	0.36 ± 0.06	0.33 ± 0.11	0.35 ± 0.11	0.35 ± 0.10
海马 NOS	U/mgProt	$0.51\pm0.12^{\triangle\triangle\#\#}$	$0.55\pm0.21^{\triangle\triangle\#}$	$0.85\pm0.13^{**}$	$0.63\pm0.12^{\triangle}$	$0.77\pm0.04^{**}$
纹状体 NOS	U/mgProt	$0.58\pm0.11^{\triangle\triangle\#\#}$	$0.61\pm0.16^{\triangle\#\#}$	$0.83\pm0.07^{**}$	$0.60\pm0.17^{\triangle\triangle\#\#}$	$0.89\pm0.05^{**}$

注：与正常组相比较，$^{*}P<0.05$，$^{**}P<0.01$；与模型组相比较，$^{\triangle}P<0.05$，$^{\triangle\triangle}P<0.01$；与非穴组相比较，$^{\#}P<0.05$，$^{\#\#}P<0.01$。

表5.1.4 各组大鼠不同脑区nNOS蛋白表达积分光度的比较($\bar{x}\pm s$)

组别	鼠数	皮 层	海 马	纹状体
正常组	6	41.31±19.58△△##	175.01±74.27△△#	57.12±20.00△△##
假手术组	6	79.86±33.27△##	195.00±106.98△△	134.50±45.34**△△##
模型组	5	280.86±141.03**	716.81±323.28**	581.97±259.33**
针刺组	6	93.68±43.17*△#	139.54±57.14△△#	96.29±46.81△△##
非穴组	5	166.11±47.91**	380.53±176.37*	336.86±123.28**

注:与正常组相比较,*$P<0.05$,**$P<0.01$;与模型组相比较,△$P<0.05$,△△$P<0.01$;与非穴组相比较,#$P<0.05$,##$P<0.01$。

④结论。针刺的神经保护机制可能与增强自由基清除的能力、减轻NO神经毒性有关,且作用靶点主要在海马区[26-28]。

(2)针刺对脑内主要抗氧化酶的影响。SOD活性增强在将大量的超氧阴离子自由基清除体外的同时,又可产生过量有害的过氧化氢,该物质通过Fenton和Haber-Weiss反应可生成羟自由基。羟自由基是体内最强的活性氧,人体内没有专一的酶防御系统来抵制羟自由基。其中,过氧化氢在较低浓度时被GSH-Px清除[29],在较高浓度时被CAT清除。

①研究方法。采用比色法检测海马SOD、CAT和GSH-Px的变化情况。同时,应用免疫组化和原位杂交的方法检测大鼠海马CuZnSOD的基因表达情况。

②测定指标。海马SOD、CAT、GSH-Px活性以及CuZnSOD的蛋白和mRNA表达水平。

③研究结果。与正常组相比较,模型组海马SOD和GSH-Px活性明显下降,CAT活性无明显的变化。针刺可明显逆转上述异常改变,与正常组相比较无显著性差异。与正常组相比较,模型组大鼠海马区CuZnSOD mRNA和蛋白表达下降($P<0.01$);针刺组可明显地增强其表达水平($P<0.01$),与正常组和假手术组相比较无显著性差异(见表5.1.5)。

④结论。SOD/GSH-Px途径在脑细胞抗氧化体系中占据主导地位;CAT活性极低,可能不是脑组织中的主要抗氧化酶,而针刺正是通过SOD/GSH-Px途径在脑组织中发挥抗氧化作用的。首次发现针刺抗氧化效应的SOD/GSH-Px特定级联途径,从而为针刺抗氧化作用机制的研究提供了科学的依据[12,30,31]。

表5.1.5　针刺对海马SOD、GSH-Px和CAT活性的影响(Means±SEM)

组别	n	SOD (U/mgProt)	GSH-Px (U/mgProt)	CAT (U/mgProt)
正常组	9	$120.30\pm10.74^{\triangle\#}$	$7.06\pm0.55^{\triangle\triangle\#\#}$	1.46 ± 0.32
假手术组	9	$122.10\pm6.05^{\triangle\triangle\#\#}$	$6.26\pm0.49^{\triangle\triangle\#}$	1.12 ± 0.40
模型组	9	$105.53\pm8.56^{*}$	$5.26\pm0.90^{**}$	1.57 ± 0.37
针刺组	9	$121.04\pm9.71^{\triangle\#}$	$6.90\pm0.56^{\triangle\triangle\#\#}$	1.51 ± 0.36
非穴组	9	$105.05\pm9.82^{*}$	$5.45\pm1.12^{**}$	1.16 ± 0.25

注:与正常组相比较,$^{*}P<0.05$,$^{**}P<0.01$;与模型组相比较,$^{\triangle}P<0.05$,$^{\triangle\triangle}P<0.01$;与非穴组相比较,$^{\#}P<0.05$,$^{\#\#}P<0.01$。

图5.1.2(a)~(e)显示的是各组大鼠海马CuZnSOD mRNA的表达情况(×400)。

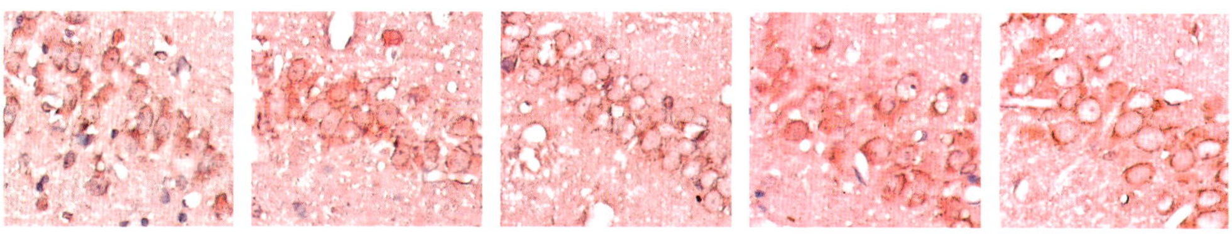

(a)　(b)　(c)　(d)　(e)

图5.1.2　各组大鼠海马CA1区域CuZnSOD mRNA免疫组化染色图

注:图中,正常组(a)、假手术组(b)和针刺组(d)可见棕褐色深染,CuZnSOD mRNA高表达;模型组(c)和非穴组(e)表达较少,染色较浅。

图5.1.3(a)~(e)显示的是各组大鼠海马CuZnSOD蛋白的表达情况(×400)。

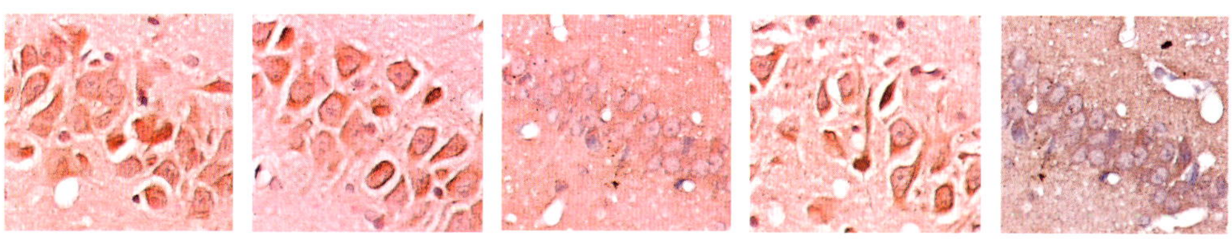

(a)　(b)　(c)　(d)　(e)

图5.1.3　各组大鼠海马CA1区域CuZnSOD免疫组化染色图

注:图中,正常组(a)、假手术组(b)和针刺组(d)可见棕褐色深染,着色的神经元突起较多且长;模型组(c)和非穴组(e)蛋白的表达较少,呈淡黄色浅染。

3. 针刺调控氧化还原反应的机制研究

（1）针刺对 GSH/GSSG、NADPH/NADP＋的影响。辅酶Ⅱ（NADP），又称烟酰胺腺嘌呤二核苷酸，有氧化型（NADP＋）和还原型（NADPH）两种形式，是许多还原酶的重要辅助因子，在体内许多代谢反应中发挥递氢作用。近年来，有文献报道 NADPH/NADP＋比值可以反映细胞的氧化还原状态。谷胱甘肽作为蛋白硫醇氧化还原调节的基本还原剂，是细胞中主要的含硫醇三肽化合物，在体内分别以氧化性和还原性存在。细胞中的还原性谷胱甘肽（GSH）发挥抗氧化作用后，生成氧化性谷胱甘肽（GSSG），在谷胱甘肽还原酶（GSH-Re）和 NADPH 的催化下又被还原为 GSH，多余的 GSSG 则排出细胞外，以维持 GSH/GSSG 的正常氧化还原状态。

①研究方法。采用酶循环方法检测海马 NADPH 和 NADP＋的浓度；采用紫外分光光度法检测 GSH 和 GSSG 的含量。

②测定指标。海马 NADPH、NADP＋、GSH、GSSG 含量以及 NADPH/NADP＋、GSH/GSSG 比值。

③研究结果。与正常组大鼠相比，采用自体血栓注入方法制作的多发脑梗塞模型大鼠海马 NADPH、NADP＋、GSH、GSSG 含量以及 NADPH/NADP＋、GSH/GSSG 比值均未见明显的异常，针刺组亦未见明显的变化（见表 5.1.6 和表 5.1.7）。

④结论。针刺对海马 GSH/GSSG、NADPH/NADP＋未见明显的影响。

表5.1.6 针刺对GSH/GSSG的影响（$x \pm SD$，ug/ul）

组别	n	GSH	GSSG	GSH/GSSG
正常组	7	3.89±0.38	14.10±4.68	0.32±0.17
假手术组	7	4.88±0.54	12.57±5.23	0.47±0.23
模型组	7	4.07±0.62	12.68±4.98	0.38±0.19
非穴组	7	4.09±0.91	12.55±4.97	0.37±0.14
针刺组	7	3.91±0.78	11.25±4.89	0.43±0.21

表5.1.7 针刺对NADPH/NADP＋的影响（$x \pm SD$）

组别	n	NADPH（nmol/ul）	NADP＋（pmol/ul）	NADPH/NADP＋
正常组	7	35.22±2.94	21.64±0.94	1.63±0.14
假手术组	7	34.47±2.41	21.26±0.71	1.62±0.15

续表

组别	n	NADPH(nmol/ul)	NADP+(pmol/ul)	NADPH/NADP+
模型组	6	35.55±3.38	21.37±0.64	1.67±0.21
非穴组	8	35.06±3.68	21.71±1.51	1.63±0.27
针刺组	8	35.13±2.86	21.37±1.09	1.65±0.15

（2）针刺对海马氧化还原因子-1(Redox Factor-1,Ref-1)信号通路的影响。Ref-1在细胞核中发挥双重作用,既可以通过氧化还原反应调控活化蛋白-1(AP-1)家族成员的DNA连接功能,又可以修复DNA碱基损伤。Ref-1蛋白酶的活性下降与细胞凋亡的发生有着一定的关系。在Ref-1氧化还原调控的众多转录因子中，核转录因子-κB（Nuclear Factor-κB,NF-κB）是将信息从胞浆传至胞核引起相应基因表达的重要转录因子，其活化是包括神经元在内的许多类型细胞抵抗TNF-α诱导的凋亡的共同机制。在非激活状态下,NF-κB的P65亚基与其抑制蛋白IκB结合覆盖蛋白P50核定位信号,以无活性的形式存在于胞浆中。

①研究方法。运用免疫组化的方法,观察各组大鼠海马CA1、CA3及齿状回中Ref-1和NF-κB、IκB的表达情况。

②测定指标。

（a）海马CA1、CA3及齿状回Ref-1的蛋白表达水平。

（b）海马CA1区NF-κB、IκB的蛋白表达水平。

③研究结果。

（a）与模型组相比,针刺组大鼠海马各亚区中Ref-1蛋白的表达水平显著性升高($P<0.01$),接近于正常组大鼠海马各亚区中Ref-1蛋白的表达水平($P<0.05$)。

（b）与正常组相比,模型组海马NF-κB蛋白的表达水平显著性升高($P<0.05$);与模型组相比,针刺组海马CA1区NF-κB蛋白的表达水平显著性升高($P<0.05$或$P<0.01$)。与正常组相比,模型组海马IκB蛋白的表达水平显著性升高($P<0.01$);与模型组相比,针刺组海马CA1区IκB蛋白的表达水平显著性升高($P<0.05$或$P<0.01$),如表5.1.8、表5.1.9、图5.1.7和图5.1.8所示。

④结论。针刺可通过提高海马Ref-1蛋白的表达水平,影响下游相关调控基因NF-κB和IκB,调节Ref-1—NF-κB—IκB氧化还原调控通路,改善痴呆动物的参考记忆能力,发挥神经保护作用。

图5.1.4(a)～(e)显示的是大鼠海马CA1区域Ref-1表达水平的比较(×40,右下角×100)。

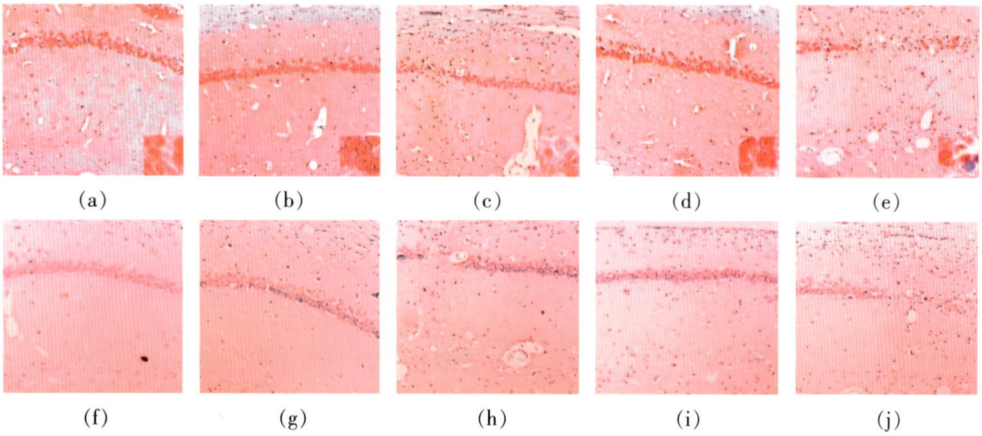

图5.1.4　各组大鼠海马CA1区域Ref－1免疫组化染色图

注：图中，(f)～(j)显示的是各组大鼠海马CA1区域尼氏染色的比较，在低倍镜下可见正常组、假手术组和针刺组海马神经元着蓝色，深染，CA1完整；模型组和非穴组可见神经元缺失，部分不着色。

图5.1.5(a)～(e)显示的是大鼠海马CA3区域Ref-1表达水平的比较(×40，右下角×100)。

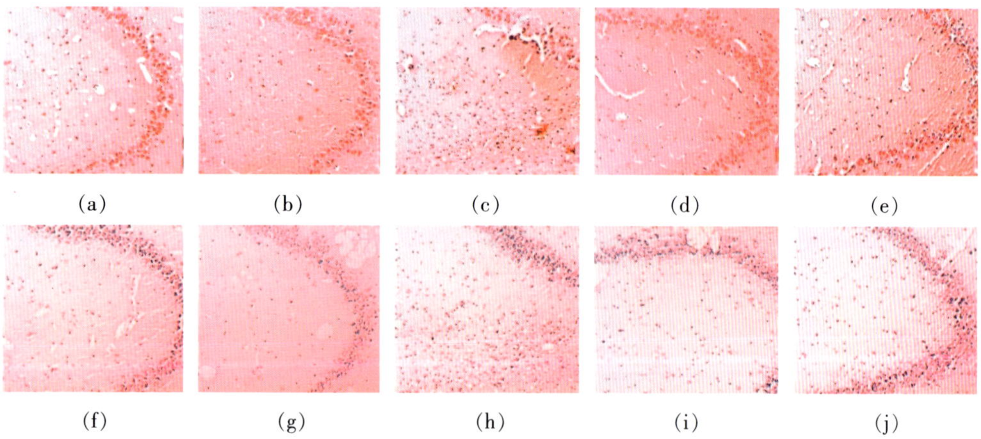

图5.1.5　各组大鼠海马CA3区域Ref－1免疫组化染色图

注：图中，(f)～(j)显示的是各组大鼠海马CA3区域尼氏染色的比较，在低倍镜下可见正常组、假手术组和针刺组海马神经元着蓝色，深染，CA3完整；模型组和非穴组可见神经元缺失，部分不着色。

图5.1.6(a)～(e)显示的是大鼠海马齿状回区域Ref-1表达水平的比较(×40，右下角×100)。

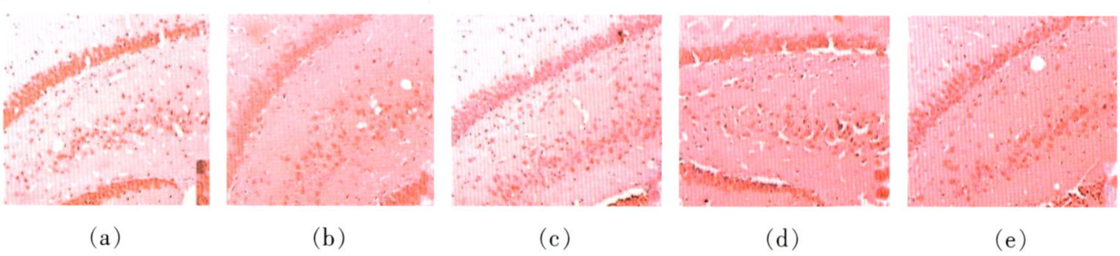

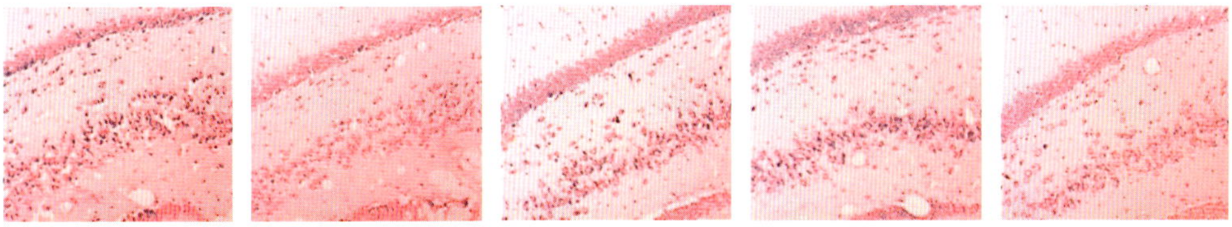

(f)　(g)　(h)　(i)　(j)

图5.1.6　各组大鼠海马齿状回区域Ref-1免疫组化染色图

注：图中，(f)～(j)显示的是各组大鼠海马齿状回区域尼氏染色的比较，在低倍镜下可见正常组、假手术组和针刺组海马神经元着蓝色，深染，齿状回完整；模型组和非穴组可见神经元缺失，部分不着色。

表5.1.8　各组大鼠海马CA1区NF-κB蛋白表达水平的比较($\bar{x}\pm s$)

组　别	总面积(um^2)	面积百分比	积分光密度
正常组	267.02±119.66	1.43±0.65$^{\#\#}$	60.17±28.56$^{\triangle}$
模型组	380.05±294.43	1.77±0.44$^{\#\#}$	109.87±76.59*
假手术组	325.45±81.05	2.05±1.58$^{\#}$	77.80±34.49
针刺组	571.33±184.60$^{**\triangle\#}$	2.12±0.79$^{\#}$	161.63±58.05$^{**\triangle\#\#}$
非穴组	392.12±142.36	3.08±0.99$^{**\triangle\triangle}$	99.27±34.49

注：与正常组相比较，$^{*}P<0.05$，$^{**}P<0.01$；与模型组相比较，$\triangle P<0.05$，$\triangle\triangle P<0.01$；与非穴组相比较，$\# P<0.05$，$^{\#\#}P<0.01$。

表5.1.9　各组大鼠海马CA1区IκB蛋白表达水平的比较($\bar{x}\pm s$)

组　别	总面积(um^2)	面积百分比	积分光密度
正常组	42.76±16.55$^{\triangle\triangle\#\#}$	0.61±0.25$^{\triangle\#}$	112.33±44.39$^{\triangle\triangle\#\#}$
模型组	211.32±108.49**	1.36±0.62$^{*\#\#}$	505.01±214.10**
假手术组	108.17±38.42$^{*\triangle\triangle\#\#}$	2.72±1.15$^{**\triangle\triangle\#}$	264.96±94.76$^{*\triangle\triangle\#\#}$
针刺组	342.97±35.72$^{**\triangle\triangle\#}$	3.05±0.80$^{**\triangle\triangle}$	643.01±65.73$^{**\triangle}$
非穴组	229.69±57.21**	3.46±0.37$^{**\triangle\triangle}$	569.35±152.43**

注：与正常组相比较，$^{*}P<0.05$，$^{**}P<0.01$；与模型组相比较，$^{\triangle}P<0.05$，$^{\triangle\triangle}P<0.01$；与非穴组相比较，$^{\#}P<0.05$，$^{\#\#}P<0.01$。

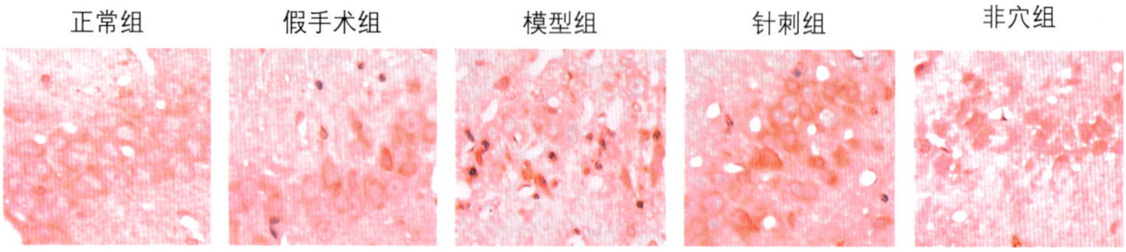

图5.1.7　各组大鼠海马CA1区NF-κB蛋白表达水平情况(×400)

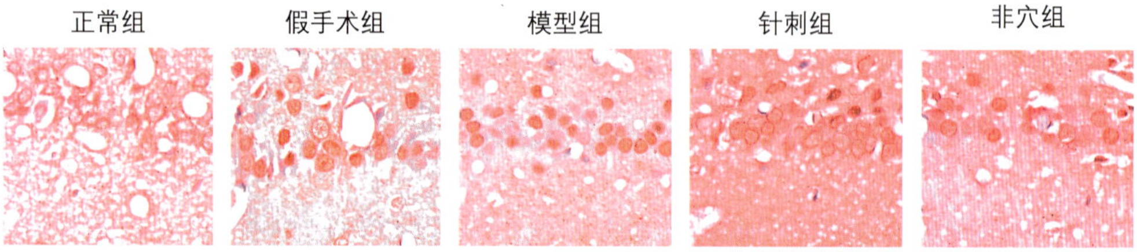

图5.1.8　各组大鼠海马CA1区IκB蛋白表达水平情况(×400)

参考文献

［1］ Pulsinelli W A, Brierley J B. A new model of bilateral hemispheric ischemia in the unanesthetized rat［J］. Stroke, 1979, 10(3):267–272.

［2］ Ott A, Breteler M M, van Harskamp F, et al. Prevalence of Alzheimer's disease and vascular dementia: association with education. The Rotterdam study［J］. British Medical Journal, 1995, 310(6985):970–973.

［3］ Kameyama M, Suzuki J, Shirane R, et al. A new model of bilateral hemispheric ischemia in the rat-three vessel occlusion model［J］. Stroke, 1985, 16(3):489–493.

［4］ Aggarwal N T, DeCarli C. Vascular dementia: emerging trends［J］. Semin Neurol, 2007, 27(1):66–77 .

［5］ Ramos-Estébanez C, Moral-Arce I, Muñoz-Arrondo R, et al. Vascular cognitive impairment: Prodromal stages of ischemic vascular dementia［J］. Dementia and Geriatric Cognitive Disorders, 2008, 25 (5):451–456.

［6］ Levine S, Sohn D. Cerebral ischemia in infant and adult gerbils, relation to incomplete circle of willis［J］. Arch Pathol, 1969,87(3):315–317.

［7］ Auchus A P, Brashear H R, Salloway S, et al: Galantamine treatment of vascular dementia: a randomized trial［J］. Neurology, 2007,69(5):448–458.

［8］ Kameyama M, Suzuki J, Shirane R. A new model of bilateral hemispheric ischemia in the rat-three vessel occlusion model［J］. Stroke, 1985,16(3):489–490.

［9］ Kaneko D, Nakamura N, Ogawa T. Cerebral infarction in rats using homologous blood emboli: Development of a new experimental model. Stroke［J］, 1985,16(1):76–84.

［10］ 陈俊抛,田时雨,于薇薇,等. 多发性脑梗塞痴呆动物模型的研究［J］. 中华神经精神科杂志,1994,27(5):311–312.

［11］ 梅建勋,张云岭,张伯礼. 多发梗塞性痴呆大鼠模型的改进与应用［J］. 中国中西医结合杂志,2000,20(2):113–115.

［12］ Liu CZ , Yu JC, Zhang XZ, et al. Acupuncture prevents cognitive deficits and oxidative stress in cerebral multi-infarction rats［J］. Neuroscience Letters, 2006,393(1):45–50.

［13］ Morris R G M. Spatial localisation does not require the presence of local cues［J］. Learn Motiv, 1981,12(2):239–260.

[14] Frick R M, Baxter M G, Markowska A L, et al. Age-related spatial reference and working memory deficits assessed in the water maze[J]. Neurobiology of Aging, 1995, 16(2):149–160.

[15] Arteni N S, Salgueiro J, Torres I, et al. Neonatal cerebral hypoxia ischemia causes lateralized memory impairments in the adult rat[J]. Brain Research, 2003, 973(2):171–178.

[16] 梅镇彤. 学习和记忆的神经生物学[M]. 上海:上海科技教育出版社, 1997.

[17] Michael F, Wheeler, Evangeline A, et al. Evidence for a shift in the choice criterion of rats in a 12-arm radial maze[J]. Animal Learning & Behavior, 1989, 17(1):12–20.

[18] Levin ED, Kaplan S, Boardman A. Acute nicotine interactions with nicotinic and muscarinic antagonists:Working and reference memory effects in the 16-arm radial maze[J]. Behav Pharmacol, 1997, 8(2–3):236–242.

[19] Burešová O, Škopková J. Vasopressin analogues and spatial working memory in the 24-arm radial maze[J]. Peptides, 1982, 3(5):725–727.

[20] Barnes C A. Memory deficits associated with senescence: a neurophysiological and behavioral study in the rat[J]. J Comp Physiol Psychol, 1979, 93(1):74–104.

[21] 刘存志, 于建春, 王彤, 等. 大鼠多发梗塞性痴呆模型的建立及针刺的干预作用[J]. 中国中医药信息杂志, 2005, 12(9):31–33.

[22] Yu JC, Zhang XZ, Liu CZ, et al. Effect of acupuncture treatment on vascular dementia[J]. Neurological Research, 2006, 28(1):97–103.

[23] 刘存志, 于建春, 王彤, 等. 针刺改善多发梗死性痴呆大鼠认知损害的研究[J]. 中国行为医学科学, 2005, 14(12):1060–1062.

[24] 刘存志, 于建春, 韩景献. “益气调血, 扶本培元”针法对多发梗死性痴呆模型大鼠联合型学习能力的影响[J]. 天津中医学院学报, 2005, 24(2):67–69.

[25] Yu JC, Liu CZ, Zhang XZ, et al. Acupuncture improved cognitive impairment caused by multi-infarct dementia in rats[J]. Physiology & Behavior, 2005, 86(4):434–441.

[26] 刘存志, 于建春, 王彤, 等. 针刺对多发梗死性痴呆大鼠一氧化氮/一氧化氮合酶的影响[J]. 中医杂志, 2006, 47(7):502–504.

[27] 刘存志, 于建春, 李谈, 等. 针刺对多发梗塞性痴呆大鼠海马 nNOS mRNA 及蛋白表达的影响[J]. 针刺研究, 2005, 30(4):199–202.

[28] Wang T, Liu CZ, Yu JC, et al. Acupuncture protected cerebral multi-infarction rats from memory impairment by regulating the expression of apoptosis related genes Bcl-2 and Bax in hippocampus[J]. Physiology & Behavior, 2009, 96(1):155–161.

作用可能与 PPE mRNA 和 PPD mRNA 激活有关[31]。

②人体实验。117 名海洛因成瘾者完成脱毒处理后一个月以上，被随机分为 4 个组。3 个组分别接受不同频率(2Hz、100Hz 或 2Hz/100Hz)HANS 治疗，每天 1 次，每次 30min；对照组的皮肤电极放置同治疗组，只是刺激强度最小化(阈刺激 3min，然后转为 1mA)。用视觉模拟尺（VAS）评估所有被试者的心理渴求程度。结果表明，2Hz 和 2 Hz/100Hz 电刺激组 VAS 出现显著下降，但 100Hz 刺激组 VAS 变化不明显，对照刺激无效。上述结果与动物实验结果一致，即低频 HANS 抑制海洛因成瘾者心理渴求的效应优于高频 HANS。

在上述研究的基础上，北京大学神经科学研究所协助海南省建立了地区性的康复中心，对脱毒后阿片成瘾者应用 HANS 治疗。也可自购 HANS 仪在工作人员的指导下在家治疗，以每月 1 次的吗啡尿检作为观察指标。56 名在家使用 HANS 治疗的对象接受随访，第 3、第 6、第 9 和第 12 个月的复吸率分别为 50.0%、71.4%、80.4%和 83.9%。12 个月尿检阴性者，进一步接受纳洛酮试验(0.4mg 皮下注射 2 次，间隔 15min)来确认体内不存在海洛因。据多数文献报道，在无美沙酮维持的情况下，海洛因成瘾者 6 个月和 1 年内的复吸率分别超过 94%和 98%。与之相比，本研究中 1 年内的复吸率为 83.9%(成功率达 16.1%)是令人鼓舞的[15]。类似的研究还在上海和广东湛江的治疗中心展开，一年成功率为 20%～30%。成功率还与患者接受心理辅导和医疗保健有关。显然，电针或 HANS 仪在治疗阿片成瘾治疗方面显现出比较乐观的应用前景，在此基础上进一步组织多中心临床实验研究是十分必要的。HANS 能否降低对其他药物滥用(如可卡因及其他滥用物质，如酒精与吸烟)的心理依赖，也是值得深入研究的课题。

在 HANS 治疗海洛因成瘾者的临床观察中，意外地发现了 HANS 的两个功能[32]：一个是经两周的 HANS 治疗，患者皮肤上的注射痕迹(注射毒品所致的静脉炎性瘢痕)减退或消失；另一个是吸毒后下降的性功能得到明显的恢复。尽管这些功效的机制还不清楚，但对患者提供了正性的心理效应，由此提高他们戒毒的信心，有助于其恢复正常生活，降低复吸率。

4. 有关针刺治疗药物依赖的方法学

(1) 耳针与体针的比较。尽管耳部没有被包括在传统的中医理论体系 14 经络系统分布区域内，但在医疗实践中尝试使用耳针戒毒的疗效应该是值得肯定的。然而，至少没有证据证明针刺部位只应局限于耳部，而不能在躯体上。事实上，温祥来等人最初是以 4 个体针和 2 个耳针加上电刺激用于治疗阿片戒断症状的[3]。在美国，接受 70hNADA 耳针五穴疗法培训的人可获得“针刺脱毒专家”资格，但他们只能从事耳针疗法[5]，不能从事常规的体针治疗，而体针巨大的医用潜力是无论如何也不应被忽视的。

（2）留针与手捻针或电刺激的比较。温祥来等人最初的治疗方法是针刺加电刺激[3]，即现在所称的电针。然而，NADA 治疗方案倾向于只在耳部穴位留针而不加电刺激。耳郭主要由软骨和皮肤构成，对疼痛非常敏感，因此只留针而不加刺激也可以有一定的效果。但是，早在 1973 年在上海进行的研究已经证实，如想获得显著的镇痛效果，扎上耳针再加手动捻转或电刺激是必需的。鉴于西方国家关于针刺临床的多数报道均为针刺后留针而不加电刺激或机械刺激，其出现阴性结果是不足为奇的。

（3）针刺、电针和经皮电刺激的比较。一系列的研究已证实，手法针刺可以触发由传入神经传向中枢的神经冲动传递。在穴位深部或传入神经干上注射局麻药（利多卡因）可以阻断针刺镇痛效应。如果用神经活动信号来解释针刺信号的传递，那么无论神经冲动是如何产生的（包括手法针刺、电针刺激或者将刺激电极放置于穴位皮肤上），其效果应该是相似的。在大鼠的镇痛实验中已经证明，电针和经皮神经刺激产生的镇痛效果及其机制是一致的[33]。

与手法针刺相比，电针或 HANS 的优势在于容易掌握，可重复性好。例如，一方面，现已证实频率是电针刺激的一个非常重要的可量化参数，高频（100Hz）刺激减轻阿片戒断症状效果好，低频（2Hz）可以减轻精神依赖，疏密波刺激兼有两种效应；另一方面，虽然 2Hz 电针抑制吗啡诱导的 CPP 效应比 100Hz 更有效，但是在抑制可卡因诱导的 CPP 时情况刚好相反[34]。与电针相比，经皮电刺激治疗药物成瘾的优势至少有两点：①治疗可以在医生指导下由患者在家中进行，节省了时间且避免了在医院治疗的麻烦；②避免了可能由针刺所致的交叉感染（如艾滋病病毒感染）。

（4）针刺治疗药物依赖的治疗频度。尽管单次电针或 HANS 可以有效地减轻阿片戒断症状，但要获得持续疗效，在两周的脱毒治疗期的第 1～5 天，每天治疗 3 次；接下来的 5 天内，每天治疗 2 次；剩余时间至少每天治疗 1 次。每天临睡前的 1 次治疗有助于提高睡眠质量[35]。

（5）治疗身体依赖与治疗精神依赖的比较。如温祥来等人描述的那样，针刺减轻戒断综合征的效应很容易观察（非常直观）[3]，而要预防复吸，关键在于降低患者对药物的渴求欲。迄今为止，除使用如美沙酮（另一种成瘾药物）外，还无法有效抑制心理渴求，预防复吸。药物成瘾者通常承认，自己对克服心瘾没有自信。对他们来说，重要的不是过去，不是将来，而是眼前："HANS 仪能让我不必吃药就消除掉心瘾吗？"一旦他们觉得针刺或 HANS 在 30min 内不服用成瘾性药物就能解决或部分解决他们的强烈心瘾，他们就会树立信心，继续治疗。

（6）电针或 HANS 本身能否引发依赖？如果电针是通过加速释放内源性阿片肽来缓解渴求的，那么必然要问：电针本身是否会产生依赖？陈极寰等人于 2005 年用 CPP

模型来验证这一问题。28 只大鼠被随机分成两组，实验组大鼠上午在固定器中接受电针 30min 后立即放入 CPP 箱的一侧 45min；下午则将大鼠置于固定器内束缚 30min 但不接受电针，放入 CPP 箱的另一侧，如此连续处理 4 天。在第 5 天，将大鼠放置在中间箱测试其对两侧箱的偏爱程度。结果显示，大鼠在伴电针的盒中停留时间明显长于对照组($P<0.05$)，表示它们确实比较乐意接受电针。但据所知，迄今未见有电针或 HANS 引起依赖的报道，可见电针或 HANS 可能引起一定程度的愉快，但尚未达到“欣快”(Euphoria)的程度，因此产生“依赖”的风险极低。

（7）HANS 是否降低了大鼠的空间学习和记忆能力，从而引起 CPP 评分降低？为了评估电针是否影响学习和记忆，用 Morris 水迷宫观察了电针对空间学习和记忆的获得和巩固的影响。大鼠在 Morris 水迷宫连续训练 7 天，记住了平台所在位置，然后它们被分为 3 个组：2 个组每天分别给予电针或束缚一次，对照组大鼠不给任何处理，共 8～12 天。结果显示，对照组和束缚组寻找平台的潜伏期较 7 天前明显延长(遗忘了平台位置)，提示记忆随时间推移的自然消退过程；而电针组寻找平台的潜伏期未见延长，提示电针不但没有使动物的记忆功能变差或受损，而且可以加强记忆的维持或巩固。

5. 结语

科学在飞速发展，针刺的思路和技术也应与时俱进。如果把耳郭上发现“穴位”看做是 20 世纪针灸医学中的一项发明，那么，用不锈钢针替代银针，使得临床操作更加方便，用电刺激替代手捻针，使刺激参数更具精确性和可重复性，用穴位表面进行电刺激替代针刺，无疑更应该是针灸医学中的重大改进且应加以肯定。

针刺治疗药物成瘾源于临床观察，通过动物实验和人体实验研究，使针刺戒毒效果得到进一步的发展，其操作规范化，易重复，疗效显著，时间节省，价格低廉，副作用小。

参考文献

[1] Kong J, Fufa DT, Gerber AJ, et al. Psychophysical outcomes from a randomized pilot study of manual, electro, and sham acupuncture treatment on experimentally induced thermal pain[J]. The Journal of Pain, 2005,6(1):55–64.

[2] Shi J, Liu YL, Fang YX, et al. Traditional Chinese medicine in treatment of opiate addiction[J]. Acta Pharmacologica Sinica, 2006,27(10):1303–1308.

[3] Wen HL, Cheung SYC. Treatment of drug addiction by acupuncture and electrical stimulation[J]. Asian J Med, 1973,9:138–141.

[4] McLellan T A, Grossman D S, Blaine J D, et al. Acupuncture treatment for drug abuse: a technical review[J]. J Subst Abuse Treat, 1993,10:569–576.

[5] Treatment Episode Data Set (TEDS): National Admissions to Substance Abuse Treatment Services. Rockville, MD: Department of Health and Human Services, Substance Abuse and Mental Health Services Administration, Office of Applied Studies: 1994–1999.

[6] Alberto A. Auricular acupuncture in the treatment of cocaine/crack Abuse: A review of the efficacy, the use of the National Acupuncture Detoxification Association Protocol, and the selection of sham points[J]. J Altern Complement Med, 2004,10(6):985–1000.

[7] Wen HL. Fast detoxification of drug abuse by acupuncture and electrical stimulation (A E S) in combination with naloxone[J]. Modern Medicine of Asia, 1977,13:13–17.

[8] Wen H. Acupuncture and electrical stimulation(AES) out patient detoxification [J]. Modern Medicine Asia, 1979,15:39–43.

[9] Shwartz M, Saitz R, Mulvey K, et al. The value of acupuncture detoxification programs in a substance abuse treatment system[J]. J Subst Abuse Treat, 1999, 17(4):305–312.

[10] Konefal J , Duncan R, Clemence C. The impact of the addition of an acupuncture treatment program to an existing Metro-Dade County outpatient substance abuse treatment facility[J]. Journal of Addictive Diseases, 1995,13(3):71–99.

[11] Avants S K, Margolin A, Holford T R, et al. A randomized controlled trial of auricular acupuncture for cocaine dependence[J]. Arch InternMed, 2000,160:2305–2312.

[12] Margolin A, Kleber H D, Avants S K, et al. Acupuncture for the treatment of cocaine addiction: a randomized controlled trial[J]. JAMA, 2002,287(1):55–63.

[13] Oleson T. Neurophysiological basis of auricular acupuncture[M] //Berman B M,

Birch S, Hammerschlag R, et al. Clinical acupuncture: scientific basis. Berlin: Springer-Verlag, 2001:97–112.

[14] Brumbaugh A G. Acupuncture: new perspective in chemical dependency treatment[J]. J Subst Abuse Treat, 1993, 10(1):35–43.

[15] Han JS, Trachtenberg A I, Lowinson J H. Acupuncture [M]//Lowinson J H, Ruiz P, Substance Abuse–A comprehensive textbook. 4th Ed., Eds: Lowinson JH, et al. Lippincott, Philadelphia, 2005, 743–782.

[16] Han JS. Acupuncture: neuropeptide release produced by electrical stimulation of different frequencies[J]. Trends in Neuroscience, 2003, 26(1):17–22.

[17] Han JS, Zhang RL. Suppression of morphine abstinence syndrome by body electroacupuncture of different frequencies in rats[J]. Drug Alcohol Depend, 1993, 31(2):169–175.

[18] Cui CL, Wu LZ, Han JS. Spinal kappa-opioid system plays an important role in suppressing morphine withdrawal syndrome in the rat [J]. Neuroscience Letters, 2000, 295(1/2):45–48.

[19] Wen HL, Ho W K K. Suppression of withdrawal symptoms by dynorphin in heroin addicts[J]. Eur J Pharmacol, 1982, 82(3/4):183–186.

[20] Green P G, Lee N M. Dynorphin A-(1–13) attenuates withdrawal in morphine-dependent rats: effect of route of administration[J]. Eur J Pharmacol, 1998, 145: 267–272.

[21] Chu N, Zuo Y, Meng L, et al. Peripheral electrical stimulation reversed the cell size reduction and increased BDNF level in the ventral tegmental area in chronic morphine-treated rats[J]. Brain Res(28), 2007, 1182 earch:90–98.

[22] Han JS, Wang Q. Mobilization of specific neuropeptides by peripheral stimulation of identified frequencies[J]. News Physiol Sci, 1992, 7:176–180.

[23] Han Z, Jiang YH, Wan Y, et al. Endomorphin-1 mediates 2Hz but not 100Hz electroacupuncture analgesia in the rat[J]. Neuroscience Letters, 1999, 274(2):75–78.

[24] Wu LZ, Cui CL, Han JS. Effect of Han's acupoint nerve stimulator (HANS) on the heart rate of 75 inpatients during heroin withdrawal[J]. Chin J Pain Med, 1996, 2: 98–102.

[25] Wu LZ, Cui CL, Han JS. Treatment on heroin addicts by 4-channel Han's Acupoint Nerve Stimulator (HANS)[J]. J Beijing Med Univ, 1999, 31: 239–242.

[26] Wu LZ, Cui CL, Han JS. Reduction of methadone dosage and relief of depression and anxiety by 2/100 Hz TENS for heroin detoxification[J]. Chin J Drug Depend, 2001, 10:

124–126.

[27] Markou A, Weiss F, Gold L H, et al. Animal models of drug craving[J]. Psychopharmacology, 1993, 112: 163–182.

[28] Wang B, Luo F, Ge XC, et al. Effects of lesions of various brain areas on drug priming or footshock–induced reactivation of extinguished conditioned place preference[J]. Brain Resarch, 2002, 950(1/2):1–9.

[29] Shi XD, Wang GB, Ma YY, et al. Repeated peripheral electrical stimulations suppress both morphine-induced CPP and reinstatement of extinguished CPP in rats: accelerated expression of PPE and PPD mRNA in nucleus accumbens implicated[J]. Molecular Brain Research, 2004, 130(1/2):124–130.

[30] Chen J H, Liang J, Wang GB, et al. Repeated 2Hz peripheral electrical stimulations suppress morphine-induced CPP and improve spatial memory ability in rats[J]. Experimental Neurology, 2005, 194(2):550–556.

[31] Shi XD, Wang GB, Ma YY, et al. Repeated peripheral electrical stimulations suppress both morphine-induced CPP and reinstatement of extinguished CPP in rats: accelerated expression of PPE and PPD mRNA in nucleus accmbens implicated[J]. Molecular Brain Resreach, 2004, 130(1/2):131–133.

[32] Wu LZ, Cui CL, Han JS. Effect of 2/100Hz transcutaneous electric nerve stimulation on sexual dysfunction and serum sex hormone of heroin addicts[J]. Chin J Integ Tradit Med West Med, 2000, 20: 15–18.

[33] Wang Q, Mao LM, Han JS. Comparison of the antinociceptive effects induced by electroacupuncture and transcutaneous electrical nerve stimulation in the rat. International Journal of Neuroscience, 1992, 65(1/4):117–129.

[34] Ren YH, Wang B, Luo F, et al. Peripheral electric stimulation attenuates the expression of cocaine-induced place preference in rats[J]. Brain Research, 2002, 957(1):129–135.

[35] Zhong F, Wu LZ, Han JS. Suppression of cue–induced heroin craving and cue–reactivity by single–trial transcutaneous electrical nerve stimulation at 2Hz[J]. Addiction Biology, 2006, 11(2):184–189.

第六章

针刺穴位的组织形态学与脑功能界定研究

§ 6.1 经络穴位的基本构成

手阳明大肠经起于食指端，沿上肢桡侧上行，终于同侧口面齿部。元代杜思敬在其著作《针经摘英集》中清楚地描述了引起循手阳明大肠经感传的针刺手法："针手阳明经合谷，在手大指岐骨间陷中。随患人咳嗽一声下针，刺五分，内捻针，令病人吸气三口；次外捻针，呼气三口；次又内捻针，吸气五口，令人觉针下一道痛如线，上至头为度，长呼一口气出针。"这是古人对合谷与头面部上下之间联络、反应确切的记载。

"面口合谷收"反映的是合谷穴能有效治疗头面部的病症，是对针灸临床诊疗规律认识的升华。"面口合谷收"是古代医家在创建经络学说初期所注意到的沟通人体上（头面部）、下（肢体末端）联系的一个重要现象。同侧颜面部的病痛，特别是牙痛和面神经麻痹，针刺合谷穴基本可以收到立竿见影的治疗效果。但位于前肢手腕部的合谷穴区与颜面部空间阻隔距离如此之长，使得如何从现代医学的角度解释合谷穴的治疗效应成为科学难题。

我国开创的针刺麻醉手术始于1958年，由上海第一人民医院采用针刺合谷穴的麻醉方法配合扁桃体切除术。同年，西安第四人民医院也采用针刺合谷穴和太冲穴的方法进行同类手术获得成功。这些资料反映的都是合谷穴与口面部的联系。

张建斌[1]曾报道两例中风偏瘫患者，经CT检查一例为右脑基底节区大量出血，另一例为右脑基底节区大面积梗塞。基底节大量出血患者的左侧上、下肢肌力为0度，有左侧中枢性面瘫症状，无语言障碍。在针刺康复治疗时发现，每次针刺左合谷穴时，患者都能感觉到左面颊部有非常明显而强烈的酸胀、麻木感，但并未出现明确的感觉传导过程（针刺还选用患侧的百会、肩髃、禾髎、曲池、足三里、承浆、丰隆、太冲等穴，但没有这种反应）。这种现象在此后的每次治疗过程中均能出现（但在针合谷穴时，并未出现口面部的不自主肌肉运动；针刺禾髎穴时，也未出现合谷穴区明显的感觉和运动变化）。张建斌所观察的这位患者从神经病学的观点来看，其实也是符合掌—颏反射（Palmomental Reflex）病理变化的一个例子。另一位右脑基底节大面积梗塞的患者有左侧肢体活动不利，左上下肢肌力为Ⅳ级，左手指腕关节活动较差，左拇指无自主屈肌活动，伴左侧中枢性面瘫。针刺选穴基本同上，但只是在每次针刺左口禾髎穴时，左拇、食两指挛动不已，并在留针期间左拇指能做一定程度的自主屈伸活动，起针后即消失。这种现象在此后的几十次针刺禾髎穴时都能重复出现，其他穴位无效；针刺时也不伴随禾髎穴与合谷穴区间感觉上的传导。这两例是“面口合谷收”的经典病例。

日本针灸学家冈部素道[2]曾系统观察了3例齿槽脓肿患者在针灸合谷穴时齿根部出现排脓的即时效应，这些患者也没有出现两点间的感觉传导连接。焦顺发[3]曾治疗1例牙痛患者，针刺同侧合谷穴时出现沿上肢外侧缘上传至牙的麻热感，此时牙痛已变成麻木痛了，6min后牙痛消失。梅田玄勝[4]治疗1位口闭不张的患者，只在合谷穴一针，口唇即开。

一些病理反射也揭示了手指与口面部的特殊联系，是“面口合谷收”的另一反映。掌—颏反射是一种在各个年龄段都可能出现的一种原始性反射，即在触压鱼际肌时口面的颏肌发生抽搐样收缩反应[5]。其反射的通路可能为正中神经的皮肤和肌肉感受器经少突触的短环路和长的丘脑皮层环路到达面神经核，从而出现肌肉运动反应。90%以上的新生儿[6]和近一半的健康人[7,8]可能出现这种反射，但这两类的反射强度有时并不能直接察觉，可用肌电图仪记录到。随着年龄的增长，肉眼可见的掌—颏反射容易显现，在脑血管病[9,10]、糖尿病[11]、帕金森氏症[12]等脑病患者中的出现率更高。Babkin[13]发现婴儿也具有一种类似于掌—颏反射的反应，即Babkin氏手—口反射[14]，即在摩压婴儿的手掌时可引起婴儿约每秒钟 1 次的口腔运动反应[15,16]。

近来，山东中医药大学吴富东教授的研究组在一份未发表的论文中系统地研究了按压或针刺不同年龄组合谷穴时记录得到的面部骨骼肌肌电反应。这种面部肌肉的运动反应出现率在 0～80 岁之间呈现明显的“U”形分布，即婴幼儿出现率很高，随着年龄的增长出现率逐渐降低，老龄人出现率又开始随着年龄的增长随之升高。

§ 6.2 国内外的经络组织形态学研究概述

从 20 世纪 90 年代“脑的 10 年”研究开始，国外学者借助于大型数字化脑成像系统和脑的电生理学研究，从现代神经信息的传递和影像学研究来阐述脑的感觉和运动皮层、皮层下中枢和丘脑以及脊髓与外周传入神经节段性排列的空间立体定位关系。这些新颖的资料和研究技术为解决经脉沟通体表上下之间的相对特异性联系提供了神经信息空间定位处理、整合方面的宝贵经验。

根据大量脑功能研究资料发现，来自于合谷穴区和同侧口面部的感觉传入信息可在丘脑和大脑感觉皮层同一区域，甚至在同一神经元上发生传入信息会聚，进而相互影响。

在丘脑基底核用粗电极能同时记录到来自于猴前肢手腕部合谷穴区以及同侧头面和口部刺激发生神经传入激活的场电位反应（见图 6.2.1）。来自于躯体两个长距离空间阻隔部位的传入神经信息汇聚在丘脑同一部位，意味着它们存在机能上的相互毗邻关系[17]。

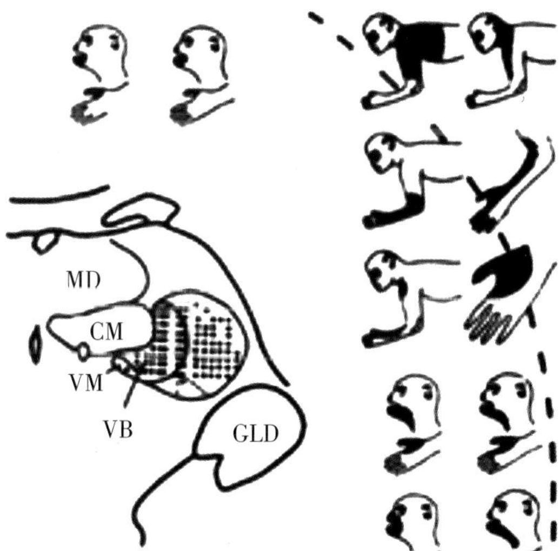

图6.2.1　在丘脑基底核，来自于拇指合谷穴区和口面部的传入投射于核团的同一位置

猴的大脑皮层的同一脑区的毗邻神经元，记录了这些脑细胞的外周感受野的分布情况[18]。令人感兴

趣的是，大拇指侧合谷穴区传入信息与同侧的口面部的传入信息重合在同一皮层相互毗邻的神经元上。也就是说，虽然这两个部位在躯体位置上存在着明显的差异，但是其中枢神经系统的投射区却在同一个部位。从图 6.2.2 中可以看到，在猴的大脑皮层用微电极细胞外记录同一通道的 15 个神经元中，第 3、5 个神经元的外周感受野在前肢的合谷穴区，而第 4 个神经元的外周感受野恰好位于同侧颜面和口腔周围。Suzuki 等[19]采用磁刺激法研究面部与拇指刺激对大脑皮层的影响，观察到人的面部与拇指刺激传入在大脑体感 I 区的位置相邻且重叠。Yokochi 等[20]在日本猴皮层的顶下小叶前部(7b 区)记录到了具有特殊联合外周感受野的神经元，其感受野分别位于面部和手部，因此将其命名为“面—手神经元”。其中，半数神经元都具有显著的口面—手协调运动的能力。Kaas[21]和同事用 500ms 电脉冲经微电极刺激婴猴(Prosimian Galagos)后顶叶皮层的分隔区域引起从手到口的一种防御性或攻击性的反应。

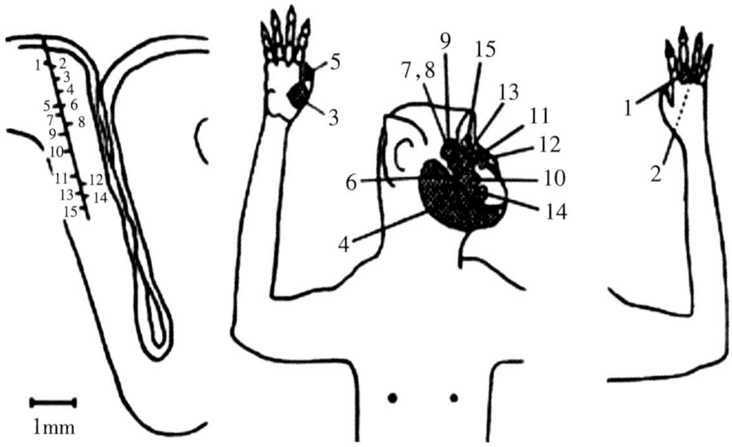

图6.2.2 在猴的大脑皮层用微电极细胞外记录同一通道的14个神经元

注：在猴的大脑感觉皮层，用微电极在同一通道中记录了14个神经元，注意第3、4、5个神经元的外周感受野分布位置；同侧口面部(第4个神经元的外周感受野)的传入神经元夹在两个合谷穴区(第3、5个神经元的外周感受野)的传入神经元之间。

由上可知，可采用现代脑科学的方法研究“面口合谷收”，探讨合谷与口面部联系相关的途径，为针灸的临床主治规律提供科学依据。

以前人们注意到一个事实：拇指截肢的患者出现的幻肢痛可由同侧口面部的触摸等刺激诱发。当时人们无法合理解释这种现象。近几年来，人们对脑功能可塑性变化和脑功能重组的研究取得了飞速的发展，获取了丰富的相关资料信息，有助于对包括幻肢痛、体表两点接通(即经络学说所阐述的上下联系)功能作机理上的解释。

Halligan 等[22]于 1993 年在《Neuroreport》杂志上发表了题为“Thumb in cheek？”的

研究报告。一例患有腕管综合征的患者在截肢后出现幻肢觉，面颊部的刺激引起的感觉却出现在腕管综合征的拇指部位（见图 6.2.3）。Borsook 等[23]观察了手臂截肢后 24h 内躯体感觉皮层急性可塑性变化，发现刺激同侧面部可出现定位精确、型式特异和区分明确的幻肢觉。由于短时间内出现体觉皮层可塑性改变无法用新轴突末梢芽生来解释，推测这种现象很可能是正常休眠的传入转入活功状态（Unmasking）。Grüsser 等[24]和 Dettmers 等[25]亦报道了一些患者在截肢后短时间内口面部刺激可引起截肢区幻肢觉。Rijntjes 等[26]采用经颅磁刺激和正电子发射技术研究了面神经麻痹患者的皮层功能重组，发现拇短展肌（合谷穴区的主要肌肉）的诱发电位和区域脑血流均从合谷穴区向面神经麻痹区扩大。Knecht 等[27]则以正常的健康人作为被试者，研究截肢出现的面部刺激可能引起的幻肢觉反应。他们在受试者的手上造成急性实验痛，在给予唇部非伤害性刺激的同时，6 位受试者中的 2 位自发主诉在手臂同步出现幻肢样感觉。

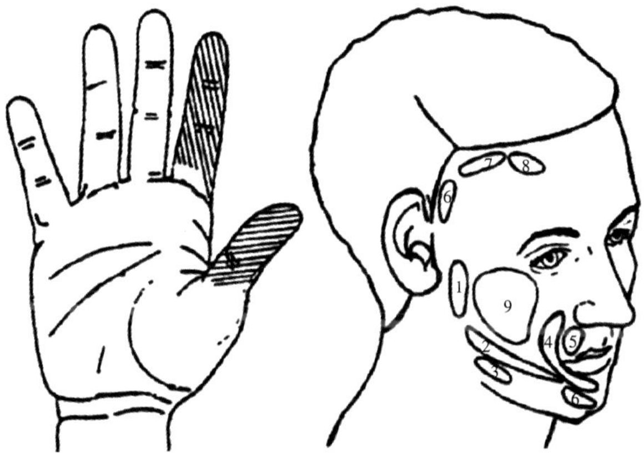

图6.2.3　一例患有腕管综合征的患者在截去拇、食指后面颊部的刺激引起的感觉却出现在截指部位

Pons 等[28]在研究猴大脑皮层去感觉传入后功能重组的实验中观察到下颌部与拇指在感觉皮层的定位域是相互重叠的。Montoya 等[29]采用神经电图方法（Neuroelectric Source Imaging）研究了上肢截肢后出现幻肢痛患者的皮层定位域的变化，发现皮层下唇位域朝手区靠拢（使下唇区域扩大到 2.4cm），但先天性上肢缺损的受试者则两侧下唇皮层位域完全对称。Karl 等[30]亦采用神经电图方法研究了上肢幻肢痛患者的脑感觉运动皮层功能重组变化，发现口唇部的感觉域和面部颧肌的运动域都定向地向失去神经传入手区的感觉运动定位域靠拢。

美国田纳西州 Vanderbilt 大学 Kaas 领导的心理学实验室长期以来一直从事多种猴类的神经可塑性变化和脑功能重组研究，他们发现手部在长期失去传入联系的情况下，猴躯体感觉皮层 3b 区的手部定位域逐渐对同侧面部触觉刺激发生反应，这种丧失的手皮层功能被来自于面部传入的重激活可能取决于手—面接壤缘的轴突出现的交互联系。但 Fang 等[31]用微电极在体觉皮层定位域记录到对手或面部刺激反应的神经元，然后注射神经示踪剂，逆向标记的细胞分别分布在各自的定位域内，手—面接壤缘有清楚少髓磷脂的隔膜相限；在丘脑，手部和面部标记的感觉神经元各自分别限制在腹后外侧核（手部）和腹后内侧核（面部）内，因而面部刺激重新激活手皮层并不取决于原有的皮层内手—面接壤缘交互联系网。

Manger 等[32]采用荧光双标法同样在猴的实验中分析了手与面部的交互联系。他们观察到由下颌神经支配的口鼻部（Muzzle）与由颈 2～3 神经支配的下颌和颈部间缺乏交互联系，而皮层手部区（也由颈神经支配）与下颌和颈部存在明确的交互联系。他们认为，手部与下颌的这种交叠是手部的外周传入丧失后下颌和颈部传入发生替代的神经联络基础（见图 6.2.4）。

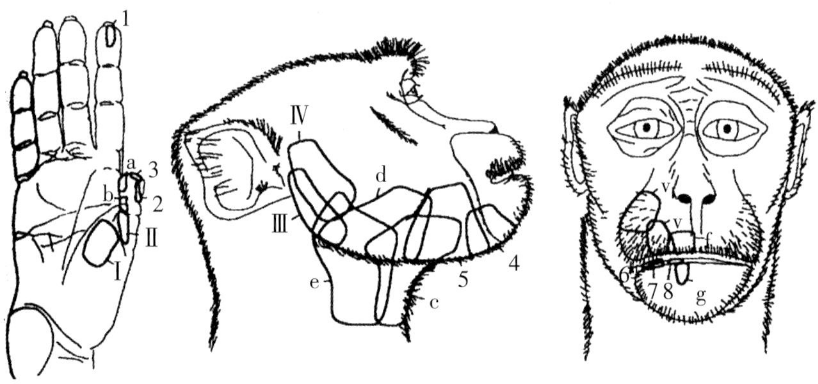

图6.2.4　手部与下颌的交叠是手部的外周传入丧失后下颌传入发生替代的神经联络基础

Blake 等[33]在灵长类动物的皮层的手指和面部域的接壤缘跨度植入了一排微电极，在其后长达半年的慢性实验中观察到，随着手肌逐渐发生萎缩，最初的皮层手区逐渐增大对低阈值面部刺激诱发的反应。与此同时，手—面接壤缘向手部扩展 1mm。未出现手肌张力障碍的动物基本上没有这些变化反应（见图 6.2.5）。

Knecht 等[34]报告了 7 名手臂截肢患者的随访调查，用磁源图像（Magnetic Source Imaging）技术揭示正常皮层向去传入皮层的侵袭量与痛诱发的感觉向幻肢的错误定位数量强相关。此后 4 周再随访时发现这种相关仍保留，但诱发幻肢觉的刺激区却发生了很大的变化（见图 6.2.6），据此推测皮层的功能重组的不稳定性，新近建立的神经网络的相互联系容易受到内、外因素的共同影响。

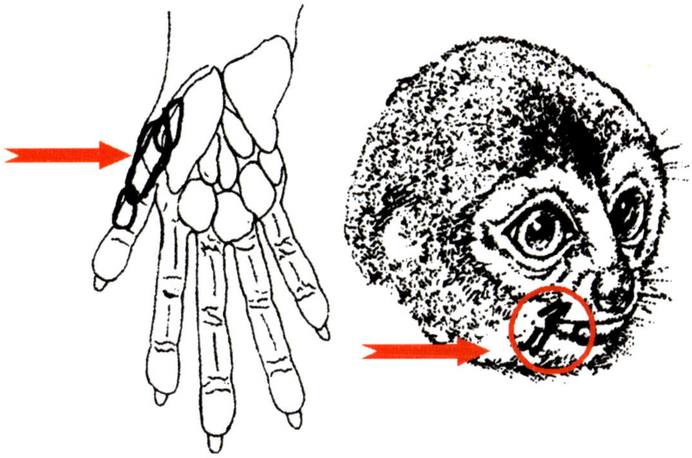

图6.2.5　在猴的皮层的手指和面部域的接壤缘跨度植入一排微电极后所观察到的现象

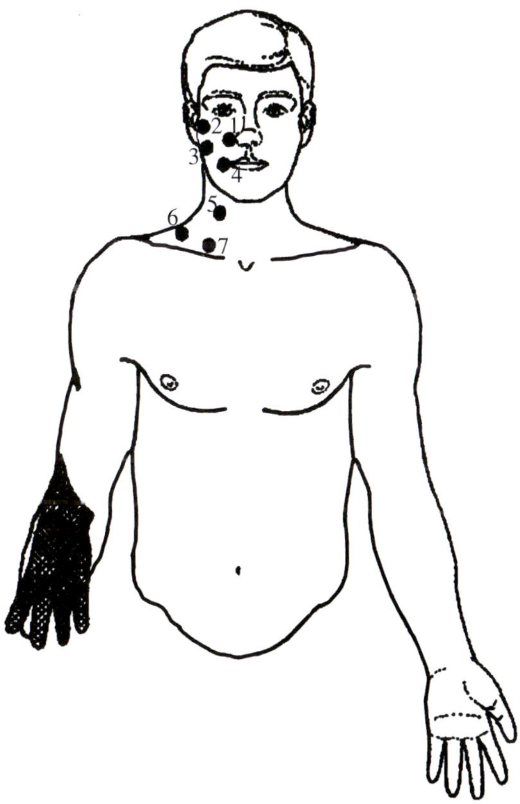

图6.2.6　截肢后面部各区刺激可引起幻肢中等强度的麻刺感(1～4)和强麻刺感(5～7)

Farne 等[35]做了一项更为有趣的调查，他们分析了截肢者手皮层对面部皮肤刺激发生反应的功能重组，还观察到手同种异体移植后皮层的感觉运动区功能 5 个月后逐渐恢复，但在移植术后的一段时间内，新近唤醒手皮层的感知在刺激同侧面部时明显受阻，也即同侧面部的感知压抑了移植手的感知。移植过程中的这种面—手可塑性变化的消退在术后 5 个月才恢复，6 个月时完全恢复正常。在这些资料的基础上，Farne 认为，皮层功能的固有竞争性和优势原则在这种截肢与移植过程中观察到的现象是最好的例证。

澳大利亚的 Gandevia 和 Phegan[36]就拇指与口唇部的联系做了一项有趣的心理生理学实验。在近节指骨部注射利多卡因完全麻痹拇指后（触痛觉完全消失），受试者可感知的拇指增大了 60%～70%，而邻近的食指和其他手指则不发生任何改变。与此相反，远端未受麻醉剂影响的口唇部可感知的面积却增加了 50%。在不完全口唇部麻醉的实验中，在口唇部可感知面积增加的同时，左、右手拇指的可感知面积也有加大。这种现象也是由于去神经传入引起皮层功能发生功能重组所致。为什么拇指与口唇部的联系还要比邻近的食指的关系紧密呢？作者引用上述相关资料指出，来自于拇指与口唇部的传入在丘脑和感觉皮层的细胞中具有相互比邻的紧密关系，而拇指和食指之间这种关系并不密切（见图 6.2.7）。

在另一项研究中，日本 Tanosaki 等[37]观察到用 0.7mA 的电流刺激拇指引起的感觉皮层（3b 区）诱发反应（N20m）不但可被同侧拇指，也可被同侧面部的触觉刺激所抑制。这种来自于两个部位传入的相互影响反映感觉皮层细胞构筑的相互毗邻关系和功能的可塑性改变。

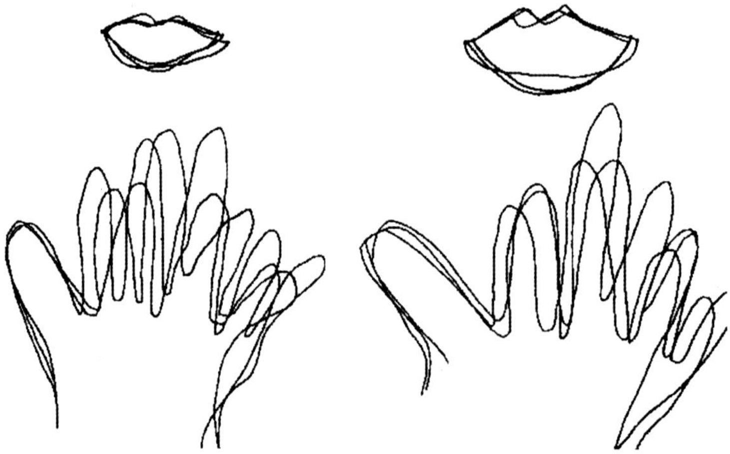

图6.2.7　一名受试者在右拇指麻醉前（左）后（右）3次触刺激右拇指引起同侧拇指和口唇部（未麻醉）感知面积加大的叠加线状图

采用合谷穴针刺治疗面神经麻痹有确切的疗效，但其机理缺乏强有力的证明。Rijntjes 等[26]的一项脑科学研究工作可能有助于证实合谷针刺治疗面部神经麻痹的疗效可靠性。他们对 9 例面神经麻痹的患者采用了经颅磁刺激和 PET 相结合的观测方法，结果表明合谷穴区的拇短展肌皮层代表区已扩展到了面部肌肉的皮层代表区，感觉皮层也发生了同样的功能重组改变，进而合谷穴治疗面神经麻痹的机理也就成了一个局部取穴的例子。

Hanakawa 等[38]采用 fMRI 技术观察到手刺激和面部刺激均能够引起人脑中央前回手代表区的激活，而且这两个刺激所引起的脑激活区无法从图像上加以区分。Thompson 等[39]观察到手和脸部的运动可以共同激活颞上沟。Lefaucheur 等[40]采用经颅磁刺激技术用于治疗单侧面部或手部慢性神经性疼痛，发现最有效的镇痛部位是各自的相邻部位，即面部疼痛缓解最有效的刺激部位是邻近的手运动皮层，而手部疼痛缓解最有效的刺激部位是邻近的面部运动皮层。

“面口合谷收”是对针灸临床诊疗规律认识的升华，该穴位的联系部位反映了针灸文献研究中揭示的经络系统是沟通人体体表—体表上下之间、体表与脏腑内外之间的联络、整合和反应系统。探讨这种诊疗规律的医学原理，可以从总体上阐明针灸的作用机理和穴位主治规律的实质，从而对针灸的现代化和针灸临床疗效的提高产生积极的作用。对合谷穴与口面部的相互联系及联系途径的深入研究，不但可以证实古代医学家所创立的经络学说有丰富的临床诊疗效果，而且也为人们更科学地认识脑功能、揭示神经信息的传导规律和脑的联络、整合原理提供新的、有价值的研究思路。

参考文献

[1] 张建斌. "面口合谷收"现象的临床分析[J]. 中国针灸，1998，18(10)：636–637.

[2] 冈部素道. 针灸经络治疗[M]. 日本：绩文堂出版社，1978.

[3] 焦顺发. 中国针灸学求真[M].太原：山西科学教育出版社，1987.

[4] 梅田玄胜. 诊断点、治疗点としての压痛点[J]. 医道の日本，1986(4)：249–255.

[5] Owen G, Mulley G P. The palmomental reflex: a useful clinical sign [J]. J Neurol Neurosurg Psychiatry, 2002, 73(2)：113–115.

[6] Caccia M R, Osio M, Tornaghi R, et al. Electrophysiological observations on the palmomental reflex in normal neonates[J]. Neurophysiol Clin, 1990，20(6)：455–462.

[7] Caccia M R, Osio M, Mangoni A. The palmomental reflex from mechanical stimulation in normal man: normative data[J]. Electromyogr Clin Neurophysiol, 1991，31(3)：151–156.

[8] Jacobs L, Gossman M D. Three primitive reflexes in normal adults[J]. Neurology, 1980，30(2)：184–188.

[9] Kobayashi S, Yamaguchi S, Okada K, et al. Primitive reflexes and MRI findings, cerebral blood flow in normal elderly[J]. Gerontology, 1990，36(4)：199–205.

[10] Di Legge S, Di Piero V, Altieri M, et al. Usefulness of primitive reflexes in demented and non-demented cerebrovascular patients in daily clinical practice[J]. Eur Neurol, 2001，45(2)：104–110.

[11] Volpe G, Della Rocca G, Brescia Morra V, et al. Effect of diabetes on some primitive reflexes[J]. Eur J Neurol, 2000，7(4)：401–404.

[12] Caccia MR, Galimberti V, Valla P, et al. Electrophysiology of the palmomental reflex in normal and parkinsonian subjects[J]. Electromyogr Clin Neurophysiol, 1996，36(1)：9–13.

[13] Babkin P S. The clinical significance of the hand-mouth reflex [J]. Vopr Okhr Materin Det, 1962, 7：53–56.

[14] Parmelee A H Jr. The hand-mouth reflex of Babkin in premature infants[J]. Pediatrics, 1963，31(5)：734–740.

[15] Pedroso F S, Rotta N T. From the foot-mouth reflex to the hand-mouth reflex：A continuum of responses to appendicular compression. Arq Neuropsiquiatr, 1997，55(2)：

186–192.

[16] Sheppard J J, Mysak E D. Ontogeny of infantile oral reflexes and emerging chewing [J]. Child Dev, 1984, 55(3): 831–843.

[17] Rose J, Mountcastle V D. Touch and Kinesthesis in Neurophysiology. Handbook of Physiology[J]. American Physiological Society, 1959, 1: 387–429.

[18] Lund JP, Sun GD, Lamarre Y. Cortical reorganization and deafferentation in adult macaques[J]. Science, 1994, 265(5175): 546–548.

[19] Suzuki T, Shibukawa Y, Kumai T, et al. Face Area Representation of primary somatosensory cortex in humans identified by whole-head magnetoencephalography [J]. The Japanese Journal of Physiology, 2004, 54(2): 161–169.

[20] Yokochi H, Tanaka M, Kumashiro M, et al. Inferior parietal somatosensory neurons coding face-hand coordination in Japanese macaques[J]. Somatosens Mot Res, 2003, 20(2): 115–125.

[21] Stepniewska I, Fang P-C, Kaas J H. Microstimulation reveals specialized subregions for different complex movements in posterior parietal cortex of prosimian galagos[J]. Proceedings of the National Academy of Sciences of the United States of America, 2005, 102 (13): 4878–4883.

[22] Halligan P W, Marshall J C, Wade D T, et al. Thumb in cheek? Sensory reorganization and perceptual plasticity after limb amputation[J]. Neuroreport, 1993, 4(3): 233–236.

[23] Borsook D, Becerra L, Fishman S, et al. Acute plasticity in the human somatosensory cortex following amputation[J]. Neuroreport, 1998, 9(6): 1013–1017.

[24] Grüsser S M, Winter C, Schaefer M, et al. Perceptual phenomena after unilateral arm amputation: a pre-post-surgical comparison[J]. Neuroscience Letters, 2001, 302(1): 13–16.

[25] Dettmers C, Adler T, Rzanny R, et al. Increased excitability in the primary motor cortex and supplementary motor area in patients with phantom limb pain after upper limb amputation[J]. Neuroscience Letters, 2001, 307(2): 109–112.

[26] Rijntjes M, Tegenthoff M, Liepert J, et al. Cortical reorganization in patients with facial palsy[J]. Ann Neurol, 1997, 41(5): 621–630.

[27] Knecht S, Sörös P, Gürtler S, et al. Phantom sensations following acute pain[J]. Pain, 1998, 77(2): 209–213.

[28] Pons T P, Garraghty P E, Ommaya A K, et al. Massive cortical reorganization after sensory deafferentation in adult macaques[J]. Science, 1991, 252(5014): 1857–1860.

[29] Montoya P, Ritter K, Huse E, et al. The cortical somatotopic map and phantom phenomena in subjects with congenital limb atrophy and traumatic amputees with phantom limb pain[J]. Eur J Neurosci, 1998,10(3):1095–1102.

[30] Karl A, Birbaumer N, Lutzenberger W, et al. Reorganization of motor and somatosensory cortex in upper extremity amputees with phantom limb pain[J]. The Journal of Neuroscience, 2001,21(10):3609–3618.

[31] Fang PC, Jain N, Kaas J H. Few intrinsic connections cross the hand-face border of area 3b of new world monkeys[J]. J Comp Neurol, 2002,454(3):310–319.

[32] Manger PR, Woods TM, Muñoz A, et al. Hand/face border as a limiting boundary in the body representation in monkey somatosensory cortex[J]. The Journal of Neuroscience, 1997,17(16):6338–6351.

[33] Blake D T, Byl N N, Cheung S, et al. Sensory representation abnormalities that parallel focal hand dystonia in a primate model[J]. Somatosens Mot Res, 2002,19(4):347–357.

[34] Knecht S, Henningsen H, Höhling C, et al. Plasticity of plasticity? Changes in the pattern of perceptual correlates of reorganization after amputation[J]. Brain, 1998,121(4):717–724.

[35] Farne A, Roy A C, Giraux P, et al. Face or hand, not both: perceptual correlates of reafferentation in a former amputee[J]. Curr Biol, 2002,12(15):1342–1346.

[36] Gandevia SC, Phegan C M L. Perceptual distortions of the human body image produced by local anaesthesia, pain and cutaneous stimulation[J]. J Physiol, 1999,514(20):609–616.

[37] Tanosaki M, Iguchi Y, Hoshi Y, et al. Tactile interference to the face affects magnetic responses elicited by electric thumb stimulation[J]. Clin Neurophysiol, 2003,114(11):2118–2123.

[38] Hanakawa T, Parikh S, Bruno M K, et al. Finger and face representations in the ipsilateral precentral motor areas in humans[J]. J Neurophysiol, 2005,93(5):2950–2958.

[39] Thompson J C, Hardee J E, Panayiotou A, et al. Common and distinct brain activation to viewing dynamic sequences of face and hand movements[J]. Neuroimage, 2007,37(3):966–973.

[40] Lefaucheur J P, Hatem S, Nineb A, et al. Somatotopic organization of the analgesic effects of motor cortex rTMS in neuropathic pain[J]. Neurology, 2006, 67(11):1998–2004.

§ 6.3 经穴特异性与经穴治疗效应关系概述

6.3.1　经穴特异性概述

经穴是腧穴的一种。那么，什么是腧穴？《经络腧穴学》中定义为：“腧穴是人体脏腑经络气血输注于躯体外部的特殊部位，也是疾病的反应点和针灸等治法的刺激点。”腧穴在《内经》中又称“穴俞”“节”“会”“空”“气穴”“气府”“骨空”。《素问·气府论》解释腧穴为“脉气所发”。《灵枢·九针十二原》则说：“所言节者，神气之所游行出入也，非皮肉筋骨也。”《针灸甲乙经》征引《明堂孔穴针灸治要》称之为“孔穴”。后《千金要方》又载“凡孔穴在身，皆是脏腑荣卫血脉流通，表里往来，各有所主”。《太平圣惠方·针经》称之为“穴道”。《铜人腧穴针灸图经》称之为“腧穴”。《神灸经论》则称之为“穴位”。虽然名称各异，但含义都不外以下两个方面：一为反映经络所内联的脏腑的生理、病理活动，腧穴是脏腑经络脉气所发；二为接受外来的刺激信息并传至脏腑以调节其功能。

人体的腧穴很多，按传统的分类方法大致可分为 3 类，即经穴、奇穴和阿是穴。其中，十二经脉与任脉、督脉的腧穴称“十四经穴”，简称“经穴”，是腧穴的主要部分。它的特点是有归属的相应经脉，有确定的穴位名称与部位，与经脉密切相关，不仅具有主治本经相关联的经脉病证的作用，而且能反映和治疗十四经及所属脏腑的病证。在《内经》中记载的经穴共有 160 个；《甲乙经》增至 349 个，这时的经穴头面躯干分区画线排列，只有四肢分经排列；至《十四经发挥》经穴方归为十四经穴，这时经穴增至 354 个；《针灸大成》增至 359 个；最后至《针灸逢源》总数为 361 个，一直沿用至今。

奇穴是十四经以外而临床逐渐发现有奇效的穴位，又称“经外奇穴”。这类腧穴无归经，有固定的名称，有确定的部位，也有一定的主治范围，但治疗的病证比较单纯，多数对某些特定的病证有神奇的疗效。

阿是穴是以痛点为穴位，“以痛为腧”，并有“天应穴”“不定穴”“压痛点”“敏感点”等称呼。阿是之称来源于唐代的孙思邈，他说“有阿是之法，言人有病痛，即令捏其上，若里当其处，不问孔穴，即得便快成（或）痛处，即云阿是，灸刺皆验，故曰阿是穴也”。因按压痛处时，患者往往会发出“阿——是”（这个部位）的声音，故得名。此类穴无固定的位置，也没有专用的穴名，其取穴是以压痛点或反应点作为腧穴，以治疗痛证为多，常为“按之快然”，同时能驱除病痛。

由上述可知,经穴即指十四经脉上的腧穴,与十二经脉密切相关。《灵枢·本输》言:“凡刺之道,必通十二经脉之所终始,络脉之所别处,五输之所留,六腑之所与合,四时之所出入,五脏之所留处,阔数之度,浅深之状,高下所至。”说明针刺之道与十二经脉上的经穴,尤其是特定穴(如“五输之所留”——五输穴)密切相关,因此经穴的特异性是针灸的基础与核心。而奇穴是没有归经的穴位,阿是穴是在人体病理状态下的特殊反应点,因此这两类腧穴不归入经穴特异性的研究范围。

1. 经穴特异性的内涵

随着针灸在世界上的盛行,针灸作用机理的研究越来越受到人们的重视。如前所述,经穴是针灸作用于机体的部位,因此在针灸作用机理的研究中,经穴特异性的研究是基础和核心。近年来,经穴特异性研究取得了长足的进步,但经穴特异性的内涵仍处在争议之中。在此,对本书的经穴特异性内涵进行一下界定。

经穴特异性是指经穴在形态结构、生物物理、病理反应、功能和机体状态及临床效应等方面与其周围的非穴或与其他经穴相比较具有的绝对或相对特异性。经穴特异性包括广义的特异性和狭义的特异性。广义的特异性是指经穴相对于非经非穴而言。狭义的特异性包括不同经脉的经穴之间的差异、同一经脉不同经穴之间的差异以及同一经脉经穴与非穴的差异,这里的典型代表便是传统针灸腧穴理论中的特定穴。如五输穴是古代医家以自然界水流比拟经脉之气由小到大、由浅入深来区分的。《灵枢·九针十二原》说:“所出为井,所溜为荥,所注为输,所行为经,所入为合。”《难经》又进一步指出了五输穴在治疗效应上的特异性,如《难经·六十八难》载:“井主心下满,荥主身热,俞主体重节痛,经主喘咳寒热,合主逆气而泄。”

2. 经穴特异性研究的临床意义及经穴特异性的理论价值

(1)经穴特异性研究的临床意义。

①经穴效应的特异性研究有助于提高针灸临床疗效。《灵枢·邪气藏府病形》载:“黄帝曰:‘刺之有道乎?’岐伯答曰:‘刺此者,必中气穴,无中肉节,中气穴则针游于巷,中肉节即皮肤痛。’”《灵枢·四时气》曰:“灸刺之道,得气穴为定。”由此可见,古人认为针刺气穴是针灸取得效果的必要条件,并且说明了针刺气穴与中肉节即非穴的区别和后果。由此可见,经穴效应的特异性使得针灸取得了良好的疗效。通过对经穴效应特异性的研究,得出经穴特异性在效应上的规律,对于针灸临床的选穴、配伍具有重要的意义。它可使临床选穴更为精准,配伍更加精当,使针灸临床能够取得更好的疗效。

②经穴特异性研究有助于扩大针灸治疗的范围。通过对经穴特异性的研究,尤其是对狭义的经穴特异性的研究,能够更清楚地认识经穴的作用和经穴之间的差异,为针灸临床的选穴配伍提供理论依据,进而提高临床疗效。同时,还能开发经穴更多的治疗作

用,从而增加针灸的治疗病种,扩大针灸的治疗范围。

③经穴特异性研究有助于中医针灸在世界上的推广和应用。韩济生院士说:“只有应用现代科学的语言来描述针灸的作用,并在一定程度上阐明其机理,才有可能使这一祖国的瑰宝为世界上更多的人所认同和应用。”只有应用现代最先进的科学技术对经穴特异性进行深入、细致的研究,才能更为清晰地应用现代科技的语言表述针灸的作用和机理,才能得到世界的认可,进而更好地推动针灸在世界范围的应用,使中华瑰宝为整个人类的健康服务。

（2）经穴特异性研究的理论价值。

①经穴特异性研究是针灸机理研究的基础。经穴是针刺和艾灸作用于人体的部位,因此经穴特异性研究最终会为针灸机理的研究提供坚实的基础,进而揭露针灸治疗疾病的奥秘,使人类更好地应用针灸解除病痛。

②经穴特异性研究有助于经络实质的研究,从而推动现代针灸学理论的构建。经穴是经络的“脉气所发”于体表的部位,因此经穴特异性研究能够进一步地推动经络实质的深入研究,进一步深入地揭示针灸的作用和机理,并推动现代针灸学理论的构建。赖新生教授提出的“经穴—脑相关”学说就是在经穴特异性研究的基础上提出来的。

③经穴特异性研究能揭露更多的人体奥秘。经穴特异性研究将揭露更多的人体奥秘,使现代科学更深入地认识人体自然规律,进而掌握规律为人类服务。

6.3.2　经穴特异性研究的主要进展

随着针灸在世界范围内的盛行,针灸的机理研究得到了国内外学者的高度关注,其中经穴特异性研究更是研究的焦点。如前所述,经穴的特异性早在几千年前已被古代针灸医家所认定,并在大量的临床经验中获得相应的规律流传至今,如“肚腹三里留,腰背委中求,头项寻列缺,面口合谷收”。现代国内外大量的科学实验研究结果也充分表明经穴具有特异性,现将主要进展简述如下:

1. 经穴形态结构的特异性

当今,国内外对经穴解剖形态结构的研究一般采用层次解剖法,断面解剖法,穴位巨微、显微和超微解剖法。近年来,经穴的三维重建方法也引领了数字化显示经穴形态结构的新纪元。

早在20世纪50～60年代,有人应用分层大体解剖的方法对成人尸体及49条游离上肢和24条游离下肢进行了仔细观察,发现十二经脉和任脉的324个穴位中有323个在针灸范围内由脊神经或脑神经支配,说明经穴与周围神经有密切的联系,且穴位处的神经分布和相应脏器的神经分布属相同脊髓节段[1]。有人解剖了全身361个经穴，报道与神经有关者205穴，占56.8%，表明穴位与周围神经有密切的关系。根据Kendall[2]解剖发现，穴位下皮肤中有较多小淋巴管、毛细血管、微静脉、神经束、神经丝和游离神经末梢等已知结构。王锡民 等[3]报道穴位内存在着较穴周组织为多的感觉神经末梢感受器，且穴位内含有支配穴位邻近肌组织和远端肌组织的运动神经通过，其分布的数量较穴周组织为多。陈树林 等[4]应用HRP法和荧光素双标记法，研究了家兔心脏与心俞穴、内关穴的外周神经联系，认为心脏与心俞穴、内关穴除了通过中枢神经联系外，心俞穴和心脏可通过外周突分支投射的感觉神经元直接联系。穴位结构与血管、淋巴管也有较密切的关系。严振国[5]研究神门穴位显微结构，认为神门穴与周围的血管和神经分支及淋巴管襻同非穴位有着显著差异，且其在以往足三里、合谷、内关、神门等穴位的显微结构研究基础上认为，神经、血管和淋巴在不同穴位的分布不尽相同，这些结构在不同部位中所起的作用各有侧重，与穴位功能特异性也有一定的联系。陈尔瑜 等[6]针刺小腿标本后解剖，骨间膜PIXE扫描，血管灌注后巨微解剖发现，穴位"地"位于结缔组织结构处，且该处有特定血管分布，Ca元素和微血管聚集。进一步的组织学研究还发现，经穴自身的肌肉组织具有极为灵敏且强烈的生物压电效应，具有低电阻、高电位的电生理学特性。穴位下部分布有丰富的小血管、神经囊、神经丛、肌梭、高尔基腱器官、环层小体和游离神经末梢等痛觉感受器官[7]。

2. 经穴的生物物理化学特性

经穴具有特异的电学特性已被大量的实验所证实。国内外多数观察结果表明，经穴与周围非经穴相比较，具有电阻偏低、电位和电容偏高的特性。魏建子 等[8]应用自行研制的穴位伏安特性检测仪测试不同生理病理状态下太渊、冲阳穴伏安特性来研究穴位伏安特性在反映人体生理病理变化上的特异性，结果表明穴位惯性面积在反映人体生理病理变化方面具有特异性。高震[9]报道，经脉穴位中含有大量的线粒体，较之非经穴线量多质好，因此当电针刺激组织使肌肉产生较为激烈的运动时，经穴线与非经穴线相比较，有氧氧化反应活跃得多，能量的供应也充足得多。张泓 等[10]观察电针对家兔"足阳明经"穴内组织氧分压PO_2的影响，结果表明经穴线与非经穴线相比较，其PO_2的变化具有相对特异性，经穴在受到刺激后其组织PO_2的降低将维持一段时间，提示针刺经穴可产生持续效应。喻凤兰 等[11]用pH传感针测定了30例健康人和72例慢性腰腿痛与肩臂痛者曲池穴与非穴位的pH值，结果表明63.3%健康人的pH值穴位低于非穴位，患者的穴与非穴pH值差异与正常人基本一致，穴位低于非穴位占72%。田岳凤 等[12]观察针刺心包经穴对大鼠心肌缺血／再灌注损伤过程中心肌细胞Na^{+}–K^{+}–ATP和Ca^{2+}–Mg^{2+}–ATP酶活性的影响，探讨其心肌保护作用的机制的实验表明，针刺手厥

阴心包经穴可提高 Na^{+}-K^{+}-ATP 酶和 Ca^{2+}-Mg^{2+}-ATP 酶活性，减轻心肌细胞钙的超载程度，有效地保护心肌。承焕生 等[13]采用粒子诱发 X 射线荧光分析（Proton Beam Induced X-ray Emission，PIXE）研究经络经穴，发现穴区存在 Ca、P 等元素的富集现象，认为 Ca 浓度的特异性分布可作为经穴定位研究的一个指标。朱兵[14]报道，运用生物磁测量方法，发现十二经脉和奇经八脉的循行路线伴随有磁振动线的出现，其循行线与经脉大致相同。

3. 经穴病理反应的特异性

经穴的病理反应是指脏腑器官发生病变时，通过经络的反应作用在体表某些腧穴出现的各种异常变化。《灵枢·邪客》说："肺心有邪，其气留于两肘；肝有邪，其气留于两腋；脾有邪，其气留于两髀；肾有邪，其气留于两腘。"张介宾《类经》注："凡病邪久留不移者，必于四肢八溪之间有所结聚，故当于节之会处索而刺之。"可见，经穴在病理状态下有反应病候的作用。近年来，应用声、光、热、磁等物理方法在经穴协助诊断方面增添了新的内容，这种病理反应常表现为：①经穴感觉阈值的改变，即感觉过敏（包括酸楚、疼痛和压痛等）和热敏感度的异常变化（机体某一脏腑有病时，其相应经脉之井穴或原穴对热的敏感度可能升高或降低，出现左右失衡）。②经穴组织形态的改变，即用按压、循捏等方法常可在呈现阳性病理反应的经穴皮下触摸到硬结或条索状反应物，有时还可以触摸到穴位皮下组织松弛、凹陷、隆起或坚硬或经穴所在皮肤有色泽变化、瘀点、丘疹、脱屑等。③经穴生物物理学指标的改变，表现为穴位皮肤电的变化和皮肤温度的变化，可出现经穴局部的肿胀、凉和热。经穴的这种病理反应特异性，特别是背俞穴、募穴、郄穴和原穴，在反映相应经络、脏腑和组织器官病变方面相当灵敏。如胃部病变多在胃俞、中脘、梁丘和足三里出现压痛或病理反应物，呼吸道病变多反应在肺俞、中府和孔最，肝胆病变多反应在肝俞、胆俞和胆囊穴，心脏病变多反应在心俞和神堂，而妇科病变多在次髎和三阴交出现压痛或病理反应物等。每个脏腑器官的病理反应点又不限于一个经穴，因病性不同，病情有轻有重，出现病理反应的经穴数量和表现形式可有不同。一般来说，病情轻者，呈阳性反应的经穴数量较少，反应物较少而且较软；病情重者，呈阳性反应的经穴数量较多，反应物较多而且较硬。对热的敏感度降低者多为虚证，反之则多为实证。在病情转归时，经穴的病理反应也随之发生相应的改变，病愈则反应物消失，轻症、急症消失迅速，重症、慢性病症消失缓慢。在结构或功能上联系密切的脏腑又常可在一些共同的经穴出现病理变化，如胃病、肝病和肠道病均可在足三里处出现病理反应。不同疾病和不同腧穴在病理反应形式上也有不同，如同样是胃病，足三里穴反应多以压痛、条索状物出现，而胃俞穴反应则多以局部组织松弛形式出现，或呈凹陷，或感觉异常；如果是胃癌患者，则胃俞穴常出现结节样反应物。因此，经穴的病理反应的特异性又有其相对性。

4. 经穴功能(治疗效应)的特异性

(1) 经穴与非经穴功能的特异性。根据长期的医疗实践,古代医家认为穴位的功能有一定的特异性,而这种特异性表现在治疗作用上就是有特殊的疗效,与其所在经脉循行分布及与其所属络和联系的脏腑相关。符文彬 等[15]用针刺正穴位四关穴、百会、印堂与类四关、类百会、类印堂治疗抑郁性神经症,治疗后以现代汉密尔顿抑郁量表评估传统的针灸治疗抑郁性神经症,发现正穴位针刺与非穴位针刺的汉密尔顿抑郁量表评分相比较,临床疗效等级分布差异明显,提示取穴准确与否直接影响疗效。实验发现,大鼠胃痛时,针刺胃经足三里穴有很好的镇痛和镇痛后效应,而针刺同属下肢的阳陵泉穴和足三里旁开 5mm 的对照点则没有明显的镇痛效果,充分证实了经穴是有特异性的,并且这种特异性与其所联系的脏腑相关。黄泳 等[16]运用 SPECT 脑功能成像技术,比较针刺外关穴(右侧)与针刺非穴(右侧)时志愿者不同脑区的激活情况如下:外关穴针刺后 BA3、2、20、46 区及壳核、尾核、岛叶等区域有激活点;非穴位针刺后 BA10、18、19、30、21、9、8、6、22 等区域有激活点,激活区域都集中在左侧且针刺外关穴存在着相对集中于左侧额上回、中央前回、左侧枕中回、颞中回、梭状回、小脑扁桃体等区域的负激活,初步表明针刺外关穴和针刺非穴之间存在一定的差异。

范军铭 等[17]用电针治疗随机分组的大鼠脑缺血(MCAO)假手术对照组、模型对照组、电针治疗组、穴位对照组和非穴位对照组,实验表明电针治疗大鼠脑缺血穴位治疗组作用明显优于穴位对照组和非穴位对照组。王秀云 等[18]用“经脉所过,主治所及”的原理,建立了胃—足阳明胃经痛证模型,探讨针刺镇痛过程中的经穴特异性治疗作用的实验发现,大鼠胃痛时,针刺胃经足三里穴有很好的镇痛和镇痛后效应,而针刺同属下肢的阳陵泉穴和足三里穴旁开 5mm 的对照点则没有明显的镇痛效果,充分证实了经穴功能有明显的特异性。

(2) 经穴与经穴功能的相对特异性。不同的经穴常常引起不同的效应,起到不同的疗效或对不同的部位产生影响。如针刺胃经的足三里、上巨虚和天枢,使肠鸣音增加的效应比足少阳胆经的足临泣、足太阴脾经的三阴交、手少阳三焦经的中渚等穴强。余明哲 等[19]将 54 例十二指肠溃疡患者随机分为 4 组,即 A 组(足三里+雷尼替丁)16 例、B 组(上巨虚+雷尼替丁)16 例、C 组(下巨虚+雷尼替丁)17 例和 D 组(雷尼替丁)15 例。结果发现,与各针刺组相比,足三里疗效优于上巨虚和下巨虚,而上巨虚和下巨虚效果相似。可以得出结论:针刺胃经上的下合穴足三里、上巨虚、下巨虚,对十二指肠溃疡均具有较好的治疗作用,且这 3 个下合穴在治疗十二指肠溃疡方面存在相对的特异性。严洁 等[20,21]在针刺足阳明经部分穴时,发现胃窦容积变化以四白、内庭、足三里最明显，天枢次之，上巨虚变化不明显。对胃窦面积影响为：四白＞足三里＞内庭＞梁丘＞冲阳＞髀关＞上巨虚。庄垂加　等[22]用TCD检测针刺夹脊穴及经穴（风池、天柱和大椎穴）治疗66例颈性眩晕患者，结果表明，两者皆能改善紊乱的椎—基底动脉血流动力学，使有效血流量增加而改善症状，夹脊穴组主要体现在V_m、V_d、V_p针刺前后均有非常显著性意义（$P<0.01$），而经穴组则体现在V_p针刺前后有显著性差异（$P<0.05$）。其中，V_p为治疗前后收缩峰的血流速度；V_d为舒张末期血流速度；V_m为平均血流速度。实验发现，大鼠胃痛时，针刺胃经足三里穴有很好的镇痛和镇痛后效应，而用同样的手法针刺膀胱经的昆仑穴和胆经的阳陵泉穴，却没有明显的镇痛效果。

针刺肾经的照海、复溜穴和膀胱经的肾俞穴对实验动物具有明显的利尿作用，而针刺胃经的解溪、足三里穴和膀胱经的胃俞穴则不明显。即使是同一条经脉的腧穴，其功能也有差异，如上述足阳明胃经的腧穴，对肠鸣音的影响较其他经脉强，而在胃经腧穴中又以足三里穴的作用最强。有些经穴之间还存在着协同作用，如针刺心经的神门穴，对实验性高血压有明显的降压效应；针刺肝经的大敦穴，有加强神门降压效应的作用。某些经穴在功能上还具有双向性，如内关穴既可以减慢心率，又可以加快心率；足三里穴既可以升高血压，又可以降压；天枢穴既可以止泻，也可以治疗便秘。

5. 经穴特异性与针刺效应作用

针刺效应作用是指随症选用一定的经穴和针刺方法作用于机体后表现的调节指向和机体状态变化。在经穴特异性的基础上，很多体内外因素可以影响针刺效应，内因主要是机体状态（个体体质与心理因素），外因如针刺时间、针刺方法及刺激量、治神、得气等。

（1）经穴特异性与机体状态。《灵枢·行针》说："百姓之血气，各不同形，或神动而气先针行，或气与针相逢，或针已出气独行，或数刺乃知……"《灵枢·根结》说："逆顺五体者，言人骨节之大小，肉之坚脆，皮之厚薄，血之清浊，气之滑涩，脉之长短，血之多少，经络之数……"《灵枢·寿夭刚柔》说："刺布衣者，以火淬之。刺大人者，以药熨之。"说明古人早已认识到不同的个体之间针刺方法和效应是不同的。现代研究也表明，不同的个体之间因其体质、年龄、性别、种族、心理状态等的不同，对针灸的反应也不同。患者时下的机体状态是医生辨证施治的依据，在辨证的基础上，选择一定的针刺方法及穴位配方而施治。研究发现，在生理情况下，针刺足三里穴能增强胃的运动，促进胃排空；在病理情况下，胃的运动功能发生障碍，针灸足三里、梁丘、中脘等穴能解除胃痉挛，缓解疼痛，防治呕吐，能增强胃下垂患者的张力，促进胃的运动。在不断的实验研究和临床实践中也可发现，用同样的针灸方法刺激同样的穴位，对亢进的机体状态，针灸呈现抑制性效应；而对低下的功能状态，针灸则呈现兴奋效应。有学者研究采用红外辐射检测技术，通过对患者与正常人经穴辐射光谱峰值和相位进行比较，发现在某些特定波段，两者红外辐射强度具有十分明显的差异。应荐 等[23]通过比较冠心病患者与正常人太冲穴红外辐射光谱，结果表明冠心病患者与正常人左侧太冲穴在许多波长处红外辐射强度相比，差异出现显著性意义。研究发现，本实验近红外区红外辐射强度降低，而在多个中红外区红外辐射强度升高。太冲穴近红外区红外辐射强度降低，可能表现了心肌缺血缺氧状态下能量代谢降低，而中红外区红外辐射强度升高，可能体现了心肌细胞死亡前的状态。这些说明经穴在机体生理病理的不同状态下具有特异性。

（2）经穴特异性与影响针刺效应的外因。

①经穴特异性与针刺时间。中医强调的是“天人相应”的整体观，《内经》最先较系统地论述了外界环境中的各种周期变化运动，如四时八气更替、昼夜往复、日月运行都是与人体的周期变化规律相对应的。历代针灸医家通过临床实践总结出了“按时施刺”的针法，指出针灸时须“因天之序，盛虚之时”，由此创造了子午流注针法、灵龟八法、飞腾八法、日运法和择时耳穴法等与针刺时间密切相关的针法，以特定的时间针刺特定的经穴，获得最佳的疗效。《灵枢·本腧》说“春取络脉诸荥大经分肉之间，甚者深取之，间者浅取之。夏取诸腧孙络肌肤皮肉之上。秋取诸合，余如春法。冬取诸井诸腧之分，欲深而留之。此四时之序，气之所处，病之所舍，藏之所宜”，明确描述了不同的季节针刺宜选取不同的经穴和部位，才可达到一定的治疗效应。姜华 等[24]根据缺血性脑血管病发病的时间节律特性，应用子午流注纳甲法，选在辰时开穴治疗 30 例急性缺血性脑血管病。研究表明，子午流注纳甲法治疗急性缺血性脑血管病能显著地提高临床疗效，改善患者的血液流变学指标，降低 IL-6 水平，恢复 TXB2 与 6-keto-PGF10 的动态平衡，促进脑神经功能的恢复。《内经》中也有记载患者病情变化“旦慧，昼安，夕加，夜甚”的昼夜变化规律。《灵枢·根结》说“一日一夜五十营，以营五脏之精”，说明按人体生理病理节律施治，对提高针灸临床疗效有重要的意义。由此可知，不同的时间对应人体不同的节律点，据此选用不同的经穴赋予了经穴的时间特异性。

②经穴特异性与针刺方法及刺激量。《灵枢·九针十二原》中详尽地描述了九针的名称、形态和功用，大部分针具或改良或沿用至今。《灵枢·寿夭刚柔》说：“刺营者出血，刺卫者出气，刺寒痹者内热。”因此，不同的病位、不同的针具、不同的针刺方法和手法所表现的经穴效应作用是不同的。而用“视经络之气盛衰”“从卫取气”“从营置气”“泻南方火补北方水”等方法辨证取穴，达到不同的治疗效应，都是以经穴特异性为基础的。众所周知，传统的手法是借助提插捻转等机械动作来达到使穴位组织感受刺激量的作用而有针灸效应的，而电针是在毫针针刺穴位获得针感后，在针柄上连接电针仪，通过一定量的脉冲电流刺激穴位组织来起效的。高明等人研究手针（捻转手法频率约为 120～140 次 /min）和电针对急性游泳运动大鼠骨骼肌肌浆网 Ca^{2+}含量、Ca^{2+}-ATP 酶活性的影

响，认为捻转手法可以提高肌浆网 Ca^{2+}-ATP 酶活性，从而发挥针灸增强运动能力、延缓运动性疲劳的作用。可见，选用相同的经穴、不同的方法针刺，针灸效应不同。实验证明，针刺次髎穴可以提高膀胱内压，手法运针的效果比电针明显得多。此外，电针仪本身输出的波形、频率、脉冲幅度和宽度等参数不同，刺激量不同，产生的效应也不同。明代杨继洲对针刺轻重刺激量提出“刺有大小”的概念，也就是说，无论采用哪种手法都有强弱之分。实践证明，补法和泻法是体现针灸疗效的一项重要措施，同是肠胃病，一属虚一属实，应用的穴位均以中脘、天枢、足三里穴为主，虚补实泻，针灸效应不同。同样说明针刺同一穴位，根据不同的病情，运用不同的操作手法会收到不同的治疗效果。这也是经穴特异性在针刺的量效影响下的表现。

③经穴特异性与治神及得气。《素问·宝命全形论》说：“凡刺之真，必先治神。”《灵枢·官能》说：“用针之要，勿忘其神。”治神是一种通过患者精神调摄和医生意念集中等，使针下得气甚而气至病所，提高临床疗效的方法。治神法是一切针刺手法的基础，要始终贯穿于针刺的操作过程中。

所谓“得气”，主要是指针刺过程中针与经气相得，也就是进针后施以一定的行针手法，使针刺腧穴部位或所在经脉产生的针刺感应。《素问·离合真邪论》：“吸则内针，无令气忤，静以久留，无令邪布，吸则转针，以得气为故。”《灵枢·九针十二原》：“刺之要，气至而有效。”可见，得气是针刺产生治疗作用的关键，在针灸过程中有着非常重要的意义。经穴的特异性也表现在经穴在针刺得气时有一定的反应，患者自觉酸、麻、重、胀、凉、热、触电感、跳跃感、蚁走感、气流感、水波感和肢体不自主活动，医者感手下“如鱼钩饵”，触经穴周围肌肉紧张、跳跃或蠕动，还可见到有经脉循行部位的出汗、红晕、汗毛竖立等现象。大量临床经验说明，得气与否，疗效有显著差异，正如《标幽赋》说的“气速至而速效，气迟至而不治”。

综上所述，机体状态、针刺的时间、方法和手法、刺激量、治神和得气等诸多因素影响着针灸效应；反之，这些也是针灸效应作用的方式。应用经穴特异性理论随症取穴后，用治神法“按时施刺”，选择适当的针具和刺法，行以补泻手法，给予恰当的刺激量，最终气至病所治疗疾病，这也阐述了针灸治病的具体途径和机制。

总之，经穴的特异性是相对的，经穴在形态结构上不是一个点或面，也不是某种解剖结构的对应，而是一个穴位区整体空间结构，并不存在一个截然的界限；经穴的功能大都在针刺后机体效应和疗效上得到了肯定，但也尚待进一步的完善，补充科学的结论性依据；穴位病理反应多属倾向性提示，还不足以构成决定性的诊断依据；所谓穴位生物物理化学特性，还有待于深入研究，如穴位与低电阻点虽有 68%左右的相符率，但两者还不能互为充分必要条件；针灸效应的作用方式与诸多因素密切相关，但经穴特异性在针刺量效时效上的具体临床应用仍为少数，针灸致病的具体途径和机制也尚缺乏科学的决定性的理论支持。目前，关于经穴的特异性研究还处于起步阶段，主要是对理论模型和实验现象进行观察和分析，如何总结其规律，探讨其机理，则有待于今后大量细致、深入的研究工作，不断发现和创新，使对经穴特异性的认识更具科学性、系统性。

6.3.3 经穴特异性效应的构成及其要素

针灸基础理论研究中关于经穴特异性的研究是目前国内外备受关注的研究热点，一些研究初步证明经穴具有相对特异性，一些研究则否认了经穴的相对特异性，莫衷一是。由于经穴特异性的研究没有从经穴治疗效应入手，使得研究目标不明确，切入点偏倚，导致了理论被曲解，研究进入误区。现就关于经穴治疗效应及其构成五大要素进行论述，以期有助于经穴特异性这一重大科学问题的深入研究。

1. 脉气所发是经穴治疗效应的经络基础

传统的经络理论认为，凡是经穴均为脉气所发，经穴不是没有物质基础静止不动的“死”的“点”，而是“神气所游行出入之所”，是“气血出入之会”。离开经脉之气谈经穴，就背离了与经气密切相关的经穴基本功能，也无从谈起经穴的特异性和治疗效应。其广泛性和重要性正如《灵枢经》所说“节之交，三百六十五会”“知其要者一言而终，不知其要流散无穷”。“其要”即“非皮肉筋骨也”，是“脉气所发”也；“一言而终”即是经穴特异性和治疗效应。从另一个角度来考虑，经穴的特异性还与经脉的特异性有关，如肺与大肠相表里，心与小肠相表里，这是经络理论中独特的关联系统。依此原理设计的实验表明，在手厥阴心经经脉上的针刺干预改变与肺经经脉上的针刺干预改变，对心脏的影响前者十分明显，后者基本上没有效应，这是经脉—脏腑相关研究得出的令人信服的证据。

古人大多以线状的取穴方法如循经远取或循经近取为主，达到治疗脏腑经络疾病的效果。基本上可概括为一穴治疗多脏、多穴治疗一脏等的经穴治疗效应。四关主治五脏，落实在井荥输经合五俞穴上，是经络生理内容最具深刻意义的临床应用，这些特定穴因为脉气所发构成了经穴的相对特异性和特异性的治疗效应。另一种以面状取穴的方法，是以部位为主的局部取穴。此外，华佗夹脊穴或胸背部的俞募穴，也可视为部位与循经取穴相结合的方法。总之，脉气所发是理解经穴实质、把握经穴治疗效应的出发点。

2. 经气多少及顺逆流注等机体机能状态是体现经穴特异性的时间和空间要素

阴阳五行理论与针灸学的关系十分密切，经络循行规律依据阴阳逆顺流注。《灵枢·逆顺肥瘦篇》曰：“手之三阴，从藏走手；手之三阳，从手走头；足之三阳，从头走足；足之三阴，从足走腹。”[25]经络之气属于阳升阴降或阴升阳降，应日月星辰、节气时令、四时之气、日值时辰而有经气高下深浅流注的汇聚和弥散、脏腑腹背前后交贯的蓄溢与调节，此为经络之气运行的常度。同时，十二经脉尺度阔数的不同则是经穴特异性的内在依据之一。许多充分体现经穴治疗效应的针灸原则如“面口合谷收”等，可以用经脉循行与内脏相关的时空特性来解释；而“治痿独取阳明”之类的循经取穴原则，说明多气多血的阳明经经穴有治疗痿弱虚衰病证的特异治疗效应。子午流注纳子法或纳甲法、脏气法时针法，以气血流注于该经该穴当值开之时取穴，因势利导，加强了治疗的顺应性。凡此种种，均证明经气多少及顺逆流注等机体状态是治经穴特异性和治疗效应的时间空间要素。以上从经络的大循环表明，不可孤立地没有联系地看腧穴点。从五俞穴体系这一小循环来看也是如此，它是经络网络复杂巨系统中最代表生命信息流的通道，所以有“四关主治五脏”的主要临床用穴原则。井、荥、输、经、合以经气的大小构成了“取类比象”的治疗效应的分级和等级差别，五类腧穴中以生克制化（金、木、水、火、土）的五行属性来分类，主要是便于五行补泻，包括大五行、小五行补泻。《难经》有“从卫取气，从营置气”“泻南方补北方”的法则，均充分体现了经穴治疗效应的多途径取得和多种形式的表现。

当然，基本上“井主心下满”“荥主身热”“输主体重节痛”“经主咳喘寒热”“合主逆气而泄”，各经五输穴莫不有此治疗效应的共性，至今指导临床用穴法式，所以命名为特定穴。尚有郄穴，为气血深集之处，也是病症的反应点，属急症状类用穴。原穴为脏腑之气直接驻留之所，属单穴以治相应的脏腑病类用穴。募穴为气血募集之处，属阴，与俞穴形成俞募相配，为从阴引阳、从阳引阴、补阴泻阳或补阳泻阴的调节气机类用穴。此外，气血筋脉骨髓等八会穴皆脉气所发适应相应经络肢体类的用穴。

总之，特定穴有别于一般经穴，它含有深刻的玄机，是构成经穴最基本的主治性能与功效的经络治疗系统。经脉不同部位其穴位时空网络的结构差异，自然形成了治疗效应和主治功效的差异。利用各经各类特定穴的不同五行属性和时空网络的结构差异以及治疗效应主治功能的差异，三者互相结合就构成了包括子午流注在内的传统的中国针灸取穴法，可以治疗常见病、多发病和难治病。特定穴特异有效又难以掌握，自成系统又归于经络，故曰“一日取六十六穴之法，方见幽微，一时取一十二经之原，始知妙要”[26]，寻求经穴治疗效应当深思之。

3. 经穴配伍是构成经穴治疗效应多种形式的必要条件

腧穴主治的史源学研究认为，古代文献记载的腧穴主治正是该时代临床实践和观察的重要记录。尽管不能排除个别古代医家依据经络循行和原理推衍产生一些位于该经脉上所属腧穴的一些主治功能，但绝大部分应该来源于众多医家的针灸临床经验或口授相传或详摘谨录，均审慎可考，忠实可信。目前，腧穴的主治归纳不标准，临床应用规律仍然不明，应用较混乱无序，腧穴的现代应用评价体系尚未建立，重要的原因在于浩如烟海的针灸文献对单一经穴的众多主治症未排定优劣等级，也没有分清局部或全身效应，或主治散落在不同时代不同版本的医家著本中，或以病证带出腧穴主治或以配穴反证主穴主治范围。进而言之，没有形成系统的循经取穴方法和规律。反观成书于秦汉前的《黄帝内经》有关经典的针灸处方，则完整而严谨地体现了理法方穴效的临床应用思维模式，至今仍可以作为临床指导的津梁。

因此，经穴治疗效应的研究和应用应该把握循经取穴原则和科学的经穴配伍。它是构成经穴治疗效应的多种形式的必要条件，也是筛选有效穴位组合优效针灸处方的基本方法。首先，一些特殊的主治疗效只有在配伍中才能得到体现，穴位组合的优效处方是经过合理的配伍以协同增效的。如支沟与照海二穴相配才能通便以治便秘，合谷配太冲（开四关穴）才能通窍降压等。其次，经穴的配穴为补泻和得气提供了载体，是经穴治疗效应的媒介，也为协同增效奠定了基础。若单穴效果不明显，往往因为穴位效应强度达不到治疗效果，多穴协同的主穴配穴处方组成可以极大地提高疗效，又便于再次针灸时的辨证加减穴位以组成新的针灸处方。典型的穴对是八脉交会穴和俞募相配、原络相配等。最后，穴与穴（双穴、多穴）之间的协同或拮抗效应均可作为治疗效应加以利用。至于经穴配伍处方中一些穴位如井穴肌肉少，“气少不足使也”，无法施行补泻。但只要此处方中有太冲、曲池或足三里之类的肌肉丰厚处的穴位，足可使用复式分层补泻手法，以显现经穴治疗效应。

经穴配伍中体现经穴特异性和经穴治疗效应，按传统针灸学的表述不外以下3个方面：①“经脉所过，主治所及”，同一经脉的经穴具有相同的主治功效，这是共性，但也有不同的主治个性。②不同经脉的经穴其主治功效不同。③具有相同主治功能的经穴类穴有不同的临床疗效。经穴的协同拮抗作用十分复杂，仅单穴、双穴、三穴以及更多穴的组合，应以经脉的表里、交叉、同名、部位（上下左右腹背）、机理（五行生克）、手法（补泻）等要素联合运用才能达到增效的作用。贯穿其中的脏腑相关理论，是循经取穴获取最佳经穴治疗效应的必要条件。深刻理解不同穴位或穴位组合的调节效应不同，其作用靶点、作用层次和作用途径不同，筛选这种对某一疾病有特别效应的特异性穴组（靶穴组），对确立针灸选穴原则、提高临床疗效至关重要。

4. 得气补泻是针刺获取经穴治疗效应的关键

所谓“得气”，主要是指针刺过程中针与经气相得，是针刺产生经穴治疗效应的桥梁，也是针刺持续效应的前期和经络表证。得气是针刺产生治疗作用的关键。经穴治疗效应必须经过得气才能体现出来。换句话说，得气并不仅仅是一种局部效应，而是判定经穴治疗效应乃至经络治疗效应的客观指标，这是由经络的内在功能决定的，非经穴即谈不上得气。《灵枢·禁服篇》的内刺五脏法、外刺六腑法，《素问·穴气论》通荣卫之刺法，

力		量		效
（包括捻转、提插、徐疾、迎随等力的大小、方向两个方面）	→	（从针刺过程中的时间方面去规定，如留针候气、间歇行针、催气等）	→	（以气至病所或原始的酸、麻、胀、重，医者的如鱼吞钩饵之浮沉去体现）

图6.3.1　得气是针力、针量和针效三因素统一的表现形式

近代的卫气行针法等均强调得气。所谓“气中穴则针游于巷”“中肉节则痛”，针游于巷很难描述是什么实质的“分子事件”，但它是得气的一种形式，是得气在经络上的特殊表现。为了便于分析得气本质，可以暂且赋予其一种理论模型，即用得气结构理论来说明：得气是针力、针量和针效三因素统一的表现形式，如图 6.3.1 所示。

力包括正力——补的手法、负力——泻的手法和平衡力（调节力）——平补平泻（导气法）。此外，得气成分有互补性和重叠性。互补性是指先出现酸后出现胀，或在胀的基础上出现针下热（烧山火），在麻的基础上出现凉（透天凉）。重叠性是指酸、麻、胀、重同时出现，形成如鱼吞钩饵之浮沉，“邪气来也紧而疾，谷气来也徐而和”等。三因素和互补性、重叠性是得气结构理论的核心内容，针感的控制与消减等其他内容可视为次要的。最后还要强调，在整个得气的前、中、后过程尚需根据患者的寒热、虚实状态进行及时调整。得气只要一旦在刺经穴的基础上出现，就并非是经络活动的副产品，而恰恰相反，正是经络系统产生信息并进行调整和整合的过程及表现，“气”聚汇而携带着治疗信息，作用靶器官，其靶向性很明显，主要作用于该条经脉所联系的脏腑。总而言之，得气的实质就是经络（经穴）治疗效应的体现。依据全或无的原理，得气有两种形式：一种是它们的信息很密集，所谓气之易行，气先于针而至，相应的感觉会很强烈；另一种是这些信息较疏散，则相应的感觉会较弱小，所谓气难行，或需要一个积累的过程。针行至经非穴上的非得气针刺属于一过性的应激效应，没有得气的观点就无法与针刺效应区别开来，就会在否认经穴特异性和经穴治疗效应的同时否认得气客观存在，进而忽视得气的科学价值。在针刺持续性效应的中枢机理研究中，关于应用大脑时空编码理论揭示经穴特异性内涵是令人饶有兴趣的课题，但是人们依然不能回避关于得气的联系性研究。得气作为一种针刺特殊现象所提示的功能与状态，也许在短时间内无法用微观的生物学理化指标加以评价，但急需建立我国针灸自创的得气客观评价或线性关系体系，这是经穴治疗效应研究的基础之一。针灸调节脏腑阴阳应看做经穴特异性和治疗效应的最终落脚点，中间的环节是得气，无论何种刺激方法和刺激量，量效之间的关系备受重视。“气速至而效速”“气不至而不治”。“气至病所”强调的是效应过程，以及得气的“趋病性”所随之带来的治疗效应。一般得气多强调的是积累性的“后效应”。通过补泻获取的建立在经络系统上的治疗效应正在被忽略，宝贵的针刺补泻这一传统技术正在散失，远离了实实在在

的经络的临床应用。古代精通经络、医技精湛的针灸家无不以“得气守神”为临床治疗的杀手锏,通过得气以调理脏腑。得气是获取经络治疗效应的关键。为什么古人重视得气?讲得气离不开经络效应功能。经络系统如环无端,并不单指它的本体和连接形态,更重要的是指经络的“系统性”。经络系统因为时空的差别而可分成若干个亚系统和小系统,如任督为阴脉和阳脉之纲,可视为一个亚系统;经穴 361 个遍布周身可当做一个亚系统。此外,支而横者的络脉为小系统,经隧、经筋、经别和皮部均为小系统。以各个系统包含的基本单元也可以参与其他系统而形成新的系统。例如,手太阴肺经与手阳明大肠经形成的新的表里系统工程,构成病邪的表里传变,形成表里经先后治疗次序或两经同治的选穴配方。肺经属肺脏(形质),形成以肺为证核心的经脉—脏腑相关系统。又如,由奇经八脉亚系统所分出的内关与阴维脉又构成了经穴—经脉形成的新系统,治疗心胸胃病症。而三阴交交会三条经脉,配上太冲、公孙、太溪之类的腧穴,又可形成经络—腧穴相应的治疗效应系统。穴位效应的特异性究竟取决于其所处部位还是所属经脉?古典经络理论中建立的是经脉及经穴与脏腑相关的理论,而不是泛泛的体表与内脏的联系。循经取穴也是多层次的,包括经隧、经筋和皮部。

针灸效应是在人体复杂的巨系统中以复杂形式表现的,这就是为什么以生理学、电学、单一的神经元、单一的脑葡萄糖代谢、单一的离子通道或单一的信号传导与转导途径等生化改变无法阐明其全部内容的真正原因。应该说,研究得气就是研究经络功能的信号表现,而得气的内涵层面表现的是酸、麻、胀、重等主观感觉甚至夹有心理因素,但其实质是蕴含了经络治疗效应,是针刺刺激通过经穴这一反应体系形成了改变原有的生物学基础状态而出现的调节信号。得气是以局部效应为基础的,如医者手下的沉、涩、紧,“如鱼吞钩饵之浮沉”,患者的酸、麻、胀、重等感应,更重要的是应该在得气的基础上适时地补泻,“辅针导气,邪得淫佚”“补阴泻阳,音气益彰”,使补者“恍然若有所得”,使泻者“恍然若有所失”。这种补泻如瞬息万变的时机,“其来不可逢,其往不可追”,知机之道者,扣之必发,间不容瞬,要达到的标准就是“针染于巷”或“针下寒,针下热”,这些都是经脉通过经穴的补泻后出现的整体效应。由于经络系统是一个极为复杂的等级结构系统,得气是建立在腧穴这一经络系统中的二级系统上物理化学和分子事件的特殊表现,其难以把握,难以测量,难以评价,难以揆度,因此古人统归为“治神”。“神属勿去,知病存亡”讲的就是充分领会得气补泻,以机体机能状态的虚实决定疗程和时间等重要因素。

酸、麻、胀、重感是一种主观的综上所述合而弥散的无法精确定位的感觉,古人没有对它的实质进行论述,只是将它与疗效相联系。得气与气至也有不同的概念,与疗效相联系的是“气至”,最好是“气至病所”“气迟至而不治,气至则效速,气不至则死不治”,后人将它简称为得气。各种有效的刺激方法如声、光、电、磁等可以改变经络系统一些层次上的功能或出现效应，但仍然要以得气来表达经络呈现的“信息”与调整这两个属性，而这两个属性是经穴治疗效应的生物学依据，也是针刺机理中关于神经—内分泌—免疫网络调节最基本的命题。

5. 经穴特异性与刺法特异性并重是发挥经络治疗效应的基本途径

刺法特异性是本书作者首次提出的，主要强调刺激方式的特异性。在众多的刺法研究中，既然我们承认了得气要求的刺法主要是补泻，其他不用补泻的针刺法也就客观上存在着特异性，如刺络放血法对退热止痛效如桴鼓，尤其是在井穴或血络淤结之处这一经穴治疗效应更明显；又如火针属于古代“燔针劫刺，以痛为腧，以知为度”的方法，对于经筋病属寒痹屡屡显效，是其他毫针艾灸均不可替代的。以经络治疗效应为主的刺法在古代典型的有巨刺、缪刺、左右互刺等。

可以说，刺激方式的差异犹如穴位特异性一样，也有治疗效应指向性差异。蜂针就是通过蜂毒的刺激达到治疗效应的，这是穴位注射所没有的作用。又如现代的埋线疗法，也能充分地体现经穴治疗效应，使羊肠线的刺激以及深度的穴位埋藏带来持久而强效的调节效应，对减肥、癫痫等痼疾有显著的疗效。

刺激方式往往离不开物理作用，如电针依不同刺激参数的组合形成了多种波形，对神经系统、肌肉系统和内分泌系统的效应不同，这已经被许多研究所证实。艾灸对穴位的作用主要是以温热效应为主，可由生物传热学角度阐明其治疗量与效应之间的量效关系。依据艾灸原理，针对不同的热源、不同的单位受热程度，用不同物理量的刺激参数研制出不少仿灸仪，以及砭石类的远红外线内灸治疗仪。经穴特异性与刺法特异性的结合都离不开刺激方式的特异性。在同一处方中，循经取穴原则下确定的经穴配伍处方是应用经穴特异性与刺法特异性的载体。

今后应该用创新的思维实现对穴位刺激方式的最优整合，研制一台集光、声、热、电、磁等为一体的智能针灸经穴治疗效应仪。各种能源均可有效地激活经络效应。适宜“最低经穴治疗效应唤醒阈值”的多功能刺激仪，使临床经穴治疗效应在无痛、有效、舒适的机体内的环境下，实现具有真正意义上的针刺治疗。

刺法的特异性研究与经穴特异性研究是相辅相成的两个方面，应该倡导穴位特异性与刺法特异性并重的研究模式。就内容所含来说，两者又都可归于经穴治疗效应的研究体系中。具体地说，将在以经络为主体的针灸治疗作用通过腧穴自身层面和对腧穴的刺激层面有机结合的研究中去理解经络内联脏腑、外络肢节、疏通气血和调整脏腑机能的作用，它将有助于经络理论的实际应用，探索经络效应，深刻阐明针灸治病的科学原理。

经穴治疗效应必须经过得气才能体现出来。针刺单穴强调得气，经过配伍的穴位处方的针刺则要求更高，应在得气的背景下同时掌握患者整体机能状态，将经穴功效与刺法作用两个方面做最完整的结合，分清补泻。所谓"当补则补，当泻则泻"，就是指对处方中的每个不同经穴而言的。多个穴位配伍，多种刺激同时作用于机体，产生了综合效应，因此经穴特异性与刺法特异性的结合应是临床客观规定的内在要求。循经取穴是不言而喻的，但在同一处方中对某穴施以毫针补法或泻法，对某穴施以艾灸补法或泻法，或先针后灸或先灸后针，构成了多种性质、多种强度、多种复杂信息的刺激方式。总之，应最大限度地发挥经穴特异性和刺灸法的特异性，充分体现经穴治疗效应与经络调整功能。在这一过程中，应重视经穴的协同或拮抗作用，重视刺灸法的选择以及科学地把握疗效与量效的关系。

总之，经穴治疗效应有以下几个特点：以经脉循行的脉气所发为形态学基础，以经络功能的时空网络为效应本源，以不同的经穴配伍为必要条件，以针刺艾灸等干预激发调节经气为手段，以得气和气至感传为经络效应表征，以补泻手法为核心技术。有效的针灸处方以循经取穴为主，明辨补泻，施以手法，寻求得气，才能确立针灸"理、法、方、穴（手法）、效"治疗范式，以获取最佳疗效。经穴治疗效应是多系统、多靶点、多层次、多水平的效应，蕴含许多关键而科学的重大问题。

应该指出，提出经穴治疗效应的研究是经穴特异性的重中之重，本书论述的5大要素旨在解决经穴特异性研究中的瓶颈，摆脱纠缠于经穴特异性的片面研究，跳出只观察局部调节效应、仅归纳反相或同相调节状态并将所有穴位的功效归纳为双向调节的简单化思维模式。经穴治疗效应的研究视野应更加宽阔，应回归到针灸临床，探索更高层次的针灸治病原理。在当今大力倡导从中医原始创新思维中建立具有适宜中医学自身发展规律的方法学背景下，应从传统的中医针灸理论出发，对目前研究存在的问题进行冷静的思考。

参考文献

［1］上海第一医学院人体解剖教研组. 经络腧穴与周围神经的关系［M］. 上海：上海人民出版社，1973.

［2］Kendall D E. 针刺的科学基础（第一部分）［J］. 国外医学：中医药分册，1991，13：40–42.

［3］王锡民，姜蓓，张红. 从感应电作用于穴位的效应探讨穴位与神经系统的关系［J］. 佳木斯医学院学报，1992，15（5）：61–63.

［4］陈树林，李育良. 内关、心俞与心脏相关的神经基础［J］. 中国针灸，1996，16（12）：33–35.

［5］严振国，余安胜，赵英侠. 神门穴位显微结构的研究［J］. 针灸临床杂志，1997，13（1）：29–30.

［6］陈尔瑜，党瑞山，承焕生，等. 穴位结构研究的小结和设想［J］. 现代康复，2000，4（10）：1528–1529.

［7］黄仕荣. 针刺镇痛穴位结构与功能的特异性研究［J］. 中国中医药信息杂志，2006，13（9）：3–4.

［8］魏建子，周钰，沈雪勇，等. 伏安特性与穴位功能特异性［J］. 上海针灸杂志，2003，22（9）：18–20.

［9］高震. 人体的能量系统与中医经穴［J］. 针灸临床杂志，1993，9（5）：9–11.

［10］张泓，阳仁达，李江山，等. 电针家兔足阳明经穴对穴区组织氧分压影响的研究［J］. 湖南中医学院学报，2002，22（2）：57–59.

［11］喻凤兰，江琦，孔鄂生，等. 应用 pH 传感针对穴位与非穴位 pH 值的测定［J］. 同济医科大学学报，1993，22（5）：373–375.

［12］田岳凤，王军，王荣，等. 针刺手厥阴心包经穴对缺血 / 再灌注大鼠心肌离子泵的影响［J］. 中国中西医结合急救杂志，2006，13（2）：67–69.

［13］承焕生，何文权，陈尔瑜，等. 用 PIXE 研究经络穴位元素浓度的异常分布［J］. 核技术，1999，22（8）：495–499.

［14］朱兵. 经络磁特性的实验证明（续五）［J］. 国外医学：中医中药分册，1994，16（5）：20–23.

［15］樊莉，符文彬，蒙昌荣，等. 应用汉密顿抑郁量表评估正穴位与非穴位针刺治疗抑郁性神经症的疗效［J］. 中国临床康复，2005，9（28）：14–16.

［16］黄泳，李赣龙，赖新生，等. 针刺外关穴与非穴 SPECT 脑功能成像的比较研究［J］. 成都中医药大学学报，2008，31(2)：3-7.

［17］范军铭，王军，贾士奇，等. 电针抗大鼠局灶性脑缺血的穴位特异性研究［J］. 中医研究，2008，21(11)：9-11.

［18］李桂兰，王秀云，郭义，等. 针刺镇痛的外周经穴特异性研究［J］. 中国中医药科技，1995，2(5)：9-10.

［19］余明哲，朱忠春，彭美凤，等. 针刺治疗十二指肠溃疡的腧穴特异性研究［J］. 上海针灸杂志，2001，20(5)：4-6.

［20］严洁，常小荣，臧敬跃，等. 针刺足阳明经不同部位腧穴对人体胃窦容积变化的动态观察［J］. 针刺研究，1995，20(1)：60.

［21］严洁，常小荣，黄必群，等. 针刺足阳明经不同穴点对胃窦面积影响的结果分析［J］. 中国针灸，1999，19(3)：167.

［22］庄垂加，苏稼夫，周文强，等. 针刺颈部不同经穴对颈性眩晕椎—基底动脉血流速度的影响［J］. 中国康复医学杂志，2002，17(4)：243-244.

［23］应荐，沈雪勇，丁光宏，等. 冠心病患者与正常人太冲穴红外辐射光谱比较［J］. 浙江中医杂志，2005，40(3)：100-101.

［24］姜华，王满侠，郭健，等.子午流注纳甲法治疗急性缺血性脑血管病及对 IL-6 水平的影响［J］.甘肃中医学院学报，2003，20(1)：45-47.

［25］史崧序. 灵枢经［J］. 北京：人民卫生出版社，1963.

［26］窦汉卿. 针经指南［M］. 元刻本. 1295.

§ 6.4 经穴—脑相关学说的研究

6.4.1 经穴—脑相关学说概述

经穴特异性和针刺得气实质上是经络研究领域的基本科学问题，是研究针灸临床疗效、治病机理的基础。然而，近10年来，针灸学原本富于传统特色的理论和方法如循经取穴和手法补泻被名目繁多的“简单实用”的疗法所取代，单纯的针灸治疗被针药结合、推拿理疗等综合疗法所淹没，同时针灸的基础理论研究由于经穴和经络概念的理解上的歧义，不同国家、不同学科和不同实验室采用的不同方法使得各种实验结果无法重复，证据不足，难有突破，针灸学面临着前所未有的严峻挑战。问题就在于经络基础研究的成果无法显示可观、可测和可重复的经脉客体。针灸临床的疗效，存在着基于经穴治疗及不借助经络的头针、腹针、经皮电刺激、各种反射疗法和有效点刺激的实用疗法的差别。无论是前瞻性的临床随机分组对照设计，还是回顾性总结资料，都没有对制约临床疗效提高的经穴本意和治疗作用进行过系统、严格的科学实验，甚至在不同程度上抛弃了中国针灸学的精华——循经取穴和补泻手法。如果对经穴与非经穴、对得气与不得气的本质区别两个方面不能作出科学的界定，不但腧穴的功效和相对特异性无从谈起，而且将从根本上否认经络的治疗效应和针灸的科学性。因此，在整个中医针灸学基础理论中，关于经穴和得气的研究是首先面临的一道科学难题。

1. 经穴特异性研究应该把握的原则

自20世纪70年代以来，关于经穴的特异性研究主要集中在内关、足三里、合谷、太冲等几个穴位，一个基本结论是针刺腧穴具有双向的良性的调整作用，这一作用在病理状态下更为明显[1]。近年的研究观察到一些穴位的协同或拮抗作用。以上研究结论大多来自于动物实验，缺乏对临床的理论指导意义，因而也没有被国内和国际公认。关于经穴研究，我们认为：

（1）应该基于人体。人体的经穴毕竟和动物有着一定的差异，其中最本质的差异就是在人体经穴施行补泻手法有得气现象（医者和患者）。得气是判断针灸临床疗效的最主要指标之一，“气速效速，气迟效迟，气不至不治”。而动物没有语言，观察者也难以客观评判。

（2）应该基于临床。传统的针灸理论认为，使用归属于经络系统的经穴即循经取穴,较散在的、未归经的腧穴即局部取穴,有着更好的治疗效果。几千年来,循经取穴是传统针灸临床取穴配方的最重要原则之一。它在中医整体观和辨证论治思想的指导下,体现了经络系统的气血阴阳、脏腑腹背、贯通交叉和离合出入的关系,更加突出了经络的功能和穴位的效应,避免了头痛医头、脚痛医脚的片面性,体现了针灸处方的精华,这是历来中医针灸临床治疗必需的取穴方法。此外,对于疾病的干预和双向调节,本是经穴的功效基础。

(3) 应该基于功能的角度。近年来,经穴的物质基础和形态结构的研究几乎脱离了经穴当中"气"的研究。若将经穴中"神气游行出入""脉气所发"的"气"与"得气"抽离出来,经穴就失去"神"而变成死的、无流动生命信息特征的"形"(皮肉筋骨),经穴也就失去了完整意义上的科学含义。在对腧穴的基础研究中,应该强调腧穴的经络原性和功能效应。

(4) 应该基于经穴理论产生时代的整体观。"经脉所过,主治所及"是经络理论指导针灸治疗的高度概括,临床实践证明各经新感病、初发病期和疼痛性疾病采用循经远道取穴疗效最佳。无论是经脉本身的"是动病""所生病",还是内伤杂症和各科疾病,往往采用循经取穴和针灸补泻相结合。《灵枢·经脉》曰:"为此诸病,盛则泻之,虚则补之,热则疾之,寒则留之,陷下则灸之,不盛不虚以经取之。"这表明针灸治疗以辨证施治为原则。循经取穴以中医整体观的四诊、八纲、脏腑和经络理论为辨证基础,在论治阶段强调分经论治,强调"宁失其穴,勿失其经"。八脉交会穴等的应用依据八脉的"通"和"合",是循经取穴的推演和发展。经穴不是孤立的一个点,它是脏腑经络功能投射于体表的信息通道。针刺干预激发和调节了循经的信息流,这一信息流多层次、多靶点、多系统地对机体产生治疗效应。

(5) 应该基于系统化、可分析的数值基础之上。必须开展严谨的试验,运用统计学方法处理和分析数据,拿出可重复证据,其研究结果才能令人信服。

2. 经穴特异性研究中的基本问题

在经络和腧穴研究中,最为迫切、亟待解决的问题是"经穴是什么""经穴得气的实质是什么""循经取穴是否有根据"。关于这些问题的回答,是经穴基础研究中最为关键、最为基础的研究选题。

传统的针灸理论认为,经穴是指存在于经络线上的各类腧穴。得气,是经穴的临床特征,是针灸产生治疗效应的基础。经穴的研究往往和得气的研究相结合。而经穴的配伍,则是临床针灸治疗的一个基本环节,指的是按一定的原则将经穴有机地组合起来,成为一个穴位配方,用于治疗和预防疾病。

目前,国内外关于经穴及其得气、配伍的研究开展得较多[2-4],概括起来有:

（1）经穴局部的解剖学研究，包括穴区的神经、传感器、微环境的理化特征等。

（2）经穴—脏腑相关，包括经穴与靶器官之间的特异关联，包括针刺信号的转导、针刺经穴时靶器官的电生理、生化、组织学改变等。

（3）对针刺得气与否存在着争论，有人认为针刺一定以得气为基础，“气至而有效”；亦有其他针法，如浮针疗法、腹针疗法等，在针刺的过程中不要求得气或者不强调得气，同样也取得一定的针刺效应。

（4）对穴位配伍的研究，发现 2 个具有相同作用的穴位配伍，并不是简单的功能叠加，而是 1 个倍数级的增长等。

在经络腧穴的基础研究方面，国外多采用多学科先进的手段和方法探讨其实质，对于经穴的穴区局部的解剖形态（包括对结缔组织的关注）、刺激手段和刺激强度（包括电针、经皮腧穴点刺激）、治疗效应（急、慢性疾病）以及针刺信号的神经转导和细胞转导方面都有所研究。

迄今为止的经穴得气及其配伍规律的研究，无论在方法还是思路上都存在着以下明显的缺陷：

（1）至今没有关于“经穴实质”的定义。人体上都有多种多样的刺激点、具备或不具备多种多样的功能、产生或不产生多种多样的效应，那么要具备怎样的功效的“点”，才能称之为“经穴”？这个问题始终没有一个明确的答案。

（2）至今没有提出一个关于得气的实质的权威性概念。关于得气，是通过患者的酸、麻、胀、重、痛、蚁爬、电击等感觉和医者针下的沉紧感觉来描述的。近来很多临床观察，如经皮穴位电刺激、浮针、腹针等，并不强调这种得气感，但临床证实这些疗法又是有效的。因此，关于得气，至少存在着两个疑问：一是患者的酸、麻、胀、重、痛、蚁爬、电击等感觉和医者针下的沉紧感觉的客观指标是什么；二是这种感觉和真正的得气之间有什么必然联系；如果没有这样的感觉，是不是就不称为得气；进而衍生出得气与疗效的关系如何。

（3）对穴位配伍的研究相对零散，不成系统。

（4）研究多基于动物，以解剖动物获取相关脏器组织来进行研究为主要手段。而事实上，动物身体上的经穴和人体的经穴肯定有着一些差别，动物对经穴刺激的反应与人体对经穴刺激的反应也肯定有着一些差别。

（5）即使开展了人体研究，也相对集中于非创伤性或少创伤性的电生理指标观察，血液、尿液和唾液的分析，内窥镜下以及影像学的观察。这些观察和研究相对集中于呼吸系统、心血管系统、消化系统、泌尿系统、内分泌系统、脊神经、外周神经等，对于针刺信号整合后脑部的效应研究相对较少。研究中将得气与经穴分离开来，背离了原始意义上的经穴含义。

3. 经穴—脑相关假说的提出及研究思路

基于上述分析，我们提出以下假说："经穴特异性与脑相关。"人体作为生物体，针刺经穴干预的反应和调节作用必须经过脑作为中枢（即信息的传导和转导的枢纽）的调整和整合，再作用于靶器官，从而呈现治疗效应，因此脑内对这一刺激的作用指向是识别经穴和非经穴的最本质的关键所在。在这一假设的基础上首次提出了建立经穴识别模型的脑界定方法。在这一基础上，将得气与经穴研究密切地结合在一起，重新定义得气的概念是"针刺干预人体经络后经过脑的整合时在脑部区域的反应"。这一针刺反应是有别于其他生理、病理的经络脑内反应的，是针刺在中枢调整层次上具有"治疗效应"的最主要标志。

在经穴—脑相关假说的基础上，我们认为应该着手开展以下研究：

（1）运用脑功能成像技术，研究人在生理、病理的状态下，经穴、非穴的脑功能成像特点，通过脑功能的客观反应，界定"经穴模型"，明确具备什么样效应的刺激点才是"经穴"，凡符合"经穴模型"的基本要素的"点"就是经穴，界定其与非穴的不同。

（2）运用脑功能成像技术，观察针刺得气和不得气的不同效应，从脑功能的客观反应，界定得气概念，明确具备什么样效应的刺激才能称为得气，界定得气与不得气的不同。

（3）运用脑功能成像技术，观察不同的穴位配伍效应，从脑功能的客观反应，明确经穴配伍的基本规律。

近年来，出现了多种研究活体脑功能的功能性神经影像技术，如正电子发射断层扫描（PET）、功能性磁共振成像（fMRI）、单光子计算机断层扫描（SPECT）、经颅磁刺激（TMS）、定量脑电图（EEG）、经颅多普勒（TCD）、脑磁图（MEG）等。fMRI、PET、SPECT等技术被用于针刺领域的研究，在足三里、太冲、曲池等穴位与脑的关系研究及抑郁症、血管性痴呆、老年性痴呆、缺血性中风、戒毒等病症的针刺治疗机制研究等方面，均取得了一定成绩[5,6]。相比较而言，SPECT 着重检测局部脑血流状态，fMRI 着重检测脑功能区的活动，PET 着重检测脑局部代谢。

新近美国 Harvard 大学发表了多篇应用脑功能成像技术研究经穴对不同脑区的功能活动的影响，如 Hui KK、Kong J、Napadow V 和 Yoo SS 等关于合谷、足三里的研究[7—10]。Harvard 所取得的肯定的结果，也表明脑功能成像技术已经成功地运用到了经穴的研究领域中，并对经穴与脑功能之间的特异相关性有了初步的揭示。同时，也激励国内的针灸工作者加紧努力，以保持传统针刺与脑本质研究领域的领先地位。

综上所述，在针灸研究中，应当运用脑功能成像技术，从脑区血流、代谢、功能活动等不同角度，开展经穴及其得气、配伍规律的脑区功能反应研究，从而界定经穴和得气的概念，并摸索循经取穴的基本规律，为临床基于经穴的治疗提供进一步的科学依据。这些研究的深入开展，能够：①建立经穴—脑功能界定模型，以解决经穴的定义问题，即凡是符合该模型的基本要素的“点”，即可定义为“经穴”，从而区分经穴和非穴。②建立经穴得气脑功能界定模型，以明确经穴得气的脑功能反应的实质，即凡是符合该模型的基本要素的“得气”，即可定义为“得气”，从而区分得气和非得气。③研究经穴循经取穴的穴位配伍特点和规律。基于以上研究思路，可以开展以下研究。

6.4.2　针刺正常人外关穴的 PET、SPECT、fMRI 脑功能成像研究

1. 针刺正常人外关穴的 PET 脑功能成像研究

（1）研究对象与筛选方法。健康研究对象 30 名，男 15 名、女 15 名；年龄 22～28 岁，平均 24.3 岁；均无神经系统器质性病变，无糖尿病史，无针灸禁忌证等；均右利手；均自愿接受针刺和 PET 检测。将 30 名研究对象随机分成对照组、外关穴真针刺组、外关穴假针刺组、假穴真针刺组和假穴假针刺组，共 5 组。

（2）研究方法。

①针刺方法。

（a）外关穴假针刺方法。在试验者右手外关穴以碘酒、酒精常规消毒，使假针针尖露出套管 1mm，给志愿者粘上假针，3min 后轻提针柄，使假针针尖离开皮肤表面，5min 后再次压下针柄，使针尖露出 1mm，轻刺激皮肤，如此反复 3 次，第 24min 时取下假针。

（b）外关穴真针刺方法。PET 检查前其他准备、取穴、消毒与假针刺方法相同，不同的是使用一次性不锈钢针灸管针在右手外关穴进针，食指用均衡的力度轻敲针柄，使针透过皮肤，然后垂直进针 15±2mm，医生感觉手下得气后采用平补平泻手法，均匀捻转。捻转幅度为±180°，频率为 60 次 /min。每捻转 3min 间歇 5min，共 24min。

（c）非穴假针刺方法。在试验者非穴（外关与手太阳小肠经连线的中点）部位进行，PET 检查前其他准备、消毒与经穴假针刺方法相同。

（d）非穴真针刺方法。PET 检查前其他准备、取穴、消毒与外关穴真针刺方法相同，不同的是进针部位。

（e）对照组只进行针刺部位常规消毒，不针刺。

②PET 检测方法。检测仪器为正电子发射型计算机断层显像仪（PET 显像仪），型号为 ECAT EXACT HR＋，由西门子公司生产。示踪剂选用 18F-FDG（18 氟标记脱氧葡萄糖），CTIRDS Ⅲ加速器生产，18F-FDG 放化纯度＞95%。

（a）PET 显影剂注射。当受检者测量身高、体重并检测血糖和血压后，由同一专门

技师在其左手手背静脉建立静脉通道，然后给受检对象均佩戴防噪音耳塞和黑眼罩，常规封闭视听（直到扫描结束）。再在受检者右手针刺部位（假穴或真穴）进行针刺（假针刺或真针刺），针刺开始 1.5min 后技师以 110μCi/kg（微居里 / 千克）体重的量静脉弹丸式注射 18F-FDG，让受检者在休息室静卧 40min 后开始检测，并保证休息室安静，温度控制在 20～24℃。在注射显影剂和休息的过程中，针刺医师按照上述针刺方法进行针刺。

（b）PET 显像数据采集。受检者平卧于 PET 扫描床上，将颅脑置于头托之内，以激光线定位，上下线包容大脑和小脑，并平行于颅脑 OM 线，固定受检者的头部和头托，使其保持稳定。在扫描的过程中，室内保持安静，温度同样控制在 20～24℃。应用 3D 模式采集，程序设置先行发射采集，时间为 6min；后行透射采集，时间为 4min。采用滤波反投影重建方法，并进行衰减校正。横断层滤波函数采用 Hanning，截止频率为 6.0，轴向滤波函数用 Ramp，截止频率为 10.0，层厚为 2mm。以 OM 线为基准，得到水平面、冠状面和矢状面图像。

③数据处理和分析方法。采用统计参数图（Statistical Parametric Mapping，SPM2）软件包（http://www.fil. ion. ucl.ac.uk/spm）和支持该软件的 Matlab 6.1 操作平台来进行数据处理。首先进行 Realine 来校正实验中被试者头部的轻微运动，再将它们分别标准化到 MNI空间的标准脑模板上，标准化后的图像采用半高宽为 5mm×5mm×5mm 的高斯核平滑。然后对平滑后的 PET 图像基于广义线性模型进行逐像素分析，统计分析采用双样本单边 t 检验，计算出每个像素对应的 t 值，最后绘制由 t 值构成的统计参数图。本项研究采用 $P<0.01$ 作为统计检验显著性标准，并将有显著性差异的脑区融合到标准结构图像上。

（3）研究结果。

①外关穴真针刺组与对照组相比，颞叶、中央后回和顶叶葡萄糖代谢显著增高（$P<0.01$），如图 6.4.1 所示。

②外关穴假针刺组与对照组相比，顶叶、额叶、枕叶、颞叶和小脑葡萄糖代谢显著增高（$P<0.01$），如图 6.4.2 所示。

③假穴真针刺组与对照组相比，枕叶、小脑和颞叶葡萄糖代谢显著增高（$P<0.01$），如图 6.4.3 所示。

④假穴假针刺组与对照组相比，额叶、小脑和枕叶葡萄糖代谢显著增高（$P<0.01$），顶叶、枕叶、额叶和颞叶葡萄糖代谢显著增高（$P<0.01$），如图 6.4.4 所示。

⑤外关穴真针刺组与假穴真针刺组相比，对侧颞叶、小脑和枕叶葡萄糖代谢显著增高（$P<0.01$），如图 6.4.5所示。

⑥外关穴假针刺组与假穴假针刺组相比，枕叶、顶叶、颞叶、额叶、小脑和枕叶葡萄糖代谢显著增高（$P<0.01$），顶叶、枕叶、额叶和颞叶葡萄糖代谢显著增高（$P<0.01$），如

图 6.4.6 所示。

⑦外关穴真针刺组与假针刺组相比，颞叶、小脑葡萄糖代谢明显升高（$P<0.01$），如图 6.4.7 所示。

⑧假穴真针刺组与假针刺组相比，颞叶、枕叶、额叶、小脑和枕叶葡萄糖代谢显著增高（$P<0.01$），顶叶、枕叶、额叶和颞叶葡萄糖代谢显著增高（$P<0.01$），如图 6.4.8 所示。

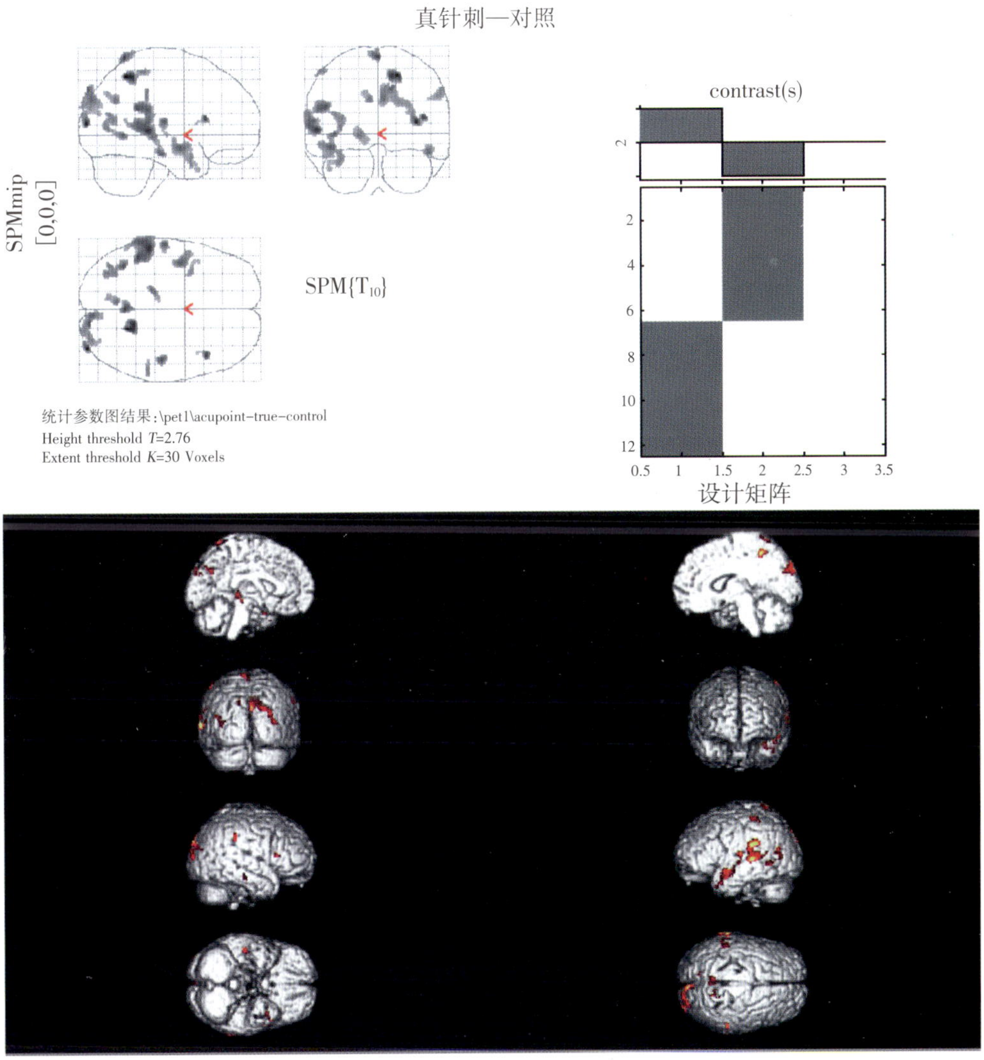

图6.4.1　外关穴真针刺组与对照组的比较

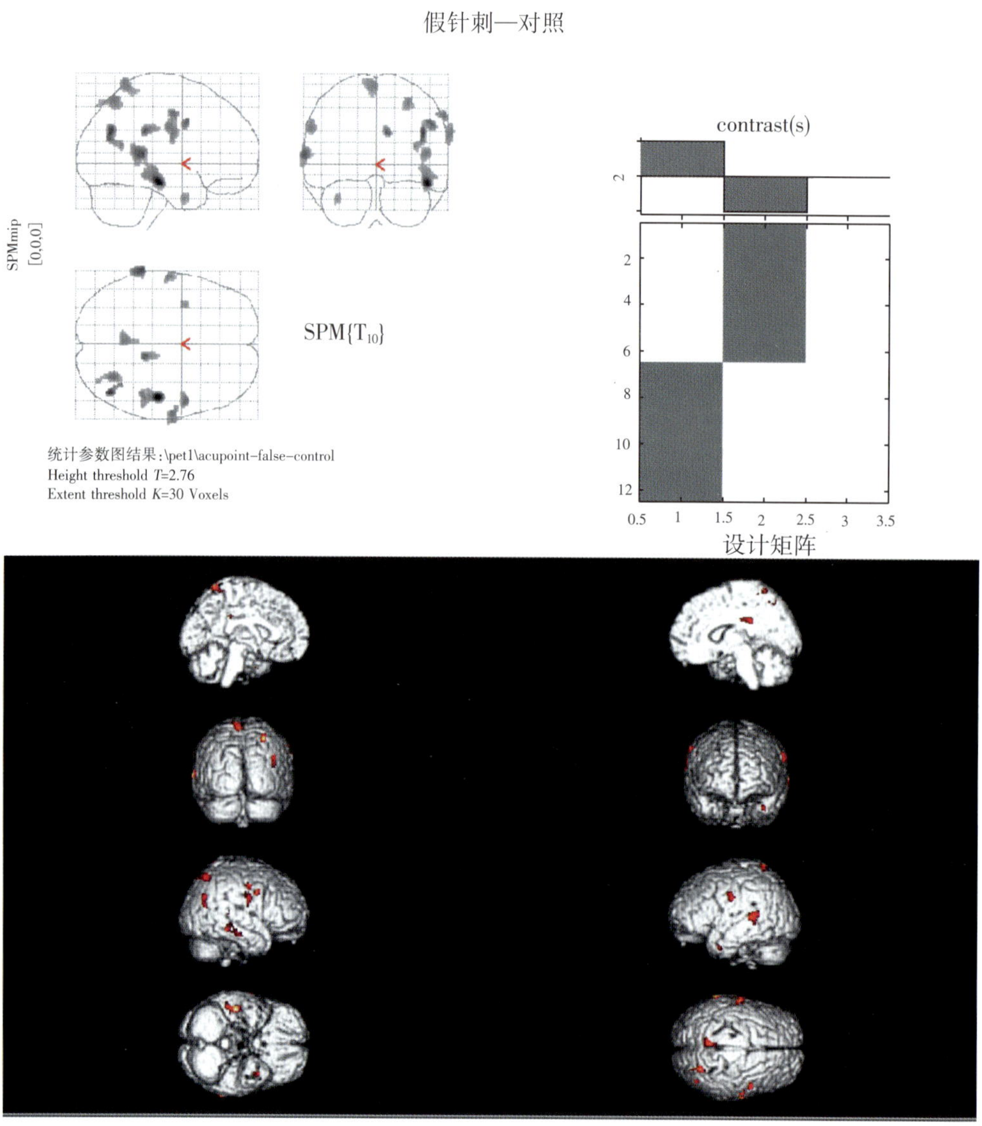

图6.4.2　外关穴假针刺组与对照组的比较

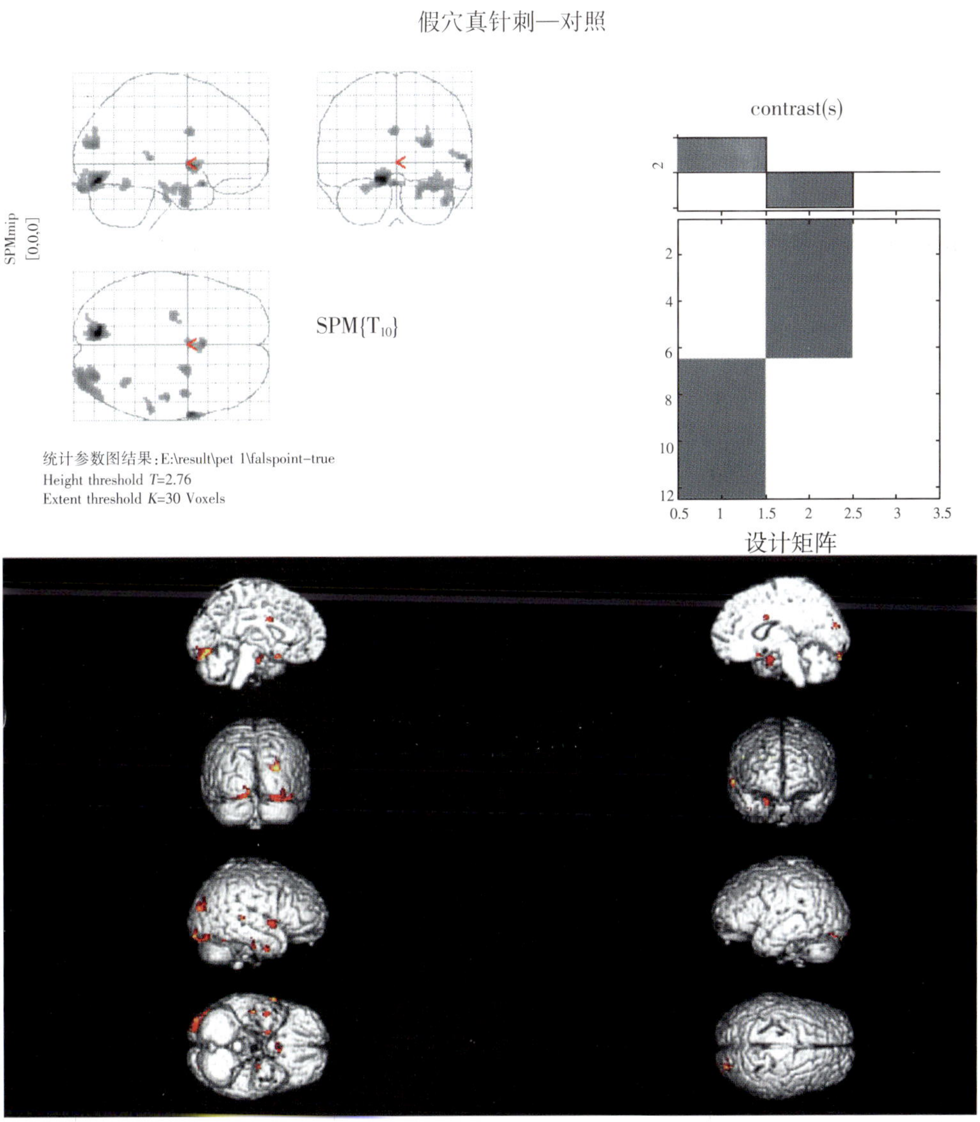

图6.4.3　假穴真针刺组与对照组的比较

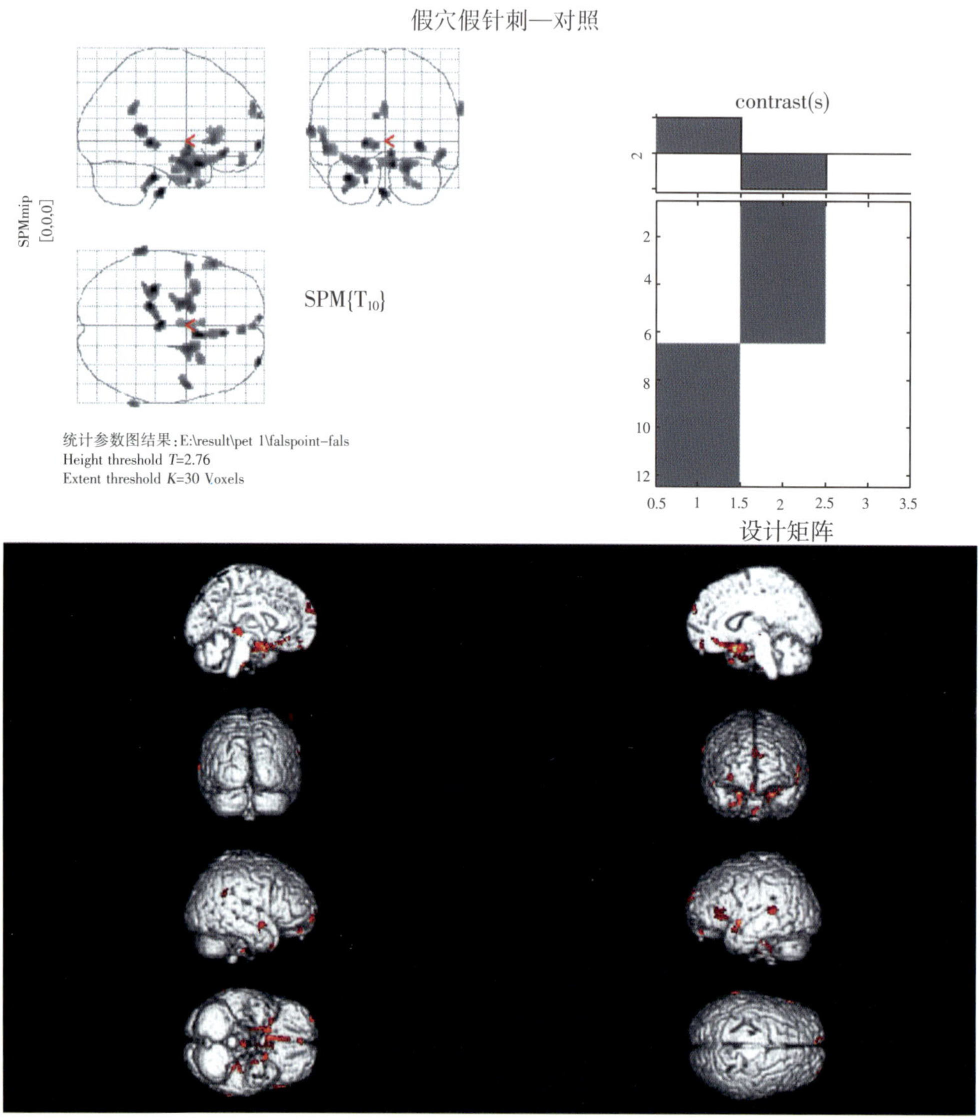

图6.4.4　假穴假针刺组与对照组的比较

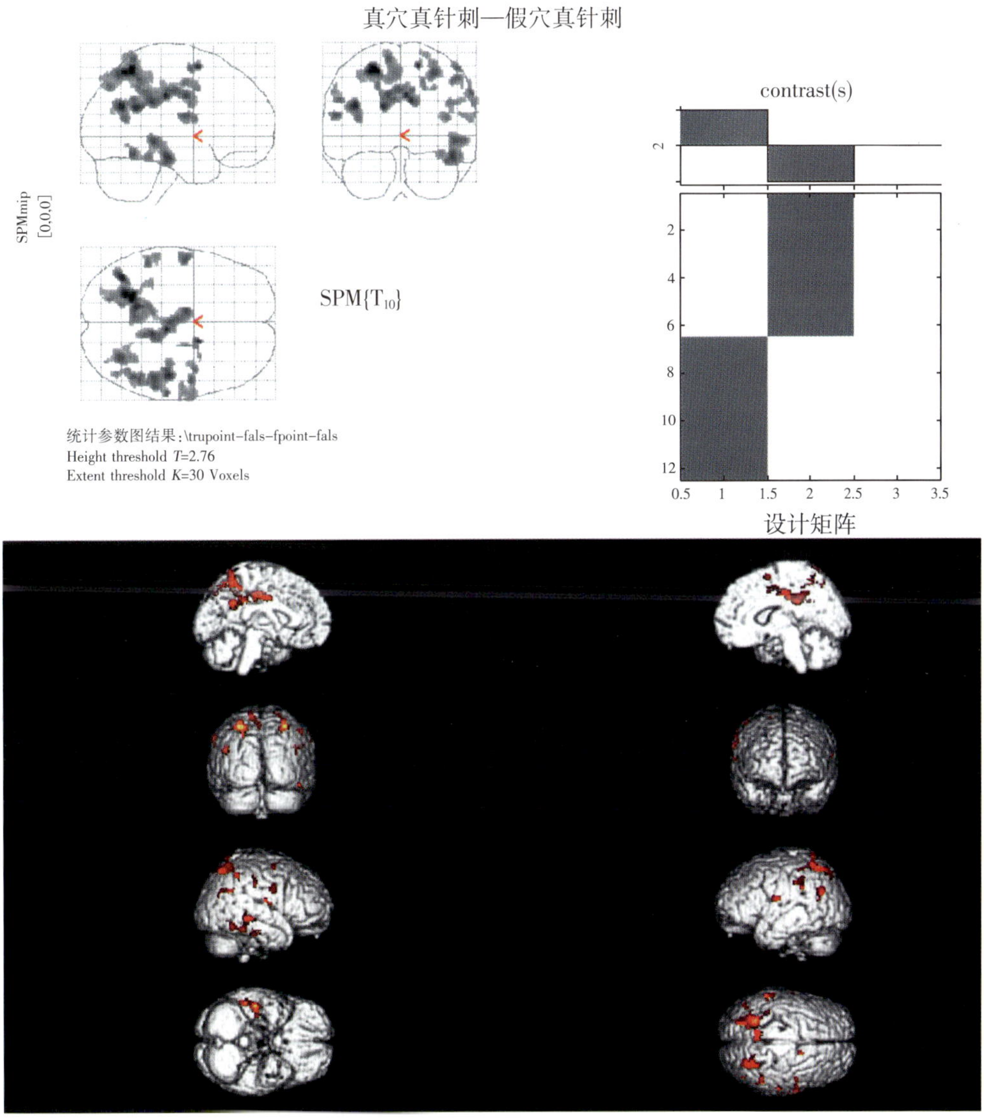

图6.4.5　外关穴真针刺组与假穴真针刺组的比较

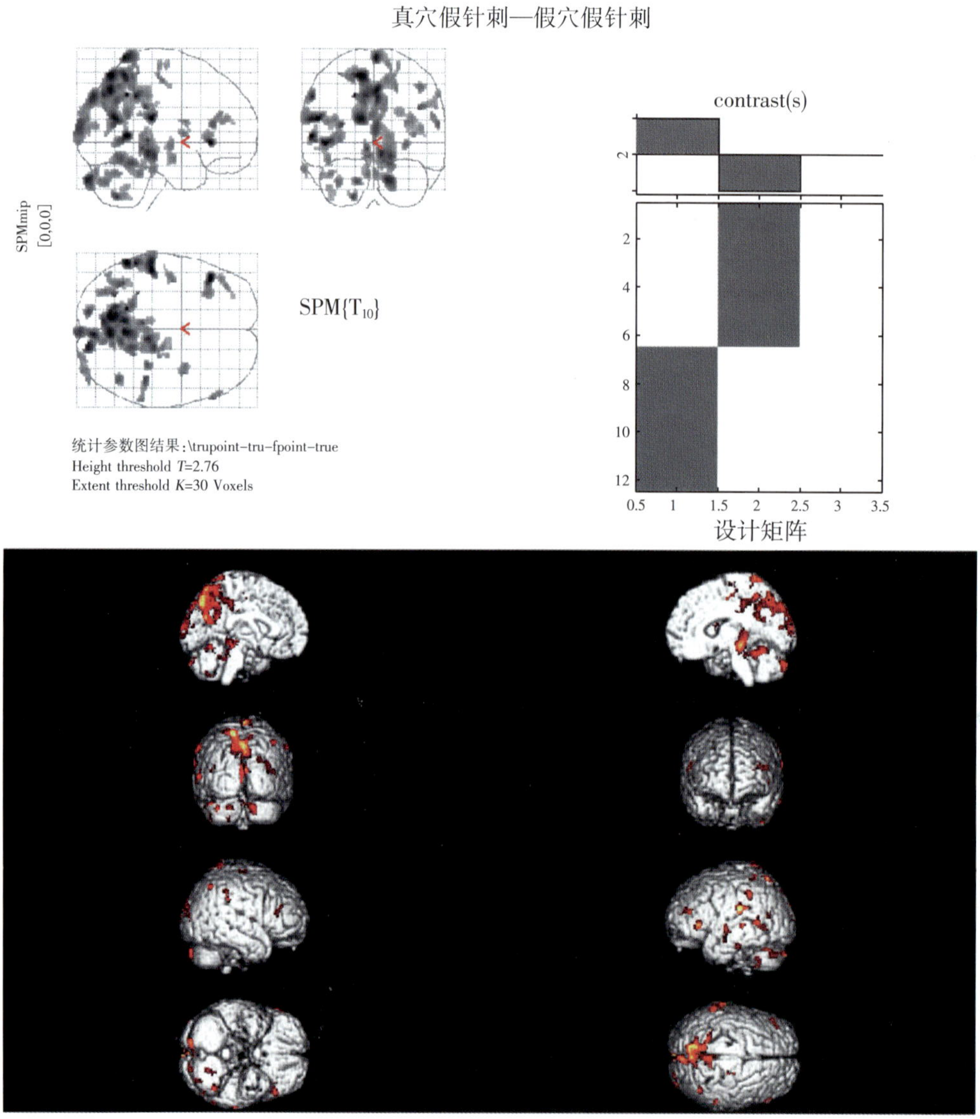

图6.4.6　外关穴假针刺组与假穴假针刺组的比较

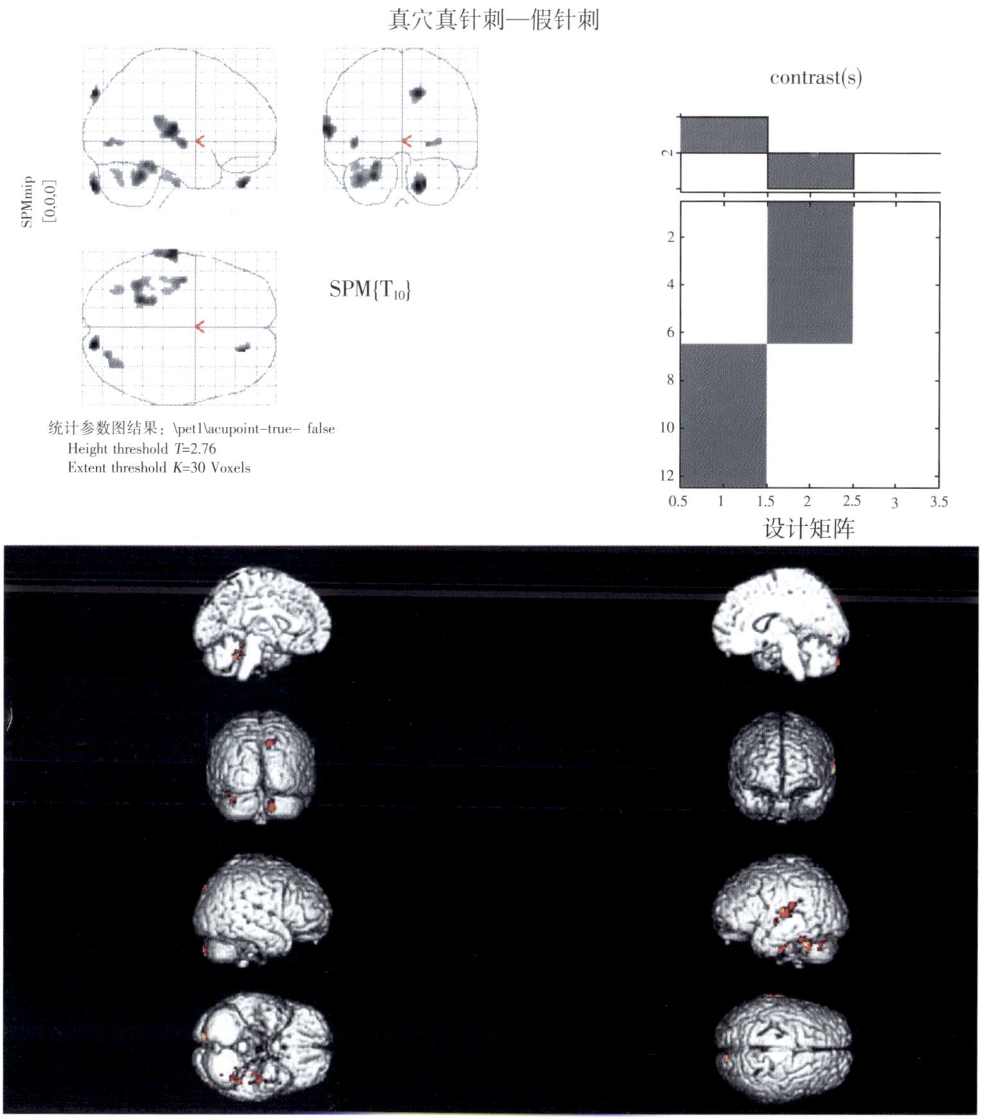

图6.4.7 外关穴真针刺组与假针刺组的比较

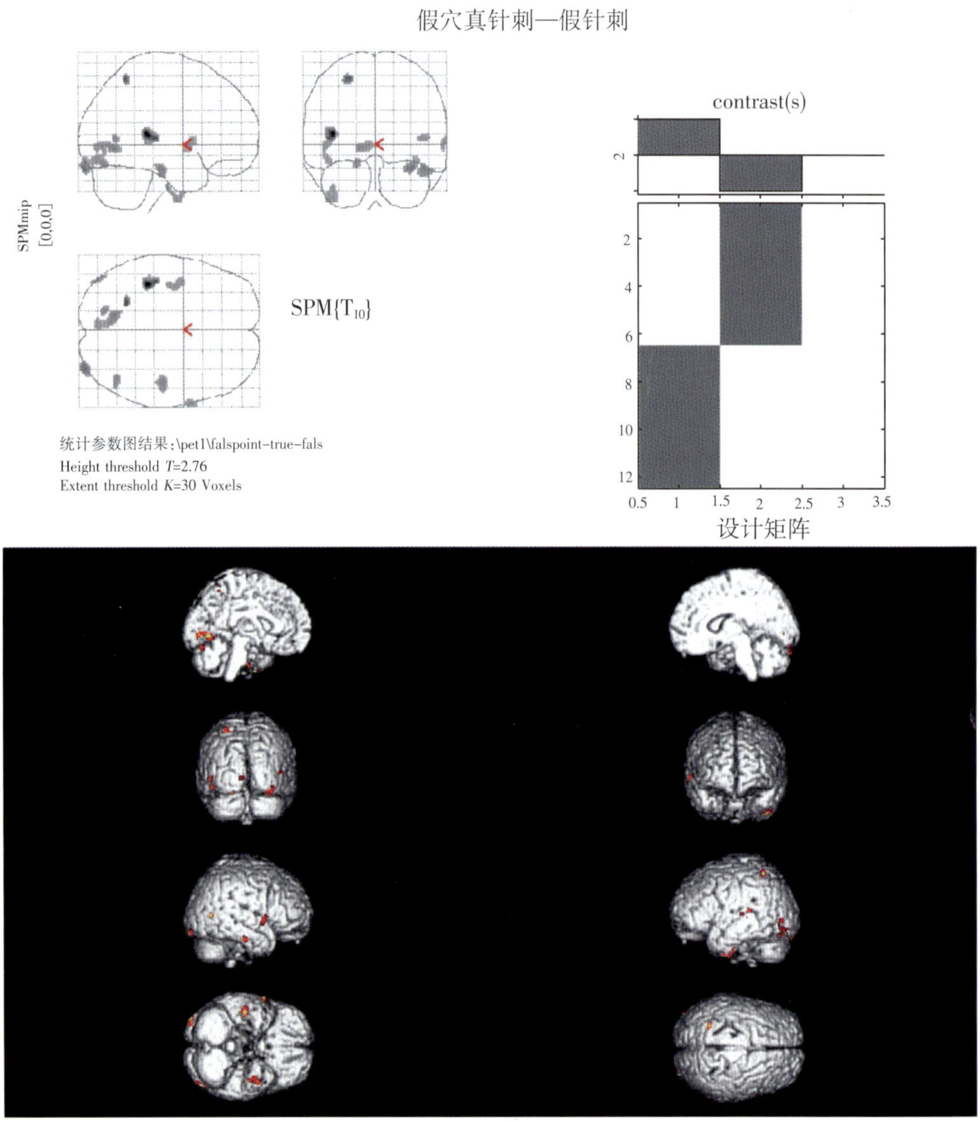

图6.4.8 假穴真针刺组与假针刺组的比较

2. 针刺正常人外关穴的 SPECT 脑功能成像研究

（1）临床资料。30 例健康志愿者，来自广州各大高校，均符合该研究的纳入标准。

纳入标准：①年龄在 21～28 岁之间的在校大学生（非医学专业），男女不限。②饮食规律，睡眠正常，体型适中，无精神或神经系统疾病史。③实验前及近期内无各类疼痛（包括痛经）、抑郁等身体和精神症状。④近期未接受过针刺治疗。⑤无先天、脑血管和肿瘤等中枢神经系统疾患。⑥无全身代谢、免疫和周围神经病变。⑦无严重心、肝、肾疾病，血液病及内分泌病。⑧体内无金属类物质（如心脏支架）。⑨无血小板减少、血友病、凝血功能障碍。⑩无精神类药物服用史。⑪右利手（惯用右手者）。

其中，男性 14 例，女性 16 例；年龄 21～27 岁，平均 23.83 岁；体重 45～70kg，平均 56.13kg；身高 155～183cm，平均 164.33cm，均为大学在读的健康志愿者。

（2）研究方法。

①分组与处理方法。上述 30 例健康志愿者被随机分为 5 组，每组 6 人。其中，A 组为对照组；B 组为真穴（外关）真针刺组；C 组为真穴假针刺组；D 组为假穴（外关与小肠经之间平外关之中点处）真针刺组；E 组为假穴假针刺组。每个志愿者按分组在穴位接受处理因素，即在外关穴或假穴中假针刺或真针刺。

②针刺方法。

（a）外关穴假针刺方法。在试验者右手外关穴以碘酒、酒精常规消毒，使假针针尖露出套管 1mm，给志愿者粘上假针，3min 后轻提针柄，使假针针尖离开皮肤表面，5min 后再次压下针柄，使针尖露出 1mm，轻刺激皮肤，如此反复 3 次，第 24min 时取下假针。

（b）外关穴真针刺方法。PET 检查前其他准备、取穴、消毒与假针刺方法相同，不同的是使用一次性不锈钢针灸管针在右手外关穴进针，食指用均衡的力度轻敲针柄，使针透过皮肤，然后垂直进针 15±2mm，医生感觉手下得气后采用平补平泻手法，均匀捻转。捻转幅度为±180°，频率为 60 次 /min。每捻转 3min 间歇 5min，共 24min。

（c）非穴假针刺方法。在试验者非穴（外关与手太阳小肠经连线的中点）部位进行，PET 检查前其他准备、消毒与经穴假针刺方法相同。

（d）非穴真针刺方法。PET 检查前其他准备、取穴、消毒与外关穴真针刺方法相同，不同的是进针部位。

（e）对照组只进行针刺部位常规消毒，不针刺。

③SPECT 检查。检测前，所有试验者需静脉注射显影剂 99mTc–ECD 25mCi。99mTc–ECD 由广州希埃放射性药物中心提供，标记率＞95%。注射后 30min 行脑血流动态断层显像。试验者仰卧在 SPECT 床上，将头部置于头托内固定，OM 线垂直地面。固定受检者的头部和头托，使其保持稳定。在扫描的过程中，室内保持安静，温度控制在 20～

24℃。

使用 GE 的 Millennium MG SPECT 系统，探头配置低能高分辨准直器，旋转半径为 13.5cm。数据采集条件：Zoom＝1.73，128×128 矩阵，探头沿头部 OM 线 360°椭圆形轨迹旋转，64 帧投影像，5.6°/ 帧，采集时间为 15s/ 帧，能窗宽度 20%（峰位 140keV），计数＞80kC/ 帧。影像重建条件：用 Butterworth 低通滤波函数进行数据前处理，截止频率参数 f_c＝0.33，陡度因子 n＝12；再用 Ramp 反向投影重建影像，并进行衰减校正（Chang 法）处理，得到脑横断面、矢状面和冠状面图像，吸收系数 $\mu=0.12^{-1}$，层厚为 5.4mm（2Pixel）。

④数据处理和分析方法。采用统计参数图（Statistical Parametric Mapping，SPM2）软件包（http:// www. fil. ion.ucl.ac.uk/spm）和支持该软件的 Matlab 6.1 操作平台来进行数据处理。首先进行 Realine 来校正实验中被试者头部的轻微运动，再将它们分别标准化到 MNI 空间的标准脑模板上，标准化后的图像采用半高宽为 5mm×5mm×5mm 的高斯核平滑。然后对平滑后的 PET 图像基于广义线性模型进行逐像素分析，统计分析采用双样本单边 t 检验，计算出每个像素对应的 t 值，最后绘制由 t 值构成的统计参数图。本项研究采用 $P<0.01$ 作为统计检验显著性标准，并将有显著性差异的脑区融合到标准结构图像上。

（3）研究结果。

①真穴真针刺组。大脑深层胼胝体膝部、四叠体池，两侧大脑颞下回与小脑交界处、额中回及其后侧均有反应点，以左侧脑部反应点较多，大脑深层内部较多、较明显，如图 6.4.9 所示。

②真穴假针刺组。反应点大部分集中表现在大脑皮层、双侧小脑蚓和大脑双侧颞叶，有明显且范围较大的反应点，其余在额叶下部有散在反应点，如图 6.4.10 所示。

③假穴真针刺组。反应点基本上集中在颞叶和枕叶，小脑也有分布，在两侧枕叶分布比较集中，如图 6.4.11 所示。

④假穴假针刺组。双侧大脑枕叶、颞叶有大量的反应点分布，在枕叶、颞叶和小脑的交界处尤为集中，左侧大脑下额叶上也有少量的反应点，如图 6.4.12 所示。

⑤真穴真针刺组与真穴假针刺组的比较。两组比较表明，脑桥前端、额中回附近有激活，如图 6.4.13 所示。

⑥假穴真针刺组与假穴假针刺组的比较。两组比较表明，枕叶、角回和额叶有激活，主要分布在大脑的皮层，大脑深层只有少量的激活，如图 6.4.14 所示。

⑦真穴假针刺组与假穴假针刺组的比较。两组比较表明，双侧大脑的顶叶、直回处、顶叶和枕叶交界处都有激活，激活区域都在皮层表面，如图 6.4.15 所示。

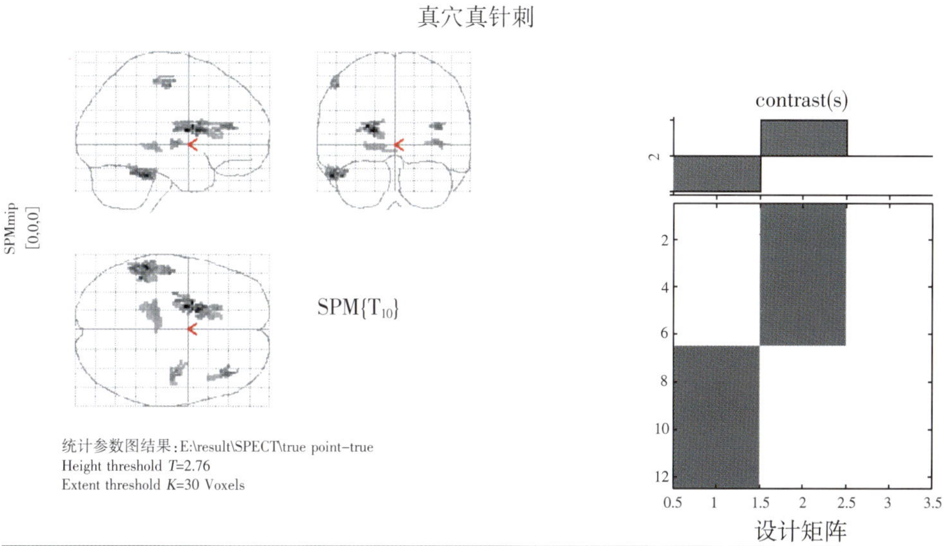
真穴真针刺
SPMmip
[0,0,0]
SPM{T10}
统计参数图结果:E:\result\SPECT\true point-true
Height threshold T=2.76
Extent threshold K=30 Voxels
contrast(s)
2
2
4
6
8
10
12
0.5
1
1.5
2
2.5
3
3.5
设计矩阵

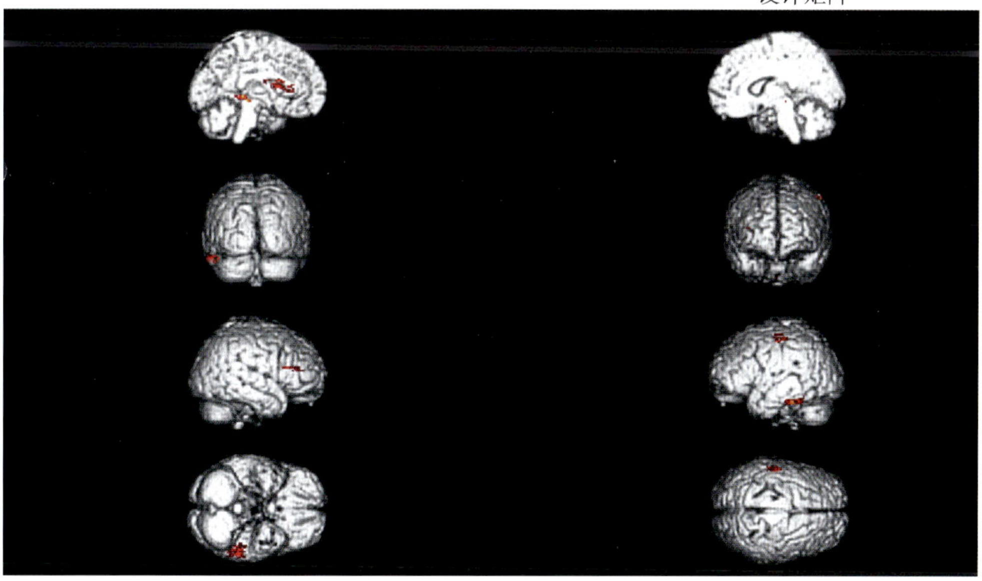

图6.4.9　真穴真针刺组

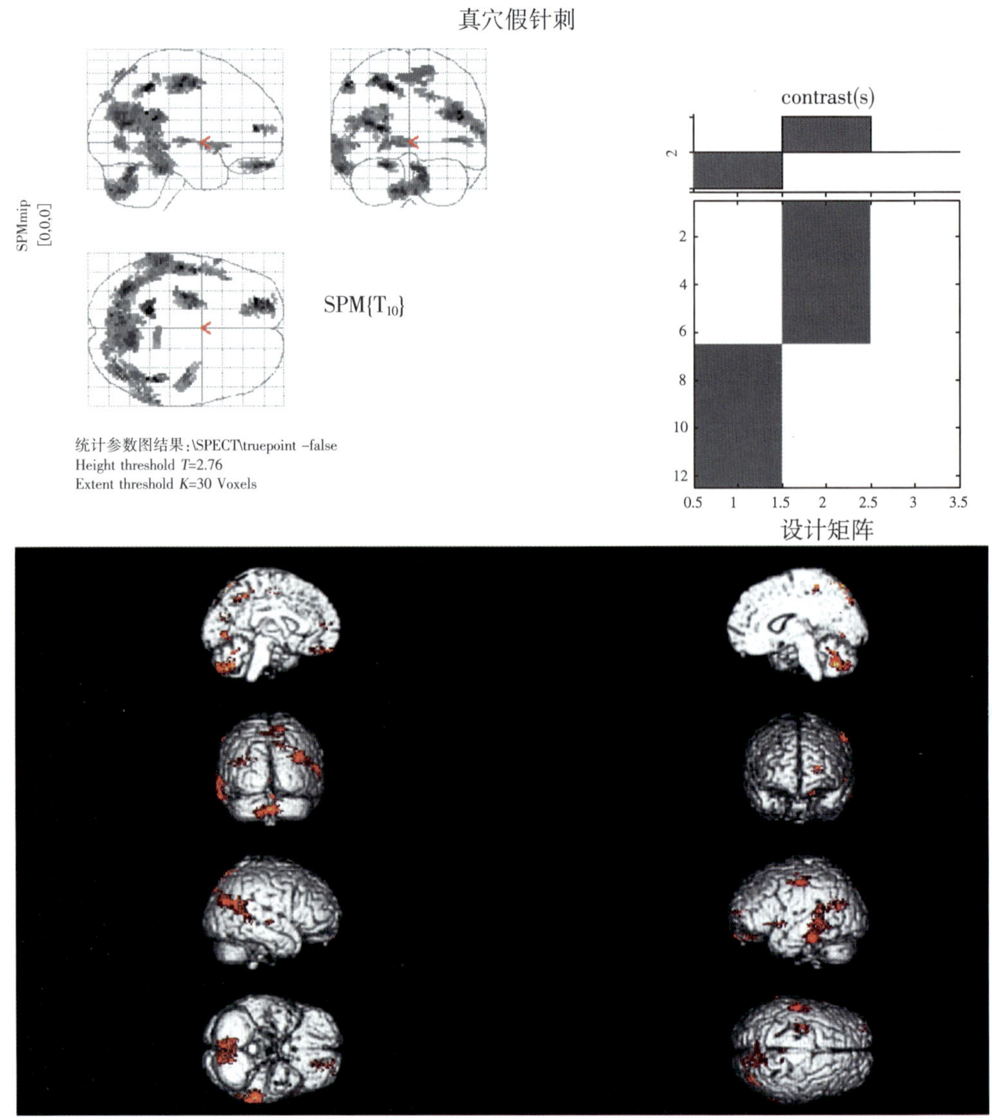

图6.4.10　真穴假针刺组

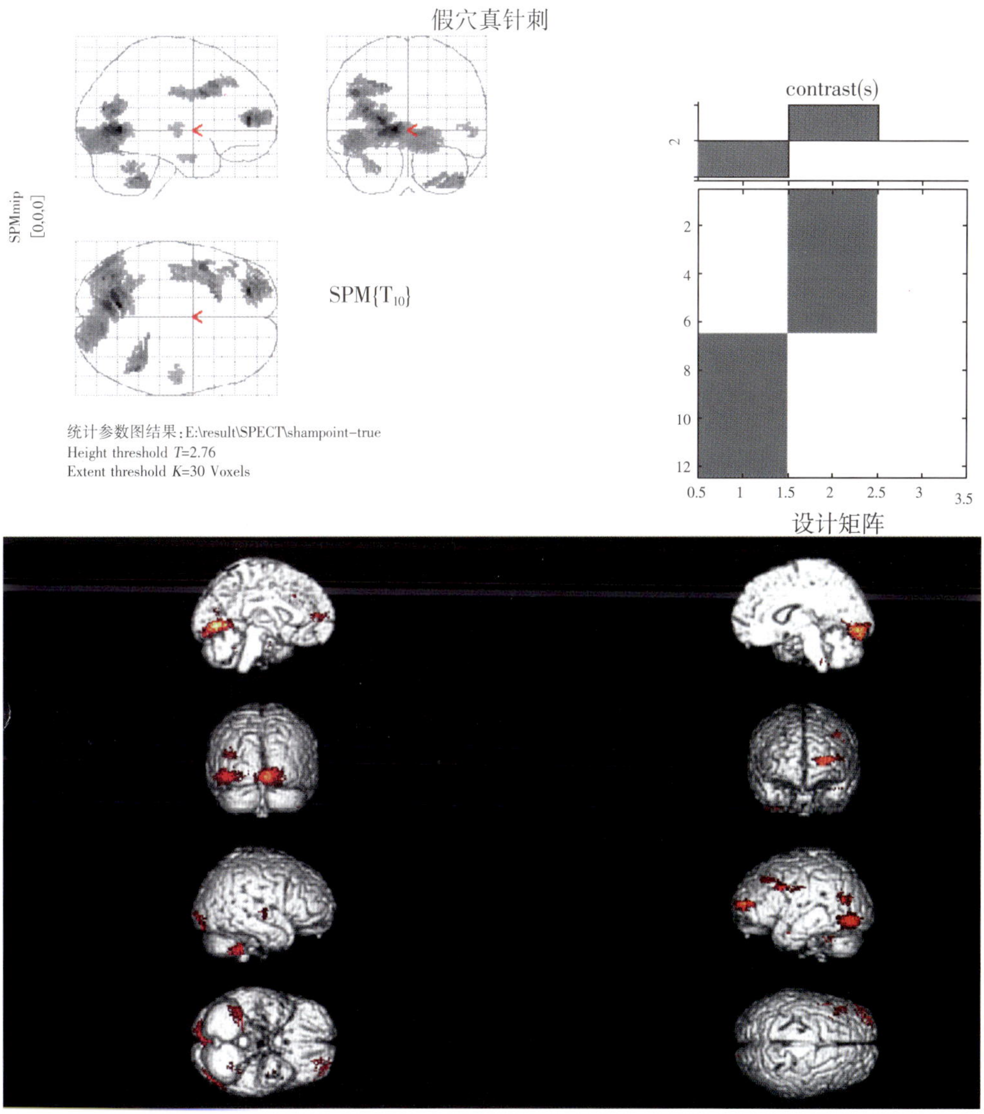

图6.4.11　假穴真针刺组

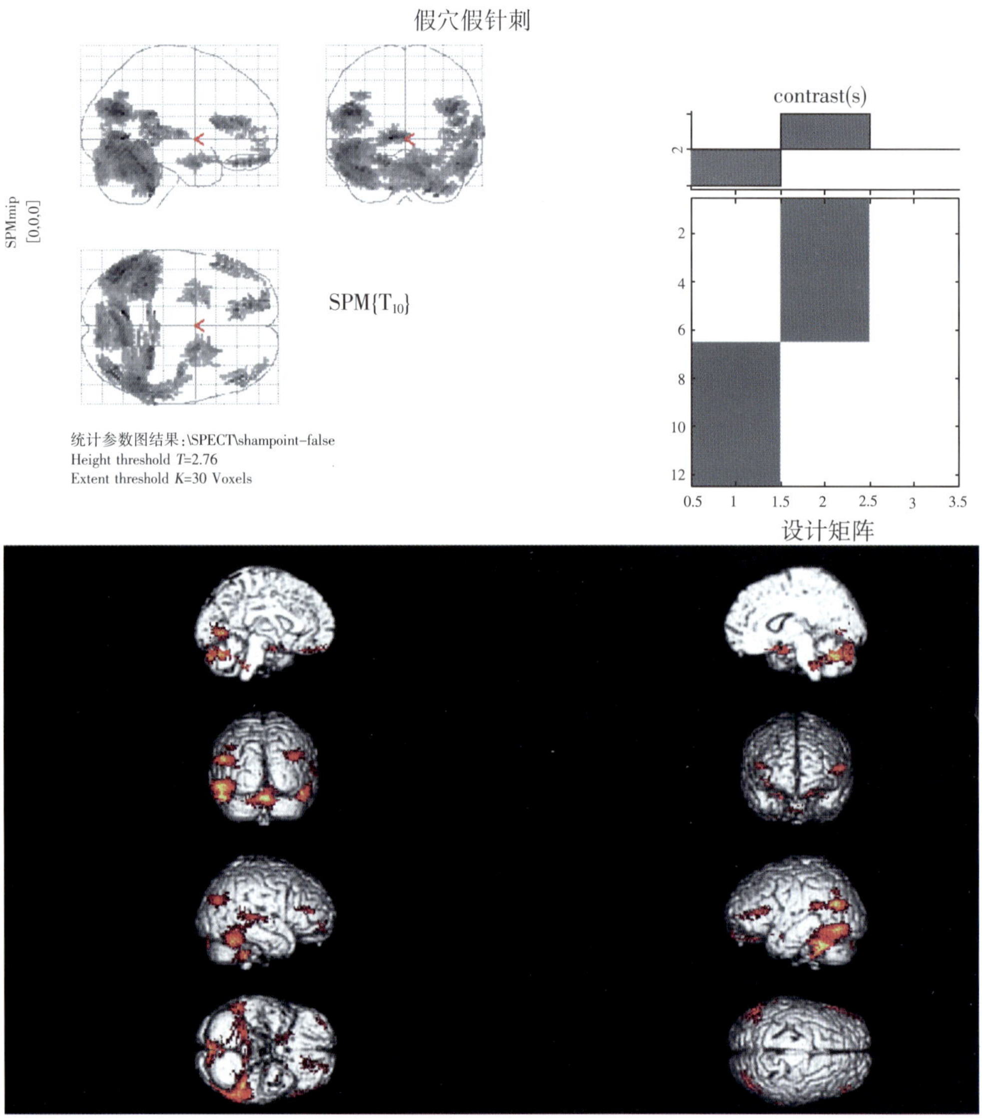

图6.4.12　假穴假针刺组

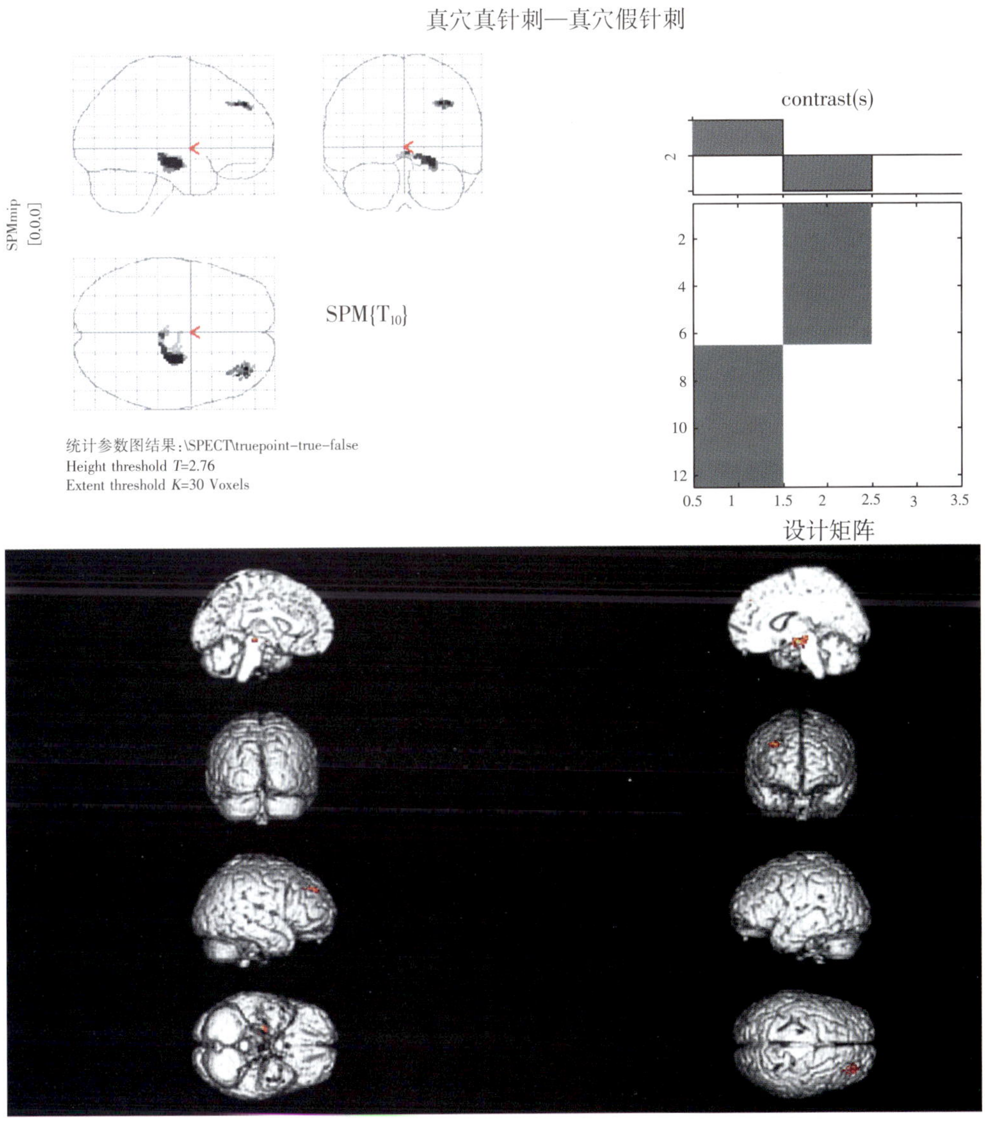

图6.4.13　真穴真针刺组与真穴假针刺组的比较

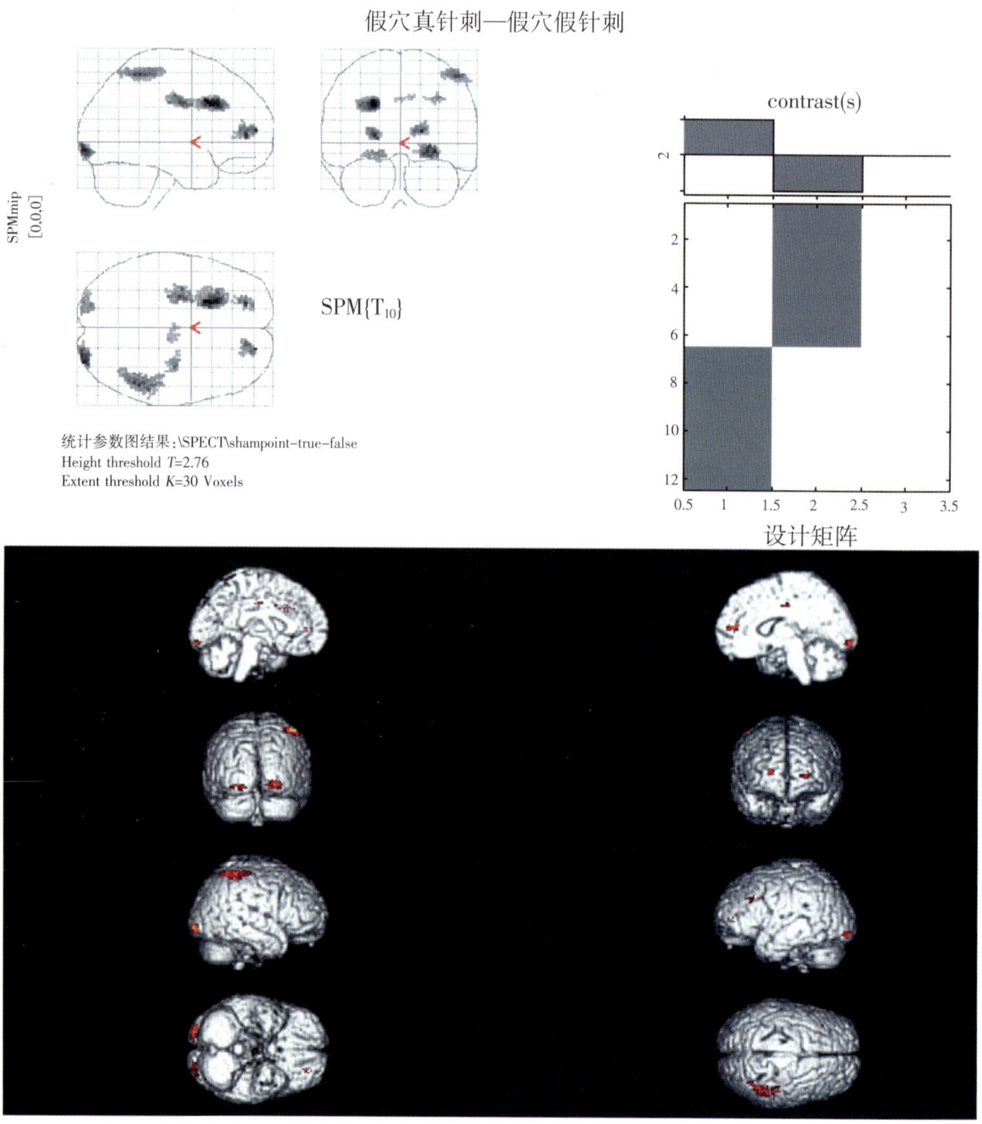

图6.4.14　假穴真针刺组与假穴假针刺组的比较

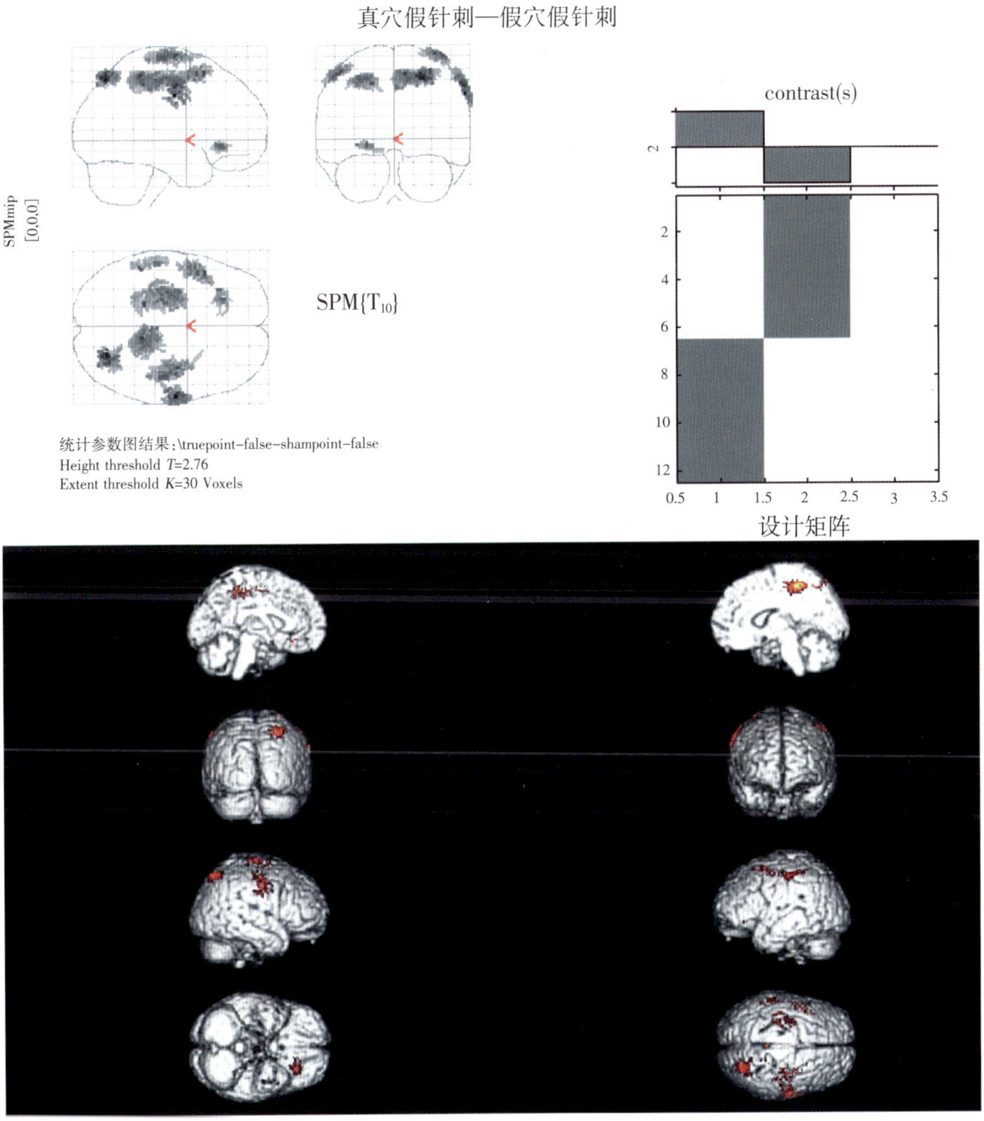

图6.4.15　真穴假针刺组与假穴假针刺组的比较

3. 针刺正常人外关穴的 fMRI 脑功能成像研究

(1) 临床资料。12 例健康志愿者,来自广州各大高校,均符合该实验的纳入标准。

纳入标准:①年龄在 21～28 岁之间的在校大学生(非医学专业),男女不限。②饮食规律,睡眠正常,体型适中,无精神或神经系统疾病史。③实验前及近期内无各类疼痛(包括痛经)、抑郁等身体和精神症状。④近期未接受过针刺治疗。⑤无先天、脑血管和肿瘤等中枢神经系统疾患。⑥无全身代谢、免疫和周围神经病变。⑦无严重心、肝、肾疾病,血液病及内分泌病。⑧体内无金属类物质(如心脏支架)。⑨无血小板减少、血友病、凝血功能障碍。⑩无精神类药物服用史。⑪右利手(惯用右手者)。

其中,男性 6 例,女性 6 例;年龄 21～27 岁,平均 22.83 岁;体重 45～70kg,平均 55.33kg;身高 155～183cm,平均 165.42cm,均为大学在读的健康志愿者。

(2) 研究方法。

①分组与处理方法。上述 12 例健康志愿者被随机分为 2 组,每组 6 人。其中,A 组为真穴(外关穴)组;B 组为假穴(位于三焦经与小肠经之间平外关之中点处)组。每个志愿者按分组的不同,在同一穴位先后接受两种处理因素,即假针刺(假针购于德国)和真针刺,假针刺和真针刺中间休息 6min。

②针刺方法。

(a) 针刺由 1 名针灸医师专门负责。

假针刺:采用 Block 模式,针尖接触皮肤与提离皮肤交替进行。

穴位常规消毒→将针管和针放在距离皮肤 5mm 的高度→针尖接触皮肤 30s→将针提离皮肤 30s,接触与提离交替,反复 6 次,持续扫描时间为 6.5min。

真针刺:采用 Block 模式,捻针与留针交替进行。

穴位常规消毒→进针→捻针 30s→留针 30s,捻针与留针交替,反复 6 次,持续扫描时间为 6.5min。

(b) 进针方法和捻针方法。

进针方法如下:

假针刺:将针管和针皆放在距离皮肤 5mm 的高度。

真针刺:管针进针 15±2mm。

捻针方法如下:

假针刺:针灸医师用右手扶住针管,保持两针针尖接触皮肤。

真针刺:捻转手法,频率为 60 次 /min,平补平泻±180°。

③fMRI 检查。各被检者常规封闭视听,在检查床上休息 5～10min。各组被检者针刺前使用 T1 加权三维梯度回波脉冲序列采集 MR 解剖图像, 获得精确的三维解剖结

构。然后,在针刺前和针刺的过程中进行 BOLD 技术的脑功能 MR 成像,获得在针刺前后不同脑区的动态活动状况。

MRI、脑功能 MRI 使用 GE 3.0T 超导 MR 系统和标准头部线圈。常规 T1W 和 T2W 横断面扫描采用 TSE 序列,MR 解剖像采用 T1 加权三维梯度回波脉冲序列采集。

功能性成像采用血氧水平依赖(BOLD)方法,并应用单次激发回波平面成像梯度回波序列(GRE EPI),采集与解剖图像完全相同层面的功能图像。在 MR 工作站上,运用功能神经影像分析软件对数据进行处理分析,对功能图像的时间过程进行时域内的相关分析,即把每一像素信号强度的时间过程设定成理想的参考波形,将每一像素的时间强度曲线与参考波形进行对照分析,凡 $P<0.001$、$K>30$ 的像素即可认为与该实验任务有可靠的相关性,将其作为显著活动,用于产生功能图像。最后,将功能图像叠加到与之相对应的解剖图像上,以显示脑活动的解剖位置。

数据后处理采用统计参数图（Statistical Parametric Mapping,SPM2）软件包(Wellcome Department of Cognitive Neurology, http://www.fil.ion.ucl.ac.uk/spm)来进行。首先进行头动校正来调整实验中被试者头部的轻微运动，然后将它们分别标准化到 MNI 空间的标准脑模板上,使得可以在平滑降噪后对各被试者的全脑进行逐像素分析。采用一般线性模型通过 t 检验得出刺激有显著性差异的脑区($P<0.05$,校正),即被试者在刺激状态下与控制状态下大脑各个脑区对针刺反应的不同。可将脑区的激活变化投射到由各被试者大脑结构像得到的平均脑模板上,红色表示激活区域,绿色表示降低区域。

MRI 和脑功能 MRI 使用 GE 3.0T 超导 MR 系统和标准头部线圈。常规 T1W 和 T2W 横断面扫描采用 TSE 序列,MR 解剖像采用 T1 加权三维梯度回波脉冲序列采集。

功能性成像采用血氧水平依赖(BOLD)方法,并应用单次激发回波平面成像梯度回波序列(GRE EPI),采集与解剖图像完全相同层面的功能图像。在 MR 工作站上,运用功能神经影像分析软件对数据进行处理分析，对功能图像的时间过程进行时域内的相关分析,即把每一像素信号强度的时间过程设定成理想的参考波形,将每一像素的时间强度曲线与参考波形进行对照分析,凡≥0.5($P<0.001$)的像素即可认为与该实验任务有可靠的相关性,将其作为显著活动,用于产生功能图像。最后,将功能图像叠加到与之相对应的解剖图像上,以显示脑活动的解剖位置。

④统计学处理。数据后处理采用统计参数图(Statistical Parametric Mapping,SPM2）软件包（Wellcome Department of Cognitive Neurology,http://www.fil.ion.ucl.ac.uk/spm）来进行。首先进行头动校正来调整实验中被试者头部的轻微运动,然后将它们分别标准化到 MNI 空间的标准脑模板上,使得可以在平滑降噪后对各被试者的全脑进行逐像素

分析。采用一般线性模型通过 t 检验得出刺激有显著性差异的脑区($P<0.05$,校正,$K>30$),即被试者在刺激状态下与控制状态下大脑各个脑区对针刺反应的不同。将这些有变化的脑区叠加到一个由各被试者结构像制作而成的平均脑模板上表示出来，红色表示激活区域,绿色表示降低区域。

（3）研究结果。

①真穴真针刺组。结果分析初步表明,小脑区和左、右颞叶有反应点,小脑左侧更明显,左侧颞叶皮层反应点多于右侧,右侧皮层更集中,深层左侧反应点多于右侧,如图6.4.16 所示。

②真穴假针刺组。结果分析初步表明,反应点均集中表现在大脑皮层,而且主要在颞叶,小脑未见明显的反应点,大脑深部未发现明显的反应点,如图 6.4.17 所示。

③假穴真针刺组。结果分析初步表明,大脑和小脑均有明显的反应点,但是反应点大多在大脑和小脑皮层,颞叶皮层较为集中,如图 6.4.18 所示。

④假穴假针刺组。结果分析初步表明,反应点主要集中在大脑颞叶皮层,左侧大脑深部也有反应点,但不太明显,小脑皮层和深部均未见明显的反应点,如图 6.4.19 所示。

⑤真穴真针刺组与真穴假针刺组的比较。结果分析初步表明,主要反应点集中在小脑和颞叶的皮层,深部反应不明显,如图 6.4.20 所示。

⑥假穴真针刺组与假穴假针刺组的比较。结果分析初步表明,主要反应点集中在左侧额叶皮层,深层未见明显的反应点,如图 6.4.21 所示。

⑦真穴真针刺组与假穴真针刺组的比较。结果分析初步表明,主要反应点在左侧小脑和右侧中央后回皮层,深层反应不明显,如图 6.4.22 所示。

⑧真穴假针刺组与假穴假针刺组的比较。结果分析初步表明,以左侧额叶和中央后回皮层反应点明显,深层反应不明显,如图 6.4.23 所示。

综上结果表明,有真针刺时,小脑就有反应,假针刺时皮层反应明显,深层反应不明显;相反,真针刺时深层反应和皮层反应均明显,双颞叶均有反应点,但是初步表明左侧反应点相对更集中。

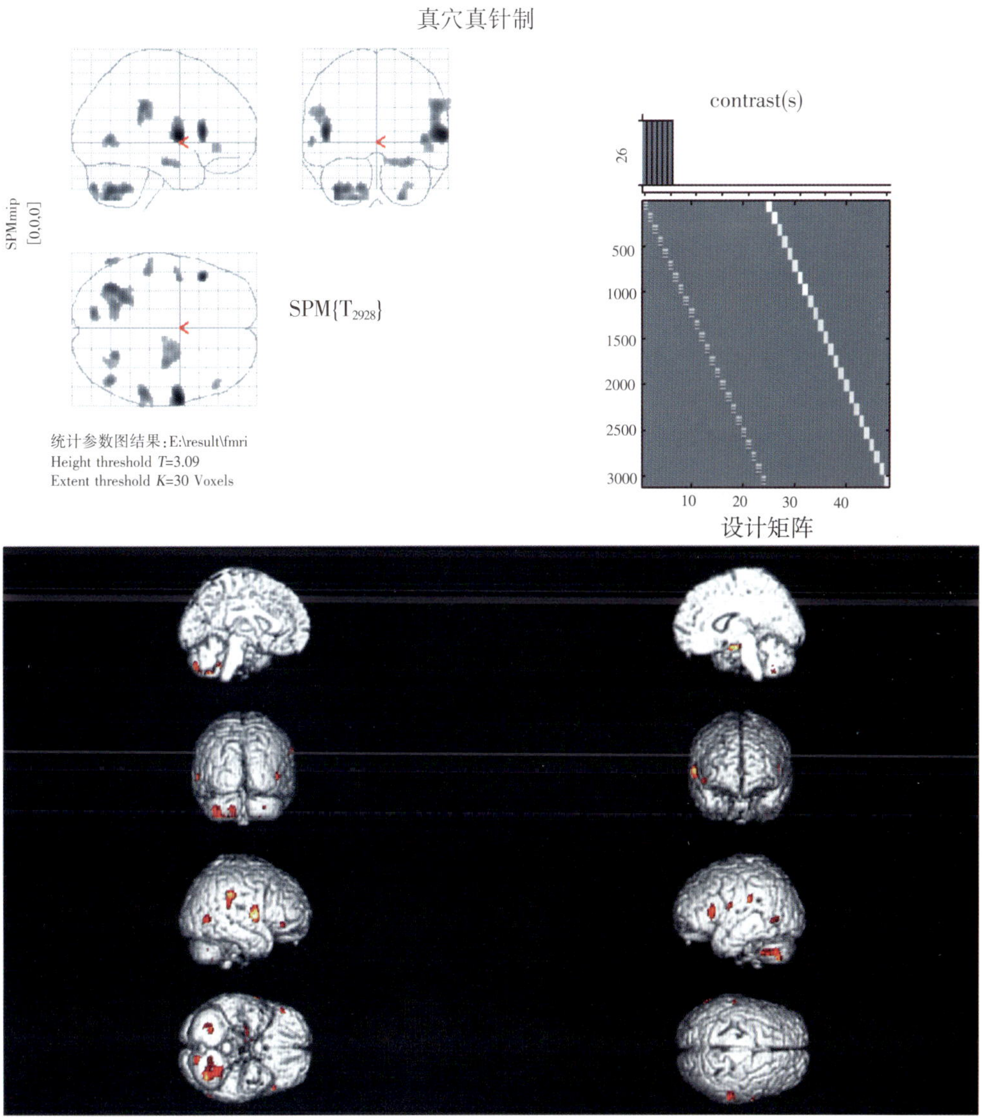

图6.4.16　真穴真针刺组的大脑响应激活图

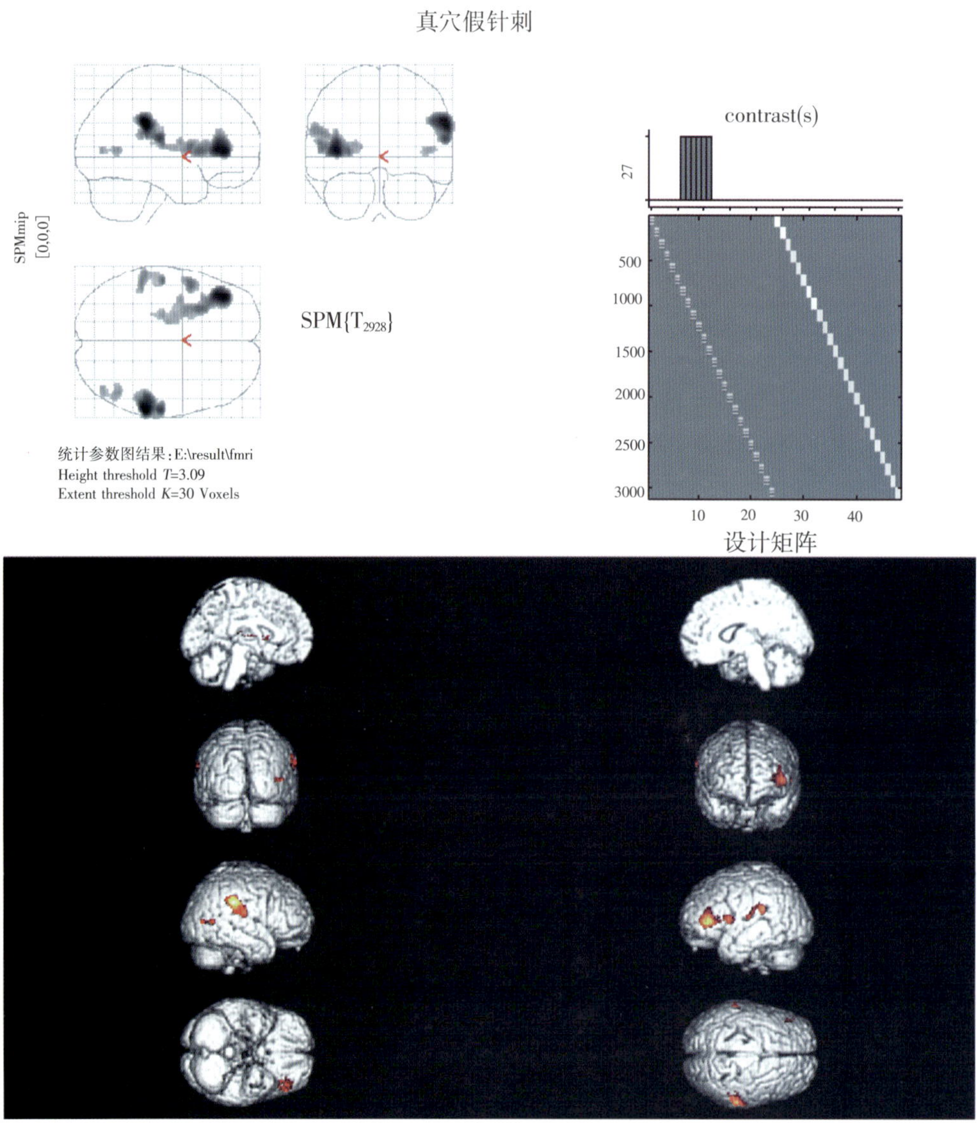

图6.4.17 真穴假针刺组的大脑响应激活图

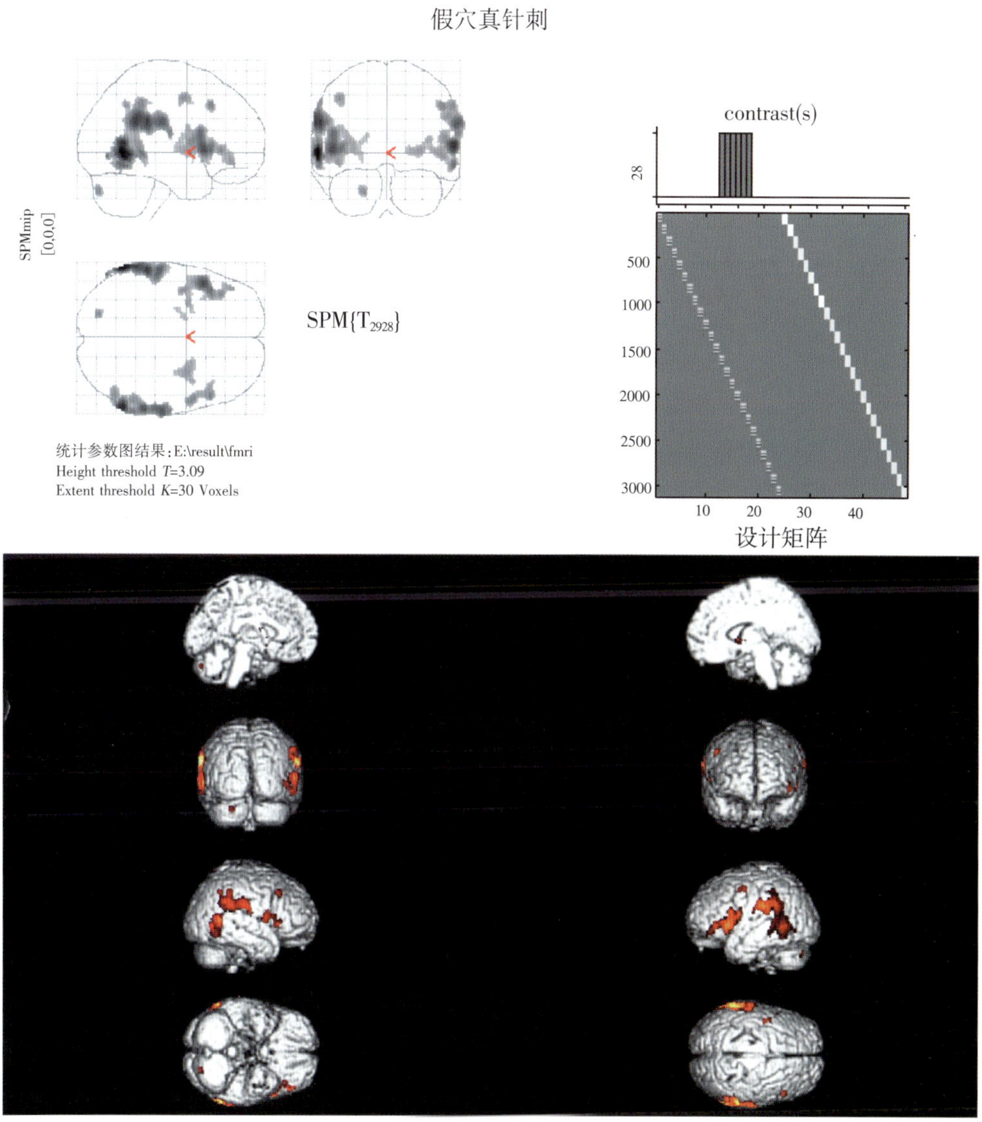

图6.4.18　假穴真针刺组的大脑响应激活图

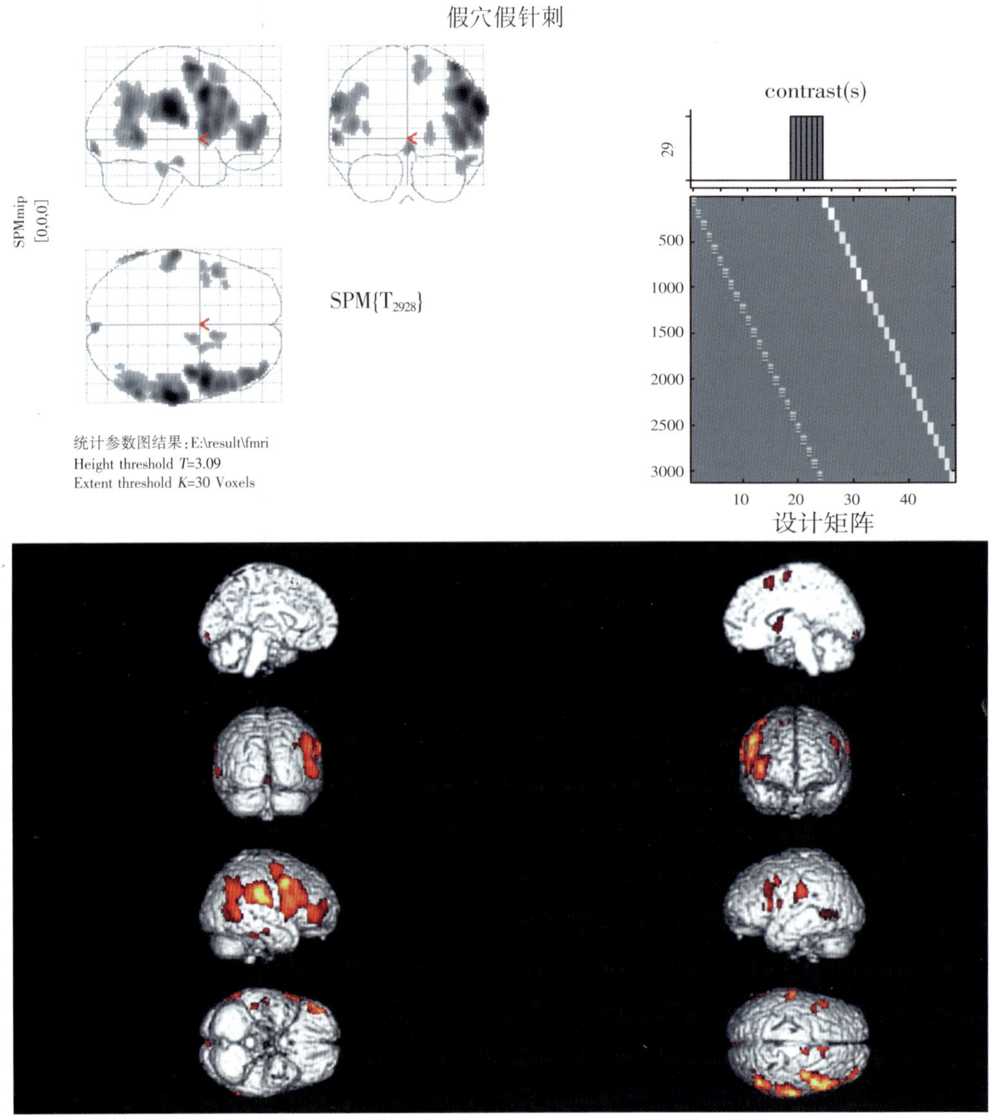

图6.4.19　假穴假针刺组的大脑响应激活图

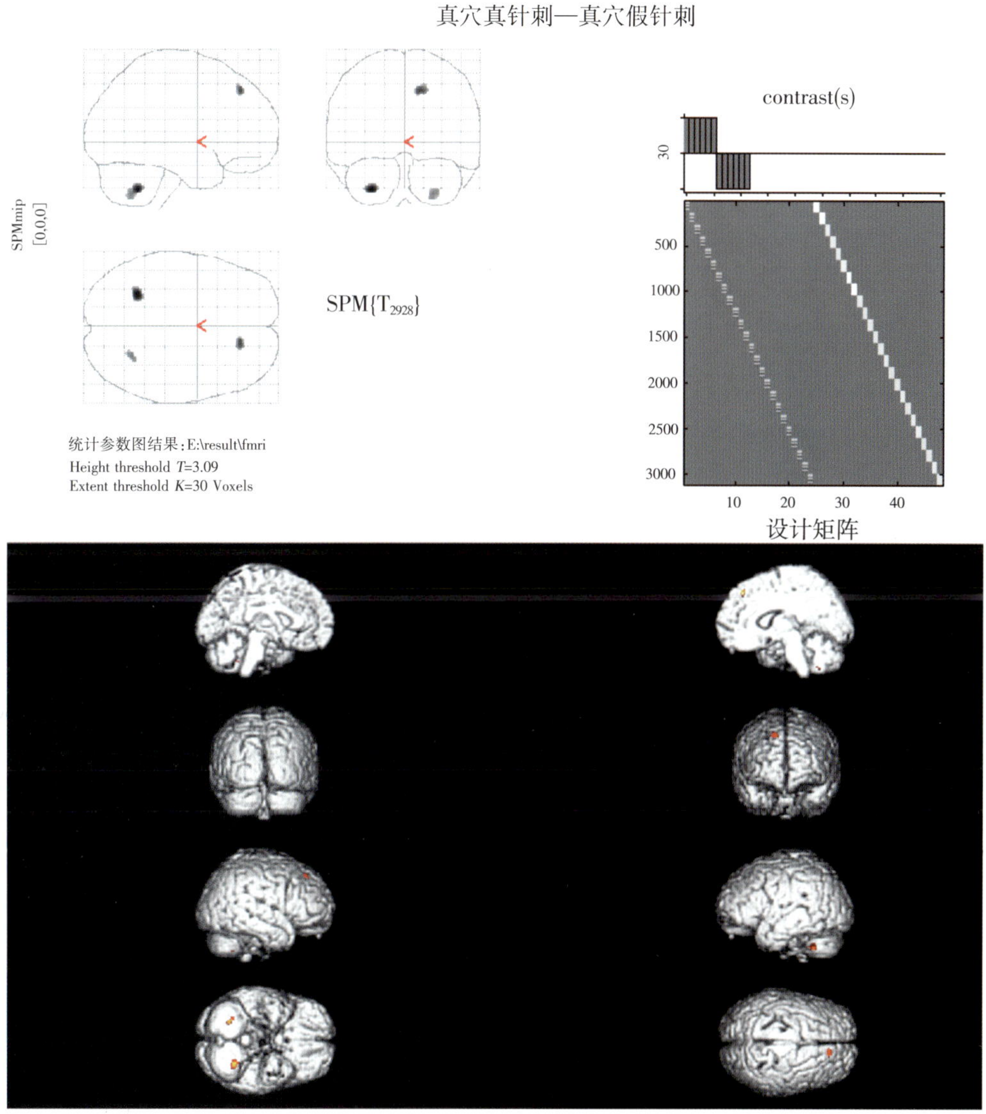

图6.4.20　真穴真针刺组与真穴假针刺组的大脑响应激活比较图

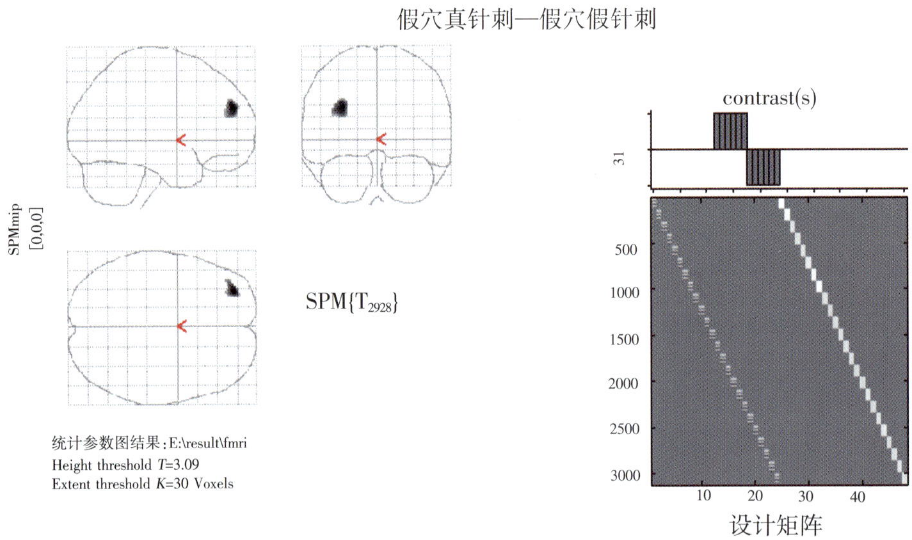

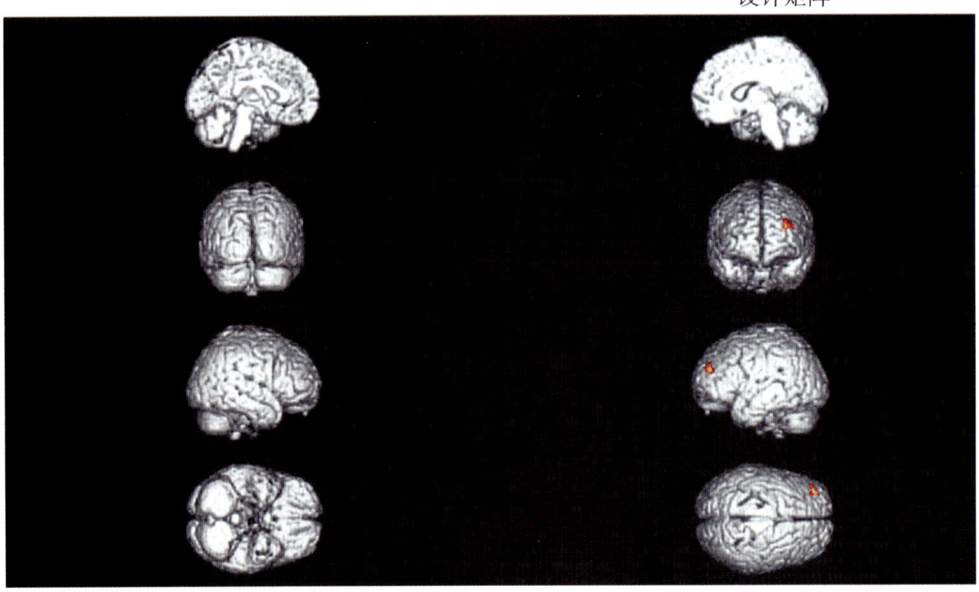

图6.4.21　假穴真针刺组与假穴假针刺组的大脑响应激活比较图

真穴真针刺—假穴真针刺（真穴真针刺标记为 *P*=0.05）

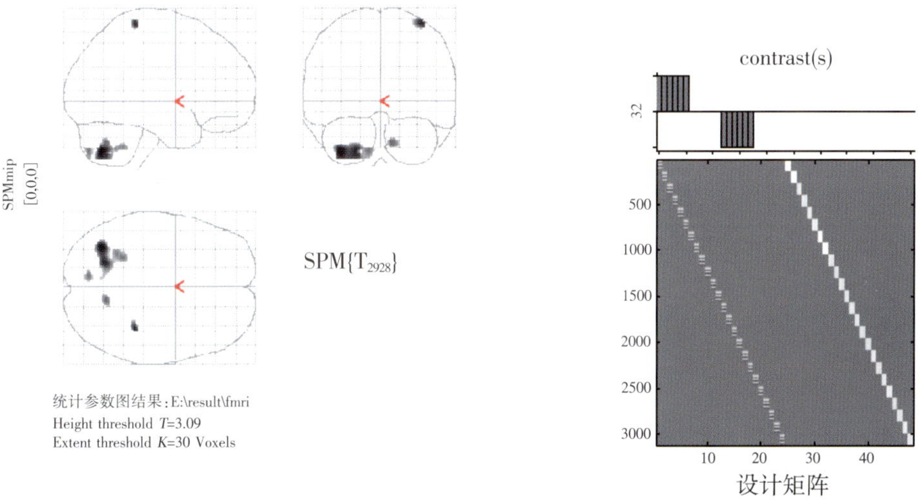

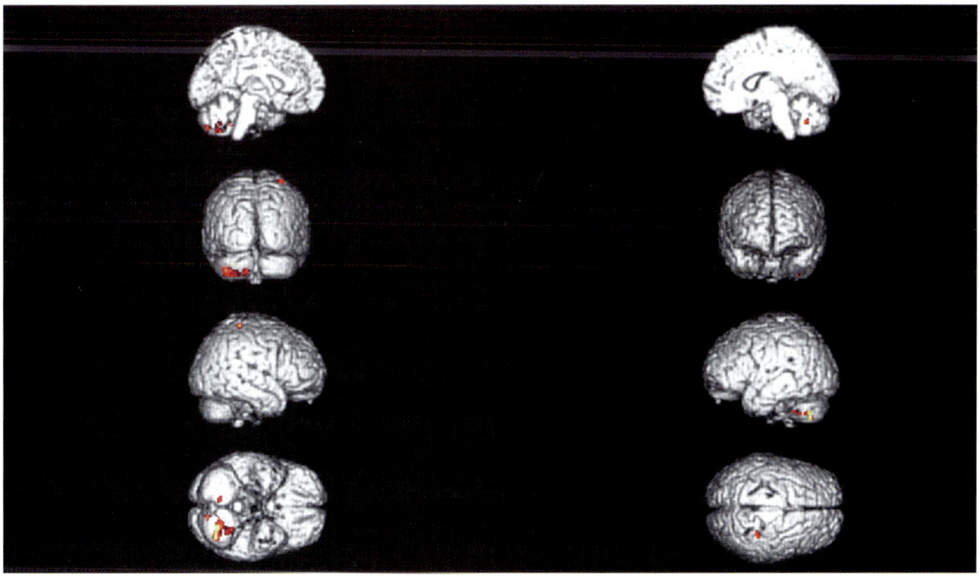

图6.4.22　真穴真针刺组与假穴真针刺组的大脑响应激活比较图

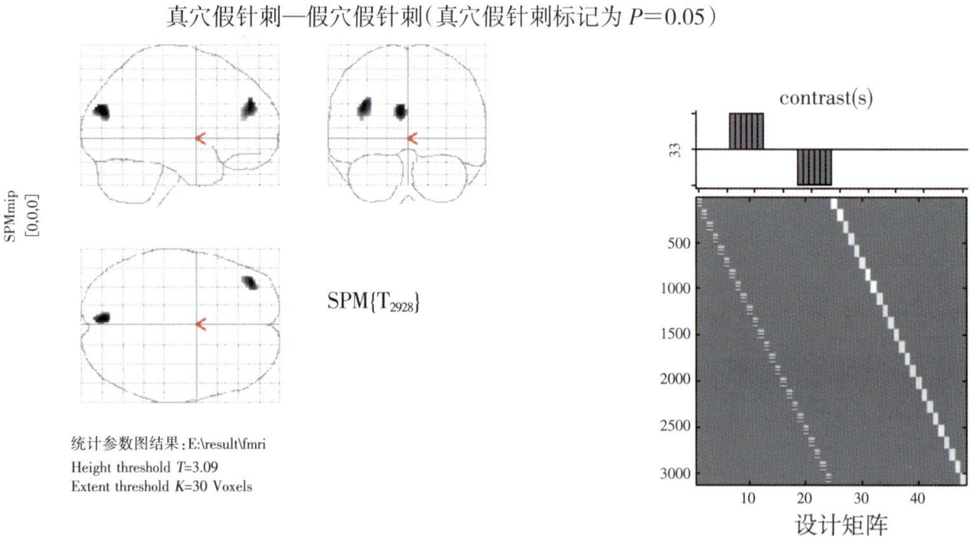

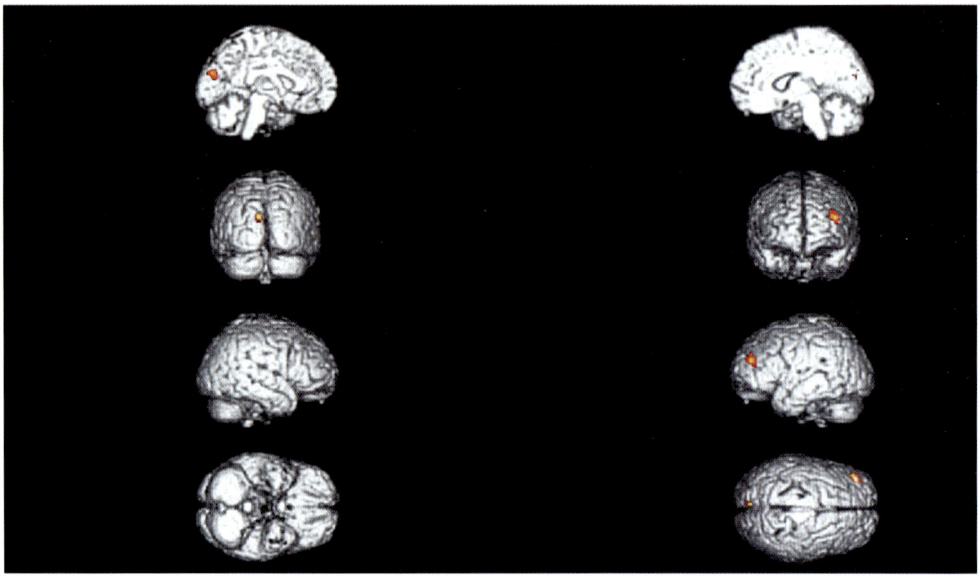

图6.4.23　真穴假针刺组与假穴假针刺组的大脑响应激活比较图

[[[6.4.3 针刺缺血性中风患者外关穴的 PET-CT、fMRI 脑功能成像研究]]]

1. 针刺缺血性中风患者外关穴的 PET-CT 脑功能成像研究

（1）研究对象与分组。符合纳入标准，并严格按照排除标准排除不符合纳入标准的患者。共有 43 例满足上述条件的缺血性中风患者纳入本研究。纳入本研究的患者被随机分为 5 组：外关穴针刺组（9 例）、外关穴假针刺组（9 例）、空白对照组（9 例）、非穴针刺组（8 例）、非穴假针刺组（8 例）。

（2）研究方法。

①针刺方法。针刺由进行针刺应答检测的同一名医师来操作。取试验者右侧外关穴，穴位定位参照《腧穴名称与定位》（GB/T12346—2006）。

（a）外关穴针刺方法。在试验者右手外关穴以碘酒、酒精常规消毒，使用英国DONG-BANG AcuPrime 针灸器械有限公司的专用针灸套针中的真针进针。食指用均衡的力度轻敲针柄，使针透过皮肤，然后垂直进针 15±2mm，医生感觉手下得气后采用平补平泻手法，均匀捻转。捻转幅度为±180° ，频率为 60 次 /min。每捻转 3min 间歇 5min，共 24min。

（b）外关穴假针刺方法。PET-CT检查前其他准备、取穴、消毒与针刺方法相同，不同的是使用与真针配套的假针进针。使假针针尖露出套管 1mm，给志愿者粘上假针（由 DONGBANG AcuPrime 生产），3min 后轻提针柄，使假针针尖离开皮肤表面，5min 后再次压下针柄，使针尖露出 1mm 轻刺激皮肤。如此反复 3 次，第 24min 时取下假针。

（c）非穴针刺方法。在试验者非穴（右侧外关穴与手太阳小肠经连线的中点）部位进行，其他准备、消毒与经穴针刺方法相同。

（d）非穴假针刺方法。其他准备、取穴、消毒与外关穴假针刺方法相同，不同的是进针部位。

（e）对照组检查前其他准备、取穴、消毒与针刺方法相同，但是不予针刺处理。

②PET-CT 检测方法。检测仪器为正电子发射型计算机断层显像仪（PET-CT 显像仪），型号为 ECAT EXACT HR＋，由西门子公司生产。示踪剂选用 18F-FDG（18 氟标记脱氧葡萄糖），CTIRDSIII加速器生产（由广东省人民医院伟伦 PET 诊断中心自行生产），18F-FDG 放化纯度＞95%。

（a）显影剂注射。受检者试验前 4h 内禁食除纯净水之外的任何饮食。当受检者测量身高、体重并检测血糖和血压后，由同一专门技师在其左手手背静脉建立静脉通道，然后给受检对象均佩戴 Aearo-Expess 防噪音耳塞（由 Aearo 公司生产，批号为 R5A018）和黑眼罩（由扬州市邗江鑫华旅游用品厂生产，批号为 XHYZ-001），常规封闭视听（直到扫描结束）。再在受检者右手外关穴分别进行真、假针刺，针刺开始 1.5min 后静脉弹丸式注射 18F-FDG（110μCi/kg）。受检者在休息室静卧 40min 后开始检测，并保证休息室安静，温度控制在 20～24℃。在注射显影剂前和休息的过程中，针刺医师按照上述针刺方法完成不同的针刺刺激。

（b）PET-CT 显像数据采集。受检者平卧于 PET-CT扫描床上，将颅脑置于头托之内，以激光线定位，上下线包容大脑和小脑，并平行于颅脑 OM 线，固定受检者头部和头托，使其保持稳定。在扫描的过程中，室内保持安静，温度同样控制在 20～24℃。应用 3D 模式采集，程序设置先行发射采集，时间为 6min；后行透射采集，时间为 4min。采用滤波反投影重建方法，并进行衰减校正。横断层滤波函数采用 Hanning，截止频率为 6.0，轴向滤波函数用 Ramp，截止频率为 10.0，层厚为 2mm。以 OM 线为基准，得到水平面、冠状面和矢状面图像。

③数据处理和分析方法。采用统计参数图（Statistical Parametric Mapping，SPM2）软件包（http://www. fil.ion.ucl.ac.uk/spm）和支持该软件的 Matlab 6.1 操作平台来进行数据处理。首先用 Realine 来校正实验中被试者头部的轻微运动，再将它们分别标准化到 MNI 空间的标准脑模板上，标准化后的图像采用半高宽为 5mm×5mm×5mm 的高斯核平滑。然后对平滑后的 PET 图像基于广义线性模型进行逐像素分析，统计分析采用双样本单边 t 检验，计算出每个像素对应的 t 值，最后绘制由 t 值构成的统计参数图。本项研究采用 $P<0.01$ 作为统计检验显著性标准，并将有显著性差异的脑区融合到标准结构图像上，以 Broadmann（BA）脑功能分区来描述。

（3）结果。

①与对照组的比较。与对照组相比较，外关穴针刺时 BA30 区有显著激活；外关穴假针刺、非穴针刺和非穴假针刺时，均未发现显著激活的脑区。与对照组相比较，外关穴针刺、外关穴假针刺和非穴针刺时，没有显著的负激活点；非穴假针刺时，BA6 有显著的负激活点，见表 6.4.1、图 6.4.24 和图 6.4.25。

表6.4.1　与对照组相比较显著激活的脑区

刺激状态	脑区	BA 分区	激活性质	坐标(mm)			T值
				x	y	z	
外关穴针刺	左小脑、边缘系统、后扣带回	30	正激活	－4	－62	12	4.09
非穴假针刺	右额叶、额中回	6	负激活	30	10	60	5.50

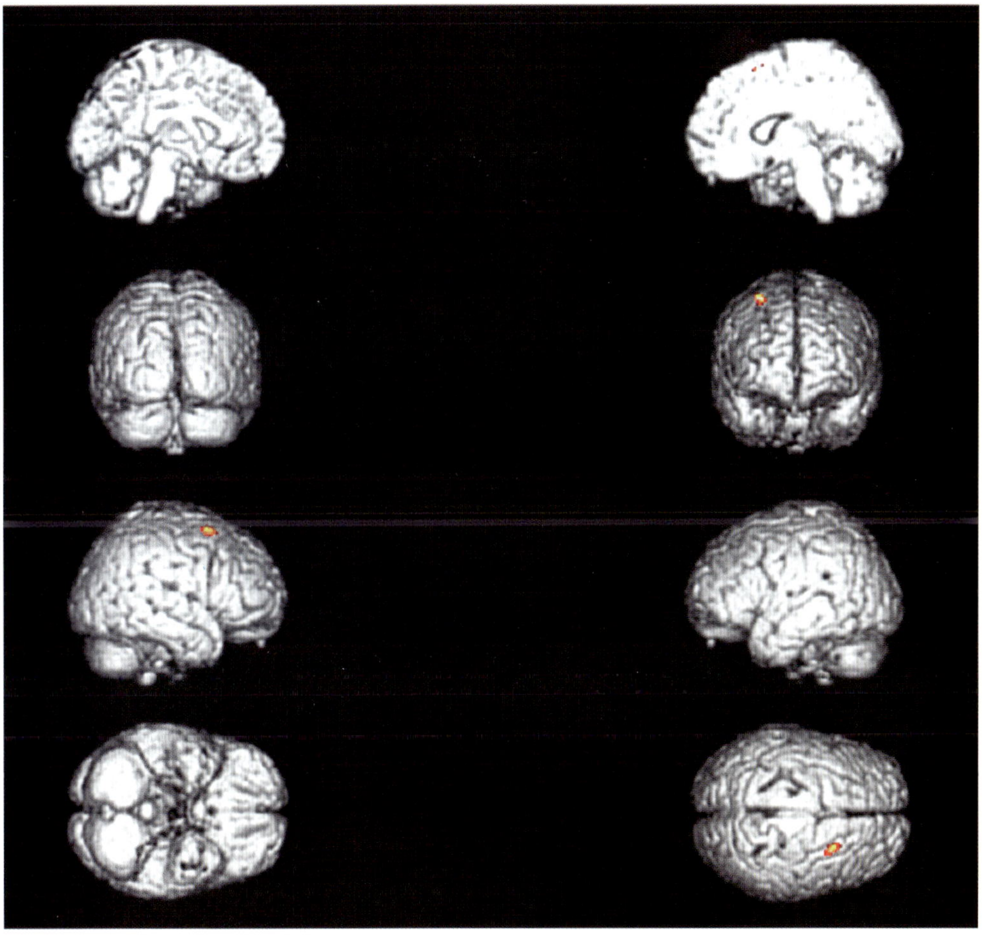

图6.4.24　外关穴针刺与对照组相比较激活的脑区

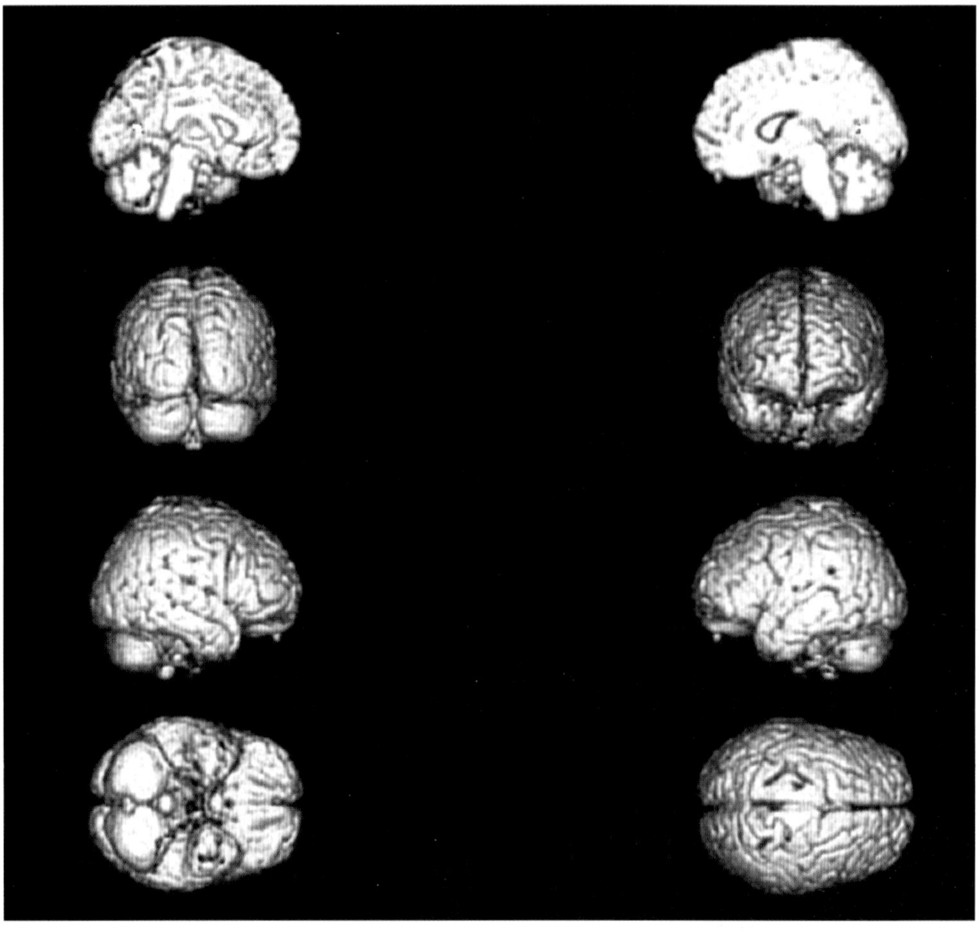

图6.4.25　非穴假针刺与对照组相比较负激活的脑区

②外关穴针刺与外关穴假针刺的比较。与假针刺相比较，外关穴针刺能显著激活BA13、19、47，见表6.4.2和图6.4.26；未见显著负激活脑区。

③外关穴针刺与非穴针刺的比较。与非穴针刺相比较，外关穴针刺没有显著激活的脑区；在BA9区，有显著的负激活点，见表6.4.3和图6.4.27。

表6.4.2　外关穴针刺与假针刺相比较激活的脑区

脑区	BA分区	坐标(mm)			T值
		x	y	z	
右枕叶、颞中回	19	36	-58	14	6.43
右额叶	47	62	20	-4	4.88
额下回	47	58	24	-10	4.34
皮下层、脑岛灰质	13	30	-26	22	4.64
皮下层、脑岛	13	34	-34	24	4.29

表6.4.3　外关穴针刺与非穴针刺相比较负激活的脑区

脑区	BA分区	坐标(mm)			T值
		x	y	z	
左额叶、额中回	9	-14	38	28	4.65

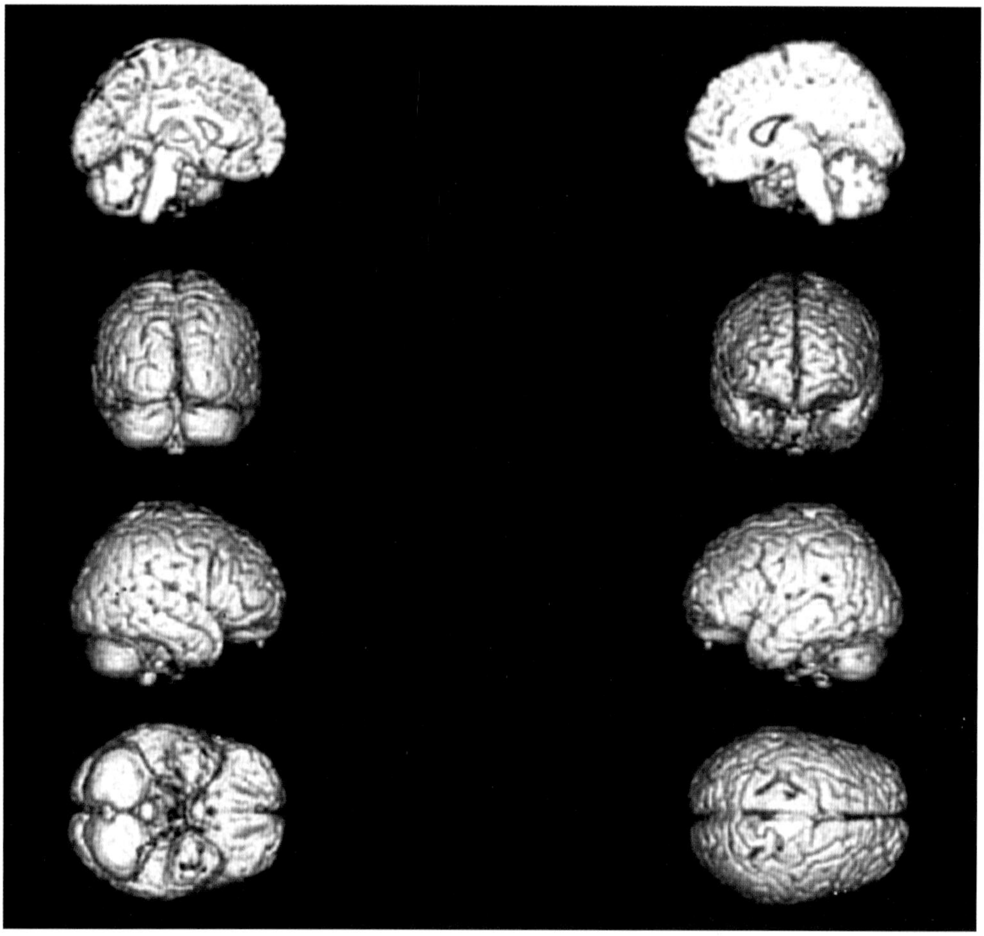

图6.4.26　外关穴针刺与假针刺相比较激活的脑区

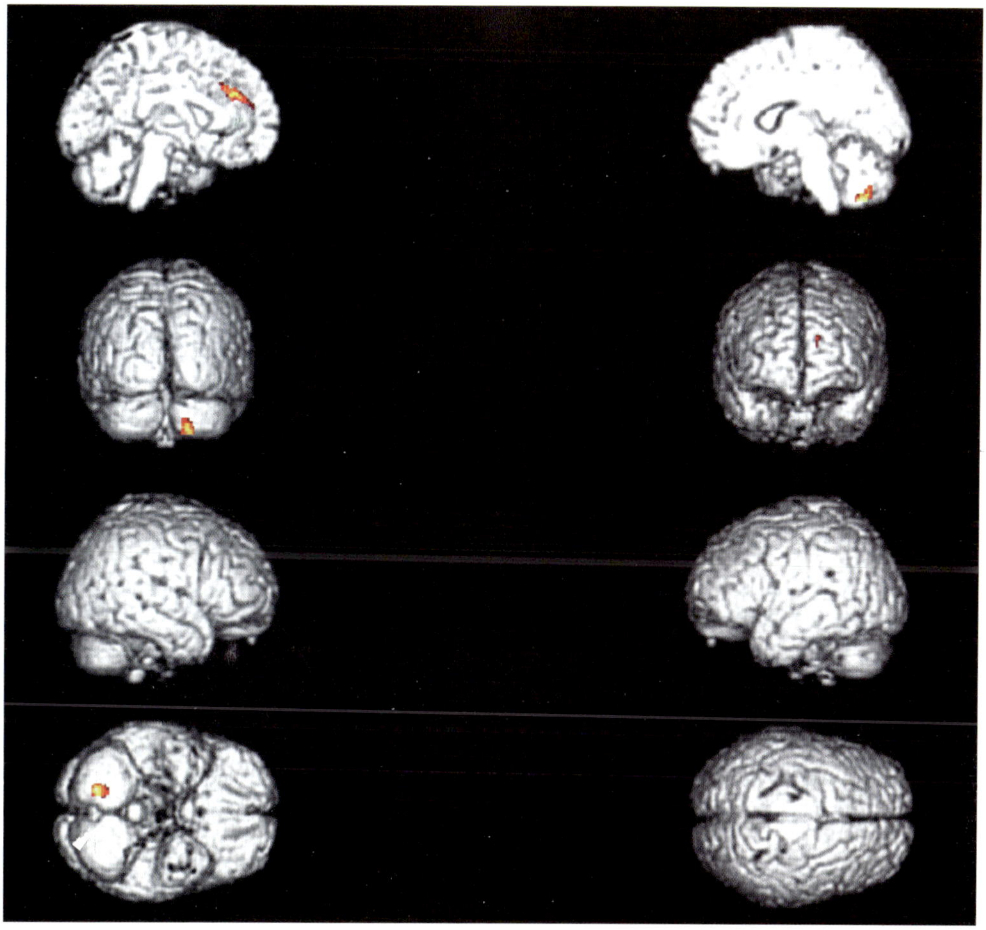

图6.4.27　外关穴针刺与非穴针刺相比较负激活的脑区

2. 缺血性中风患者 fMRI 的脑功能成像研究

(1) 研究对象与分组。符合纳入标准,并严格按照排除标准排除不符合纳入标准的患者。共有 21 例满足上述条件的缺血性中风患者纳入本研究。纳入本研究的患者被分为两组:外关穴组(10 例)和非穴组(11 例)。

(2) 研究方法。

①针刺方法。

(a) 外关穴真针刺方法。取试验者右手外关穴,穴位定位由项目首席统一规定参照《经穴部位》(GB12346—90),以碘酒、酒精常规消毒,使用英国 DONGBANG 针灸器械有限公司的真针灸针(严格按照说明书进行操作),并采用 Block 方法设计刺激程序:食指用均衡的力度轻敲针柄进针,移开套管后,将针再垂直刺入 15±2mm,医生感觉手下得气后采用平补平泻手法,均匀捻转。捻转幅度为±180°,频率为 60 次 /min。每捻转 30s 后停止捻针 30s,如此反复 6 次,共刺激 6min。

(b) 外关穴假针刺方法。取试验者右手外关穴,穴位定位、消毒方法同上,使用英国 DongBang 针灸器械有限公司的假针灸针(严格按照说明书进行操作),并采用 Block 方法设计刺激程序:针头露出套管 1mm,轻触皮肤,30s 后轻提针柄,使针头离开皮肤表面,30s 后再次压下针柄,使针头露出 1mm,轻触皮肤,如此反复 6 次,共刺激 6min。

(c) 非穴真针刺方法。非穴取与外关穴相平,手少阳三焦经与少太阳小肠经连线的中点。操作方法同外关穴真针刺方法。

(d) 非穴假针刺方法。操作方法同外关穴假针刺方法。

②检测步骤。

(a) 检测前 1 周对患者进行体检和诊断,对符合纳入标准的签署“知情同意书”,填写病例登记表。

(b) 检测前 2 天和南方医院影像检验中心预约检测设备。联系患者,通知扫描时间,以及询问病情有无恶化等。

(c) 检测当天早上,由专人接患者到南方医院影像检验中心进行检测登记。

(d) 检查患者是否带有金属物品、磁卡等物品后,进入专用休息室休息 10min 左右。嘱患者在试验的过程中尽量保持平静,不要晃动头部,并在患者的刺激部位用彩笔做上记号。

(e) 外关穴或非穴组针刺与扫描程序。脑功能 MRI 使用 GE 公司 3.0T 超导 MRI 系统和标准头部线圈。各被检者常规封闭视听至检查结束(耳塞产自美国 Aearo 公司,批号为 R5A018;眼罩产自扬州市邗江鑫华旅游用品厂,批号为 XHYZ—001)。患者在检查床上休息 5min 后首先进行空白扫描 2.7min; 接着按照外关穴组用外关穴假针刺方法，非穴组用非穴假针刺方法，进行假针刺激 6.5min，同时进行假针刺激阶段的功能性磁共振扫描 6.5min；然后进行 3D 扫描 5min 后，按照外关穴组用外关穴真针刺方法，非穴组用非穴真针刺方法，进行真针刺激 6.5min，同时进行真针刺阶段的功能性磁共振扫描 6.5min。

③fMRI 检查。各被检者常规封闭视听，在 GE 公司生产的 3.0T（简称 GE3.0T，下同）核磁共振检查床上休息 5～10min。各组被检者针刺前使用 T1 加权三维梯度回波脉冲序列采集 MR 解剖图像，获得精确的三维解剖结构。然后，在针刺前和针刺的过程中进行 BOLD 技术的脑功能 MR 成像，获得在针刺前后不同脑区的动态活动状况。

MRI、脑功能 MRI 使用 GE3.0T 超导 MR 系统和标准头部线圈。常规 T1W 和 T2W 横断面扫描采用 FSE 序列，MR 解剖像采用 T1 加权三维梯度回波脉冲序列采集。

功能性成像采用血氧水平依赖（BOLD）方法，并应用单次激发回波平面成像梯度回波序列（GRE EPI），采集与解剖图像完全相同层面的功能图像。

④统计学处理与分析。数据后处理采用统计参数图（Statistical Parametric Mapping，SPM2）软件包（Wellcome Department of Cognitive Neurology，http://www.fil.ion.ucl.ac.uk/spm）来进行。在 Matlab 平台上启动 SPM2 软件，选择 fMRI 模块，首先进行头动校正来调整实验中被试者头部的轻微运动，然后将它们分别标准化到 MNI 空间的标准脑模板上，使得可以在平滑降噪后对各被试者的全脑进行逐像素分析。采用一般线性模型通过 t 检验得出刺激有显著性差异的脑区（$P<0.001$，非校正，$K>30$），即被试者在刺激状态下与控制状态下大脑各个脑区对针刺反应的不同。将这些有变化的脑区叠加到一个由各被试者结构像制作而成的平均脑模板上表示出来，红或黄色表示激活区域。

（3）结果。运用 fMRI 探索针刺缺血性中风患者右侧外关穴的脑功能成像特点。21 例符合纳入标准的缺血性中风患者被随机分为外关穴真针刺组（10 例）和外关穴假针刺组（11 例），在针刺状态下进行 fMRI 扫描，所得图像数据运用统计参数图（Statistical Parametric Mapping，SPM2）来统计和观察外关穴真针刺分别与假针刺、非穴针刺相比较的脑功能成像特点，采用 $P<0.001$，$K>30$ Voxels 作为统计检验显著性标准，按照布洛德曼区（Broadmann Area，BA）统计激活区域，结果见表 6.4.4～表 6.4.11 和图 6.4.28～图 6.4.35。

初步结论：本研究纳入的患者都是左侧基底节区缺血性中风患者，表现为右侧偏瘫。以外关穴假针刺状态为基础态，可以观察到外关穴的针刺效应相对集中地体现在右侧脑区，即健侧脑区。针刺左侧基底节区缺血性中风患者外关穴，针刺作用指向性地作用于右侧 BA2、3、4 和 6 区，非常集中地针对中央前、后回，是健侧的躯体运动和感觉控制中枢。非常有趣的是，针刺外关穴的作用点主要是健侧，推测其机制与促进健侧的代偿有关。

表6.4.4　中风患者外关穴真针刺激活的脑区（n=10）

脑区	BA分区	坐标(mm)			T值
		x	y	z	
右侧顶叶楔前叶	7	20	－78	46	4.53
右侧顶叶楔前叶	19	36	－74	40	4.51
右侧顶叶缘上回	40	58	－54	26	4.50
右侧顶叶顶上小叶	40	60	－42	38	4.45
右侧颞叶颞中回	39	54	－68	26	3.64
右侧枕叶楔叶	17	4	－76	12	3.42
右侧边缘叶下后扣带回	23	6	－42	22	3.77
左侧额叶额下回	10	－42	48	0	3.76
左侧枕叶楔叶	18	0	－80	26	4.00
左侧颞叶颞中回	21	－50	－4	－14	3.68

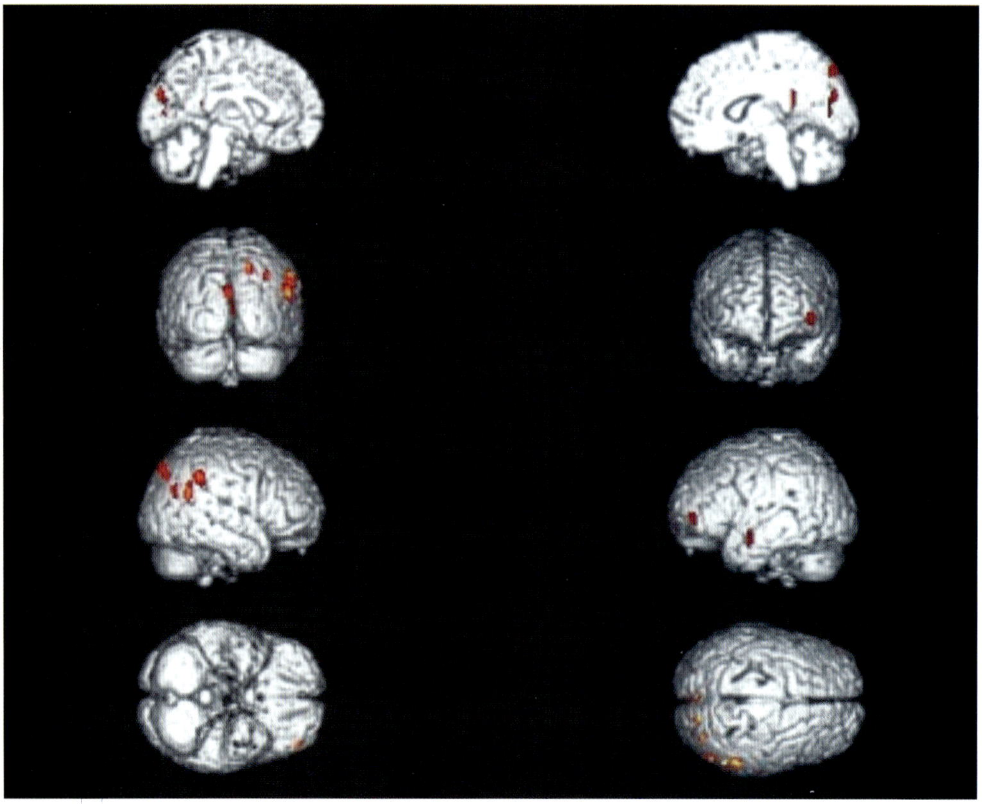

图6.4.28　中风患者外关穴真针刺激活的脑区

表6.4.5　中风患者外关穴真针刺负激活的脑区（n=10）

脑区	BA分区	坐标（mm）			T值
		x	y	z	
右侧顶叶中央后回	3	52	－16	52	5.26
右侧顶叶中央后回	3	60	－12	46	4.08
右侧顶叶中央后回	5	30	－38	68	4.09
右侧额叶中央前回	4	42	－20	60	4.40
右侧额叶额内侧回	10	6	50	0	3.24
左侧顶叶中央后回	3	－40	－22	60	4.47
左侧额叶额内侧回	6	0	－26	64	4.47
左侧额叶额内侧回	10	－4	50	2	3.74
左侧额叶额内侧回	10	0	48	－6	3.42
左侧颞叶颞中回	21	－44	8	－32	3.61

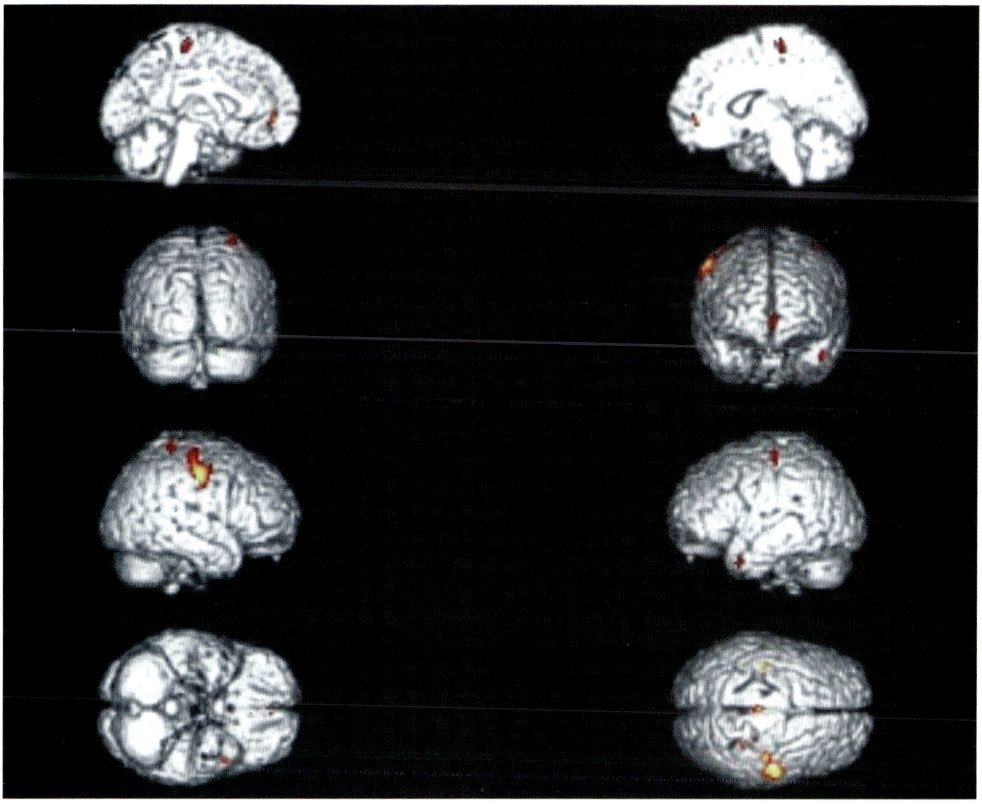

图6.4.29　中风患者外关穴真针刺负激活的脑区

表6.4.6 中风患者外关穴假针刺负激活的脑区（n=10）

脑区	BA 分区	坐标（mm）			T 值
		x	y	z	
右侧顶叶楔前叶	7	2	－62	66	3.41
左侧颞叶楔前叶	7	0	−80	46	3.45

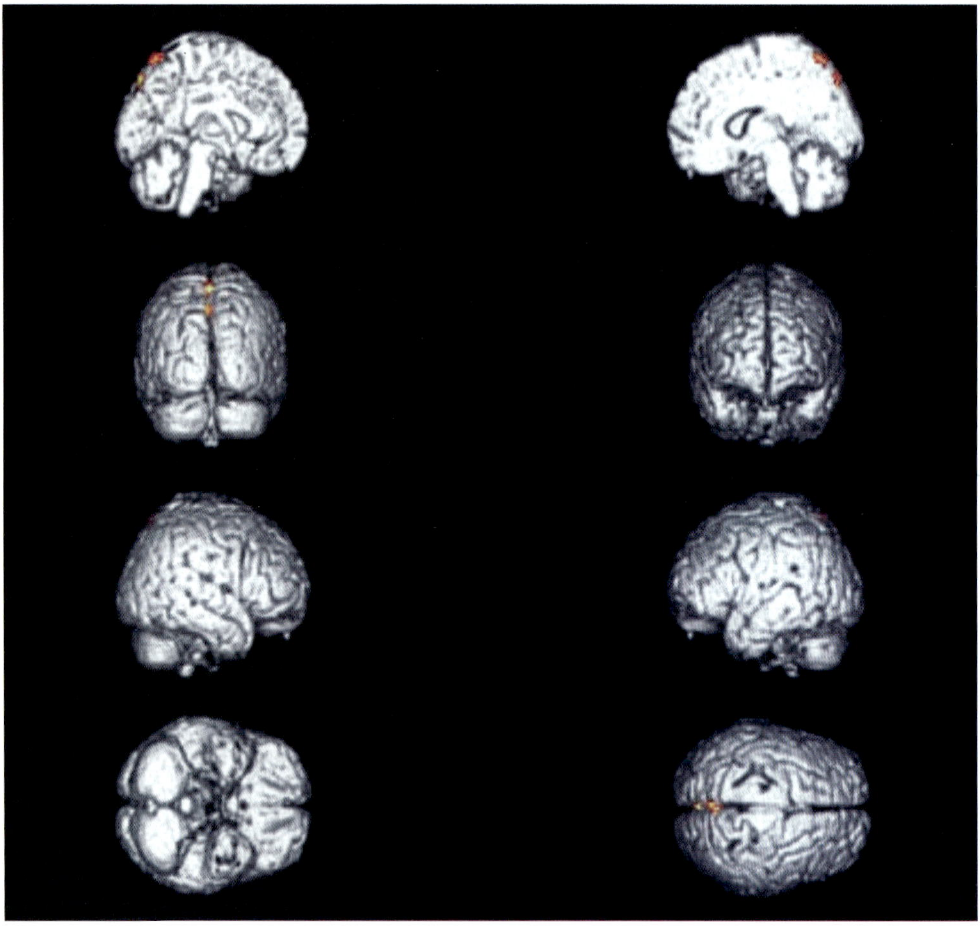

图6.4.30 中风患者外关穴假针刺负激活的脑区

表6.4.7 中风患者非穴真针刺激活的脑区(n=11)

脑区	BA分区	坐标(mm)			T值
		x	y	z	
右侧顶叶楔前叶	7	6	−72	42	3.98

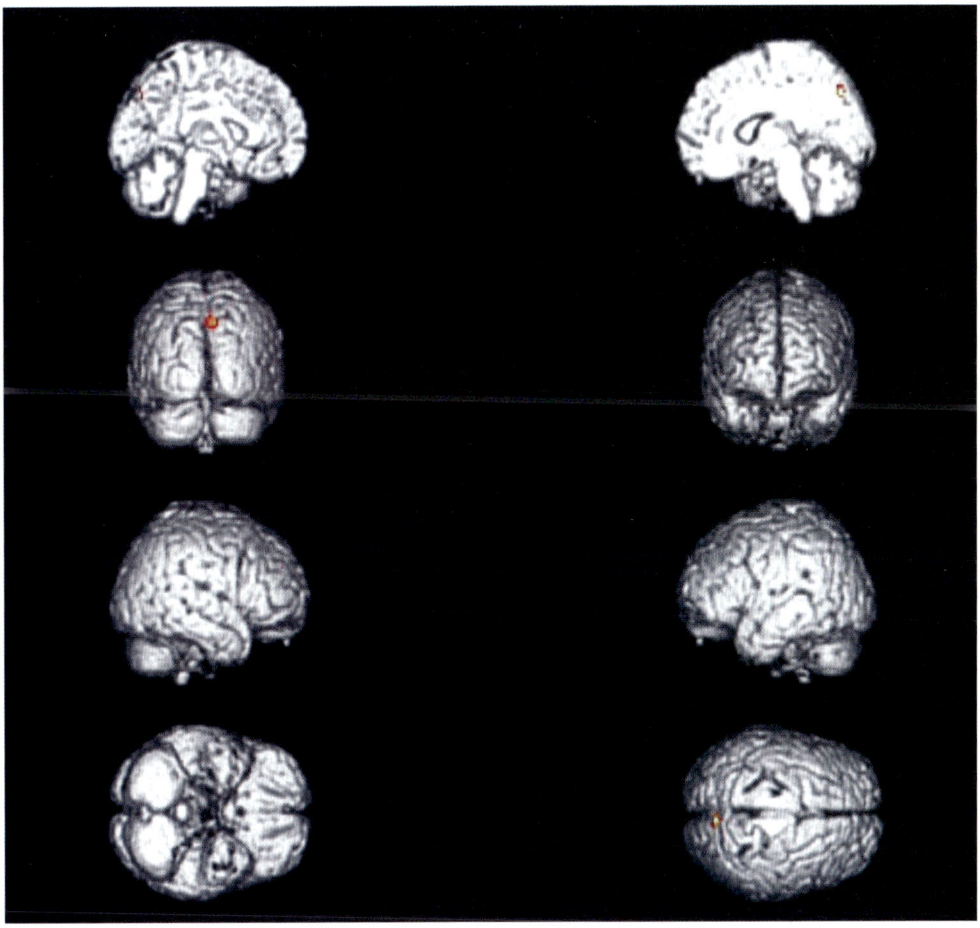

图6.4.31 中风患者非穴真针刺激活的脑区

表6.4.8　中风患者非穴真针刺负激活的脑区（n=11）

脑区	BA 分区	坐标（mm）			T 值
		x	y	z	
左侧额叶额中回	10	－20	62	20	4.16
左侧额叶额上回	10	－10	64	20	4.15

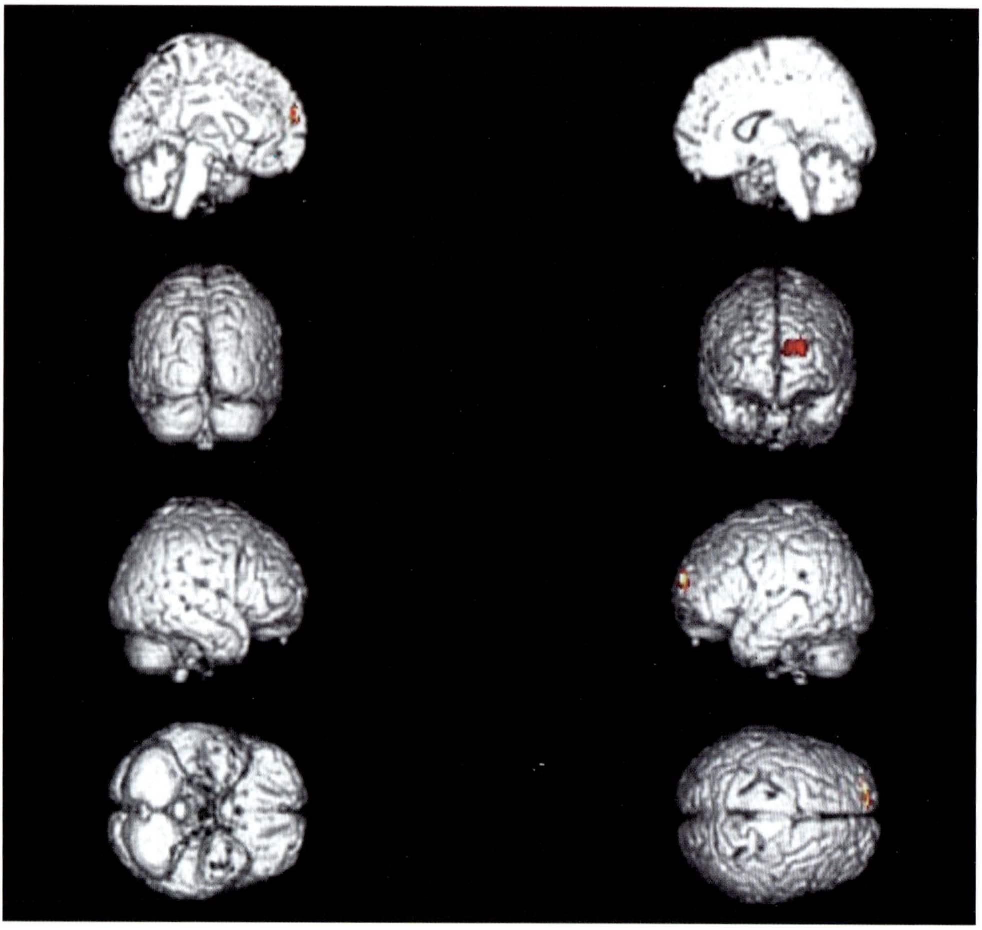

图6.4.32　中风患者非穴真针刺负激活的脑区

表6.4.9　中风患者外关穴真针刺的正激活区比假针刺的正激活区血流量降低的脑功能区(n=10)

脑区	BA 分区	坐标(mm)			T 值
		x	y	z	
右侧顶叶中央后回	2	52	－16	32	6.19
右侧顶叶中央后回	3	22	－26	62	5.09
右侧额叶中央前回	4	32	－24	54	5.20
右侧额叶中央前回	4	32	－22	62	5.02
右侧额叶中央前回	4	38	－14	38	5.02
右侧额叶中央前回	6	40	－8	52	6.06
右侧额叶中央前回	6	44	－6	36	5.40
右侧额叶额内侧回	6	12	－10	56	5.39

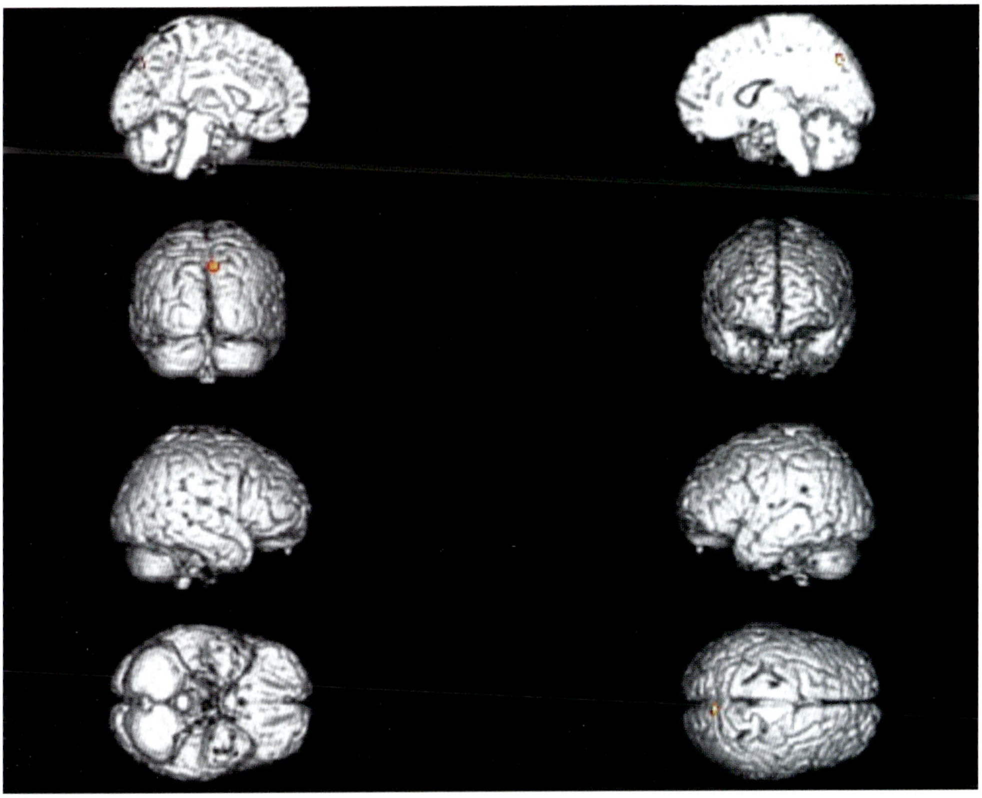

图6.4.33　中风患者外关穴真针刺的正激活区比假针刺的正激活区血流量降低的脑功能区

表6.4.10　中风患者外关穴真针刺的负激活区比假针刺的负激活区血流量升高的脑功能区（n=10）

脑区	BA分区	坐标（mm）			T值
		x	y	z	
右侧顶叶中央后回	3	6	－12	42	6.06
右侧额叶中央前回	4	6	－12	38	7.52
右侧额叶中央前回	6	60	－4	32	6.28

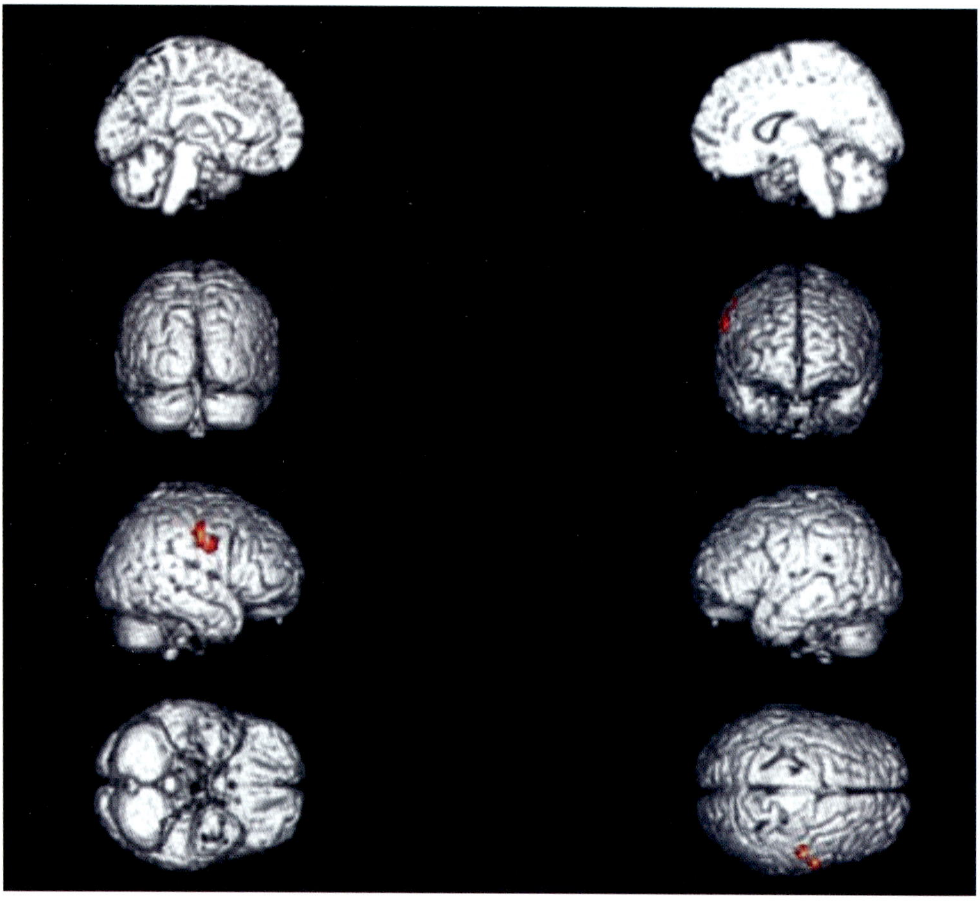

图6.4.34　中风患者外关穴真针刺的负激活区比假针刺的负激活区血流量升高的脑功能区

表6.4.11　中风患者外关穴真针刺(*n*=10)的负激活区和非穴真针刺(*n*=11)的负激活区血流量升高的脑功能区

脑区	BA分区	坐标(mm)			*T*值
		x	*y*	*z*	
右侧顶叶中央后回	5	30	−38	66	4.85

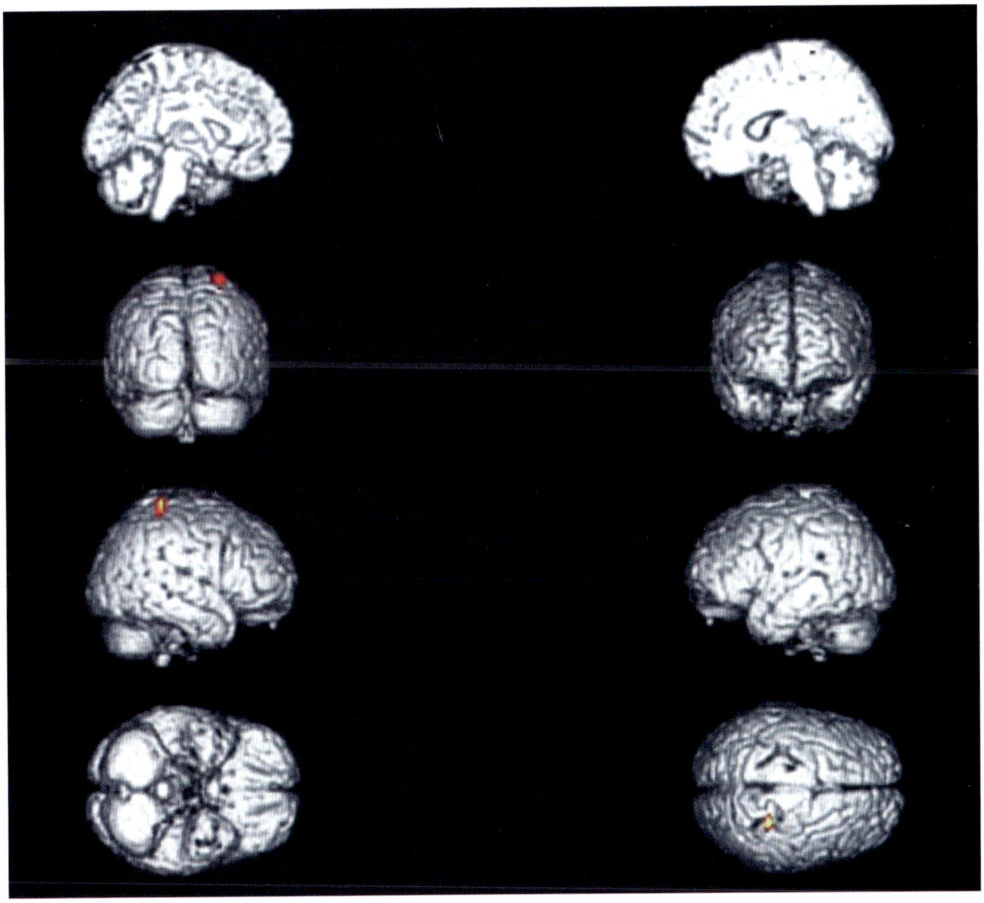

图6.4.35　中风患者外关穴真针刺($n=10$)的负激活区和非穴真针刺($n=11$)的负激活区血流量升高的脑功能区

参考文献

［1］张锡钧，谢益宽，文允镒，等. 经络—皮层—内脏相关假说的进一步探讨［J］. 中西医结合杂志，1983，3(5)：264–266.

［2］李定忠，傅松涛，李秀章. 经络与人体物质系统、能量信息系统的关系——关于经络理论与临床应用研究之四［J］. 中国针灸，2005，25(2)：115–118.

［3］谢浩然. 经穴由间隙物质构成［J］. 中国针灸，2003，23(8)：463–465.

［4］向谊，翁恩聪. 从生物压电效应探讨经穴实质［J］. 中国针灸，1996，16(5)：47–49.

［5］曾燕，梁勋广. 从脑功能成像看针刺作用的中枢机制［J］. 中国针灸，2004，24(2)：143–146.

［6］黄泳，赖新生. 针刺百会水沟神门影响血管性痴呆患者脑区血流量的观察［J］. 中华中医药杂志，2006，21(8)：462–464.

［7］Hui KK, Liu J, Marina O, et al. The integrated response of the human cerebro-cerebellar and limbic systems to acupuncture stimulation at ST 36 as evidenced by fMRI［J］. Neuroimage, 2005，27(3)：479–496.

［8］Kong J, Gollub R L, Rosman I S, et al. Brain activity associated with expectancy-enhanced placebo analgesia as measured by functional magnetic resonance imaging［J］. The Journal of Neuroscience, 2006，26(2)：381–388.

［9］Napadow V, Makris N, Liu J, et al. Effects of electroacupuncture versus manual acupuncture on the human brain as measured by fMRI［J］. Human Brain Mapping, 2005，24(3)：193–205.

［10］Yoo S S, Teh E K, Blinder R A, et al. Modulation of cerebellar activities by acupuncture stimulation: evidence from fMRI study［J］. Neuroimage, 2004，22(2)：932–940.

《现代针刺组学》作者列表

类目	作者	脑区
第一章　基于临床典型适应证的针刺组学研究		
1.1　针刺治疗高血压临床疗效评估及作用机制研究	石学敏 申鹏飞	天津中医药大学第一附属医院 天津中医药大学第一附属医院
1.2　针刺治疗偏头痛的研究进展	梁繁荣	成都中医药大学
1.3　针刺治疗抑郁症的临床研究进展	符文彬	广东省中医院针灸科
1.4　针刺治疗脑卒中后失语症的临床研究进展	赵百孝	北京中医药大学针灸学院
第二章　针刺组学与复杂系统学		
2.1　系统学研究与中医理论创新发展	戴汝为	中国科学院自动化研究所
2.2　中医证候的复杂信息分析与系统生物信息学研究	李　梢	清华大学生物信息学研究部
第三章　针刺组学的影像学新技术		
3.1　医学影像学原理概述	戴建平 艾　林	北京天坛医院
3.2　基于功能磁共振的针刺机理研究	田　捷 刘一军	中国科学院自动化研究所 北京大学工学院
3.3　基于 PET 的针刺机理研究	单保慈	中国科学院高能物理研究所
3.4　针刺防治中枢神经系统重大疾病的研究	李坤成	首都医科大学宣武医院
第四章　基于影像学的针刺组学方法研究		
4.1　针刺影像学研究的新方法	白丽君	中国科学院自动化研究所
4.2　针刺持续性效应研究	白丽君	中国科学院自动化研究所
4.3　基于个体差异的针刺响应模式研究	秦　伟 孙金焰	西安电子科技大学
4.4　新方法在针刺机理研究中的应用	秦　伟	西安电子科技大学
第五章　针刺组学的生化及内分泌研究进展		
5.1　针刺改善脑功能的生物学机制	王麟鹏 刘存志	北京中医医院针灸科
5.2　针刺治疗药物成瘾的研究进展	崔彩莲	北京大学医学部
第六章　针刺穴位的组织形态学与脑功能界定研究		
6.1　经络穴位的基本构成	朱　兵	中国中医科学院针灸研究所
6.2　国内外的经络组织形态学研究概述	朱　兵	中国中医科学院针灸研究所
6.3　经穴特异性与经穴治疗效应关系概述	赖新生 孙冬梅	广州中医药大学
6.4　经穴—脑相关学说的研究	赖新生 孙冬梅	广州中医药大学